TRAITÉ COMPLET

DE

MÉDECINE

PRATIQUE

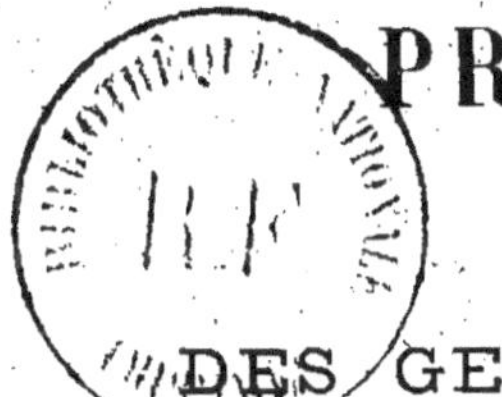

A L'USAGE

DES GENS DU MONDE

PAR LE

Dr H. VIGOUROUX

Médecin inspecteur des Écoles de la ville de Paris, Membre de la Société française d'Hygiène,
Officier d'Académie, Chevalier de l'Ordre de Charles III d'Espagne.

TOME II

Orné de 57 gravures

Hygiène

PARIS

LETOUZEY ET ANÉ, ÉDITEURS

17, RUE DU VIEUX-COLOMBIER

TRAITÉ COMPLET

DE

MÉDECINE PRATIQUE

Paris. — E. Kapp, imprimeur, 83, rue du Bac

TRAITÉ COMPLET

DE

MÉDECINE

PRATIQUE

A L'USAGE

DES GENS DU MONDE

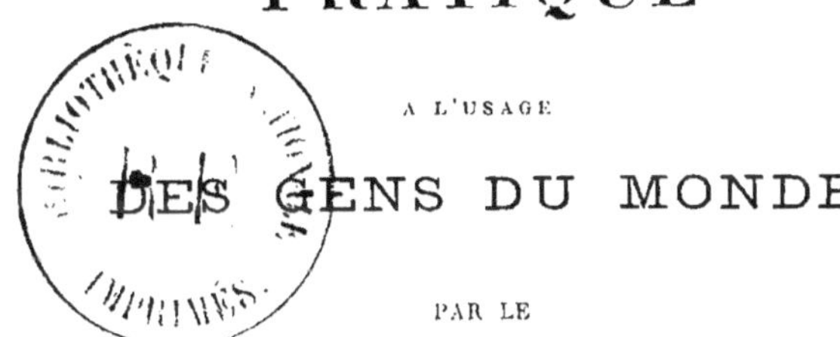

PAR LE

Dr H. VIGOUROUX

Médecin inspecteur des Écoles de la ville de Paris, Membre de la Société française d'Hygiène, Officier d'Académie, Chevalier de l'Ordre de Charles III d'Espagne.

TOME II

Orné de 57 gravures

Hygiène

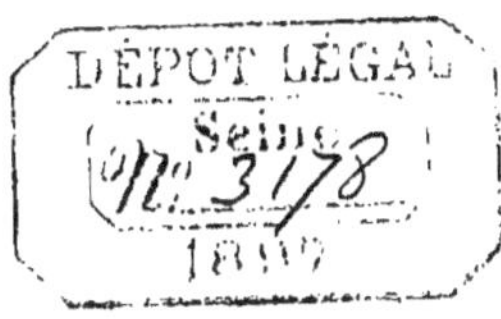

PARIS

LETOUZEY ET ANÉ, ÉDITEURS

17, RUE DU VIEUX-COLOMBIER

HYGIÈNE

HYGIÈNE

CONSIDÉRATIONS GÉNÉRALES

Définition. — But de l'Hygiène. — La Bactériologie. — Histoire de l'Hygiène. Division.

Qu'est-ce que l'Hygiène ? L'Hygiène est une science qui nous apprend à *protéger*, *conserver* et *perfectionner* notre santé, en nous faisant connaître l'influence, bonne ou mauvaise, que les agents modificateurs internes, c'est-à-dire au dedans de nous, ou externes, c'est-à-dire au dehors de nous, font subir à notre organisme.

Michel Lévy la définissait, tout simplement, *l'art de conserver à chacun sa santé.*

Pour Bouchardat, l'hygiène est cette partie des sciences médicales qui a pour but d'étudier les moyens de *conserver* et de *perfectionner* la santé de l'homme. Et le savant professeur ajoute qu'on donne le nom d'*hygiène privée* à l'ensemble des connaissances qui s'appliquent à l'individu pris isolément, et celui d'*hygiène publique* aux règles ou préceptes qui s'appliquent aux agglomérations d'hommes. Cette distinction, qui est utile dans la pratique, paraît au premier abord satisfaisante sous le rapport scientifique ; mais l'expérience montre qu'en séparant complètement l'hygiène publique de l'hygiène privée, on s'expose, lorsqu'on traite de l'une ou de l'autre, à de nombreuses répétitions, si l'on ne veut pas scinder les questions.

Pour E. Becquerel, l'hygiène est la science qui traite de la santé, dans le double but de sa *conservation* et de son *perfectionnement*. C'est à peu près la même définition que celle de Bouchardat.

Pour le comité de rédaction de l'*Hygiène pratique* : l'hygiène, dans son acception la plus générique, c'est la connaissance et l'application pratique de tout ce qui peut, de près ou de loin, dans le passé comme dans l'avenir, assurer la santé physique et morale de l'individu isolé ou réuni en famille et en société.

Mais il n'est pas nécessaire d'aller plus loin ; il suffit de retenir que l'hygiène tend non seulement à *préserver* l'homme de la maladie, mais encore à *améliorer* et *augmenter* sa santé. Tel est son but.

On perfectionne, on augmente la santé en étudiant l'influence heureuse des agents modificateurs, en apprenant, grâce à l'observation et à l'expérience, comment on peut modifier l'organisme afin de le faire fonctionner régulièrement, sans accident, sans secousse. On la protège et on la conserve en prévenant et en éloignant les causes des maladies. Il est évident qu'on peut éviter facilement un précipice si on voit où il se trouve. Il en est de même des maladies ; si on connaît les causes qui les engendrent, on n'a qu'à les éviter pour éviter la maladie elle-même. Bouchardat a donc raison d'affirmer que l'*étude des causes des maladies est le fondement de l'hygiène*. Tout est caché, dit Pasteur, obscur et matière à discussion quand on ignore les causes des phénomènes ; tout est clarté quand on les connaît.

Or, précisément, depuis les belles découvertes de ce grand savant, découvertes préparées par les travaux de Lavoisier, de Fourcroy, de Dumas, de Magendie et de Claude Bernard, il est facile de connaître d'une manière précise les causes d'un grand nombre de maladies.

Tant que les règles de l'hygiène, dit M. J. Rochard, dans son *Traité d'hygiène publique et privée*, se sont bornées à quelques formules banales, à quelques aphorismes basés parfois sur l'observation, et plus souvent sur les préjugés populaires, les populations ne l'ont pas prise au sérieux ; mais le jour où elle est venue, preuves en mains, leur montrer qu'elle a les moyens de prévenir les maladies qui les déciment en supprimant, ou tout au moins en atténuant leurs causes ; quand elle leur a prouvé que la préservation de la santé n'était plus un rêve, ce jour-là, les choses ont changé de face. Les savants, les gens du monde ont senti qu'une science nouvelle venait de naître, et, comme elle procédait avec la clarté, la précision et la certitude des sciences exactes, elle a conquis les esprits les plus sévères. Tous ont compris que l'art de prévenir les maladies avait sa place à côté de l'art de guérir, que son domaine était plus vaste parce qu'il s'adressait aux masses, et que son action était plus puissante parce qu'il est plus facile d'empêcher mille personnes de tomber malades que d'en guérir une seule. Cette sorte d'infaillibilité frappe tous les yeux.

M. J. Rochard a raison, mais il pousse l'enthousiasme trop loin. Il est certain que les découvertes géniales de Pasteur ont communiqué à l'hygiène contemporaine une impulsion féconde et puissante, mais il est certain aussi que les partisans des idées nouvelles ont dépassé trop souvent la mesure. Aux vieux défenseurs, dit M. Langlois[1], de la spontanéité morbide qui soutenaient, avec Pidoux, que « la maladie est en nous, par nous et procède de nous », ils répondent : « La maladie ne naît pas sous l'influence d'une simple modification, d'une déviation de l'état physiologique; elle est, dans la plupart des cas, évoquée en nous par des agents extérieurs. » Le fait peut être vrai sans doute, mais on ne saurait nier cependant l'influence de la déviation de l'état physiologique, et dire : que la bactériologie doit être la base de l'enseignement actuel de la pathologie expérimentale, nous semble excessif.

Il est certain que le microbe joue un rôle très important, mais il est loin d'être tout, et on ne peut nier que le terrain, dans lequel il évolue, modifie son action et son influence d'une manière considérable. Ce n'est, du reste, pas d'aujourd'hui que la *Bactériologie* joue un rôle important dans l'étude de l'hygiène, on l'a toujours étudiée avec soin sous une forme plus confuse, moins scientifique, sous le nom d'*épidémiologie*, etc., mais enfin on l'a étudiée. On ne se rendait pas compte autrefois des causes des épidémies. Maintenant « les contages, les miasmes de jadis ont cessé d'être des êtres moraux, mystérieux, insaisissables et indéfinissables; ils ont pris corps, ils sont devenus des êtres réels, morphologiquement[2] définis, qu'on isole, qu'on cultive, qu'on

1. Paul Langlois, *Précis d'Hygiène publique et privée*, Paris, O. Doin, éditeur.

2. La morphologie, de μορφή forme et λόγος description, est la partie des sciences biologiques qui traite, d'une manière générale, de la conformation extérieure ou de la structure des animaux et des plantes, ainsi que des anomalies qui peuvent survenir à la suite de maladies ou de lésions chirurgicales.

domestique même au point de les transformer en agents vaccinants ou curateurs, et même, pour les agents d'un certain nombre de maladies transmissibles, une déduction logique permet par analogie d'affirmer leur existence, d'établir les conditions biologiques ou physiques, soit favorables à leur développement, soit au contraire susceptibles de les détruire ou simplement de les atténuer, bien que les plus forts grossissements n'aient pu nous faire connaître leur morphologie » (Langlois, *Traité d'hygiène publique et privée*). Mais, nous le répétons, le microbe n'est pas tout, il faut tenir compte aussi d'une foule de conditions spéciales qui font que l'individu est ou n'est pas prédisposé à contracter la maladie. Le savant hygiéniste Pettenkofer, pendant une épidémie cholérique, avala, il y a quelques années, une culture du bacille du choléra et il n'eut pas cette maladie terrible parce que son organisme n'était pas dans les conditions voulues pour la contracter.

Histoire de l'Hygiène. — L'hygiène a existé de tout temps. Dès que l'homme a paru sur la terre, il a dû, en effet, prendre des mesures pour résister à ses ennemis extérieurs et intérieurs. Aussi trouvons-nous dans les livres de Moïse des règles hygiéniques très importantes. Les ablutions fréquentes, la défense de se nourrir de la viande de certains animaux, la séquestration des malades atteints d'affections contagieuses, tout cela était nécessaire pour que le peuple hébreu pût éviter les épidémies et maladies nombreuses qui l'auraient assiégé. Le Lévitique, dit J. Rochard, renferme le premier code d'hygiène publique qui ait été formulé. C'est un monument de sagesse et de prévoyance, dont les prescriptions, basées sur des notions très justes, sont parfaitement adaptées au climat et à la vie errante du peuple auquel elles s'adressaient. La loi de Moïse est, à tous les points de vue, supérieure à celle de Lycurgue, dont l'esprit égoïste et farouche, sans cesse en lutte avec la nature, sacrifiait impitoyablement les intérêts individuels à un patriotisme fanatique inspiré par le despotisme guerrier.

A l'Institut que Pythagore, né à Samos, 569 ans avant J.-C., fonda à Sybaris, on suivait les meilleurs préceptes hygiéniques. Les élèves prenaient des bains, faisaient des onctions sur leur corps, se livraient à l'exercice, se nourrissaient légèrement et évitaient tous les excès.

Hérodicus, un des maîtres d'Hippocrate, appliquait le régime au traitement des gens faibles, et il atteignait sûrement son but puisque Platon, dans sa *République*, lui fait presque un crime d'avoir prolongé ainsi les jours d'un grand nombre d'infirmes ou de personnes que leur santé délicate rendait inutiles à la Patrie.

Mais c'est dans les écrits d'Hippocrate qu'on trouve un véritable corps de doctrine. Avec le *Traité des airs, des eaux et des lieux*, les *Aphorismes* et le livre des *Épidémies*, on peut composer un véritable cours d'hygiène.

Celse, qui écrivait trente ans après J.-C., a surtout résumé les écrits du Père de la médecine. Les deux premiers livres de son *Traité de la médecine* sont consacrés à l'hygiène et renferment des conseils que l'on suit encore aujourd'hui.

Galien a publié, sur la question qui nous occupe, plus d'ouvrages qu'Hippocrate. Au milieu d'erreurs inévitables on y trouve des préceptes empreints d'une sagacité et d'une vérité surprenantes. Oribase l'a commenté.

A partir de ce moment, et pendant une longue série de siècles, on ne trouve, dans les auteurs qui s'occupent d'hygiène, qu'une imitation des excellentes règles d'Hippocrate, de Celse et de Galien, alliées souvent aux élucubrations de l'astrologie, de la magie et de l'alchimie. « Le dernier des médecins grecs, qui, sur la fin du IXe siècle, pratiqua son art avec éclat à Constantinople, Actuarius, préconise un merveilleux antidote composé d'or, de poivre, de myrrhe, de safran, de cannelle, de mandragore et de vingt autres simples; il suffit de prendre tous les jours un grain de cet admirable électuaire, qu'Actuarius appelle *santé*, non seulement pour guérir et pour prévenir toutes sortes de maux, mais encore *pour chasser les sorciers et les mauvais esprits* » (P. Foissac, *Hygiène des saisons*). Et jusqu'au XVIe siècle, tout en suivant les préceptes galéniques, on attribue aux planètes les plus grandes vertus sur la santé.

C'est Bacon, lisons-nous dans J. Rochard, qui a débarrassé les sciences de ce joug qui paralysait leur essor. En substituant l'observation directe de la nature au culte exclusif des anciens, il a ouvert la voie à tous les progrès qui se sont accomplis depuis dans le domaine des connaissances pratiques. L'hygiène participe comme les autres à cet affranchissement. Sanctorius, lui, fit l'application des principes de l'école baconienne, tandis que Galilée et

Képler lançaient l'astronomie dans des voies nouvelles, en attendant la venue de Descartes, de Newton et de Pascal.

Une impulsion plus directe fut imprimée à l'hygiène à la fin du siècle dernier par les découvertes de Lavoisier, de Priestley, de Berthollet, de Fourcroy, de Vauquelin dans le domaine de la chimie, par celles que Colomb, Volta et Galvani réalisèrent en physique, et enfin par les travaux d'Haller en physiologie.

Ces derniers firent naître une hygiène nouvelle, à la fois scientifique et doctrinale, dont *Hallé* fut parmi nous l'interprète. Ses écrits établissent un lien de continuité entre le XVIIIe et le XIXe siècle. En soumettant au contrôle des connaissances récemment acquises les grandes questions relatives aux climats, aux tempéraments, en les faisant entrer dans un cadre méthodique, il a fondé l'hygiène des fonctions qui est demeurée classique jusqu'à notre époque.

Après Hallé, citons encore Ratier, Rostan, Londe, Parent-Duchâtel, Tardieu, Michel Lévy, Becquerel, Bouchardat, Lacassagne, Proust, etc., et en Angleterre, Parker, Chaumont, John Simons, Edwin Chadwick, Benjamin-W. Richardson, qui tous ont contribué à élever à une très grande hauteur, quoique à des degrés différents, la science de l'hygiène.

Division. — Presque tous les auteurs ont admis une *hygiène privée* et une *hygiène publique*, mais nous savons qu'il est impossible de traiter d'une manière complètement séparée ces deux hygiènes qui se confondent en beaucoup de points. Nous adopterons, par conséquent, une division différente et voici pourquoi. Les agents extérieurs, comme l'air, les miasmes, les climats, la chaleur, etc., modifient notre santé ; l'âge, le sexe, le tempérament, les imminences morbides [1] la modifient aussi d'une manière différente. Les causes des maladies se trouvent donc, comme dans le premier cas, en dehors de nous, et, comme dans le second cas, en dedans de nous ; et, suivant qu'elles agissent sur tel ou tel individu, elles produisent des effets différents. Voilà, par exemple, cent personnes qui sont exposées au froid, que va-t-il arriver ? Toutes, étant soumises à la même influence modificatrice de la santé, éprouveront-elles les mêmes accidents, toutes auront-elles

1. L'*imminence morbide* est une disposition organique précédant la maladie. Celle-ci est imminente, proche, mais elle peut cependant ne pas se déclarer, surtout si l'on prend les précautions nécessaires.

la même maladie? Non. La moitié aura un simple rhume de cerveau ; un tiers, une bronchite ; un dixième, une fluxion de poitrine ; et l'autre dixième, des douleurs rhumatismales. D'où il faut conclure que la maladie est due à l'influence des *agents modificateurs,* et que telle maladie se déclare plutôt que telle autre suivant les prédispositions individuelles. Ces *modificateurs* sont *simples* et *extrinsèques,* c'est-à-dire en dehors de nous ; *simples* et *intrinsèques,* c'est-à-dire en dedans de nous ; enfin ils sont *composés.* Ces modificateurs embrassent toute l'hygiène que nous diviserons donc en trois parties.

PREMIÈRE PARTIE

MODIFICATEURS SIMPLES EXTRINSÈQUES

Chapitre Ier. — Le **sol.** — Terrains divers. — Nappe souterraine ; son rôle dans les épidémies. — Microorganismes du sol. — Paludisme. — Assainissement.

Chapitre II. — **L'eau.** — Sa composition. — Correction de l'eau potable. — Sa purification. — Approvisionnement. — Maladies qu'elle peut produire.

Chapitre III. — **L'air atmosphérique.** — Sa composition. — Humidité. — Pluies. — Vents. — Nécessité de la lumière. — Électricité atmosphérique.

Chapitre IV. — **L'alimentation. Hygiène alimentaire.** — Généralités sur les aliments. — Aliments tirés du règne animal : viandes rouges, blanches, noires ; viandes saines et viandes nuisibles ; poissons ; œufs ; lait. — Aliments tirés du règne végétal : céréales, légumes, fruits. — Condiments. — Végétarisme. — Boissons : alimentaires, alcooliques.

Chapitre V. — **Influences du contact.** — Vêtements. — Lit. — Bains. — Hydrothérapie. — Cosmétiques. — Hygiène de la toilette.

Chapitre VI. — **Exercice et repos.** — Influence de l'exercice sur la santé. — Gymnastique. — Marche. — Course. — Saut. —

Équitation. — Natation. — Escrime. — Danse. — Chasse. — Vélocipédie. — Repos et sommeil.

DEUXIÈME PARTIE

MODIFICATEURS SIMPLES INTRINSÈQUES

Chapitre Ier. — **Prédispositions biologiques.** — Constitution. — Idiosyncrasie. — Hérédité. — Habitudes. — Imminences morbides. — Hygiène des tempéraments.

Chapitre II. — Hygiène des organes des sens. — Hygiène des âges : première enfance ; seconde enfance ; adolescence ; âge adulte ; vieillesse. — Influence du physique sur le moral. — Influence du moral sur le physique. — Les passions ; leur influence sur la santé.

Chapitre III. — **Excrétions.** — Excrétion des reins, — de la peau, — du canal digestif, — des poumons. — Propreté.

TROISIÈME PARTIE

MODIFICATEURS COMPOSÉS. — HYGIÈNE GÉNÉRALE

Chapitre Ier. — **Climats.** - Climats torrides, chauds, tempérés, froids, polaires.

Chapitre II. — **Constitutions médicales.** — Constitutions saisonnières. — Hygiène des saisons.

Chapitre III. — **Hygiène de l'habitation.** — Construction. — Ventilation : naturelle, artificielle. — Chauffage : combustibles ; cheminées, poêles, calorifères. — Éclairage : naturel, artificiel. — Bougie, — lampes à huile, — à pétrole, — gaz, — électricité, — acétylène. — Plombs, — éviers. — Fosses d'aisance. — Vidange. — Fosses fixes, fosses mobiles, système diviseur, tout à l'égout. — Cabinets d'aisance.

Chapitre IV. — **Hygiène des villes et des campagnes.** — Conditions météorologiques et géologiques. — Voies publiques. — Égouts : construction, ventilation, nettoyage. — Procédés d'épuration. — Dépotoirs et voiries. — Épandage. — Épuration par le sol. — Hôpitaux ; théâtres. — Cimetières et inhumations. — Air des villes. — Hygiène des campagnes : habitations, alimentation.

Chapitre V. — **Hygiène professionnelle.** — Étiologie et prophylaxie générale des maladies professionnelles. — Établissements insalubres. — Maladies professionnelles. — Intoxications professionnelles. — Mineurs. — Mécaniciens. — Musiciens, chanteurs, orateurs, hommes de lettres.

Chapitre VI. — **Hygiène militaire et hygiène navale.** — Recrutement. — Encombrement de la caserne. — Alimentation. — Maladies. — Mortalité. — Air des bâtiments.

Chapitre VII. — **Hygiène scolaire.** — Bâtiments scolaires. — Éclairage. — Mobilier.

Chapitre VIII. — **Hygiène des maladies contagieuses.** — Étiologie et prophylaxie des maladies contagieuses en particulier. — Immunité. — Inoculations. — Vaccination. — Isolement. — Désinfection.

Chapitre IX. — Législation et organisation sanitaires en France. — Hygiène internationale.

PREMIÈRE PARTIE

MODIFICATEURS SIMPLES EXTRINSÈQUES

CHAPITRE Ier

LE SOL

Diverses couches formant la croûte terrestre. — Terrains siliceux, crétacé, argileux. — Nappe souterraine. — Eau du sol. Rôle de la nappe souterraine dans les épidémies. Opinions de Pettenkofer et de Cornil. — Air tellurique. — Température du sol. — Impuretés, microorganismes. — Le sol s'assainit lui-même. — L'épandage des eaux d'égout. — Microorganismes utiles, microorganismes nuisibles. — Paludisme. — L'hématozoaire de Laveran. — Assainissement. Drainage. Eucalyptus. — Montagnes et plaines.

Le globe terrestre se présente à nos yeux sous la forme d'une *masse solide* sur laquelle s'étend, sur une très grande étendue, une *couche liquide*. La surface solide constitue le *sol*; la couche liquide est formée par les *eaux* que nous étudierons dans le chapitre suivant.

La surface de la terre varie beaucoup d'aspect : ici, l'on voit de la terre végétale, des prés, des forêts; là, des sables, des déserts; plus loin, des savanes couvertes de gazon, des steppes aux grandes herbes, des roches, etc. De plus elle est irrégulière, et cette irrégularité qui, si on considère toute la surface du globe, ne doit pas même être comparée aux rugosités d'une orange, mais bien à celles de la coquille d'un œuf, exerce sur la température, l'humidité, la pluie, les orages, les vents, une influence très grande.

La croûte terrestre s'est formée peu à peu par des couches successives, et généralement celles qui reposent sur d'autres sont plus récentes. Cependant quelquefois il y en a de profondes qui ont été soulevées à la suite d'un tremblement de terre, d'une éruption volcanique, par exemple, et qui se sont intercalées avec les autres. Ces couches forment les terrains divers auxquels on a donné les noms de : *primitif*, *de transition, secondaire, tertiaire, quaternaire* et *moderne*. Les roches qui les constituent sont *massives* et de *formation ignée*, ou *stratifiées* et d'*origine aqueuse*. Elles se composent de chaux, de silice et d'alumine. Suivant la prédominance de tel ou tel de ces éléments et le mode d'union de leurs molécules on dit que le terrain est *siliceux, argileux* ou *calcaire*.

Un sol où la silice domine soit à l'état compact, c'est-à-dire où l'on trouve du granit, du gneiss, du grès, soit à l'état fragmenté, c'est-à-dire où l'on voit surtout du sable, du gravier, est salubre parce qu'il ne retient pas l'eau. Celle-ci ne stagne par conséquent pas et ne forme ni marais, ni foyers de putréfaction. C'est pourquoi l'eau qui s'échappe d'un massif granitique est excellente et salutaire, surtout si les roches sont désagrégées ou si les sables siliceux sont assez gros, car ils constituent un véritable filtre qui ne laisse passer aucune impureté.

Quand la *craie domine*, l'eau est fortement chargée de sels calcaires; elle est moins bonne que la précédente, mais elle est tout de même suffisamment salubre. Quand elle contient trop de sulfate de chaux (gypse) on dit que l'*eau est dure*.

Le *terrain argileux* absorbe l'eau et la retient. Il forme donc une zone imperméable arrêtant les eaux et tous les détritus, favorisant ainsi la putréfaction de toutes les impuretés qui s'y trouvent. Ces eaux sont évidemment malsaines. Un terrain argileux est par conséquent mauvais au point de vue de l'hygiène. Pour en être convaincu, on n'a qu'à nommer, en France, la Sologne, la Bresse, le Forez, la Charente-Inférieure. Les fièvres intermittentes règnent toujours dans les pays où la couche imperméable est trop près du sol.

Nappe souterraine. — L'*eau du sol* provient de la pluie, de la rosée ou de la neige. Un tiers s'évapore, une quantité analogue gagne les cours d'eau, le reste seulement pénètre dans la terre. Quand ce dernier tiers rencontre une couche imperméable formée par un terrain argileux, il s'accumule au-dessus et forme ce qu'on appelle une *nappe souterraine*. Celle-ci varie naturellement beaucoup en profondeur, en étendue et en épaisseur suivant la constitution géologique ; en outre on peut comprendre que l'eau qui la forme vienne dans certains cas jaillir spontanément à la surface de la terre, lorsque le niveau de la nappe est coupé par une vallée ou une dénivellation. A l'aide de puits ou de forages, il est facile de déterminer les différents niveaux de cette nappe dans toute une région. Lorsqu'elle est située trop près du sol, l'eau est mauvaise parce qu'elle est chargée des impuretés qui traversent les couches superficielles; lorsque sa profondeur atteint 4 ou 5 mètres, l'eau est assez bonne; mais elle est rarement en quantité suffisante pour approvisionner un grand nombre d'habitants.

La nappe souterraine joue-t-elle un rôle dans les épidémies? « Longtemps avant que les découvertes de Pasteur, dit Langlois, aient précisé nos connaissances sur les causes réelles des maladies transmissibles, on avait pu constater que certaines contrées, parfois certaines villes présentaient une immunité toute particulière. Tel le massif granitique du Morvan, les quartiers de la Croix-Rousse, de Fourvières à Lyon, Versailles, en ce qui concerne le choléra. — Pettenkofer, étudiant la fièvre typhoïde et le choléra à Munich et comparant la marche de l'épidémie avec les oscillations de la nappe d'eau souterraine, vit que la recrudescence de l'épidémie coïncidait avec un abaissement du niveau quand cet abaissement avait été précédé d'une élévation insolite de la nappe. La célèbre théorie du professeur de Munich, telle qu'elle a été tout d'abord rigoureusement émise, peut se résumer ainsi : « Les « épidémies de fièvre typhoïde et aussi celles du choléra coïncident « avec l'abaissement du niveau de la nappe d'eau souterraine, sur- « tout quand il y a eu au préalable élévation. Elles atteignent leur « maximum d'intensité pendant le temps où le niveau est le plus « bas et décroissent quand ce dernier remonte. » Le typhus monte, comme le *Grundwasser* descend. En 1854, date de la naissance de la *Grundwassertheorie,* il fallait se contenter d'admettre que les miasmes morbides, humectés par la nappe d'eau souterraine, restaient à l'état latent pendant tout le temps qu'ils étaient noyés par la nappe et prenaient leur virulence ou s'échappaient du sol quand ce dernier commençait à se déshydrater. Aujourd'hui, la théorie s'est légèrement modifiée avec les découvertes récentes, mais elle reste néanmoins sur les mêmes bases.

« A côté de la *Grundwassertheorie* s'est élevée la *Trinkwasser theorie* qui attribue le *contage* presque exclusivement à l'eau de boisson. Nous reviendrons plus loin sur cette question importante. Défendue par Budd en Angleterre, par Wolfmeister en

Bavière, devenue la théorie officielle en France, la théorie de la contagion par l'eau est aujourd'hui dominante.

« Le grand tort de Pettenkofer, c'est d'avoir voulu faire de sa théorie une loi exclusive, et après avoir appuyé sur des observations fort intéressantes, sans doute applicables « à tous les lieux où les propriétés du sol sont les mêmes qu'à Munich » de s'être laissé entraîner dans des hypothèses utiles pour sa théorie, mais ne s'appuyant sur aucune donnée réelle. Telle l'hypothèse de la génération alternante des germes : emprunt par trop hypothétique à nos connaissances sur les parasites intestinaux : le germe existant chez le malade ne pourrait contaminer un second sujet qu'après repassage dans le sol, où il deviendrait le poison cholérique.

« Quoi qu'il en soit nous nous rangeons à l'opinion du professeur Cornil qui dit que la théorie de Pettenkofer ne contient qu'une partie de la vérité au sujet de l'étiologie de la fièvre typhoïde, mais que cette partie de vérité est incontestable. Un abaissement de la nappe souterraine, c'est la diminution d'une rivière ou d'une source, c'est l'accumulation, sous un petit volume, des germes nocifs qu'elle peut contenir. D'autre part, dans un terrain perméable, c'est l'attraction des microbes vers les parties déclives, c'est-à-dire vers les origines de la collection des eaux. Le contraire a lieu naturellement quand la nappe s'élève ; la quantité de l'eau dans les sources ou les rivières est augmentée et, pour un même poids, sa virulence est détruite ou affaiblie. Les organismes pathogènes, au lieu d'être attirés vers ces sources, sont alors projetés loin d'elles par l'ascension de l'eau souterraine. »

Mais l'eau seule ne traverse pas le sol, l'air le traverse aussi plus ou moins. L'*air tellurique* (de *tellus*, terre) n'a pas la même composition que l'air de l'atmosphère ; il contient beaucoup plus d'acide carbonique, et en outre de l'ammoniaque, de l'hydrogène sulfuré et de l'hydrogène carboné. Tous ces gaz, l'acide carbonique surtout, se forment à la suite de la décomposition des matières organiques renfermées dans le sol.

Celui-ci possède une *température* qui varie beaucoup suivant le pays, la saison, l'heure du jour, le pouvoir absorbant et rayonnant du sol et la profondeur. A sa surface la cause principale est la chaleur solaire ; jusqu'à un mètre de profondeur les réactions chimiques qui se produisent, quoique les combustions soient lentes, entretiennent cette température. A partir de 6 mètres jusqu'à 30, elle reste invariable, c'est à peu près la même température moyenne que celle de la contrée où l'on se trouve. Mais après 30 mètres, elle augmente de 1 degré par 30 mètres de profondeur, de sorte qu'à 3 000 mètres elle est de 100 degrés, et qu'au centre de la terre elle est si élevée qu'il n'est pas même possible de la concevoir. Cette élévation de la température au fur et à mesure qu'on creuse vers le centre de la terre est importante à connaître au point de vue de l'hygiène des mineurs. Il faut savoir aussi que la chaleur du sol facilite la production de l'acide carbonique, la fermentation, la décomposition des matières organiques et qu'elle donne une plus grande vitalité aux microorganismes. Ceux-ci se conservent, en effet, très facilement dans un milieu chaud et deviennent très dangereux dès qu'ils sont entraînés dans l'air ou dans l'eau.

Impuretés du sol. — Microorganismes. — Les impuretés qui recouvrent le sol ou qui se trouvent dans les couches superficielles sont très nombreuses. Elles proviennent de toutes les immondices excrétées par les hommes et les animaux, surtout par les animaux qui vivent et meurent dans le sol, de la fumure des terres, de l'infiltration des fosses d'aisances, des puisards, etc. Toutes ces impuretés, qui renferment une grande quantité d'azote, du carbone et de l'ammoniaque, sont heureusement décomposées par la terre qui ne tarde pas à les brûler. L'azote et l'ammoniaque se transforment ainsi en nitrites et nitrates, le carbone devient de l'acide carbonique, et l'hydrogène que l'on y rencontre encore contribue à former de l'eau. Une partie de ces composés nouveaux est entraînée par l'eau, l'autre partie est transformée encore par les bactéries et les plantes. Le sol s'assainit donc lui-même, du moins en grande partie. C'est pour cette raison que beaucoup de personnes pensent qu'on peut répandre à sa surface, sans aucun inconvénient, toutes les ordures, eaux sales et déjections, puisque le sol les épure. D'où *l'épandage des eaux d'égout* qui a été fort critiqué et qui ne peut avoir des inconvénients que s'il est fait trop en grand et si on dépasse une juste mesure. Nous y reviendrons dans la troisième partie en parlant de l'hygiène des villes.

Mais le sol renferme encore un très grand nombre de *microorganismes*. Ces petits animalcules trouvent, en effet, jusqu'à deux mètres de profondeur toutes les conditions voulues pour y vivre et pulluler : air, humidité, douce température et matières organiques. Plus il y a de souillures et plus ils abondent. Heureusement que, s'il y en a de nuisibles, il y en a aussi qui sont essentiellement utiles. Ceux-ci sont nommés *zymogènes* (de ζύμη, ferment et γένεσις, génération) ou *saprophytes* (de σαπρὸς, putride, et φυτόν, plante) parce qu'ils président à la transformation des matières organiques. A côté de ceux-là, on en trouve dont on ne connaît pas encore parfaitement le rôle. Quant à ceux qui sont nettement nuisibles, on les appelle *pathogènes* parce qu'ils engendrent les maladies infectieuses (πάθος souffrance, maladie, et γένεσις). Citons le *vibrion septique* de Pasteur, dont le germe se trouve à l'état virulent dans presque toutes les terres, le *bacille du tétanos*, le *bacille typhique*, le *pneumocoque* et la *bactéridie charbonneuse*. Celle-ci, quand elle se trouve dans un terrain propice, parcourt toutes les phases de son existence et se multiplie rapidement. Pasteur a démontré, d'une manière péremptoire, l'origine tellurique du charbon dans les recherches qu'il a faites sur le rôle des *Champs maudits* de la Beauce, et il a prouvé aussi que ces spores charbonneuses étaient absorbées par les vers de terre, que ceux-ci les ramenaient à la surface du sol après les avoir rejetées de leurs tubes digestifs et qu'ainsi se propageait la contagion. On sait que Pasteur a démontré en même temps qu'on pouvait cultiver ces germes, en atténuer la virulence et parvenir à inoculer ces virus atténués qui servent alors de véritable vaccin.

Tous les microbes dont nous venons de parler pénètrent très probablement dans le sol, entraînés par l'eau, mais, comme ils ne dépassent guère 2 mètres de profondeur, ils n'arrivent pas jusqu'à la nappe souterraine qui n'est pas ainsi infestée.

Paludisme. — La question du paludisme (de *palus*, marais) est très importante, car les contrées marécageuses, qui occupent encore un espace trop considérable, exercent une influence funeste sur les hommes et les animaux domestiques. En effet, toutes les fois qu'une assez grande quantité d'eau stagne sur un sol peu ou point perméable, si cette eau renferme des détritus organiques, ceux-ci sous l'influence de la *chaleur* et de l'*humidité* fermentent et dégagent des miasmes dits *paludéens*. Or ces miasmes engendrent les maladies que l'on connaît sous les noms de *palustres*, *telluriques* ou de *marais*, et qui donnent lieu aux fièvres intermittentes, rémittentes, pernicieuses, larvées, etc., dont les effets sont des plus désastreux.

L'agent d'infection est un microorganisme. Quelle est sa nature? D'après Klebs et Tommasi Crudelli c'est un *bacille*, *bacil-*

lus malariæ. Et les recherches entreprises en Italie en 1881, par Perroncito, Ceci, Cuboni, Marchiafava, Valenti, Ferraresi, etc., confirment son existence. Ceci dit avoir réussi, en 1882, à provoquer des accidents palustres chez des chiens et des lapins en leur injectant dans les veines des liquides de culture préparés avec des terrains palustres.

Mais pour M. A. Laveran, professeur à l'école du Val-de-Grâce[1], le parasite de ces fièvres est un *hématozoaire* (de αἷμα, sang, et ζῶον, animal, animal vivant dans le sang). Ce parasite se présente sous des formes variées que l'on peut ramener à quatre types : 1° corps sphériques ; 2° flagella, c'est-à-dire qu'aux corps sphériques moyens s'ajoutent des filaments qui s'agitent avec une grande mobilité ; 3° corps en croissant ; 4° corps segmentés ou en rosace. Et ce serait ce parasite qui fabriquerait et renfermerait dans lui-même le pigment caractéristique de l'infection palustre. En effet, on a toujours constaté, chez les sujets morts d'accès pernicieux, que le foie, la rate et le cerveau avaient une teinte brunâtre ; c'est la *mélanémie palustre* (μέλας noir, αἷμα sang).

L'infection se fait surtout par l'eau potable, d'après Laveran. Pour lui le fait qui suit paraît assez probant : « On ne contracte presque jamais la fièvre palustre dans l'intérieur de la ville de Constantine, surtout à la Casbah qui en est la partie la plus élevée. Pendant l'été de 1882, je reçus dans mon service plusieurs ouvriers d'administration employés à la manutention située à l'intérieur de la Casbah ; ces hommes étaient atteints de fièvre palustre pour la première fois, et ils affirmaient que depuis longtemps ils n'étaient pas sortis de Constantine. Employés au four, ils avaient eu beaucoup à souffrir de la chaleur qui, à l'extérieur, atteignait 35° à 40° à l'ombre, et qui dans la chambre attenant au four dépassait 50° : pour lutter contre la chaleur ces ouvriers buvaient six ou sept litres d'eau pure par jour en dehors des repas. On comprend que les sucs digestifs, dilués par cette grande quantité d'eau absorbée en dehors des repas, alors que la sécrétion est presque nulle, aient mal protégé l'économie. »

Mais, pour d'autres auteurs, l'agent peut être transporté par l'air et absorbé par les bronches. Le Dr E. Maurel, médecin prin-

1. *Du Paludisme et de son hématozoaire*, par A. Laveran. Paris, G. Masson, éditeur.

cipal de la marine, qui a vu l'hématozoaire flagellé de Laveran dans son laboratoire, affirme que de nombreux faits ne peuvent s'expliquer que si le parasite est transporté par l'atmosphère; mais il pense qu'il pénètre dans l'organisme surtout par la voie buccale, le filtre nasal l'arrêtant dans cet organe quand on ne respire que par le nez. Il ne nie pas cependant qu'il puisse arriver jusqu'à nous d'une autre manière, par l'eau par exemple.

On peut heureusement faire disparaître cette horrible fièvre d'une localité, on n'a pour cela qu'à l'assainir. Au dix-huitième siècle, le paludisme faisait de grands ravages en Hollande, et ces ravages se réduisirent d'une manière considérable dès qu'on eut accompli tous les travaux nécessaires pour protéger les côtes contre l'envahissement de la mer. Morton, Willis, Sydenham, racontent que les fièvres palustres régnaient à Londres, qu'un marais fut desséché et que les fièvres disparurent aussitôt. En Hollande, le *drainage* a mis fin aussi, en beaucoup d'endroits, à l'endémie palustre. Cette même endémie a perdu beaucoup de son importance dans la Bresse, la Sologne, les Landes, le Morbihan, et, en Algérie, elle a disparu à peu près complètement des localités sur lesquelles elle sévissait violemment au début de la conquête, grâce au drainage et à la culture du sol.

Nous devons faire remarquer que l'existence des marais n'est pas nécessaire pour produire le paludisme, et que certains marais, même dans les pays chauds, comme à Taïti, en Australie, à la Nouvelle-Calédonie, peuvent ne pas être fébrigènes. Mais il faut toujours une terre humide et suffisamment chauffée.

Trois moyens sont ordinairement efficaces pour obtenir l'assainissement des contrées où règne le paludisme, c'est le *dessèchement des marais*, le *drainage* et la *culture du sol*. La culture ordinaire assainit la terre, mais les plantations d'eucalyptus que l'on fait depuis une vingtaine d'années rendent les plus grands services. Il existe près de Rome, dit Laveran, hors la porte d'Ostie, dans le lieu dit des *Trois-Fontaines*, un couvent qui, en 1868, était abandonné depuis longtemps à cause de son insalubrité et qui portait le nom significatif de *Tomba*. En 1868, le pape Pie IX donna ce couvent aux Trappistes qui en prirent possession, mais dans des conditions déplorables. Dans les premières années, ce séjour était si malsain que les religieux ne pouvaient pas y coucher; ils rentraient le soir à Rome et ne retournaient aux Trois-Fontaines qu'après le lever du soleil.

Les premières plantations d'eucalyptus furent faites en 1869. En 1876, l'amélioration était telle que les Trappistes pouvaient habiter le couvent pendant la nuit sans être atteints de fièvre. En 1877 le nombre des eucalyptus dépassait 2 500. Un espace de 400 hectares fut cédé alors aux Trappistes à charge d'y planter 100 000 eucalyptus en dix ans. En 1879 les plantations eurent beaucoup à souffrir des froids, mais, les années suivantes, les Trappistes plantèrent 25 000 eucalyptus par an ; à la fin de 1881, il y avait déjà 55 000 eucalyptus aux Trois-Fontaines et les fièvres palustres devenaient de plus en plus rares.

L'assainissement de cette ferme a été contesté par Tommasi Crudeli, mais les assertions de cet observateur sont contredites par celles de Torelli et de Baccelli et par celles des religieux qui occupent le couvent des Trois-Fontaines et qui sont de très bons juges dans la question.

Des renseignements puisés à bonne source nous permettent cependant d'affirmer qu'il y a un peu d'exagération de part et d'autre. La ferme des Trois-Fontaines n'est plus assurément une tombe, mais la plupart des religieux qui y séjournent trop longtemps y contractent les fièvres.

Michon cite le fait suivant qui prouve bien que les plantations d'eucalyptus contribuent à assainir les localités palustres. Il existe sur la côte orientale de la Corse une petite localité du nom de Solenzara, dans laquelle on avait installé une aciérie. Au début de l'installation de l'usine toute la population de Solenzara avait l'habitude d'émigrer pendant quatre mois, de juillet à octobre, ce qui montre combien l'endémie palustre était redoutable. Un des actionnaires fit planter soixante ares en eucalyptus, depuis lors la fièvre a disparu de Solenzara ; toute la population a une mine de prospérité et personne ne songe plus à émigrer pendant l'été.

Les plantations de cet arbre n'ont pas cependant réussi complètement à faire disparaître la fièvre dans quelques rares localités très favorables au développement du paludisme, comme à Aïn-Mokra et aux mines de Mokta (province de Constantine).

L'eucalyptus, ajoute Laveran, agit-il simplement comme les autres végétaux en drainant et desséchant le sol ? S'il assainit le sol plus rapidement que ne font les autres arbres, est-ce uniquement parce que sa naissance est plus rapide, ou bien faut-il admettre qu'il a des vertus spéciales et qu'il jouit de la propriété de détruire les parasites du paludisme ? Cette dernière hypothèse n'a rien d'invraisemblable ; les eucalyptus dégagent en effet des vapeurs aromatiques douées de propriétés antiseptiques ; de plus, les feuilles et les branches qui couvrent le sol contiennent une forte proportion d'eucalyptol qui peut s'opposer au développement des germes du paludisme.

Le sommet et les pentes des montagnes sont toujours salubres parce que les eaux s'écoulent librement. En outre la pureté de l'air qu'on respire dans ces parties élevées active toutes les fonctions, et, en les rendant plus énergiques, fortifie la santé. C'est pourquoi les montagnards sont généralement robustes et vigoureux quoiqu'ils soient pauvres à cause du mauvais terrain qui est plus ou moins inculte, et quoiqu'ils demeurent dans des habitations aussi antihygiéniques que possible.

Les plaines élevées sont salubres aussi. Elles conviennent à tous les âges, à tous les tempéraments, à toutes les constitutions. Les habitants y sont forts et surtout plus robustes que dans les plaines basses et humides où la disposition du sol facilite trop souvent la stagnation de l'eau et produit le paludisme.

CHAPITRE II

L'EAU

Nous allons parler d'abord de l'eau en général et de sa composition. Nous examinerons ensuite ses diverses origines, les caractères que présente une eau potable et nous dirons un mot de son examen physique, de son analyse chimique et bactériologique. Nous parlerons après des divers moyens de la purifier quand elle est suspecte, de l'approvisionnement nécessaire pour les habitants des grandes villes et nous terminerons en énumérant les maladies qu'elle peut produire.

§ 1. — Eau en général.

Son importance. Ses avantages. L'eau est un véritable aliment.

L'eau est un corps tellement répandu dans la nature qu'il est tout naturel qu'il y joue un rôle très important. L'eau agit par sa masse, par son mouvement et par le pouvoir dissolvant qui lui est propre. C'est grâce à cette dernière propriété et à la présence des sels qu'elle renferme qu'elle joue aussi un très grand rôle dans la santé publique. En effet nous allons voir qu'elle est non seulement utile au point de vue alimentaire, mais encore qu'elle est indispensable pour la propreté individuelle et collective, que l'agriculture et l'industrie ne peuvent s'en passer.

Hippocrate dit au commencement de son *Traité des airs, des eaux et des lieux* : « Je veux exposer ce qui est à dire sur les eaux et montrer quelles eaux sont malsaines et quelles eaux sont très salutaires, quelles incommodités ou quels biens résultent des eaux dont on fait usage, car elles ont une grande influence sur la santé. »

Les Romains le savaient bien, eux qui dédaignaient les eaux dormantes du Tibre, faisaient construire d'immenses aqueducs, comme, en France, le fameux pont du Gard, l'aqueduc de Besançon, etc., avaient un homme qui veillait aux eaux, *curator aquarum*, et célébraient tous les ans, avec pompe, des fêtes en l'honneur des nymphes des fontaines, fêtes nommées *fontanalia*.

D'après de Jussieu, la bonne qualité des eaux est une des choses qui contribuent le plus à la santé des citoyens d'une ville; les magistrats devraient donc entretenir la salubrité de celles qui servent à la boisson et remédier aux accidents par lesquels ces eaux pourraient être altérées.

L'eau est la seule boisson naturelle qui existe, et elle est indispensable à l'homme. Les Américains vivaient plus longtemps et étaient plus vigoureux avant de prendre l'habitude de boire du vin. — La Bible dit, qu'avant le déluge, les hommes qui ignoraient la fabrication du vin arrivaient à un âge très avancé. — Smith raconte que, dans le comté de Cornwall, les pauvres gens qui ne buvaient que de l'eau étaient tous vigoureux et vivaient très longtemps. Il cite ensuite son propre exemple pour faire voir que l'emploi même modéré du vin avait fait reparaître chez lui une gravelle qui ne céda qu'à la boisson exclusive de l'eau. — D'après Allen, on n'a jamais vu qu'un buveur d'eau fût atteint de la goutte. — On avait ordonné à la mère de Samson de ne boire aucune liqueur fermentée. Démosthènes ne but que de l'eau et il paraît que César ne se désaltérait qu'avec ce liquide. Tiraqueau, professeur de droit à Toulouse, dans le moyen âge, ne but que de l'eau, eut quarante enfants et fit autant d'ouvrages.

Faut-il conclure de là que tout le monde doit se faire buveur d'eau? Certes non. Mais on doit en boire autant que possible, surtout si l'on a à sa disposition une bonne eau de source. Celle-ci, en effet, n'étanche pas seulement la soif, elle sert aussi à la déglutition des aliments, et elle favorise leur digestion. Elle a, encore, une propriété bien plus importante, elle est un *aliment.*

Smith rapporte, dans son *Traité des vertus médicinales de l'eau commune*, l'histoire d'un matelot anglais qui voulut se laisser mourir de faim en prison plutôt que d'aller s'embarquer à Londres et servir sur mer. Il resta vingt jours enfermé sans prendre autre chose que trois pintes d'eau. Au bout de ce temps, voyant qu'il allait être obligé de partir avec ses autres compagnons, il consentit à manger et dans la marche il parut aussi fort que le plus fort de la troupe. Ce même auteur cite encore, d'après le docteur Car, l'histoire d'un fou de Leyde qui resta quarante jours sans prendre de nourriture, ne buvant que de l'eau et fumant du tabac ; il affirmait qu'il jeûnerait aussi longtemps que Jésus-Christ.

Mélangée avec les aliments, disent Hallé et Nysten, l'eau forme un ensemble qui répare non seulement en proportion de la matière solide, mais aussi de la quantité d'eau dont ils sont imprégnés. Si l'eau nourrit les végétaux, comme c'est bien prouvé, pourquoi donc ne nourrirait-elle pas aussi les animaux ?

L'eau est par conséquent nutritive, elle est un aliment. Elle est surtout nutritive par les sels qu'elle contient et principalement par le carbonate de chaux. Les expériences de Boussingault ne laissent aucun doute à cet égard. Cet expérimentateur, ayant pris trois jeunes animaux de la même portée et identiques, a analysé les os de deux et dosé la chaux. Après avoir nourri le troisième, pendant quatre-vingt-treize jours, de pommes de terre, aliment contenant un poids connu de chaux, il l'a sacrifié. La quantité de chaux assimilée par les os de l'animal était de 150 grammes ; or il n'y avait que 98 grammes de cette substance dans les pommes de terre absorbées. Il existait donc un excédent de 52 grammes de chaux. L'animal ne pouvait avoir trouvé cet excédent que dans l'eau puisqu'il n'avait pris que des pommes de terre et de l'eau.

Cette expérience est concluante. Nous dirons donc avec Boussingault : de tout cela il résulte la preuve de l'intervention des substances salines de l'eau dans l'alimentation, qui, sans leur concours, aurait été insuffisante.

§ 2. — **Composition de l'eau.**

Gaz. — Matières minérales. — Matières organiques. — Microorganismes. — Assainissement spontané des cours d'eau. — Glace.

Chimiquement, l'eau est formée par une combinaison de 11,111 d'hydrogène et de 88,889 d'oxygène. Mais elle renferme toujours, en outre, à moins qu'elle ne soit distillée, et à l'*état de mélange*, des gaz, des matières minérales, et des matières organiques. De plus tout le monde sait qu'elle se solidifie à 0° pour former la glace, et qu'elle se transforme en vapeur, état dans lequel elle existe dans l'air, lorsqu'elle atteint 100°.

I. *Gaz.* — Les gaz que l'on trouve dans l'eau sont : l'*acide carbonique* qui ne doit jamais dépasser cent centimètres cubes par litre, car alors l'eau est suspecte ; l'*oxygène libre* qui diminue en proportion de l'augmentation du gaz précédent, ce qui fait que l'eau est d'autant moins bonne qu'elle contient moins d'oxygène ; l'*azote* qui n'a aucun mauvais effet ; l'*ammoniaque* qui se trouve toujours dans de très faibles proportions ; l'*hydrogène sulfuré* et l'*hydrogène phosphoré* qui ne se rencontrent que dans des eaux essentiellement impures et enfin le *gaz d'éclairage* qui peut s'y trouver mélangé à la suite d'infiltrations souterraines. Ces trois derniers gaz exhalant une odeur forte et caractéristique font rejeter l'eau qui en contient une quantité plus ou moins grande.

II. *Matières minérales.* — Ces matières sont : le *carbonate de chaux*, le *carbonate de magnésie* et le *carbonate de fer*, le *sulfate de chaux et de potasse*, le *chlorure de sodium*, le *nitrate de chaux* et le *nitrate d'ammoniaque*, la *silice*, des *silicates* et des traces d'*alumine* et de *fluor*. Pour qu'une eau soit bonne, elle ne doit pas contenir plus de 50 centigr. par litre de ces matières, et pas moins de 10 centigr. Si elle a trop de sels de chaux elle est *dure, crue, lourde,* elle cuit mal les légumes et ne peut servir au savonnage, en outre elle incruste les tuyaux de conduite.

On trouve encore quelquefois dans l'eau du *plomb*, de l'*arsenic*, du *mercure*, du *cuivre*, du *zinc*. Ces matières proviennent surtout d'une mauvaise canalisation, ou de certaines industries, témoin cette usine de fuschine qui, d'après Pouchet, versait certains jours dans la Seine plus de 100 kilog. d'acide arsénieux; elles proviennent aussi de terrains renfermant des arsénites ou du plomb. On sait que la famille d'Orléans eut des accidents d'empoisonnement, en 1852, au château de Claremont, parce qu'elle avait bu de l'eau ayant séjourné dans une citerne doublée de plomb, eau contenant un milligramme de ce métal par litre.

III. *Matières organiques.* — Les matières organiques que l'on trouve dans l'eau sont *mortes* ou *vivantes.*

a) Les matières mortes y sont en *suspension*, comme le duvet, la plume, le bois, la paille, les filaments de coton, la laine, le lin, les débris des cadavres d'animaux aquatiques ou terrestres, etc.; et en *dissolution*, comme la leucine, la tyrosine, les acides gras, les ptomaïnes, qui résultent de la putréfaction et du dédoublement des matières albuminoïdes. Les matières en suspension agissent mécaniquement sur l'intestin et provoquent des coliques et de la diarrhée; les secondes prédisposent très probablement aux maladies infectieuses.

b) Les organismes vivants sont : les poissons, les sangsues que l'on peut avaler, la distome du sang qui produit l'hématurie d'Égypte, la filaire de Médine ou dragonneau, qui développe sous la peau une sorte d'abcès ou de furoncle très douloureux; les œufs et les embryons de nombreux vers, comme les ascarides, les ténias; des infusoires et des algues. L'absence de poissons indique presque toujours une eau mauvaise. « Dès que les eaux s'altèrent, dit M. Gérardin, les poissons qui peuplent les cours d'eau éprouvent un malaise évident; ils remontent à la surface, s'engourdissent, et si l'altération persiste, ils ne tardent pas à périr. La distinction entre les eaux saines et les eaux infectées ne peut reposer ni sur la couleur, ni sur l'odeur, ni sur la saveur, ni sur l'analyse chimique. Une eau est saine lorsque les animaux et les végétaux doués d'une organisation supérieure peuvent y vivre. Au contraire, une eau est infectée lorsqu'elle fait périr les animaux et les végétaux doués d'une organisation supérieure, et qu'elle ne peut nourrir que des infusoires ou des cryptogames. Toutes les herbes vertes ne sont pas également sensibles à l'action de l'eau; le cresson de fontaine semble la plus délicate des plantes aquatiques, sa présence caractérise les eaux excellentes; les épis d'eau et les véroniques ne poussent que dans les eaux de bonne qualité; les roseaux, les patiences, les ciguës, les menthes, les salicaires, les scirpes, les joncs, les nénuphars, s'accordent des eaux médiocres; les carets vivent dans les eaux très médiocres; enfin l'arundo phragmites est la plus robuste des plantes aquatiques, elle survit la dernière, et continue à croître et à se développer dans les eaux les plus infectes. » Les algues purifient spontanément l'eau, parce qu'elles fixent l'acide carbonique dissous et dégagent l'oxygène.

Enfin l'eau contient des *microorganismes* qui proviennent de l'air atmosphérique et du sol. Ils sont en très grand nombre, mais leur nature est plus importante que leur nombre. En effet, on en trouve une quantité prodigieuse dans l'eau pure, dans l'eau par conséquent potable. Parmi tous les microbés que l'on peut rencontrer, citons : le *monas* et le *micrococcus* qui se présentent sous la forme de points ou d'œufs dont un millier et plus tiendraient sur la pointe d'une épingle; — les *vibrions* qui nagent ou rampent dans les infusions à la façon d'anguillules; — les *spirilles* qui ont la forme de tire-bouchons ; — les *streptocoques* qui se présentent en chapelet; — les *bactéries* qui ressemblent à des bâtonnets immobiles; — les *zooglées* qui sont de petites masses gluantes et proliférantes; — les *moisissures* dont on connaît la variété infinie; — les *levures* qui bourgeonnent en tous les sens, etc., etc. Tous ces êtres variés et polymorphes sont tantôt inoffensifs, tantôt, au contraire, très redoutables, puisqu'ils peuvent donner la peste, la fièvre typhoïde, le choléra, la dysenterie, les embarras gastriques, la fièvre jaune, la fièvre bilieuse des pays chauds et beaucoup d'autres maladies épidémiques très graves.

D'après Miquel une eau est excessivement pure lorsqu'elle contient de 0 à 10 bactéries; elle est très pure quand elle en contient de 10 à 100; pure de 100 à 1 000; médiocre de 1 000 à 10 000; impure de 10 000 à 100 000; très impure au delà de ce chiffre. Or si nous considérons les eaux qui alimentent Paris, nous trouvons que la Vanne renferme en moyenne 800 bactéries par centimètre cube; la Dhuis, 1 890; la Seine à Ivry 32 500; la

Marne à Saint-Maur 36 500. La Vanne (fig. 1) doit donc être rangée dans les eaux pures, la Dhuis dans les eaux médiocres, et les eaux de la Seine (fig. 2) et de la Marne dans les eaux impures. Mais il faut se rappeler que le nombre des bactéries varie tous les jours; il varie, en outre, suivant les saisons, on en trouve moins de novembre à avril.

Le docteur Miquel a constaté que, lorsque l'eau de la Vanne arrive dans le bassin de Montsouris, elle ne contient généralement que 48 bactéries par centimètre cube; mais que 3 heures après

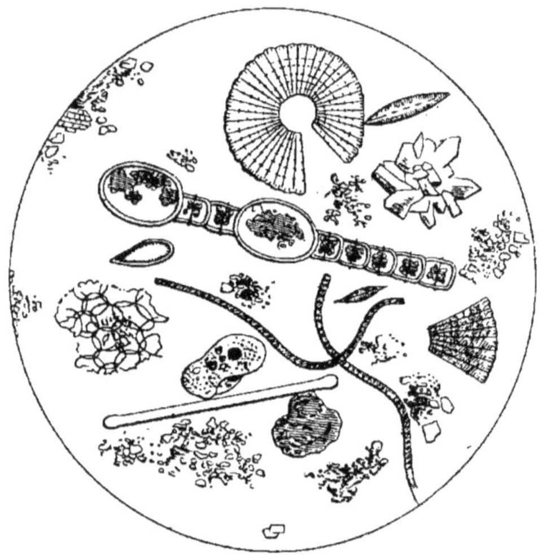

Fig. 1. — Eau de la Vanne.

elle en contient 125; au bout de 24 heures, 3 800; de 48 heures, 125 000; et de 72 heures, 590 000. Seulement à partir de ce moment ce nombre diminue et tombe après quelques mois à 95 par centimètre cube. Comment expliquer cette pullulation des bactéries bientôt suivie de leur disparition? Par ce fait que les bactéries excrètent des produits solubles toxiques jusqu'à un certain point pour eux-mêmes, d'où leur disparition, de sorte que si l'on ajoute dans cette même eau les mêmes espèces de bactéries, ces espèces disparaissent presque aussitôt. L'eau se trouve pour ainsi dire *immunisée*, comme un animal qu'on aurait vacciné. On peut expliquer de cette manière pourquoi une eau servant de boisson a pu occasionner à un certain moment une épidémie et ne l'a pas entretenue quoiqu'on ait continué à en boire.

Ceci nous amène à dire un mot de l'*assainissement spontané des cours d'eau*. Pettenkofer, pour montrer cet assainissement, cite l'exemple de l'eau des aquariums qui reçoit les excréments des poissons, la nourriture qu'on leur donne, et qui peut cependant rester six mois sans être renouvelée, claire, sans odeur, saine pour les poissons si l'on a soin de l'agiter et de l'aérer par un faible courant d'air. Il ne peut en être ainsi qu'à la condition que

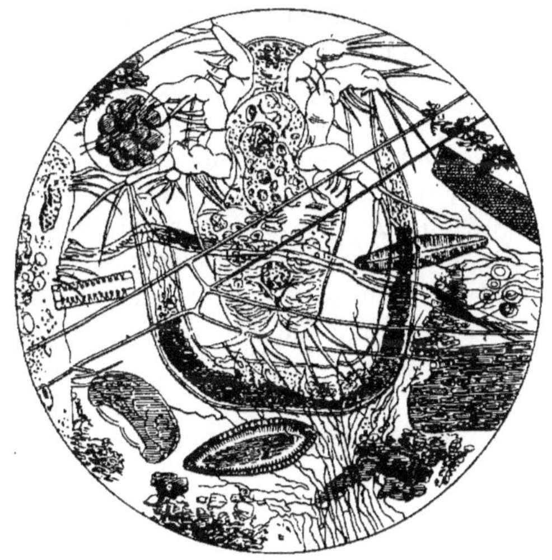

Fig. 2. — Eau de Seine à Chaillot.

l'eau se purifie spontanément. C'est là un point de la plus haute importance parce qu'alors les eaux d'un fleuve peuvent recevoir impunément les déjections des villes, à la condition, bien entendu, qu'on ne les puise pour la consommation qu'assez loin de l'endroit où elles ont reçu les souillures. Les causes qui amènent cette purification sont chimiques, physiques et biologiques. Il est certain que les réactions chimiques sont favorisées par les carbonates de chaux et de magnésie ; qu'il se produit des précipités formant un dépôt dans le liquide, enfin que les bactéries aquatiques et les végétaux inférieurs, consommant presque toutes les matières organiques en suspension, exercent une action bienfaisante.

Nous avons vu que, parmi les nombreux microorganismes contenus dans l'eau, il y en a qui ne sont pas nuisibles, on les nomme *saprophytes* (de σαπρὸς, putride, et φυτὸν, plante); ils président à la putréfaction et à la fermentation sans provoquer de maladies contagieuses. Mais, par contre, les autres sont *pathogènes*, et, comme leur nom l'indique, ils engendrent des maladies qui sont presque toutes terribles. Nous n'avons qu'à nommer le bacille du charbon, le bacille de la fièvre typhoïde, celui du choléra, le vibrion septique ou pyogène, etc.

On croit généralement que la *glace* ne contient pas beaucoup de microorganismes, le froid les ayant fait périr. On se trompe, car la glace peut contenir des bactéries pathogènes, surtout quand on la recueille dans des endroits où l'eau est plus ou moins contaminée. L'analyse de la glace du bois de Vincennes faite à la fin de l'année 1892, au Laboratoire municipal, a décelé 25 000 colonies par centimètre cube, et parmi les bactéries, le *bacillus coli communis*, *fluorescens*, *putridus*, etc. Dans l'échantillon d'une glace vendue au détail on a trouvé 175 000 colonies. Il ressort de ce fait que, pour la consommation, on ne devrait avoir que de la glace très pure provenant d'une eau réellement potable, d'une eau d'alimentation.

§ 3. — Origine de l'eau.

Eau de pluie. Mares. — Eau de citerne. — Eau de puits. — Eau de puits artésiens. — Eau de source. — Eau des fleuves et des rivières. — Eau des neiges et des glaciers. — Eau des lacs, des étangs et des marais. — Eau de mer.

Les origines de l'eau sont nombreuses ; nous allons les passer en revue, et nous indiquerons en même temps leurs propriétés au point de vue hygiénique.

1. *Eau de pluie*. — De toute la surface de la terre s'élèvent sans cesse des vapeurs. Ces vapeurs, plus légères que l'air qui les environne, montent jusqu'à ce qu'elles rencontrent une couche ayant une densité à peu près égale. Mais comme, à cette hauteur, elles trouvent une température inférieure à la leur, elles se refroidissent, se condensent en gouttes liquides et retombent en pluie sur la terre. La condensation se faisant au sein même de l'atmosphère, l'eau qui en provient contient toutes les substan-

ces qui existent dans l'air. Hippocrate dit que les eaux de pluie sont les plus légères et les plus douces, mais que ce sont celles qui pourrissent le plus vite. Zimmermann pense de même. En somme cette eau est fade, lourde, difficile à digérer et occasionne assez souvent des maux de ventre.

Mares. — Les pluies alimentent les *mares*. On rencontre encore assez fréquemment celles-ci dans beaucoup de campagnes où l'eau fait complètement défaut. Or l'eau provenant des mares est insalubre au plus haut degré, puisqu'elle est toujours trouble, peu aérée, indigeste et qu'elle se recouvre d'une nappe organisée composée de nombreux végétaux. — Ces eaux, dit M. Marchand, baignent ordinairement un grand nombre de plantes, plusieurs classes d'animaux, mais surtout des infusoires, des insectes, des reptiles qui y vivent en y déposant leurs graines ou leurs œufs, et y meurent en abandonnant leurs dépouilles qui s'y putréfient. Souvent aussi les eaux pluviales, avant d'arriver à ces réservoirs, lavent des terrains chargés de détritus organiques en voie de décomposition. Dans ces conditions, les eaux des mares présentent les plus mauvais caractères des eaux stagnantes, et leur emploi pour l'alimentation ne saurait être sans danger; car les principes albumineux qu'elles contiennent, de même que tous les matériaux assimilables par l'organisme humain, sont susceptibles de produire de véritables accidents toxiques, lorsqu'ils sont ingérés dans l'estomac tandis qu'ils sont en voie de décomposition.

Aussi les populations qui s'alimentent avec ces sortes d'eaux, surtout lorsqu'elles les emploient pour boisson, sont-elles sujettes à contracter des maladies dans lesquelles les accidents fébriles intermittents, spéciaux aux affections paludéennes, sont souvent reconnaissables. Leur emploi est alors d'autant plus redoutable, que, par une sécheresse prolongée, et sous l'influence de la vaporisation spontanée du liquide, les matières albuminoïdes s'y trouvent accumulées en plus grande quantité.

Mais l'insalubrité est encore plus redoutable quand les mares sont tout près des habitations, car alors elles sont, en outre, souillées par les immondices du village et de la ferme. Les campagnards doivent donc s'abstenir complètement de cette eau, d'autant plus qu'il est toujours facile de construire une citerne qui fournit, quand elle est bien bâtie, une eau pure et saine. En tout cas, lorsqu'il est impossible de faire autrement, il est nécessaire qu'ils la fassent bouillir et qu'ils ne l'absorbent qu'après l'avoir laissé refroidir au contact de l'air afin qu'elle reprenne de nouveau ses principes essentiels.

II. *Eau de citerne.* — Il est un grand nombre de contrées élevées où les habitants recueillent les eaux pluviales et les dirigent dans des citernes afin d'avoir de l'eau pour boire. L'eau conservée ainsi n'est plus une eau de pluie, car elle se charge sur les toits, le sol et les conduits de matières minérales qui la modifient et la rendent meilleure ou moins bonne ; en outre elle est modifiée par la citerne elle-même. Celle-ci doit être construite en pierres meulières recouvertes de chaux hydraulique dans le but d'éviter les infiltrations et afin de pouvoir la nettoyer facilement. Il faut qu'elle soit couverte pour que l'eau n'y gèle pas en hiver, qu'elle ne s'échauffe pas trop en été et qu'elle ne reçoive pas les êtres organisés qui se trouvent dans l'air et qui peuvent y tomber en quantité plus ou moins grande. On doit enfin faciliter l'accès de l'air parce qu'il fournit l'oxygène nécessaire pour brûler et détruire les matières organiques qui s'y trouvent malgré tout.

M. Gérardin conseille de cloisonner les citernes, c'est-à-dire de les diviser en deux moitiés au moyen d'un mur, et de prendre les dispositions nécessaires pour diriger à volonté l'eau de pluie dans l'une ou l'autre moitié. On peut ainsi en vider une, la nettoyer, la purifier sans s'exposer à rester sans eau pendant un temps plus ou moins long. Une bonne précaution à prendre encore est de ne pas introduire dans la citerne les premières pluies survenant après une longue sécheresse ou pendant un orage, parce qu'elles sont alors trop chargées de matières minérales et végétales. « La meilleure eau, dit A. Layet, dans son *Hygiène et maladies des paysans*, est celle que l'on retire des toits au printemps et à l'automne, et dans l'été, celle des pluies qui succèdent aux orages, parce qu'alors l'atmosphère est épurée, les toits des maisons sont lavés et toutes les ordures accumulées dans les tuyaux de descente ou dans les chaussées ont été entraînées. » Une eau recueillie de cette façon, au moyen de conduits en fonte et non en *plomb*, donne une boisson très salubre pour l'homme et les animaux.

III. *Eau de puits.* — Cette eau est fournie par la *nappe souterraine* à laquelle on arrive en creusant le sol plus ou moins profondément suivant la profondeur de la nappe. Quand il s'agit d'avoir une petite quantité d'eau pour l'usage de quelques personnes ou de quelques familles seulement, on creuse le puits soit en maçonnerie, soit à l'aide d'un tube métallique (voyez la figure 3).

Presque toujours l'eau de puits est mauvaise pour plusieurs raisons. D'abord le puits lui-même est souvent placé dans l'endroit le plus insalubre de la maison. Il est bâti en maçonnerie, et on ne s'est servi que de pierres calcaires réunies avec du mortier, ce qui fait que l'eau se charge d'une grande quantité de carbonate et de sulfate de chaux. Ensuite le terrain fournit des sels de magnésie, de la silice et de l'alumine. Enfin, par les infiltrations, elle se charge de toutes les matières organiques et des ordures que l'homme et les animaux accumulent, dans les campagnes, autour de leur demeure. Il est évident qu'une pareille eau doit être très mauvaise comme boisson, surtout comme boisson habituelle. Le sulfate de chaux est principalement nuisible, il rend l'eau *séléniteuse*, ce qui fait qu'elle devient impropre au savonnage et ne peut plus cuire les légumes. On peut la modifier en ajoutant du bicarbonate de soude, mais il se forme alors du sulfate de soude, sel qui rend l'eau amère et laxative. Il est donc nécessaire de ne la boire qu'après l'avoir distillée ou, du moins, fait bouillir.

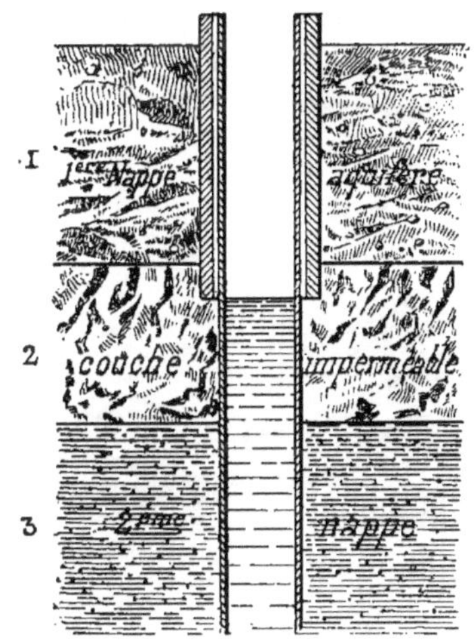

Fig. 3. — Puits formé a l'aide d'un tube métallique, et protégé contre l'ascension de la première nappe. — 1. Première nappe d'eau. — 2. Couche imperméable. — 3. Deuxième nappe.

IV. *Eau des puits artésiens.* — Cette eau vient des nappes souterraines très profondes. On l'atteint au moyen du forage et elle jaillit à une certaine hauteur au-dessus du sol (fig. 4). Elle est généralement bonne, mais elle est peu abondante, et de nombreuses causes plus ou moins connues peuvent faire varier cette quantité. De 1850 à 1857 on a foré, à Tours, 11 puits artésiens ; or l'un d'eux ne fournit plus d'eau depuis quelque temps et les autres en débitent beaucoup moins. Venise, qui en possédait 17, n'en a plus que 8 et le débit même de ces derniers a diminué dans d'assez fortes proportions. A Paris, le puits artésien de Grenelle donne une eau assez bonne qui sert aux habitants de ce quartier.

V. *Eau de source.* — Nous avons vu que, lorsque la pluie tombe sur la terre, une partie s'infiltre dans les couches perméables, pénètre dans le sol à des profondeurs plus ou moins grandes et forme par son accumulation de vastes nappes souterraines qui sont stationnaires ou courantes. Ce sont ces dernières qui en reparaissant à la surface par suite de l'inclinaison de la couche imperméable sur laquelle elles reposent fournissent l'*eau de source.*

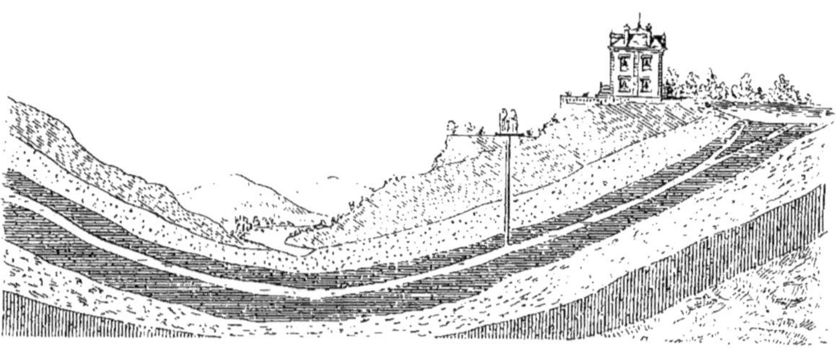

Fig. 1. — Puits artésien. — On voit l'eau jaillir un peu au-dessus du sol à l'endroit foré, à gauche de la maison.

Cette eau varie beaucoup dans sa composition, suivant la nature des terrains qu'elle traverse. Si elle cuit bien les légumes, si elle est propre au savonnage, si elle n'a pas de saveur appréciable, elle prend le nom d'*eau douce.* Si la saveur est assez marquée, si elle cuit mal les légumes, si elle précipite l'eau de savon, on lui donne le nom d'*eau crue.* Quand elle renferme des matériaux exerçant une action plus ou moins énergique sur l'économie animale, on l'appelle *eau minérale.*

L'eau douce la plus pure sort des terrains granitiques, porphyritiques ou quartzeux. Elle est excellente, et c'est pour cela qu'on la recherche pour l'approvisionnement des villes. Elle conserve toujours à peu près la même température pendant une assez longue partie de son parcours, aussi la trouve-t-on très fraîche l'été et presque chaude l'hiver. L'eau crue constitue une boisson mauvaise et quelquefois même dangereuse.

VI. *Eau des fleuves et des rivières.* — Nous avons dit que toute la pluie qui tombe ne pénètre pas dans le sol, qu'un tiers environ s'écoule à sa surface; cette quantité jointe à celle fournie par les eaux de source, de neige et de glace fondue, donne naissance aux rivières et aux fleuves. Si presque toutes les grandes villes sont traversées par un grand fleuve, ce n'est pas seulement parce que l'homme a cherché à fixer sa demeure auprès de ces grands cours d'eau qui servent à son industrie et à l'embellissement de son séjour, mais aussi et surtout parce que, ces eaux, étant généralement potables, servent à sa boisson et à son alimentation. Leur composition varie au fur et à mesure qu'elles s'éloignent de leur point de départ, parce qu'elles se minéralisent et reçoivent de nombreux affluents. En général elles sont d'autant plus potables que leur cours est plus rapide et qu'elles ont une limpidité plus grande. Elles renferment ainsi plus d'air, contiennent moins d'acide carbonique, et, par conséquent, elles sont plus pauvres en carbonates de chaux et de magnésie, ce qui est loin de nuire à leur salubrité.

A leur sortie des villes, elles renferment de fortes proportions de matières organiques fournies par les égouts et par certaines industries, comme les tanneries, les papeteries, la fabrication des produits chimiques et engrais, les amidonneries, les féculeries, les sucreries, les distilleries, les teintureries, le rouissage, etc. Elles contiennent alors beaucoup moins d'oxygène, une plus grande quantité d'ammoniaque et de sels ammoniacaux; l'hydrogène sulfuré et carboné s'y développent, et des algues, des diatomées, des bactéries y prennent naissance. Dans ces conditions l'eau est évidemment aussi mauvaise que possible. Heureusement que si le fleuve est grand, si son cours est rapide, les souillures se diluent, les matières organiques s'oxydent et les eaux peuvent être, à la rigueur, utilisées par la ville suivante si on les prend en amont et si on les filtre.

VII. *Eau des neiges et des glaciers.* — L'eau provenant des neiges et des glaces éternelles qui couvrent le sommet des monts les plus élevés, est assez pure, mais son usage habituel peut exercer une influence fâcheuse sur la santé. « Les eaux qui proviennent de la fonte des neiges et des glaces, dit Hippocrate, sont toutes mauvaises. Une fois qu'elles ont été congelées, elles ne trouvent plus leurs qualités premières; ce qu'elles avaient de doux, de limpide, de léger, se perd et disparait. Je regarde les eaux de neige et de glace comme les plus mauvaises pour quelque usage que ce soit. » Boussingault a observé que le goitre était endémique sur les plateaux élevés des Cordillières, et il en a attribué la cause à l'usage que font les habitants de ces contrées d'eau provenant de la fonte des glaciers. Elle paraît favoriser le crétinisme. Les voyageurs peuvent cependant en boire pendant quelques jours sans inconvénient, pourvu qu'ils la battent un peu afin de l'aérer, et qu'ils ne la boivent pas trop froide.

VIII. *Eau des lacs, des étangs et des marais.* — Les *lacs* sont alimentés sur les hauts plateaux par les neiges et les glaciers, ou bien, dans les plaines, par des sources, des torrents, et même un fleuve qui y aboutit ou les traverse, comme cela a lieu au lac de Genève. D'une manière générale cette eau est bonne, parce qu'elle est suffisamment pure et minéralisée. Elle est bonne surtout quand on la prend au milieu du lac, car, sur les bords, elle se rapproche trop souvent des eaux des étangs et des marais. En effet, se trouvant sans cesse en contact avec les détritus de végétaux, elle contient des matières organiques qui, n'étant pas emportées par le courant, fermentent, se putréfient, lui donnent une odeur et une saveur désagréables et la rendent d'autant plus nuisible qu'un grand nombre d'insectes viennent y mourir. Elle est moins mauvaise pendant l'hiver parce que le froid empêche la fermentation.

L'eau des *étangs*, étant à peu près immobile, est plus mauvaise encore que celle puisée au bord des lacs. Sa température est variable; elle renferme des algues, des infusoires, des anguillules, des rotateurs et des bactéries qui s'y développent d'une manière prodigieuse et la rendent très insalubre.

L'eau des *marais* vaut encore moins que cette dernière. Nous savons déjà qu'elle est, en outre, pernicieuse par les émanations qu'elle exhale, puisqu'elle donne les fièvres intermittentes aux personnes qui habitent aux alentours des marais.

IX. *Eau de mer.* — La saveur désagréable de cette eau est due aux divers sels qu'elle contient et principalement au chlorure de sodium ou sel marin. La quantité de celui-ci varie beaucoup suivant les endroits. Dans le nord de la Baltique un litre en contient 8 grammes; dans l'Atlantique, 27 grammes; dans la Méditerranée, 30 grammes. Viennent ensuite les chlorures de potassium, de magnésium et de calcium, le sulfate de soude, le sulfate de magnésie et le sulfate de chaux.

Une telle eau ne peut certes être utilisée directement comme boisson. Pour la transformer en eau potable on a essayé quatre procédés : la filtration, la congélation, la décomposition électrique et la distillation. C'est à ce dernier procédé qu'on a recours exclusivement aujourd'hui à bord des navires.

Ce n'est pas de nos jours seulement qu'on a songé à retirer de l'eau potable de l'eau de mer. Pline raconte que l'on plaçait autour des galères des éponges et de la laine qui s'imbibaient pendant la nuit de la vapeur des eaux et que l'on exprimait le matin pour en retirer l'eau douce. Les premiers navigateurs des îles de l'Archipel, dit Chaptal, remplissaient leurs marmites d'eau salée et en recevaient les vapeurs dans des éponges placées au-dessus. Les appareils dont on se sert maintenant pour la distillation sont un peu plus perfectionnés, aussi obtient-on une eau assez pure et suffisamment aérée pour être saine et salubre. Plusieurs villes de la côte du Pérou s'alimentent avec cette eau. Dans certains pays on s'en sert pour laver les rues, mais il paraît que la chaussée devient glissante, et c'est pour obvier à cet inconvénient qu'on fait, à Plymouth, un second lavage d'eau douce pour enlever l'excès de saumure.

Miquel a dit que la mer est le grand tombeau des microbes. San Felice a constaté que le nombre des bactéries y diminue rapidement au fur et à mesure qu'on s'éloigne de la côte. Cassedebat affirme que le bacille de la fièvre typhoïde est détruit après un séjour de 24 heures dans l'eau de mer, mais que le spirille du choléra est encore très actif après 35 jours.

§ 4. — Caractères de l'eau potable.

Eau distillée. — Moyens de reconnaître une eau potable. — Examen physique, chimique et bactériologique. — Prélèvement et transport des eaux.

Une bonne eau potable est inodore, limpide, fraiche, de saveur sensible et agréable, aérée ; elle renferme une petite quantité des substances minérales dont nous avons parlé et aussi peu que possible de matières organiques; enfin elle dissout le savon sans former de grumeaux et cuit bien les légumes. Si elle a de l'odeur, c'est parce qu'elle contient des principes étrangers qui peuvent être mauvais; si elle est trouble, il en est de même. Tiède, elle arrête la digestion et donne la nausée ; fraîche, elle stimule au contraire l'appétit et favorise la digestion ; trop froide, elle peut donner des coliques et des crampes d'estomac. L'oxygène, l'azote et l'acide carbonique qu'on y trouve lui donnent une saveur agréable et facilitent la digestion des aliments. Les matières minérales, comme les sels calcaires, la silice, le chlorure de sodium, etc., remplacent celles qui sont éliminées du corps par la sueur et toutes les autres sécrétions, mais à la condition, nous l'avons vu, de ne pas dépasser 50 centigr. par litre.

L'*eau distillée* ayant perdu, par suite de l'opération qu'on lui a fait subir, tous ses sels, ne peut constituer une bonne boisson. Si elle se conserve plus longtemps que l'eau de source ou de rivière, elle ne contribue pas à réparer les pertes de l'organisme, c'est pourquoi il faut la rejeter comme boisson ordinaire.

On reconnaît qu'une eau a toutes les propriétés requises en l'examinant au point de vue *physique*, *chimique* et *bactériologique*.

Examen physique. — Pour s'assurer de la *coloration* et de la *limpidité* d'une eau, on prend deux tubes de verre ; dans l'un, on met de l'eau distillée; dans l'autre, l'eau qu'on veut examiner. On pose les deux tubes sur du papier blanc, et, si la transparence et la coloration sont identiques, l'eau est pure. Si elle ne l'est pas, elle paraît vert foncé ou jaunâtre quand elle contient de la terre ou de l'argile ; brunâtre, quand elle a de la tourbe. Pour reconnaître l'odeur, on la chauffe à 40° et on s'en sert pour laver un tube de verre au-dessus duquel on aspire par le nez. Le palais permet enfin d'apprécier facilement la saveur.

Analyse chimique. — Les *sels calcaires* et *terreux* sont dosés grâce à la méthode *hydrotimétrique*, qu'il est inutile de décrire ici. On reconnaît la présence du *fer* au précipité bleu qui se forme avec le ferrocyanure de potassium ; le *plomb* et le *cuivre*, au précipité noir avec l'hydrogène sulfuré ; le *chlorure de sodium*, au précipité blanc avec le nitrate d'argent ; les *nitrates*, à la couleur rouge que le sulfate de fer donne au résidu obtenu par l'évaporation de l'eau.

On dose l'*oxygène* avec l'hydrosulfite de soude, qui l'absorbe et qui décolore en même temps le bleu d'aniline soluble. Une eau privée d'*air* et teintée de bleu est décolorée instantanément lorsqu'on fait tomber quelques gouttes d'une solution d'hydrosulfite. Si l'eau est *aérée*, la décoloration ne se produit que lorsqu'on a ajouté une quantité suffisante de la solution pour absorber l'oxygène dissous; cette quantité indique la proportion d'oxygène. L'*acide carbonique* et l'*azote* se dosent en les recueillant sur la cuve à mercure dans un tube gradué ; on absorbe le premier gaz par une solution de potasse, et on a ainsi son volume en même temps que celui de l'azote resté dans le tube. Le réactif de Nessler (iodure mercuro-potassique) donne un précipité rouge quand l'eau contient même une très petite quantité d'*ammoniaque*.

On dose les *matières organiques* en faisant évaporer un litre d'eau au bain-marie, en chauffant encore pendant quatre heures après avoir obtenu la dessiccation, et en pesant le résidu. Cette première pesée donne le poids des sels et des matières organiques. On chauffe alors au rouge sombre pour faire disparaître les sels, et une nouvelle pesée donne le poids des matières organiques.

Examen bactériologique. — Cet examen ne peut être fait que par des hommes très experts en la matière Mais, quand on a une eau suspecte et qu'on veut la faire analyser, il faut d'abord *prélever des échantillons* et les *transporter* ensuite au laboratoire. Or il est absolument nécessaire de savoir de quelle manière il faut pratiquer ces deux opérations.

Prélèvement des eaux. — On peut employer à cet usage[1] des flacons de verre de 100 à 200 centimètres cubes, simplement bouchés au liège et auxquels on a fait subir le traitement suivant avant de les remplir avec l'eau qu'on veut faire analyser.

Les flacons, d'abord munis à leur goulot d'un tampon d'ouate, sont disposés dans un bain d'air dont on élève graduellement la température jusqu'à 200°. Au bout d'une demi-heure, on peut considérer les germes contenus dans l'intérieur des flacons comme irrévocablement détruits. Les flacons refroidis, on enlève, avec une pince ou un fil métallique flambé, le coton roussi, qu'on remplace par un bouchon de liège légèrement carbonisé à sa surface par la flamme d'une lampe à alcool ou d'un bec de gaz. Les flacons sont alors entourés d'une feuille de papier et cachetés dans cette enveloppe. C'est ainsi que l'on remet aux agents chargés du prélèvement des eaux à analyser les vases destinés à les con-

1. *Manuel pratique d'analyse bactériologique des eaux*, par le Dr Miquel.

tenir. Ces flacons restent indéfiniment stérilisés, d'abord parce qu'ils sont purgés de tout microbe et de toute humidité, ensuite parce que la partie extérieure de ces vases, surtout la fente circulaire qui sépare le goulot du bouchon, reste à l'abri des sédiments atmosphériques et de toutes autres impuretés.

Il va sans dire, qu'en l'absence du four à flamber, on peut soumettre les flacons à l'autoclave, à la température humide de 110°; on arrive encore à les stériliser en les chauffant lentement et en tous sens dans une large flamme, de façon à les porter quelques instants vers 250°. Dans ce dernier cas, on se servira avantageusement de petits ballons, de petits matras à essais, en verre mince; le risque de voir les verres se casser sous l'inégale répartition de la chaleur sera considérablement diminué.

Pour remplir le flacon, il est bon d'éviter les projections de sable, de limon qui existent dans certaines sources, de faire couler un certain temps l'eau s'il s'agit d'une canalisation. Il faut avoir soin de tenir le bouchon à la main, en lui évitant tout contact. Quant aux microbes de l'atmosphère, si on agit rapidement, il n'y a pas lieu de s'en préoccuper.

Du transport des eaux. — La cause d'erreur la plus grave qui peut fausser le dosage quantitatif des bactéries est le pullulement de ces êtres dans l'échantillon pendant le laps de temps qui s'écoule entre la prise et l'examen bactériologique. L'idéal serait de faire immédiatement l'ensemencement, mais il est souvent impossible d'agir ainsi.

En trois heures, le nombre des bactéries s'accroît quelquefois suivant une progression géométrique ayant 2 pour raison. Ainsi, à midi, une eau ayant une température de 16°,6 possède 67 bactéries par centimètre cube; à 1 h. 30, avec une température de 19°,5, elle en a 143, et 456 à 3 heures, avec une température de 20°,9. Quand il s'agit de jours, les chiffres deviennent fantastiques : 500,000 trois jours après. L'élévation de la température est certainement un des facteurs les plus puissants dans cette multiplication des bactéries.

Le meilleur procédé pour faire voyager les échantillons est le suivant :

L'échantillon étant bouché et cacheté à la cire d'Espagne, puis enveloppé de papier, est introduit à frottement doux dans une boîte métallique de forme cylindrique, où il reste pendant le voyage à l'abri des battements et des chocs.

Cette première boîte est placée dans une seconde plus large de quelques centimètres dans toutes les dimensions, et l'espace vide est rempli de sciure de bois. Ce système, bien fermé, est ensuite déposé dans une boîte métallique beaucoup plus vaste, qu'on remplit de glace concassée en gros morceaux. En été, pour les trajets qui durent trente-six heures, ainsi qu'on a pu s'en assurer par les envois qui ont été faits des points de la France les plus éloignés de Paris, il faut employer de 3 kilogrammes à 4 kilogrammes de glace ; enfin cette troisième et dernière boîte, bien exactement fermée, est enfouie dans la sciure, dans une caisse de bois munie d'un couvercle à charnières et d'une poignée. Même avec ces précautions, il est rare que l'eau arrive à une température inférieure à 5°.

Une fois au laboratoire, on en fait l'*analyse quantitative* et l'*analyse qualitative*. Dans celle-ci on ne peut songer à isoler que les microbes pathogènes que l'on connaît bien aujourd'hui, et qui sont : les bacilles du charbon, du choléra, du tétanos et de la fièvre typhoïde.

§ 5. — Correction et purification de l'eau. Approvisionnement.

Épuration par le repos. — Ébullition. — Distillation. — Traitement chimique : alun; permanganate de potasse, de chaux ; fer. — Filtration. — Approvisionnement d'eau. — Quantité nécessaire à chaque habitant. — Quantité fournie par certaines villes.

Quand on n'est pas bien sûr de la qualité d'une eau, ou bien quand on sait pertinemment, à la suite des examens précédents, qu'elle est mauvaise, si, malgré cela, on est obligé d'en boire, il faut la purifier afin de la débarrasser de tous les microorganismes pathogènes qu'elle peut contenir. On a recours pour cela à plusieurs moyens :

1° A l'*épuration* par le repos; mais c'est là évidemment un moyen plus qu'infidèle et mauvais.

2° A l'*ébullition*. Celle-ci permet de détruire d'une manière à peu près certaine, les ferments, les algues, les bactéries, mais l'eau perd tous ses gaz, et, quoiqu'on ait la précaution de l'agiter pour l'aérer, elle ne retrouve jamais complètement l'oxygène et l'acide carbonique qu'elle a perdus, aussi est-elle peu agréable au goût et plus difficile à digérer. On doit néanmoins recourir à ce moyen quand on est pressé.

3° A la *distillation*. Nous avons vu qu'on employait ce procédé sur les navires. Mais il faut avoir soin de la débarrasser de son goût désagréable au moyen du charbon animal, et de lui rendre ses gaz en l'exposant à l'air et en ajoutant une petite quantité de chlorure de sodium et de bicarbonate de chaux.

4° Au *traitement chimique*. Les agents chimiques recommandés pour la purification de l'eau sont très nombreux, nous n'indiquerons que l'alun, les permanganates de potasse, de chaux et le fer.

L'*alun* agit à la dose de 3 grammes par 10 litres. Mais Babes a constaté que le bacille de la fièvre typhoïde résiste à la dose de 30 centigr. par litre, et que le vibrion cholérique n'est tué qu'après 24 heures.

Le *permanganate de potasse* a été recommandé pour la première fois en 1865 par Rosenthal. Mlle Schipilloff a fait de nouvelles recherches en 1892, et il semble qu'une eau qui a reçu quelques milligrammes de permanganate de potasse ne possède aucun germe au bout d'un certain temps. L'eau se trouve colorée légèrement en rose, mais on la décolore avec facilité en ajoutant une toute petite quantité de sucre ou d'alcool. L'oxyde de manganèse qui se forme n'est pas nuisible, et un filtre l'arrête sans difficulté. On peut, du reste, supprimer ce dépôt en mêlant à l'eau du charbon fait avec de la braise de boulanger pilée, et en filtrant à travers un double linge. M. Langlois fait remarquer que ce sel coûtant 1 franc le kilogr. et 5 centigr. suffisant pour 1 litre, avec 5 centimes on peut stériliser 1 000 litres d'eau.

On peut aussi employer le permanganate de chaux. Dès qu'il est dans l'eau, il se dédouble ; une partie de son oxygène se jette sur les matières organiques et les microbes sont détruits, ainsi que leurs toxines, par cette suroxydation. L'autre partie, la chaux, forme avec l'acide carbonique de l'eau du carbonate de chaux, sel inoffensif, peu soluble et qui est vite précipité. Une simple filtration suffit alors pour avoir une eau limpide, saine et stérilisée.

Le *fer* métallique a été employé pour la purification de grandes quantités d'eau. On brasse celle-ci avec le fer en grenaille dans de grands tambours et on obtient une quantité suffisante d'eau pure pour alimenter une ville.

5° A la *filtration*. — Une bonne filtration doit enlever à l'eau toutes les impuretés qu'elle peut contenir, par conséquent, les matières organiques non vivantes et les microorganismes. Dans les grandes villes, l'eau n'est livrée à la consommation qu'après avoir été préalablement filtrée. On la laisse d'abord séjourner dans de grands réservoirs qui sont de véritables bassins de décantation, puis on la dirige vers d'autres bassins où elle traverse des couches alternantes de pierres, de gravier et de sable.

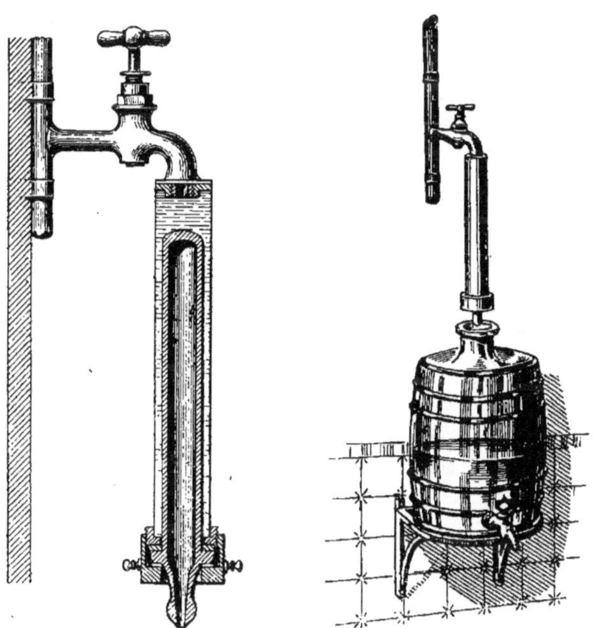

Fig. 5. — Filtre Chamberland sous pression à une seule bougie.

A domicile, on se sert de filtres faits avec du sable, du grès, du charbon, de la porcelaine poreuse. Miquel n'admet que deux bons filtres : la fontaine à pierre lithographique et le filtre en biscuit de Chamberland. Le premier se trouve dans presque tous les ménages de Paris, car à peu près tout le monde a sa fontaine à filtrer. Mais on doit veiller à ce que la pierre soit bien soudée aux parois de la fontaine, et il faut, en outre, la nettoyer très souvent. Le filtre Chamberland (fig. 5) est parfait au point de vue microbien. Si la pression est suffisante, une seule bougie permet d'obtenir une eau d'une pureté extrême. Quand on n'a pas assez de pression, il est nécessaire de se servir d'un appareil à plusieurs bougies (fig. 6). Celles-ci doivent être toujours brossées une fois tous les mois.

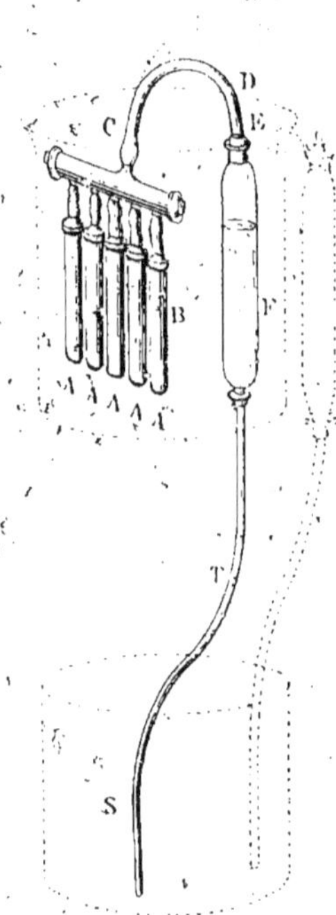

Fig. 6. — Filtre Chamberland par aspiration à cinq bougies.

Approvisionnement d'eau. — Dans les campagnes et les petites villes, il y a généralement assez de sources pour que les habitants aient la quantité d'eau nécessaire à leurs besoins. Dans les grandes villes il n'en est pas de même. « Plus les villes sont grandes, dit E. Trélat, plus elles se salissent. Plus elles se salissent, plus leur nettoyage doit être actif, régulier et complet, et comme il n'y a que l'eau qui soit un nettoyage efficace des saletés humaines, il faut beaucoup d'eau pour assurer la propreté des grandes villes. Mais cette consommation croît bien plus vite que le nombre des habitants, je veux dire que si une quantité d'eau représentée par 1 suffisait à une ville de 100,000 habitants, une quantité 2 ne suffirait pas à une ville de 200,000, il en faudrait une quantité de 4. »

Quand une grande ville n'a pas assez d'eau de source ou d'alimentation, elle a recours à l'eau des fleuves pour certains usages, le nettoyage des rues, par exemple. Mais cette eau d'*utilisation* ne devrait jamais être employée, même pour le lavage des rues, quand elle renferme trop de souillures, car alors elle contient des germes pathogènes qui peuvent être distribués partout. A plus forte raison ne devrait-on pas la substituer à l'eau de source. Malheureusement, on ne fait pas toujours ce que l'on veut, surtout pendant les chaleurs de l'été, alors que, d'un côté, la quantité d'eau diminue et que, de l'autre, la consommation augmente dans des proportions incroyables. A ce moment, on ne doit boire de l'eau qu'après l'avoir fait bouillir et filtrer ensuite.

La quantité d'eau nécessaire pour chaque individu a été calculée par de nombreux hygiénistes. Les chiffres varient naturellement. Parkes demande 112 litres qu'il décompose ainsi :

	Litres
Boisson	1,5
Cuisine	3,5
Soins de la toilette	22,5
Entretien de la maison	13,5
Lessivage	13,5
Un bain par semaine	18,0
Water-closets	27,0
Gaspillage inévitable	12,5

En ajoutant, comme ce doit être, 22l,5 pour les animaux et surtout pour l'industrie, on arrive au chiffre moyen de 157 litres par habitant, chiffre minimum acceptable surtout si on diminue la dépense individuelle d'une vingtaine de litres pour les reporter sur la dépense collective.

Chaque ville a à sa disposition une quantité plus ou moins grande d'eau. Voici le nombre de litres que certaines villes peuvent donner tous les jours à chaque habitant. Rome tient la tête, car elle met à la disposition de chacun de ses habitants 1,100 litres par jour. Cela s'explique par les énormes travaux exécutés autrefois pour une ville qui contenait plusieurs millions d'habitants, et qui n'en contient plus aujourd'hui que 300,000. Lausanne vient après, avec 560 litres. En France, la ville la mieux partagée est Marseille, où chaque habitant peut dépenser 450 litres par jour. Carcassonne en livre 400 ; New-York, 297 ; Dresde, 228 ; Paris, 215 ; Berlin, 175 ; Lyon 140 ; Londres, 135 ; Toulouse, 120 ; Vienne, 100 ; Saint-Pétersbourg, 95 ; La Haye, 75, et Madrid 15 seulement.

Les conduites doivent toujours être en fonte, ou en tuyaux de grès vernissés de ciment. Dans les maisons, on se sert d'une manière à peu près invariable de tuyaux de plomb, il est indispensable qu'ils soient zingués ou étamés.

§ 6. — Maladies que l'eau peut produire.

L'eau transporte les germes de plusieurs maladies. — Elle donne des vers. Elle peut procurer la fièvre typhoïde, le choléra, le paludisme.

Depuis de longues années, on supposait que l'eau était le véhicule d'un grand nombre de maladies. Aujourd'hui on en est absolument sûr pour certaines maladies infectieuses dont nous allons dire un mot. Mais, en dehors des affections de cette nature, auxquelles les eaux potables peuvent donner lieu, dans les campagnes aussi bien que dans les villes, il est toute une classe de maladies qui se présentent plus fréquemment chez les campagnards que chez les citadins, parce que, dans les campagnes, l'eau est susceptible de recevoir un plus grand nombre de parasites que l'on introduit dans l'organisme en la buvant. A. Layet, dans son *Hygiène et maladies des paysans*, dit qu'en tête des maladies de ce genre, on doit signaler les vers intestinaux, vulgairement appelés lombrics, l'ankylostome, les oxyures, la douve du foie.

Les *ascarides lombricoïdes chez les enfants.* — Personne n'ignore que cette affection parasitaire est très fréquente dans les campagnes, particulièrement chez les enfants ; et si l'on songe à l'habitude qu'ont ces derniers de se désaltérer imprudemment à toute espèce de sources, il n'y a là rien qui doive étonner. Les tout petits enfants y sont moins sujets, et c'est l'eau que l'on mêle le plus souvent au lait qu'on leur donne qu'il faut regarder comme le véhicule ordinaire des vers qui les tracassent.

« C'est d'ailleurs un fait incontestable que les vers sont une affection de moins en moins commune dans les villes qui ne s'approvisionnent pas d'eaux stagnantes, et dans celles où l'on fait usage de filtres. Ainsi, à Paris, ils sont devenus très rares.

« C'est l'eau des mares que l'on a surtout accusée de produire les maladies vermineuses, et cela n'est pas sans raison. On a aussi regardé le printemps et l'automne comme les saisons les plus favorables à leur développement, ce qui peut bien s'expliquer par ce fait que les pluies abondantes de ces saisons entraînant dans les mares et les puits un grand nombre d'œufs de lombricoïdes, favorisent la multiplication de ces derniers. Disons en passant que, contrairement à ce qu'on a admis pendant longtemps, les fruits ne sont pour rien dans la production des vers intestinaux.

« Quoi qu'il en soit, les lombrics sont très répandus dans toutes les localités rurales ; mais peut-être seraient-ils plus communs dans les contrées méridionales.

« L'*ankylostomiose des paysans de la vallée du Pô.* — A côté des lombrics, nous signalerons un ver intestinal beaucoup moins fréquent, inconnu même dans la plupart des pays d'Europe, mais sur lequel des observations récentes ont appelé l'attention. C'est l'*ankylostome duodénal*, qui paraît être assez commun chez les paysans de l'Italie septentrionale.

« L'ankylostomiose des agriculteurs du Piémont et de Lombardie a pris, dans ces derniers temps, une importance assez grande dans la symptomatologie de ce qu'on a appelé « la maladie des ouvriers employés au percement du Saint-Gothard ». La raison en est que la plupart de ces ouvriers étaient des journaliers italiens, porteurs déjà de l'ankylostome, lequel a dû trouver dans les mauvaises conditions d'hygiène du tunnel, la plus grande facilité de transmission et de propagation. Suivant Grassi, Dubini et Parona, les ankylostomes paraissent se développer surtout en été. On peut, en effet, observer pendant cette saison de véritables épidémies d'ankylostomioses.

« Les *oxyures*. — Nul doute aussi que la présence des tricocéphales et des oxyures dans les intestins ne se constate plus souvent chez les campagnards que chez les citadins, les oxyures surtout, auxquels les habitudes de malpropreté corporelle des premiers doivent être si favorables.

« La *douve du foie*.— Enfin, nous citerons encore les douves du foie, cette cause de la cachexie aqueuse des bêtes bovines, dont quelques rares exemples chez l'homme ont été observés sur des pâtres ou des habitants des pays marécageux ayant fait usage d'eaux stagnantes. »

Lorsque l'eau est trop calcaire, elle contribue beaucoup à la formation des *calculs urinaires* et de la *gravelle*.

Quand elle n'est pas suffisamment aérée, si elle ne contient pas d'iode et si elle a des sels calcaires en excès, elle produit le *goitre* et le *crétinisme*.

Parmi les maladies infectieuses transportées par l'eau, nous devons mettre en première ligne :

La *fièvre typhoïde*. — Budds en Angleterre, Brouardel, Jaccoud et Bouchard, en France, avaient démontré le rôle de l'eau prise en boisson dans la propagation de la fièvre typhoïde avant qu'on eût découvert son bacille. Aujourd'hui qu'on l'a trouvé dans l'intestin et le rectum des malades atteints de cette fièvre, et dans les eaux suspectes, on a pu préciser la manière dont la contagion se produit. Il est certain que l'eau prise à une source ou bien à une conduite souillée par des matières fécales, ou encore à un puits qui communique, par des infiltrations, avec une fosse d'aisance, est très souvent la cause de l'éclosion de la maladie.

On a vu de nombreuses épidémies coïncider avec la distribution d'une eau polluée, comme l'eau de Seine, qu'on substitue si souvent pendant les chaleurs de l'été à l'eau de source. Et ces épidémies se produisent d'une manière si précise, que MM. Chantemesse et Widal ont pu, en 1887, en s'appuyant sur les données statistiques de la ville de Paris, formuler cette loi : « Trois à quatre semaines après la distribution d'eau de rivière, le nombre des entrées pour fièvre typhoïde dans les hôpitaux augmente, et revient à son chiffre normal trois ou quatre semaines après la fin de cette distribution. »

Nous avons vu toutefois que le sol agit aussi sur le développement de cette maladie, et nous verrons plus loin qu'il y a d'autres causes qui peuvent la faire éclore.

Le *choléra*. — Beaucoup d'auteurs, parmi lesquels Brouardel, Netter, Thoinot, affirment que le facteur principal, on pourrait dire presque exclusif, de contagion est l'usage de l'eau contaminée. Arnould admet bien que la propagation du choléra par l'eau n'est pas impossible dans le cas de projection directe et récente des excrétions cholériques dans l'eau de boisson, mais il ajoute que ce mode est d'une réalisation difficile et n'est pas nécessaire. Cette opinion est basée sur le peu de résistance du bacille virgule dans l'eau. Quoi qu'il en soit, nous savons qu'il faut toujours se défier d'une eau suspecte, celle-ci pouvant porter les germes de graves maladies.

Paludisme. — Nous avons vu l'influence que le sol exerce sur le paludisme. Il est très probable que l'eau est aussi, dans certains cas, une cause d'infection. Il en est de même pour la *dysenterie*. On a remarqué, lors de l'expédition du Dahomey, que cette maladie sévit surtout lorsqu'on ne put filtrer l'eau.

CHAPITRE III

AIR ATMOSPHÉRIQUE

« L'air atmosphérique est, suivant M. Dumas, ce cycle éternel dans lequel la vie s'agite et se meut sans que la matière y fasse autre chose que de changer de place. Condition fondamentale de l'existence des êtres organisés, lien qui en unit les deux formes, vaste réservoir où les végétaux puisent l'acide carbonique et l'azote, tandis que les animaux y trouvent l'oxygène dont ils ont besoin, l'air atmosphérique est le modificateur le plus général, le plus puissant dont la physiologie et l'hygiène aient à s'occuper. *Aer pabulum vitæ,* disaient les anciens; *tel air, tel sang,* dit Ramazzini, et, en effet, si l'air est le *sine qua non* de la vie, il renferme aussi en lui les conditions les plus importantes de la santé, les causes les plus nombreuses et les plus énergiques des maladies. » Son étude doit donc tenir ici une place assez large.

L'air atmosphérique agit sur nous par sa *composition*, par la *pression* qu'il exerce, par son *état hygrométrique* et les *pluies*, par sa *température*, les *vents* qui l'agitent, la *lumière* et le *son* auxquels il livre passage, et enfin, par son *électricité*. Nous allons passer en revue tous ces agents dans des paragraphes distincts.

§ 1. — Composition de l'air atmosphérique.

Éléments constants : azote et argon; oxygène; ozone; acide carbonique; ammoniaque normale; acides; vapeur d'eau. — Éléments accidentels : poussières; gaz; microorganismes, maladies qu'ils peuvent propager.

L'air est formé par un *mélange* de deux éléments essentiels : l'*azote* et l'*oxygène*. Ce dernier gaz est très important, puisqu'il est indispensable, mais il est trop actif, et l'azote modère son action qui serait mortelle si l'oxygène était en excès. Outre ces deux gaz, on trouve dans l'air beaucoup d'autres éléments. Les uns sont *constants*, les autres *accidentels*.

A. Eléments constants. — 1° *Azote* et *argon*. — L'azote forme les quatre cinquièmes de l'air atmosphérique, 79 pour cent. Jusqu'ici on a admis qu'il ne jouait qu'un rôle modérateur, qu'il diluait l'oxygène en quantité suffisante pour que ce dernier gaz n'exerçât que son action revivificatrice du sang dans les poumons et qu'il pût présider à toutes les combinaisons et dédoublements qui s'accomplissent dans l'intimité de l'organisme. Mais on peut bien se demander si, grâce aux progrès de la science, on ne trouvera pas plus tard qu'il joue un autre rôle. En tout cas, on sait qu'il est indispensable aux plantes qui en prennent une grande partie à l'air par l'intermédiaire des bactéries.

L'argon a été découvert en 1895. Comme on n'a pas encore étudié son action au point de vue physiologique, il ne peut nous intéresser pour le moment.

2° *Oxygène. Ozone.* — L'oxygène entre dans la proportion de 21 pour cent environ, exactement 20,91. Mais cette proportion n'est pas toujours la même. Elle varie dans un grand nombre de cas. Elle s'élève avec un temps sec et baisse avec la pluie; elle est moindre sur les hauteurs que dans la plaine; plus forte dans les contrées où la végétation est très prospère que dans les mines. Dans les mines de cuivre de Huelgoat on l'a vue descendre quelquefois à 15,5, chiffre minimum, car la respiration est alors très gênée. Souvent les variations sont en rapport avec la quantité d'acide carbonique, c'est-à-dire que plus il y a d'oxygène, moins on trouve d'acide carbonique, et inversement.

Les chiffres suivants prouvent l'importance de l'oxygène dans la respiration : un adulte fait pénétrer dans ses poumons, en une heure, 417 litres d'air, et il consomme dans le même espace de temps de 20 à 24 litres d'oxygène; en effet, l'air inspiré en contient 20,91, et l'air expiré 10,03 seulement.

L'ozone n'est autre chose qu'une transformation de l'oxygène. D'après la théorie atomique, une molécule d'oxygène est constituée par deux atomes; dans l'ozone, la molécule est formée par trois atomes reliés ensemble en forme de triangle. Cette espèce de condensation se produit grâce à l'électricité qui se trouve dans l'air, mais peut-être aussi sous d'autres influences. L'ozone est peu stable. On en trouve une plus grande quantité la nuit que le jour; pendant l'hiver que pendant l'été; sur les hauteurs que dans les vallées; au bord de la mer que dans l'intérieur des terres; à la campagne qu'à la ville; après un orage que lorsque le temps est beau, etc. Son action étant excitante, sa présence dans l'air rend celui-ci plus vif; mais il ne paraît pas, comme certains auteurs l'ont affirmé, que son excès produise la grippe, ni que sa rareté favorise l'apparition du choléra ou des fièvres intermittentes. On a voulu utiliser en thérapeutique ses propriétés oxydantes, la question n'est pas encore suffisamment étudiée.

Il est assez facile de savoir si l'atmosphère contient de l'ozone. Partant de ce fait que, en présence de ce gaz, l'iodure de potassium est décomposé et l'iode mis en liberté, Schönbein a utilisé cette propriété et est même parvenu à le doser. Un papier imbibé de colle d'amidon ioduré exposé dans un milieu renfermant de l'ozone vire au bleu. Si l'on a soin de placer le papier dans une sorte de tube ou de boîte ouverte aux deux bouts, et qu'on laisse le papier un temps déterminé, on peut, d'après la nuance obtenue, juger de la richesse relative en ozone de l'endroit. Ce procédé n'a évidemment rien de précis.

Les recherches de Christmas, en 1893, ont démontré que l'ozone n'avait aucune propriété bactéricide.

3° *Acide carbonique.* — On rencontre toujours ce gaz dans l'air atmosphérique, mais en très faible quantité. Il provient du sol, des foyers de combustion industriels et des combustions organiques qui se produisent sans cesse chez les animaux et les végétaux. Une personne adulte en exhale de 18 à 22 litres par heure; en effet, l'air qu'elle inspire n'en contient que 0,04 et celui qu'elle expire en renferme 4,38. Sa proportion dans l'air varie beaucoup, On peut dire qu'un air est pur quand il ne contient pas plus de 4 parties d'acide carbonique pour 10.000, lorsqu'il y en a 10 pour ce même chiffre, il est tout à fait insalubre.

L'acide carbonique est nuisible : parce qu'il empêche les échanges gazeux qui s'effectuent dans les poumons; parce que plus il augmente, plus l'oxygène diminue, et enfin parce que c'est un poison anesthésique quand il est en trop grande quantité.

4° *Ammoniaque normale.* — Ce gaz se rencontre *normalement* mais en si petite proportion qu'il n'est jamais nuisible; ce n'est que dans des conditions tout à fait exceptionnelles qu'il peut le devenir.

5° *Acides.* — Les acides nitreux et nitrique ne sont pas non plus nuisibles dans l'air ; ils ne le deviennent que dans certaines fabriques de produits chimiques.

6° *Vapeur d'eau.* — Sa quantité est très variable. (Voir plus loin *humidité*, p. 62).

B. **Éléments accidentels.** — L'air est presque toujours plus ou moins vicié : 1° par des poussières minérales, végétales ou animales ; 2° par des gaz ; 3° par des microorganismes.

1° *Poussières.* — Les poussières *minérales* que l'on rencontre dans l'air libre sont la silice, le fer, l'argile, la craie, le sable, le charbon. Les poussières *animales* et *végétales* proviennent des débris de plantes, des cellules végétales, des grains d'amidon, de pollen, des poils, du duvet, des débris d'insectes, etc. Ces poussières peuvent irriter la peau, mais elles enflamment surtout les yeux, le larynx et la bouche.

2° *Gaz.* — Outre les gaz normaux, on peut en trouver beaucoup d'autres, provenant surtout des décompositions organiques. Ce sont : l'*ammoniaque*, qui devient dangereux quand il y en a 15 pour 1,000 ; l'*hydrogène sulfuré*, résultat de la putréfaction ; l'*hydrogène carboné*, qui se trouve dans le gaz des marais et le grisou; l'*hydrogène phosphoré* et *arsénié;* les vapeurs d'*acides sulfureux* et *sulfurique*, le *chlore*, l'*acide chlorhydrique*, le *sulfure de carbone*, le *sulfhydrate d'ammoniaque*. Tous ces gaz sont essentiellement nuisibles à la santé, mais fort heureusement, il est très rare qu'ils soient en assez grande quantité dans l'air atmosphérique pour qu'ils fassent autre chose qu'irriter les voies respiratoires. Du reste, presque tous ont une odeur qui décèle vite leur présence et qui fait prendre les précautions nécessaires. Nous verrons dans l'*Hygiène des professions* et dans l'*Hygiène de l'habitation* dans quels cas ces gaz se trouvent en excès et ce qu'il faut faire.

On peut placer ici les *miasmes*, les *virus* et les *contages*, principes qu'on n'a pu voir encore à l'aide du microscope, et que l'analyse chimique n'a pas décelés, mais qui donnent naissance aux maladies infectieuses.

3° *Microorganismes.* — Il y a toujours dans l'air un plus ou moins grand nombre de microorganismes. Pasteur, dit Langlois, dans une de ses premières expériences qui constituent la base même de toute la science bactériologique, montra l'existence de ces germes. Un ballon, rempli de bouillon et stérilisé, est terminé par un tube de platine porté au rouge. Au moment du refroidissement, l'air rentre lentement dans le ballon en passant par le tube chauffé au rouge. L'appareil étant ensuite fermé à la lampe, les bouillons restent intacts indéfiniment, alors que, si on laisse pénétrer de l'air directement, des altérations se produisent plus ou moins rapidement. Au lieu de chauffer l'air, et pour répondre à des objections faites, Pasteur obtint les mêmes résultats en filtrant l'air sur un tampon de ouate.

Le nombre des microorganismes varie beaucoup suivant les saisons (fig. 7), les heures, les variations atmosphériques, l'altitude, etc. L'air que l'on respire sur les hauts plateaux peut être considéré comme à peu près pur. Miquel admet *une bactérie* par mètre cube. Mais, il en est autrement dans les vallées et surtout dans les villes. L'air de ces dernières renferme toutes les formes de microorganismes : microcoques, bactéries, bacilles, vibrions. Toutefois, les bactéries pathogènes sont relativement rares dans l'atmosphère extérieure. C'est le contraire dans les endroits exposés à la contamination. Ainsi on a trouvé des staphylocoques pathogènes dans les salles de chirurgie (Ullmann), des streptocoques, des bacilles de la tuberculose dans beaucoup de salles d'hôpitaux (fig. 8).

L'air est un des modes de propagation des maladies contagieuses comme le choléra, la fièvre typhoïde, la variole, la rougeole, la scarlatine, etc.; mais nous savons qu'il n'est pas le seul. Certains auteurs nient

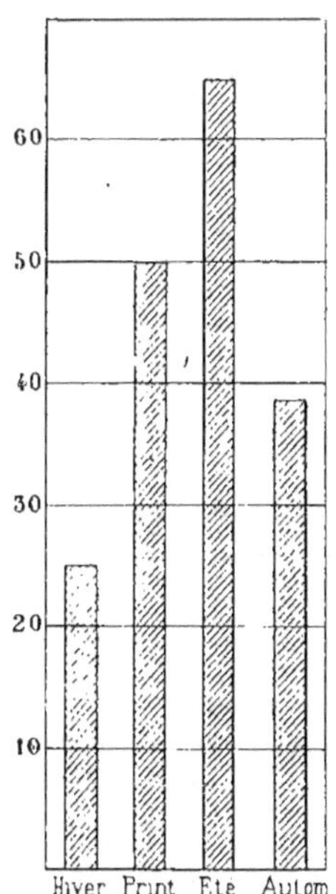

Fig. 7. — Moyenne des bactéries par saison, a Montsouris. — 1. Hiver. — 2. Printemps. — 3. Été. — 4. Automne.

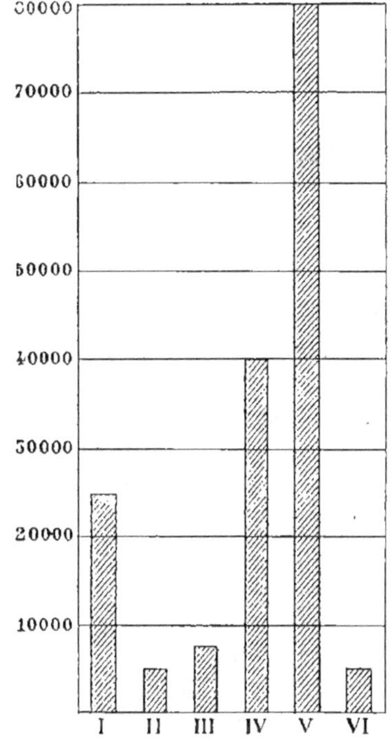

Fig. 8. — Richesse en bactéries d'espaces clos, d'après Miquel. — 1. Appartement de la rue Monge. — 2. Appartements neufs de la rue Censier. — 3 Laboratoire de Montsouris. — 4. Hôtel-Dieu. — 5. Hôpital de la Pitié. — 6. Égouts de Paris.

cette forme de contage. Nous ne sommes pas de leur avis, car il est bien certain que la rougeole, la scarlatine, par exemple, se propagent avec une facilité extrême au moment de la desquamation, c'est-à-dire lorsque les pellicules, plus ou moins visibles, se détachent de la peau et sont emportées à droite et à gauche par l'air ambiant.

§ 2. — Pression atmosphérique.

Qu'entend-on par cette pression? — Air comprimé, ses effets sur l'organisme. — Air raréfié. Mal des montagnes. Ascension en ballon. Habitants des hauts plateaux.

L'air est lourd, et c'est pour cette raison qu'il reste en contact avec la terre. L'épaisseur de la couche d'air qui enveloppe le globe terrestre et qui constitue l'atmosphère est généralement évaluée à 60,000 mètres. Ce fluide exerce donc une pression assez forte sur nous. On sait, depuis les expériences de Torricelli et de Pascal, que cette pression équivaut, en moyenne, à une colonne de mercure de 76 centimètres de hauteur, ce qui donne une pression de plus de mille grammes par centimètre carré. Or le corps d'un homme, de taille moyenne, présentant une surface de 20,000 centimètres carrés, supporte donc une pression de 20,000 kilogrammes. Heureusement que ce poids fait équilibre à la pression que les liquides et les gaz qui se trouvent dans le corps exercent du dedans au dehors. Il y a ainsi compensation, et les deux pressions se trouvent annihilées.

Quand la pression atmosphérique ne subit pas de grandes oscillations, elle ne peut exercer aucune mauvaise influence sur la santé. Mais il est facile de comprendre que si, pour une raison quelconque, elle diminue ou augmente dans des proportions brusques et trop fortes, l'équilibre se trouve rompu, et la santé en souffre plus ou moins sérieusement. Or cela arrive quand on se trouve dans un *air comprimé*, ou, au contraire, dans un *air raréfié*. Nous avons donc à examiner l'influence qu'exerce sur l'organisme l'*augmentation* et la *diminution* de la pression atmosphérique.

A. *Augmentation de la pression atmosphérique* ou *air comprimé*. — Quand des ouvriers travaillent dans des caisses pneumatiques pour construire les piles des ponts (fig. 9), la pression qu'ils supportent est augmentée de celle de l'eau; il en est de même des scaphandriers qui fouillent les navires coulés ou qui cherchent le corail, des éponges, etc. Pour contrebalancer cet excès de pression, on s'arrange de manière à développer une pression intérieure de 4 ou 5 atmosphères, et alors, dans ce cas, les ouvriers n'éprouvent que des accidents légers se dissipant assez rapidement. Il n'en est pas de même si on dépasse 6 ou 7 atmosphères, et à 15, les ouvriers éprouvent des douleurs dans les oreilles, les sens s'émoussent, le pouls se ralentit, devient filiforme, les mouvements respiratoires sont moins fréquents, la peau se décolore et la mort ne tarde pas à arriver.

Si un ouvrier qui travaille pendant un certain temps dans un endroit où la pression dépasse 3 atmosphères, ne court aucun danger pendant son travail, il en est autrement lorsqu'il sort de la cloche, c'est-à-dire au moment de la décompression.

Il éprouve des douleurs musculaires et articulaires ; ses muscles sont faibles, le cerveau se congestionne, et il survient souvent des crachements de sang ou de l'emphysème. Mais il est facile d'éviter tous ces accidents, on n'a pour cela qu'à opérer la décompression d'une manière lente et graduelle. Les ouvriers qui travaillent dans l'air

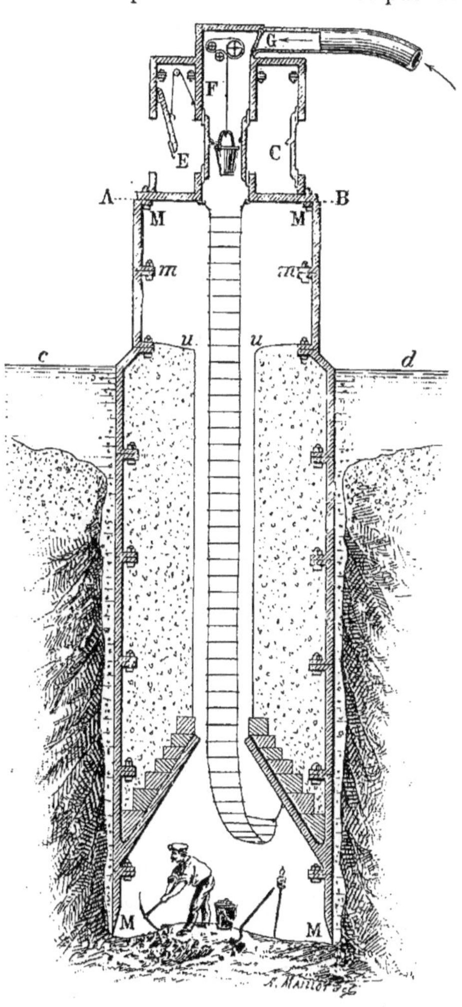

Fig. 9. — SCHÉMA REPRÉSENTANT LE FORAGE D'UNE PILE DE PONT PAR LES TUBES A AIR COMPRIMÉ (Procédé Triger). — M Tube de fonte composé d'anneaux réunis par des boulons *m*. — F Compartiment communiquant avec le tube de fer. — G Tube par où l'air comprimé est insufflé d'une façon continuelle dans le tube pour en chasser l'eau. Cet air sort tout le temps en bulles nombreuses autour du tube. — E Chambre d'entrée de l'air. — C Chambre de sortie. — *c d* Niveau de l'eau.

comprimé connaissent si bien ces dangers, qu'ils se servent de cette expression fort juste : « On ne paie qu'en sortant. » En effet, mais on évite aussi de payer, même en sortant, si on a la précaution de passer dans des cloches d'équilibre permettant la décompression petit à petit.

Quand celle-ci est trop brusque, la mort peut s'ensuivre, voici comment. Sous l'influence de la pression exagérée, le sang a dissous une très grande proportion d'oxygène, d'acide carbonique et d'azote ; or, au moment de la décompression, il rend ces gaz à l'atmosphère ; ceux-ci se dégagent brusquement du sang, et comme ils ne peuvent pas sortir assez vite, ils forment des bulles dans le liquide nourricier et des embolies dans tout le système circulatoire, d'où mort rapide.

On observe ces phénomènes, dit Langlois, avec les organismes marins. Tels d'entre eux vivent à 8 kilomètres de profondeur, à 800 atmosphères de pression. Les gaz de leurs tissus et de leur sang sont naturellement soumis à cette pression. Lorsqu'ils s'élèvent vers la surface, ils sont victimes des accidents de la décompression, dont le premier, chez les poissons pourvus de vessie natatoire, est la distension de cette vessie par les gaz qu'elle renferme, et qui, à pression moindre, occupent un volume supérieur ; la vessie se dilate, les paralyse et les entraîne à la surface comme le ferait un ballon, et elle éclate souvent. Du reste, il se fait en même temps un dégagement violent des gaz des tissus, qui lacèrent ces derniers, et les tissus sont encore lésés d'une autre manière ; comme l'a montré Regnard, dans ses belles expériences, où il a étudié l'influence des pressions atteignant jusqu'à 1,000 atmosphères, les tissus soumis aux pressions élevées, chez les animaux aquatiques, s'hydratent et renferment une proportion considérable d'eau en quelque sorte condensée. Lors de la décompression, naturelle ou artificielle, cette eau est éliminée mécaniquement, et cette élimination ne va pas sans léser les tissus.

On a employé les aspirations d'air comprimé dans l'asthme, l'emphysème pulmonaire, la phtisie, l'anémie. La surcharge d'oxygène ne peut exercer qu'une heureuse influence sur ces maladies, mais il est clair qu'elle ne suffit pas pour amener la guérison.

B. *Diminution de la pression. Air raréfié. Mal des montagnes.* — A mesure qu'on s'élève dans les airs, la pression diminue. On compte que c'est dans la proportion de 1 centimètre par 105 mètres. A 2 000 mètres, elle n'est donc que de 59 cent., et à 3 000, de 52 cent. Jusqu'à 2 000 mètres, les ascensionnistes, les aéronautes n'éprouvent pas d'accidents bien prononcés, la respiration est simplement accélérée ; mais à 3 000, et surtout à 4 000, les forces diminuent, les muscles s'affaiblissent, la température baisse, et la respiration s'accélère dans de fortes proportions. Tous ces symptômes constituent ce qu'on appelle le *mal des montagnes*. Quand on s'élève dans les airs au moyen d'un ballon, la machine humaine n'ayant aucune force à dépenser, l'homme peut atteindre des hauteurs plus grandes que par l'ascension à pied des montagnes, et n'éprouver que des accidents moindres.

En 1804, dit Bouchardat, dans son *Traité d'hygiène*, dans une ascension restée célèbre dans les annales de la science, Gay-Lussac s'éleva à 7 004 mètres. Roberston et Lhoest atteignirent la hauteur de 7 400. Barral et Bixio s'élevèrent, en 1852, à 7 016. Velsh, la même année, à 6 990; Glaisher, en 1862, à 8 832 mètres. Crocé-Spinelli, Sivel et Tissandier, à 8 000 et 8 600. Le pouls de Tissandier battait 110 pulsations à 4 602 ; celui de Crocé, 120 à 5 300, et celui de Sivel, 155 à 5 300. Jusqu'à 7 000 mètres, les aéronautes n'éprouvèrent aucune influence fâcheuse. A 6 500, Crocé et Sivel étaient très pâles. Ils respirèrent alors l'air à 70 pour 100 d'oxygène. A 7 500, ils étaient immobiles et engourdis. Sivel vida alors trois sacs de lest pour atteindre 8 000 mètres. A cette hauteur, le corps et l'esprit s'affaiblissent sans qu'on en ait conscience. On ne souffre pas, on oublie les périls, on monte, on est heureux de monter. Tissandier se sentit si faible, qu'il ne put tourner la tête. Il considéra le baromètre, il voulut s'écrier : « Nous sommes à 8,000 mètres, » mais sa langue était paralysée. Il tomba inerte et resta ainsi trente-huit minutes. Après trois quarts d'heure, il s'affaissa de nouveau, il se ranima à la hauteur de 6 000 mètres. Crocé et Sivel avaient cessé de vivre; leurs yeux demi-fermés et ternes, la bouche entr'ouverte, crispée, ensanglantée, les mains froides! Crocé-Spinelli vivait après avoir atteint une première fois la hauteur de 8 600 mètres, ils sont morts à une deuxième ascension. La mort fut la conséquence de la dépression atmosphérique et d'un double et long séjour dans un air raréfié. L'air sec a aussi une funeste influence. G. Tissandier dut son salut à son évanouissement prolongé. Il reconnut l'utilité des inspirations de gaz riche en oxygène.

Mais pourquoi des populations, comme celles qui habitent les hauts plateaux du Pérou, peuvent-elles vivre normalement à 3 000 et 4000 mètres d'altitude? Parce que les accidents dont nous avons parlé ne se produisent que lorsqu'il y a passage brusque d'un lieu peu élevé à un autre qui l'est beaucoup, et puis, parce que les individus qui naissent et vivent dans un air raréfié s'acclimatent, c'est-à-dire que leur organisme subit les modifications nécessaires pour qu'il puisse se maintenir en bon état dans un tel milieu. Et c'est pour cela que ces habitants, respirant un air moins dense, par conséquent moins chargé d'oxygène, ont la poitrine plus large, la respiration plus ample, et leur sang très probablement plus riche en hémoglobine. Ce dernier point a été constaté par Paul Bert, qui a trouvé que le sang des herbivores des hauts plateaux renferme 21 pour 100 d'oxygène, tandis que les mêmes animaux vivant dans les plaines n'en ont que 12 à 15 pour 100. Une adaptation se produit donc petit à petit.

Puisque la circulation doit devenir plus rapide et la respiration plus ample quand on se trouve dans un lieu où la pression est diminuée dans des proportions assez fortes, il est certain que les personnes atteintes d'une maladie du cœur ne doivent pas y séjourner. Au contraire, les personnes lymphatiques, les faibles, ne peuvent que bien se trouver dans ces lieux élevés.

§ 3. — État hygrométrique de l'air. Humidité.

Humidité absolue. — Humidité relative. — Moyen de déterminer l'humidité. Hygromètres. — Influence de l'état hygrométrique sur l'organisme.

La quantité d'eau qui se trouve dans l'air à l'état de vapeur est essentiellement variable. Il est évident, en effet, que l'air d'une contrée privée de cours d'eau, aride et sèche, en contiendra très peu; tandis que l'air d'une autre qui sera sillonnée de tous côtés par des rivières, qui sera recouverte de prés verdoyants et d'arbres vigoureux en aura une quantité très grande. Et encore cette quantité variera suivant la température; plus celle-ci sera élevée, plus le soleil enverra ses rayons ardents et moins il y aura d'humidité.

L'*état hygrométrique*, qui intéresse l'hygiène, est le rapport qui existe entre l'humidité absolue et la quantité d'eau que l'air contiendrait à la même température s'il était saturé. Comme l'*humidité absolue* consiste dans le poids d'eau exprimé en grammes, contenue à l'état de vapeur dans un mètre cube d'air, l'*humidité relative*, ou *état hygrométrique*, sera donc le rapport entre le poids d'eau contenu dans un mètre cube d'air à une température déterminée, et le poids d'eau contenu dans un mètre cube d'air à la même température, mais complètement saturé. Le chiffre indiquant ce qui manque pour avoir la saturation indique aussi, de ce fait, la quantité d'eau qui serait nécessaire à l'air pour avoir une humidité suffisante.

Plusieurs procédés permettent de déterminer l'état hygrométrique de l'atmosphère. « Le plus exact, dit Langlois, mais aussi le plus délicat et le plus long, est le *procédé chimique*. On fait barboter un volume connu d'air dans des récipients remplis de pierre ponce imbibée d'acide sulfurique. En procédant avec lenteur, toute la vapeur d'eau est absorbée, l'augmentation de poids des récipients correspond au poids de la vapeur d'eau et donne ainsi l'humidité absolue. »

Les *hygromètres* qui reposent sur la tension de torsion de substances organiques, comme les cheveux, les cordes à boyau, les plaques de corne, sous l'influence des variations de l'humidité de l'atmosphère, donnent des résultats peu exacts, mais quelquefois suffisants. On les gradue en disposant les appareils dans des milieux d'abord complètement desséchés, puis saturés à 15°. Les indications intermédiaires sont ensuite déterminées expérimentalement, car elles ne sont nullement proportionnelles aux degrés de l'humidité.

Quelle influence l'état hygrométrique de l'air exerce-t-il sur la santé? Un adulte prend en moyenne 280 grammes d'air par les poumons, et 500 à 1 500 par la peau. Si l'air est chaud et trop humide, s'il est presque saturé, l'évaporation pulmonaire et cutanée se fait avec une difficulté extrême, le corps ne peut pas perdre son excès de chaleur et il supporte très mal la température extérieure. Au contraire si l'air est chaud, mais sec, l'évaporation se fait facilement et elle emporte l'excès de calorique de l'économie. L'air relativement sec est donc plus salubre que l'air trop chargé d'humidité. Les contrées très humides exposent les habitants aux rhumatismes, à la scrofule, aux maladies des poumons : bronchite, fluxion de poitrine, pleurésie et même tuberculose pulmonaire.

§ 4. — Pluies.

Brouillards. Nuages. Rosée. Pluie. Neige ou grêle. Pluviomètre. Influence des pluies.

Lorsque la vapeur d'eau qui se trouve dans l'air atmosphérique se refroidit d'une manière suffisante, elle se condense, et, suivant le degré de refroidissement, elle se transforme en *brouillard*, *nuages*, *rosée*, *pluie*, *neige* ou *grêle*.

Le *brouillard* peut être considéré comme le premier stade de la condensation qui se produit dans les couches inférieures de l'atmosphère. Il se forme surtout pendant la nuit, lorsque le rayonnement refroidit la terre, et il se dissipe dès que le soleil réchauffe cette dernière.

Les *nuages* ne diffèrent des brouillards que par la place qu'ils occupent dans l'atmosphère. En effet, au lieu de se trouver au ras du sol comme les premiers, ils se maintiennent plus ou moins haut dans les airs. Un nuage peut disparaître, sans se résoudre en pluie, lorsqu'il descend vers des couches plus chaudes.

La *rosée* est le résultat de la condensation de la vapeur d'eau à la surface même de la terre, lorsque le refroidissement du sol est assez grand, par suite du rayonnement nocturne, pour transformer les vapeurs en gouttelettes liquides. Quand la terre se refroidit trop, la gouttelette se condense encore et donne lieu au *givre* ou *gelée blanche*. Le rayonnement nocturne est indispensable pour que la rosée se produise, il n'y en a jamais quand le ciel est couvert de nuages. Comme la gelée blanche peut faire beaucoup de tort à l'agriculture, on a cherché à éviter ses mauvais effets, en déterminant, par les nuits trop sereines, des nuages artificiels de fumée.

La *pluie* se forme lorsque la température atmosphérique s'abaisse trop. Dès qu'un nuage rencontre une couche d'air dont la température est basse, la condensation en eau se produit instantanément et la pluie tombe. Les vents saturés de vapeur d'eau, comme, en France, les vents d'Ouest et du Sud-Ouest, amènent nécessairement la pluie quand ils arrivent dans une contrée plus froide. Tandis que les vents du Nord et du Nord-Est, froids par eux-mêmes, puisqu'ils viennent des régions où la température est basse, se réchauffent au contact de notre sol, et ne peuvent par là même produire la pluie. — On mesure la quantité de pluie qui tombe dans un pays pendant un temps déterminé au moyen du *pluviomètre* ou de l'*hydromètre*.

La *neige* et la *grêle* se produisent quand le froid est assez intense pour congeler la vapeur d'eau qui a été condensée en pluie.

La pluie a des avantages et des inconvénients très graves. En effet, si elle purifie l'air en précipitant sur le sol les microorganismes qu'il contient, elle contribue à infester ce dernier, qui, en raison même de l'humidité, devient un milieu très favorable au développement des nombreux germes pathogènes. Ce qui le prouve, c'est que certaines maladies épidémiques et contagieuses, comme la fièvre typhoïde, apparaissent ou redoublent d'intensité aux périodes des pluies.

§ 5. — Température de l'air.

Lignes isothermes, isothères, isochimènes. Moyen de prendre la température. — Effets de la chaleur : Coup de soleil, coup d'échauffement, coup de chaleur. — Effets du froid : engelures, congélation, rhumes, bronchites, etc.

L'air est plus ou moins chaud. La température subit de nombreuses variations suivant la latitude, l'altitude, les vents, les courants marins, l'humidité, les saisons, les heures du jour, etc. Comme elle a pour origine la chaleur solaire, il est facile de comprendre qu'un pays sera d'autant plus chaud que les rayons du soleil tomberont plus perpendiculairement sur lui. C'est pourquoi les régions équatoriales sont beaucoup plus chaudes que les régions polaires. C'est pourquoi aussi il fait plus froid en hiver qu'en été, le soleil, quoique plus rapproché de la terre, envoyant ses rayons dans une direction plus oblique.

On donne le nom de lignes *isothermes* (ἴσον, égale, et θερμὸν, chaleur) à des lignes fictives passant par les points du globe où la température moyenne est égale pendant l'année. Les lignes *isothères* (θέρος, été) sont celles qui correspondent à une même température pendant l'été, tandis que les *isochimènes* (χειμαίνειν, être en hiver) correspondent à une température égale pendant l'hiver.

Tout le monde sait qu'on connaît la température atmosphérique au moyen du thermomètre. Mais quand on veut l'avoir d'une manière exacte, il ne suffit pas de placer cet instrument n'importe où. Il est nécessaire de prendre certaines précautions si on tient à éviter de grandes erreurs. En le plaçant au soleil ou contre un mur très chaud, on a évidemment un nombre de degrés bien supérieur à la température de l'air ambiant. En le mettant, au contraire, dans un lieu bien froid, exposé à un vent glacial, le thermomètre marque une température inférieure à celle qui existe en réalité. Il faut donc placer le thermomètre dans un endroit à l'abri du vent et du soleil, ce que l'on obtient en le mettant à 1m,50 du sol sous un petit toit et à côté d'un rideau d'arbres.

Les météorologistes se servent surtout aujourd'hui d'appareils enregistreurs, qui permettent de suivre d'une manière certaine et exacte la marche graduelle des variations atmosphériques. Ces appareils ont, en outre, l'avantage de pouvoir être laissés dans un endroit inhabité, comme à l'Observatoire du Mont-Blanc. Les tracés obtenus fournissent des données suffisantes pour obtenir : la *moyenne journalière*, la *moyenne mensuelle*, l'*oscillation annuelle*, l'*oscillation mensuelle* et l'*oscillation diurne*.

Les variations de la température n'exercent une influence sur la santé que lorsqu'elles sont brusques, ou bien lorsque la température monte ou descend dans des proportions exagérées. Voyons donc l'influence de ces variations extrêmes.

A. — *Effets de la chaleur*. — L'homme peut supporter sans trop de mal pendant un certain temps une température relativement très élevée, comme 90°, si l'air est sec. Mais si celui-ci est saturé de vapeur d'eau, il supporte avec peine 50°. Nous venons de voir en parlant de l'humidité atmosphérique que, dans le premier cas, on résiste à l'échauffement à cause de l'évaporation de l'eau qui se produit à la surface de la peau et par les poumons, tandis que ce n'est pas possible dans le second cas. — Les principaux accidents produits par l'excès de chaleur sont :

1° Le *coup de soleil* qui peut se borner à de l'érythème, c'est-à-dire à une simple rougeur. Dans ce cas la peau prend une teinte rouge caractéristique, sans saillie à ses bords comme dans l'érysipèle, disparaissant sous la pression du doigt pour reparaître dès qu'on ne presse plus. La partie atteinte, qui est généralement la figure et les mains, ou les mollets chez les enfants qui ont des culottes courtes, parce qu'il faut que le soleil frappe directement la peau nue, est le siège d'une sensation de chaleur, de cuisson ou de démangeaison. — Quand le coup de soleil n'a pas été trop fort, la maladie n'est pas grave. On garde pendant quelques jours la figure rouge, *brûlée,* puis l'érythème s'efface peu à peu, et la maladie se termine par une légère desquamation de la peau. Dans certains cas, très rares heureusement, le coup de soleil peut amener la mort.

2° Le *coup d'échauffement* qui se produit à la suite d'un fort travail musculaire avec une température élevée. Les soldats en marche forcée, les moissonneurs y sont très sujets.

3° Le *coup de chaleur* qui est la conséquence seulement d'un excès de chaleur, sans travail musculaire exagéré. Sous l'influence d'une température élevée il peut se développer rapidement, et, si on n'agit pas vite, il amène la mort, quelquefois en peu d'heures, quelquefois en quelques jours.

Pour *prévenir* toutes ces insolations, car nous n'avons à indiquer ici que les moyens de prévenir, on ne doit jamais sortir sans un chapeau pour protéger la tête, et quand on sent que la chaleur est trop forte, il faut faire des lotions d'eau fraîche, en boire même de temps en temps une petite quantité, à condition de marcher après afin de faciliter la réaction.

B. — *Effets du froid.* — Quand le froid est trop intense il exerce une action funeste, non seulement sur l'homme malade, mais encore sur l'homme sain. Ses effets sur l'économie sont remarquables ; ils varient selon le degré d'intensité et selon l'espace de temps pendant lequel les organes restent exposés à une température trop basse. Ils peuvent être locaux ou généraux, légers ou graves.

Les accidents locaux sont les *engelures* et la *congélation.* Les engelures constituent les accidents légers ; la congélation, l'accident très grave. Elle peut n'atteindre que les parties directement exposées au froid, ou bien celles qui se trouvent le plus éloignées du cœur, comme le nez, les joues, les oreilles, les orteils, les bras, les jambes, et produire la gangrène. Mais elle est encore plus grave lorsque son action s'exerce sur tout l'organisme, puisqu'elle peut occasionner la mort très rapidement, témoins de jeunes militaires qu'on a trouvés inanimés après une heure seulement d'exposition à un froid violent. La congélation rentre alors dans les effets généraux, et les phénomènes suivants se produisent. La personne éprouve une faiblesse générale qui augmente rapidement ; elle ne peut se tenir debout ; sa marche n'est pas sûre ; un voile couvre ses yeux, elle chancelle comme un homme ivre, et bientôt elle tombe pour ne plus se relever, car elle se trouve portée au sommeil d'une manière invincible par suite d'un engourdissement général.

Cette tendance au sommeil a été signalée par tous les observateurs, et surtout par le docteur Solander, l'un des compagnons du capitaine Cook. Surpris sur les rivages de la Terre de Feu avec dix autres hommes de l'équipage, il les conjurait, s'ils voulaient échapper à la mort, de triompher de ce pressant besoin de sommeil. « Quiconque s'assiéra, disait-il, s'endormira, et quiconque s'endormira, ne se réveillera plus. » Et lui-même qui appréciait si bien le funeste effet du repos, se coucha sur la terre couverte de neige, en suppliant son ami Banks de le laisser dormir. Il fut sauvé parce qu'on le tira du sommeil au bout de cinq minutes, mais plusieurs de ses compagnons succombèrent.

L'homme adulte peut résister souvent à un froid excessif; mais, pour cela, il faut qu'il soit fort et robuste, que son moral ne soit pas altéré, qu'il prenne une nourriture très substantielle et qu'il ne soit pas astreint à des fatigues excessives. Malheureusement, toutes ces conditions sont absentes quand il s'agit d'une armée en campagne, comme dans la fameuse retraite des Dix Mille, les campagnes de Russie, de Crimée, etc., etc. Dans ces cas, le mouvement est absolument nécessaire : « Ceux de nos compagnons, dit Larrey, qui avaient contracté la bonne habitude de marcher étaient moins en danger ; l'exercice habituel prévenait l'engourdissement des membres, tandis que le froid saisissait les individus portés sur des chevaux ou des voitures, les jetait dans un état de torpeur et d'engourdissement paralytique. »

Mais le froid non suivi de réaction peut occasionner encore un très grand nombre de maladies, en apparence différentes, suivant les individus. Chez les uns, c'est un simple rhume de cerveau ; chez les autres, une bronchite, une pleurésie, une fluxion de poitrine, des rhumatismes musculaires ou articulaires, de la diarrhée, des coliques nerveuses, des coliques néphrétiques, hépatiques, de l'albuminurie, de l'hydropisie, des maladies du cœur, des accès de goutte, enfin des cas de méningite. Larrey a eu l'occasion, pendant la retraite de Russie, d'en constater beaucoup de cas; les malades étaient pris d'un délire violent et étaient emportés rapidement.

Le froid trop intense est donc la cause d'un très grand nombre de maladies plus ou moins sérieuses. Mais, pour les éviter, le remède est facile, puisqu'on n'a qu'à se bien couvrir, se bien nourrir, prendre surtout des aliments gras et éviter les boissons alcooliques; enfin, se soigner rapidement dès le début, si, malgré toutes les précautions prises, un rhume, ou une engelure, ou toute autre maladie est survenue.

§ 6. — Les vents.

Vents alizés, contre-alizés. — Anémomètre. — Importance des vents en hygiène.

Les vents sont des courants plus ou moins rapides qui se produisent dans l'air toutes les fois que la densité de celui-ci varie sur quelque point de l'atmosphère. En effet, dès que l'air se trouve en contact avec une région chaude, il s'échauffe, se dilate, et comme il est ainsi plus léger, il s'élève dans l'atmosphère laissant une partie libre qui est aussitôt remplacée par un courant plus froid. Les vents peuvent être aussi la conséquence de la condensation des vapeurs; dans ce cas l'air est raréfié et il en aspire d'autres.

L'air qui se trouve près de l'équateur est naturellement surchauffé, il s'élève très haut et se dirige vers les pôles, tandis que l'air glacé des pôles est attiré vers l'équateur. Il se produit ainsi un va-et-vient constant, régulier, constituant deux courants généraux formant ce qu'on appelle les *vents alizés* et *contre-alizés*.

On dit que le vent est *modéré,* s'il ne parcourt que deux mètres par seconde; *frais,* s'il en parcourt 10; *grand frais,* si c'est 15. Il se transforme en *tempête* à 25 mètres, et en *ouragan* à 35 ou 40. On mesure la vitesse du vent au moyen d'un instrument appelé *anémomètre* (de ἄνεμος, vent, et μέτρον, mesure).

Les vents ont une grande importance en hygiène. Grâce à eux la composition de l'air est toujours à peu près identique, mais par contre, ils disséminent un peu partout les matières étrangères qu'il contient, ce qui fait qu'il peut transporter des germes contagieux. Ils changent aussi continuellement la couche d'air qui nous environne, et c'est pour cette raison que nous sentons bien plus le froid quand il fait du vent. Par contre, ce dernier nous fait supporter plus facilement la chaleur, parce qu'il facilite l'évaporation qui se produit à la surface du corps. Tout le monde sait enfin combien les courants d'air sont dangereux, puisqu'ils sont la cause non seulement de douleurs plus ou moins violentes, mais encore de maladies graves.

§ 7. — La lumière.

Nécessité de la lumière. — Son influence sur la santé.

La lumière est un agent physique qui rend les objets qui nous entourent susceptibles de se manifester à nous par l'intermédiaire du sens de la vue. Elle peut être artificielle, comme, par exemple, la lumière de la lampe, de la bougie, du gaz, la lumière électrique, etc., et naturelle, comme la lumière qui nous est fournie par les rayons du soleil. Nous n'avons à nous occuper ici que de cette dernière.

La lumière qui nous éclaire ne nous est pas seulement indispensable pour les besoins de la vie, pour nos affaires, pour la préparation des aliments, pour nous permettre d'éviter tout ce qui, à l'extérieur, peut nous être nuisible; elle est encore nécessaire pour que notre santé soit bonne, pour que nous soyons robustes et forts.

Elle est même nécessaire à la végétation des plantes.

Voyez-vous cet arbuste plein de sève et de vigueur? Les feuilles sont d'un vert intense et montrent toute sa force ; ses fleurs aux chaudes et vives couleurs sont nombreuses et exhalent un parfum suave.

Eh bien ! mettez-le dans une obscurité profonde, visitez-le au bout de quelques jours et vous verrez tout cet éclat disparu ; les feuilles seront devenues pâles et les fleurs seront tombées. Pourquoi? Parce que la lumière est indispensable à sa vie, parce que, sans elle, toute plante devient faible, pâlit, s'étiole et finit par mourir.

Mettez ce même arbrisseau dans une cave obscure, mais non loin d'une ouverture par laquelle entre un rayon lumineux : que se passera-t-il? Cet arbrisseau, fort encore, s'épuisera à pousser des tiges aussi longues que possible afin de pouvoir arriver jusqu'à ce rayon lumineux qui doit lui donner la force et la vigueur. Détournez la tige et fixez-la ainsi détournée ; elle poussera encore, et la partie nouvelle reprendra le chemin précédent, le chemin qui doit la conduire à la vie.

Il est clair que si la plante, être inconscient, agit ainsi, c'est parce que la lumière lui est absolument nécessaire, et que la nature, qui la guide, la guide comme elle doit.

Eh bien ! tout ce que l'on remarque chez la plante s'observe aussi chez l'homme. Regardez, en effet, les personnes qui sont obligées de passer une grande partie de leur vie dans des lieux privés de lumière : voyez comme leur peau est blanche ; comme leurs chairs sont molles, flasques et décolorées !

Prenez un petit enfant. Il est gros et gras ; il jouit de la santé la plus parfaite. Élevez-le avec le plus grand soin, mais privez-le de la lumière, et vous verrez que bientôt il perdra sa beauté, qu'il cessera de croître, absolument comme la plante qui languit et s'étiole loin de l'action bienfaisante de la lumière.

Quelle est donc cette action sur l'être organisé, sur l'homme ?

La lumière excite d'abord la peau, lui donne de la tonicité et la rend colorée et ferme. Elle excite aussi la circulation, qui a lieu alors dans les meilleures conditions. Cela seul permet de comprendre toute l'importance de la lumière, car si la circulation se fait avec moins d'activité, le sang devient rapidement plus pauvre et un grand nombre de maladies chroniques s'emparent surtout des enfants, qui ne tardent pas à devenir profondément anémiques, lymphatiques ou scrofuleux.

Mais ce n'est pas seulement le défaut absolu de lumière qui est nuisible à la santé : les endroits bas et humides, les locaux où le soleil n'entre jamais sont encore très pernicieux. Il en est de même des chambres qui ne reçoivent pas le jour de dehors. Les personnes qui habitent pendant trop longtemps dans ces lieux ont la figure blême et bouffie, elles n'ont ni force ni énergie, et elles sont plus sujettes à contracter les maladies les plus diverses.

Mais c'est principalement pendant les premiers âges de la vie, durant la période d'accroissement, que l'influence de la lumière est utile. D'après Bouchardat, les enfants élevés dans les lieux obscurs sont, ordinairement, d'une taille plus petite, mal conformés, chétifs, étiolés, rachitiques, scrofuleux, phtisiques, chlorotiques, anémiques.

Pour parer le plus possible à ces graves inconvénients, il faut donc que les grandes personnes, mais surtout les enfants, fassent tous les jours de petites promenades, non dans des rues étroites, non sur les boulevards, mais à la campagne, ou, du moins, s'il n'est pas possible d'aller si loin, dans les promenades et les squares où le soleil envoie, en même temps que la lumière, ses rayons bienfaisants.

La lumière agit encore très énergiquement sur l'œil, c'est pourquoi il est dangereux de regarder longtemps des objets trop vivement éclairés ; plusieurs maladies graves de l'œil, la cécité même, pourraient en résulter. Buffon fut atteint d'éthéropsie pour avoir longtemps regardé le soleil ; Maunoir, Demours citent des cas d'amaurose, de cataracte, d'hémiopie, développés dans les mêmes circonstances, et l'on a vu des nouveau-nés devenir aveugles pour avoir été exposés à une lumière trop vive.

Enfin nous devons indiquer une action très importante de la lumière, action signalée par Duclaux et Arloing : la *lumière peut détruire les microorganismes pathogènes*. Arloing a montré que la bactéridie charbonneuse ne résiste pas à une exposition au soleil de deux heures. Avorati a prouvé aussi qu'il en est de même du bacille septique et du bacille du tétanos. Lorsque la lumière n'est pas assez vive pour faire disparaître les bacilles, elle atténue toujours leur virulence.

§ 8. — Les sons.

C'est grâce à l'air que nous percevons les sons. Nous avons parlé de ces derniers dans la *Physiologie*. Nous n'avons qu'à dire ici un mot de l'heureuse influence que la musique exerce sur la santé. Dans un grand nombre de cas, dans les affections nerveuses surtout, l'aliénation mentale, l'idiotie, etc., la musique exerce une action d'autant plus puissante que la mélodie est plus simple. Tout le monde sait qu'elle peut exciter ou apaiser certains sentiments, certaines passions. La *Marseillaise* n'a-t-elle pas soulevé, électrisé des masses d'hommes qui ont marché avec un entrain sans pareil au-devant du danger ?

§ 9. — Électricité atmosphérique.

L'atmosphère, même lorsqu'il n'y a pas de nuages, contient de l'électricité. Celle-ci est généralement positive. Tous les jours il y a *deux maxima* électriques, un à neuf heures du matin, l'autre à trois heures du soir, et *deux minima*, le premier à midi, le second à neuf heures du soir. Mais c'est surtout pendant l'été que l'air est chargé d'électricité, et alors il exerce une plus grande influence sur la santé.

Dans les journées d'été, dit M. Sigaud, si l'atmosphère est lourde, on ressent, par l'excès de dégagement de l'électricité, un état de prostration tel qu'on ne peut se livrer au travail qu'avec difficulté; les mouvements, les idées, sont frappés d'une espèce de paralysie. Suivant le même auteur, l'action électrique de l'atmosphère entretient l'irritabilité nerveuse et produit certaines maladies, telles que l'hystérie, l'hypocondrie, le tétanos. Tous les auteurs sont d'accord pour affirmer que, pendant les temps orageux, les sujets faibles, nerveux, impressionnables éprouvent du malaise, de la céphalalgie, de l'agitation ou de l'abattement, des frémissements musculaires, des douleurs dans les articulations, dans les plaies, des accidents nerveux de toutes sortes. — Enfin, pendant les orages, l'homme peut être atteint par la foudre. Celle-ci peut n'occasionner qu'une perte de connaissance plus ou moins complète, ou des douleurs plus ou moins vives, des brûlures superficielles ou profondes; mais elle peut produire aussi la paralysie du mouvement et du sentiment, la cécité, la surdité, enfin la mort.

M. Buchwalder, lisons-nous dans le *Cours d'Hygiène* de Fleury, nous a transmis une description fort émouvante des effets de la foudre. Ayant établi un signal géodésique sur le sommet du Sentis, dans le canton d'Appenzel, à 2,504 mètres au-dessus du niveau de la mer, il y fut assailli, le 4 juillet 1832, par un violent orage qui l'obligea à se retirer dans sa tente avec son compagnon. « Nous nous couchâmes tous deux côte à côte sur une planche, dit-il ; alors un nuage épais et noir comme la nuit enveloppa le Sentis; la pluie et la grêle tombaient par torrents; le vent soufflait avec fureur ; les éclairs, confondus et rapprochés, semblaient un incendie ; le tonnerre, se heurtant contre les flancs des montagnes, et répété indéfiniment dans l'espace, était tout à la fois un déchirement aigu, un retentissement lointain, un sourd et long mugissement. Tout à coup un globe de feu apparut aux pieds de mon compagnon, et je me sentis frappé à la jambe gauche d'une violente commotion. Il avait poussé un cri plaintif. Je me retournai vers lui et je vis sur son visage l'effet du coup de foudre. Le côté gauche de son visage était sillonné de taches brunes ou rougeâtres ; ses cheveux, ses cils, ses sourcils étaient crispés et brûlés, ses lèvres, ses narines étaient d'un brun violet;

sa poitrine semblait se soulever encore par instants, mais bientôt le bruit de sa respiration cessa. Son œil droit était ouvert et brillant, mais l'œil gauche demeurait fermé, et en soulevant la paupière je vis qu'il était terne. Je portai la main sur le cœur, il ne battait plus; je piquai ses membres, le corps, les lèvres avec un compas; tout était immobile; c'était la mort. La douleur physique m'arracha enfin à cette fatale contemplation; ma jambe gauche était paralysée, et j'y sentais un frémissement, un mouvement extraordinaire; j'éprouvais, en outre, un tremblement général, de l'oppression, des battements de cœur désordonnés. Allais-je périr comme mon malheureux compagnon? Je le croyais à mes souffrances, et pourtant la raison me disait que le danger était passé. »

CHAPITRE IV

L'ALIMENTATION

Aliments. — Boissons. — Généralités sur les aliments.

Aucun être ne peut vivre s'il ne s'opère chez lui une transformation incessante des matériaux qui le constituent. En effet, si, d'un côté, des déchets se produisent par suite du travail de la machine humaine, d'un autre côté, il faut introduire dans l'organisme les matériaux nécessaires pour réparer ces pertes qui sont rejetées. Ces matériaux sont fournis par les *aliments*.

L'*aliment* est donc une substance que l'on ingère dans le but de réparer les pertes subies par l'organisme, de pourvoir dès le début à sa croissance, et, en même temps, de subvenir à ses dépenses en forces vives.

Nous n'avons, bien entendu, à nous occuper ici que de l'influence qu'il exerce sur la santé.

Un aliment est *partiel* quand, par suite de sa composition, il ne répare qu'une partie des pertes de l'organisme; il est *complet* quand il renferme tous les éléments composant nos tissus, comme la viande, le lait.

Au point de vue chimique, abstraction faite des matières minérales, on divise les substances qui servent à l'alimentation, en *quaternaires*, parce qu'elles sont constituées par quatre éléments : le carbone, l'hydrogène, l'oxygène et l'azote ; ce sont les *aliments azotés ;* — et en ternaires, parce qu'elles ne renferment que les trois premiers éléments ; ce sont les *corps gras* et les *hydro-carbonés* ou *aliments non azotés.* — D'après Liebig, les premiers constituent les *aliments plastiques* ou *dynamogènes,* parce qu'ils servent à reconstituer nos tissus et à nous donner des forces. Les seconds sont les *aliments respiratoires,* ou *thermogènes*, parce qu'ils entretiennent les combustions organiques, et qu'ils engendrent ainsi la chaleur animale.

Cette distinction physiologique n'est plus admise aujourd'hui, parce qu'il est prouvé que des substances azotées peuvent donner naissance dans l'économie à des substances grasses, non azotées par conséquent ; elles produisent donc de la chaleur animale en même temps qu'elles servent à la réparation des tissus.

On a donné le nom d'*aliments d'épargne, dynamophores,* ou *antidéperditeurs* à des substances qui, comme l'alcool, le thé, le café, la coca, semblent modérer les combustions organiques et ralentir ainsi la désassimilation. Ce ne sont pas de vrais aliments, mais ils sont utiles comme nous le verrons plus loin.

Principes alimentaires. — Pour qu'une alimentation soit suffisante, bonne, il est nécessaire qu'elle renferme tous les principes qui forment nos tissus. Elle doit donc contenir des *substances quaternaires*, des *substances ternaires* et des *substances minérales.*

1. *Substances quaternaires.* — Ces substances qui sont, comme nous venons de le dire, azotées, sont encore appelées *albuminoïdes,* parce que l'*albumine* en est le type. Elles renferment non seulement du carbone, de l'hydrogène, de l'oxygène et de l'azote, mais encore une petite quantité de soufre et de phosphore. La plupart de ces substances ont une origine végétale, comme le *gluten* qui se trouve dans les céréales, la *légumine* qui est fournie par les légumineuses. D'autres ont une origine animale, comme l'*albumine* et la *vitelline* de l'œuf, la *sérine* du sérum du sang, la *globuline* des hématies, la *fibrine,* la *syntonine* et la *myosine* des muscles, la *caséine* du lait, la *chondrine* des cartilages et la *gélatine* des os qu'on a fait bouillir.

II. *Substances ternaires.* — Les substances ternaires comprennent : A. Les *corps gras*, liquides comme les huiles, ou solides, mais facilement fusibles, comme les graisses. Ils sont fournis par les animaux : gras de viande, beurre, suif, axonge, et par les végétaux : huile d'olive, d'œillette, etc. — B. Les *corps hydrocarbonés* qui résultent de la combinaison du carbone avec une molécule d'eau, composée elle-même d'hydrogène et d'oxygène. Les principaux hydrocarbonés sont l'*amidon*, la *dextrine*, les *sucres*, la *gomme*, etc.

III. *Substances minérales.* — Ces substances sont généralement : le *fer* qui est nécessaire au sang et qui est fourni par les légumineuses, les matières azotées ; le *soufre* et le *phosphore*, indispensables au système nerveux et que l'on trouve dans ces dernières matières ; les *phosphates* et les *carbonates alcalino-terreux* qui sont en plus ou moins grande quantité dans les boissons, et le *chlorure de sodium* ou *sel*. Comme nous perdons tous les jours une quantité de ce sel supérieure à celle qui se trouve naturellement dans les substances qui servent à l'alimentation, il est nécessaire que nous en ajoutions en *salant* nos mets.

Tels sont tous les nombreux principes qui doivent faire partie intégrante des aliments, si nous voulons réparer les pertes de notre organisme d'une manière suffisante et nous maintenir en bonne santé.

L'*Hygiène alimentaire* est, en conséquence, une des parties les plus utiles et les plus intéressantes de l'hygiène en général. Nous devons donc nous étendre assez longuement sur son étude. — Afin d'être très clair, nous parlerons d'abord des aliments qui nous sont fournis par le *règne animal :* viandes diverses, poissons, œufs, lait et ses dérivés, beurre, fromages, et graisses animales. Nous passerons ensuite aux aliments fournis par le *règne végétal :* graisses ou huiles végétales, céréales, farines, pain, légumes, fécules, fruits. Nous parlerons après des *condiments*, de la conservation et de la coloration des aliments, de la digestibilité de ces derniers en général, et nous donnerons quelques principes généraux sur l'alimentation.

Dans une seconde section, non étudierons les *boissons,* que nous diviserons en boissons alimentaires ou aromatiques, en boissons fermentées et en boissons spiritueuses.

PREMIÈRE SECTION

ALIMENTS

§ 1. — Aliments tirés du règne animal.

I. — Viandes.

Viandes, généralités. — Viandes rouges. Viandes blanches. Viandes noires ou gibier. — Viandes saines. Viandes douteuses. Viandes nuisibles.

La *viande* ou la *chair* qui sert à notre nourriture est essentiellement constituée par les muscles des animaux. On ne donne cependant le nom de viande qu'à la chair des animaux à sang chaud. Elle renferme tous les principes nécessaires à notre entretien, ce qui se comprend puisque beaucoup d'animaux sont carnivores d'une manière absolue.

Voici, d'après Berzélius, la composition chimique du filet de bœuf, type de la viande qui sert à notre alimentation : fibrine musculaire 16; albumine 2; gélatine 2; osmazone et lactate alcalin 3; eau 77 = 100.

Les substances azotées sont représentées par les albuminoïdes : fibrine, musculine, sérine, hémoglobine, et par les substances gélatineuses.

Les ternaires, ou non azotées, sont représentées par le glycogène qui se transforme vite en sucre et en acide lactique, l'inosite et la dextrine. — Les substances grasses existent toujours en plus ou moins grande quantité.

Les substances inorganiques sont l'eau et les sels : phosphates potassique et calcique, et chlorure de sodium. Le phosphate de potasse est le plus important parce qu'il nous permet de remplacer les phosphates que nous éliminons par les urines.

Si on a devant soi un morceau de bœuf, une aile de poulet et une cuisse de lièvre, on remarque facilement que la chair du bœuf est rouge, que celle du poulet est blanche, et celle du lièvre noire. On a donc divisé les viandes qui servent à notre alimentation en viandes rouges, blanches et noires. Cette division est d'autant plus naturelle que ces diverses espèces de viandes possèdent des propriétés nutritives toutes différentes.

La *viande rouge,* c'est-à-dire celle des animaux faits, comme le bœuf, le mouton, le cheval, l'âne, le mulet, etc., est très riche en principes nutritifs et elle se digère bien.

La *viande blanche,* c'est-à-dire celle des animaux jeunes, comme le veau, le poulet, le chevreau, l'agneau, la poularde, le lapin domestique, etc., est aqueuse, légère, rafraîchissante, mais peu nutritive.

La *viande noire,* c'est-à-dire celle du lièvre, de la bécasse, du sanglier, du chevreuil, du lapin sauvage, etc., est très savoureuse, mais échauffante et assez difficile à digérer.

Passons en revue les animaux qui nous fournissent ces diverses viandes.

A. — *VIANDES ROUGES*

Bœuf : diverses qualités de la viande de bœuf. — Vache. — Taureau. — Bouillon. — Manière de le faire. — Bouilli. — Meilleure manière de préparer le bœuf. — Comment faut-il le faire rôtir? — Mouton. — Cheval. — Mulet. — Ane. — Chameau. — Chien.

Bœuf. — Le bœuf constitue le véritable aliment populaire. On en mange partout dans les grandes villes, et même dans les petites de certaines parties de la France. Les meilleurs pour la boucherie sont ceux du Charolais et du Limousin, à condition qu'ils soient livrés entre quatre et six ans au plus.

Un bœuf est de première qualité quand sa viande est ferme, et les rognons de graisse volumineux ; quand une couche graisseuse est bien répartie sur toute la surface du corps au-dessous de la peau; quand la *graisse de viande* est fine et le *persillé* bien marqué. Le persillé consiste en des membranes blanchâtres formées par la graisse qui se trouve entre les muscles et qui caractérisent l'engraissement aussi parfait que possible. Il faut remarquer qu'il n'existe pas dans toutes les races, comme, par exemple, la race normande.

Un bœuf est de seconde qualité s'il a peu de graisse en couverture sous la peau et autour des rognons, et si le grain de viande est grossier.

Il est de troisième qualité s'il n'a pour ainsi dire pas de graisse.

Au point de vue commercial, plutôt qu'au point de vue hygiénique, — puisque le filet, qui est très cher, est loin d'avoir la richesse alimentaire d'autres morceaux d'un prix plus modéré, — on admet encore trois qualités de viande suivant la région de l'animal où celle-ci est prise.

Sont considérés et vendus comme viandes de première qualité, les muscles des régions fessières, ischio-tibiales, lombaires, sous le nom de *culotte, manche grasse, gîte à la noix, aloyau, filet;* — comme viandes de seconde qualité, les muscles de l'épaule et de la région des côtes : *paleron, talon du collier, bacette d'aloyau ;* — comme viandes de troisième qualité, les muscles du cou, de la tête et de l'abdomen : *collier, poitrine, surlinge, gîte de devant.*

La *vache* vaut-elle moins que le bœuf? Non, si elle n'est pas vieille et si elle a été élevée pour l'alimentation. Mais généralement on ne l'abat qu'après un long service, et alors sa chair ne vaut pas grand'chose. Le taureau, même jeune, est trop coriace.

Le bœuf sert à préparer le *bouillon.*

Est-il indifférent, quand on fait du bouillon, de mettre la viande dans l'eau froide et d'amener lentement cette dernière à l'ébullition, ou de la plonger dans l'eau lorsque celle-ci est bouillante?

Non.

En effet, Chevreul a démontré que dans le premier cas on obtient un bouillon possédant une très grande sapidité, mais le résidu (le bouilli) est moins agréable à manger; tandis que, dans le second cas, c'est le contraire: le bouilli est excellent, mais le bouillon possède très peu de matériaux solubles et paraît insipide.

Cela explique pourquoi, dans les maisons bourgeoises d'Allemagne, où l'on met la viande dans l'eau froide, on mange rarement la viande, et pourquoi, dans les Pays-Bas, on ne mange que le bouilli et on laisse le bouillon, parce qu'on a mis la viande dans l'eau bouillante.

Si donc on veut avoir un bouillon excellent, il faut mettre la viande dans de l'eau froide, chauffer celle-ci lentement et l'entretenir longtemps, de 5 à 7 heures, à une chaleur voisine de l'ébullition. Pour obtenir cette chaleur modérée et continue, il est bon de se servir des marmites de terre qui conduisent peu la chaleur et qui sont à l'abri des coups de feu.

On ajoute toujours au bouillon du sel de cuisine. Comme celui-ci non seulement donne plus de goût au liquide, mais facilite encore la sortie des parties solubles de la viande, il faut le mettre dès le début.

On ajoute encore des légumes lorsque l'écumage est terminé. Les plus employés sont les carottes, les navets, les choux, les poireaux, l'ail, les oignons brûlés, quelques clous de girofle.

Enfin, on met aussi fréquemment, dans le *pot-au-feu*, une certaine quantité d'os. La proportion ne doit pas dépasser 25 pour cent du poids de la viande, car il est prouvé que les os n'ajoutent au bouillon que très peu de matériaux nutritifs.

Voici la formule de Chevreul pour faire un bon *bouillon de viande*.

Dans un vase de terre vernissé de la capacité de 6 litres, on introduit :

Viande de bœuf privée d'os	1 kil.	433	gr.
Os	»	430	
Sel marin	»	40	
Eau	5 kil.		

On chauffe graduellement jusqu'à l'ébullition, on remue, et on ajoute 341 grammes de carottes, navets et oignon brûlé. Le caramel remplace bien ce dernier si on ne l'aime pas.

On maintient sans interruption un bouillonnement léger pendant cinq heures et demie, après quoi l'on a quatre litres d'un très bon bouillon et 858 grammes d'un bouilli excellent.

Les parties du bœuf les plus employées sont : la culotte, la tranche, le gîte à la noix et la côte d'aloyau.

Il faut bien dégraisser à froid ou à chaud, peu importe, le bouillon destiné aux malades ou aux convalescents, et ne mettre que les légumes qu'ils digèrent avec facilité. On doit donc laisser les choux et les navets.

Le bouillon, par les temps chauds et orageux, se décompose très vite et devient sur ; il ne faut par conséquent préparer que la quantité nécessaire. Souvent on l'empêche de surir en projetant dans le bouillon un ou deux gros morceaux de charbon incandescent.

En résumé le bouillon prend tous les sels de la viande, une certaine quantité de graisse, une toute petite proportion de matières albuminoïdes et les substances extractives, en tout 21 grammes de matières solides par kilogr. de viande fraiche. Il ne peut, dans ce cas, jouer qu'un *rôle peptogène*, exciter les sécrétions de l'estomac et préparer la digestion. Sa valeur alimentaire est donc très faible, et si les pâtes (tapioca, vermicelle, etc.), le pain, la graisse, les légumes, l'augmentent un peu, ils ne peuvent lui communiquer des propriétés nutritives suffisantes. Nous croyons par conséquent qu'il ne faut pas manger trop de soupe, surtout quand on n'a pas un grand appétit, car alors on rempli complètement son estomac en un clin d'œil, et on ne peut plus rien manger après. Tandis que si on se contente d'absorber tout au plus une dizaine de cuillerées de potage, celui-ci joue le rôle d'un véritable apéritif, il excite la sécrétion du suc gastrique, et on mange après d'un meilleur appétit.

Le *bouilli* est naturellement peu nourrissant ; sa digestion est même assez difficile.

La meilleure manière de préparer la viande de bœuf, c'est de la faire rôtir. Pour avoir un bon rôti, il est très important, comme le dit C. Husson, que la surface du morceau passe rapidement à une température de 100 à 130 degrés parce que la partie interne est alors seulement échauffée à 50 ou 65°. On obtient ainsi des viandes tendres, juteuses et sapides pour les motifs suivants indiqués par Payen : « La coagulation de plusieurs matières organiques et la contraction ou le retrait des tissus dans la couche superficielle auront suffi pour empêcher l'évaporation ou la dessiccation des parties internes ; celles-ci, en présence des sucs liquides, auront subi une macération et une température capables de désagréger les fibres et de coaguler seulement en partie l'albumine, laissant dans le liquide l'hématosine qui le colore en rouge, enfin développant assez l'arome pour rendre la substance alimentaire fort agréable au goût. » En effet, une haute température coagule les matières albuminoïdes de la surface ; celles-ci forment, de cette façon, une espèce de croûte qui retient dans l'intérieur tous les sucs nutritifs, ce qui fait que la viande, gardant sa composition, est aussi saine et surtout aussi nourrissante que possible.

Le bœuf rôti au four est moins bon. — Le *jus de viande* n'est pas aussi nutritif que la viande elle-même, parce qu'il ne contient pas la myosine qui reste dans la chair.

Mouton. — Il y a un très grand nombre de races de moutons. Les plus estimés, en France, sont ceux du Poitou que les Bordelais prisent fort, les champenois, les gâtinais. Les moutons de l'Ariège, du Larzac, dans l'Aveyron, sont excellents à cause des herbes aromatiques que ces animaux trouvent dans leurs pâturages. Les languedociens méritent aussi une mention. Les moutons d'Afrique sont peu appréciés. D'après Baudement, le croisement de la plupart de nos races françaises par les races anglaises permet d'obtenir de bons moutons de boucherie. Quand ceux-ci sont trop gras on doit les ranger dans la seconde catégorie.

Le gigot de mouton, cuit à la broche, constitue une nourriture de premier ordre à tous les points de vue. Préparé ainsi, il est, en effet, très nutritif et d'une digestibilité parfaite. Il en est de même de la côtelette cuite *sur le gril*. Sautée dans la poêle ou cuite au four elle est loin d'être aussi facile à digérer à cause du goût de graillon qu'elle prend. Le gigot braisé n'est pas une préparation trop mauvaise hygiéniquement parlant. Quant au ragoût il est toujours d'une digestion un peu difficile.

Cheval. — Geoffroy-Saint-Hilaire affirme qu'à une certaine époque la viande de cheval était consommée dans le monde entier et que cet usage n'a cessé dans l'Europe occidentale que depuis le VIIIe siècle. Quoiqu'on éprouve généralement une certaine répugnance à manger de cette viande, on trouve aujourd'hui, dans les grandes villes, des boucheries où l'on vend du cheval. Quand celui-ci est jeune, bien portant, non surmené, sa chair est évidemment aussi saine et aussi bonne que la chair du bœuf et du mouton. Mais alors on n'abat pas le cheval. Conclusion, la viande de cet animal vendue dans les boucheries spéciales n'est donc au moins que de seconde qualité.

Mulet. — La viande de mulet est comparable à celle du cheval.

Ane. — L'âne a toujours été utilisé dans l'alimentation. Les Anciens lui attribuaient des propriétés hygiéniques et thérapeutiques. Citons seulement l'opinion de Dioscoride qui affirmait que le foie de l'âne rôti est bon pour les épileptiques, à condition que les malades le mangent à jeun. Inutile d'ajouter qu'il n'y a là rien de sérieux. On débite sa chair dans les mêmes boucheries où l'on vend le cheval et le mulet, et pas mal de saucissons qu'on trouve excellents sont faits avec certains de ses muscles.

Chameau. — Sa chair est plus que médiocre, même lorsque l'animal est jeune, à cause de l'odeur désagréable qu'elle dégage.

Chien. — La viande du chien, quoique très estimée par les Chinois, est, de l'avis à peu près général, détestable.

B. — *VIANDES BLANCHES*

Veau. — Agneau. — Chevreau. — Lapin. — Chat. — Poulet. — Canard. — Oies, pâtés de foie gras. — Dindon. — Porc. — Charcuterie.

Les viandes blanches sont, nous le savons, plus riches en gélatine que les viandes rouges, moins nourrissantes, mais plus légères à l'estomac, ce qui les fait préférer pour les malades. Il faut en excepter cependant l'oie et le canard qui sont plus difficiles à digérer.

Veau. — Cet animal fournit une viande assez nutritive et convenant à presque tous les estomacs; il est donc utile d'en manger de temps en temps à cause de ses propriétés légèrement rafraîchissantes.

Agneau. — La viande de ce tendre animal paraissait autrefois sur les meilleures tables; les anciens Grecs l'estimaient beaucoup et la servaient dans tous leurs festins. Elle est muqueuse, gélatineuse et contient peu de fibrine et d'osmazôme. L'agneau qui vient de naître ne convient pas aux phlegmatiques, ni à ceux qui sont loin d'être resserrés. Mais toutes les personnes qui ont un tempérament sanguin ou qui ne se débarrassent pas facilement tous les jours des matières qui doivent être rejetées de l'organisme, ne peuvent que s'en trouver très bien.

L'agneau de six mois constitue un excellent aliment convenant surtout aux personnes sédentaires et à celles qui ont un estomac délicat. Les côtelettes d'agneau nourrissent moins que celles du mouton. Le gigot d'agneau rôti fournit un mets délicat, de digestion très facile.

Chevreau. — La chair du chevreau est aussi rafraîchissante, aussi digestible, aussi nutritive que celle de l'agneau, mais elle n'a pas la saveur douce et agréable que possède généralement ce dernier, saveur qui se perfectionne en donnant plus tard la chair du mouton, tandis que le chevreau ne fournit qu'une chair bien moins estimée avec juste raison, la chair de chèvre. Quoi qu'il en soit, la viande de chevreau n'est pas malsaine, et on peut en manger sans inconvénient, quelquefois, au printemps.

Lapin. — Le lapin domestique constitue une assez bonne nourriture. On le digère assez facilement rôti ou sauté.

Chat. — Les personnes qui n'ont jamais mangé de chat sont très rares, car on le substitue bien souvent au lapin, et ce lapin on le trouve tendre, délicat, exquis. Il ne peut en être autrement, car un chat jeune, bien gras, bien portant, constitue un excellent aliment agréable au goût et très sain.

Poulet. — Le poulet est de tous les animaux de basse-cour celui qui contribue le plus à l'alimentation de l'homme. « Quel est celui d'entre nous, dit Brillat-Savarin, qui, condamné par la Faculté à la diète des pères du désert, n'a pas souri à l'aile d'un poulet proprement découpé qui lui annonçait qu'enfin il allait être rendu à la vie ! » Les meilleures volailles sont fournies par le pays de Caux, le Mans, et la Bresse. « Relativement aux *chapons*, dit encore l'illustre gourmet, il y a du doute, et celui qu'on tient sous sa fourchette doit paraître le meilleur; mais pour les *poulardes* la préférence appartient à celles de Bresse qu'on appelle *poulardes fines* et qui sont rondes comme une pomme. »

Le poulet est d'autant plus fin et délicat qu'il a été soumis aux pratiques de l'engraissement. Le poulet d'un an est le meilleur, surtout rôti. Préparé en fricassée ou en daube, il est plus indigeste, mais il est cependant assez bien toléré par l'estomac. On sait que le bouillon de poule est léger.

Canard. — Le canard est bon quand il n'a que 7 ou 8 mois, surtout si on l'a bien engraissé. Sa chair est, dans ce cas, tendre, savoureuse et agréable, mais on la digère un peu plus difficilement que celle du poulet.

Oie. — Cet animal a une chair plus indigeste encore, et c'est pour cette raison qu'elle a perdu un peu de sa réputation. Du temps de Charlemagne c'était un mets princier; aujourd'hui, c'est à peu près le contraire. — Galien n'aimait pas l'oie. Celse, au contraire, l'estimait beaucoup et la regardait comme un aliment très substantiel, convenant, surtout en hiver, aux jeunes gens et à ceux qui doivent se livrer à des travaux pénibles. En tout cas sa chair rend de très grands services, surtout dans les campagnes, où on en fait des conserves afin d'en avoir sous la main pendant tout l'hiver. Cette préparation rend l'oie d'une digestion plus difficile encore, et ne peut convenir qu'aux estomacs robustes des campagnards.

Le foie de l'oie est la partie la plus délicate et la plus estimée. Il sert à faire les pâtés de *foie gras* qui sont si recherchés, quoique de digestion difficile.

Dindon. — Le dindon a, aujourd'hui, détrôné l'oie à peu près complètement. Il ne faut pas s'en plaindre car sa chair est plus facile à digérer. Une dinde jeune, bien grasse, bien truffée et rôtie à point constitue un mets succulent que bien peu de monde dédaigne.

Porc. — Le porc sert à l'alimentation à l'état frais et à l'état conservé. Avec sa chair, hachée fraîche et travaillée de mille manières, on peut faire de nombreuses préparations dont la confection et le commerce constituent l'industrie du charcutier. Malheureusement toutes ces préparations peuvent subir des modifications qui les rendent plus ou moins malsaines. Les boudins, le fromage de cochon, les pâtés de jambon et de veau s'altèrent facilement ; alors un commencement de putréfaction y développe des ptomaïnes, connues autrefois sous le nom de *poison des saucisses*, qui peuvent produire une inflammation gastro-intestinale. Nous parlerons plus loin des accidents occasionnés par la viande de porc quand cet animal est *ladre* ou *trichiné*.

Mais s'il est sujet à des maladies diverses, ce n'est pas une raison pour ne pas en manger ; l'important est de ne consommer que de la viande provenant d'un animal complètement sain et de la manger surtout à l'état frais. Une côtelette, un morceau de filet de porc récemment tué et bien cuit à point sont des mets délicieux que l'on digère à merveille si on en mange raisonnablement et si on n'a pas un trop mauvais estomac.

Le boudin est très lourd. Le saucisson n'est pas une préparation mauvaise, mais on doit se contenter d'en manger comme hors-d'œuvre. Le jambon est réputé de digestion très facile.

Conservé, après avoir été convenablement salé, le cochon constitue une des plus précieuses nourritures pour l'habitant des campagnes : « Le porc, a dit Combes, est au régime animal de l'ouvrier de l'agriculture ce que les céréales, autres que le froment, sont à son régime végétal. Il n'est pas un colon, métayer, maître valet ou fermier, il n'y a pas de journalier qui n'élève pour son ménage particulier un ou plusieurs de ces animaux, selon le nombre de la famille ou des individus nécessaires à l'exploitation d'une terre. »

Toutes ces personnes ne le consomment qu'en salaisons. La salaison rend la viande très difficile à digérer, mais aussi elle satisfait l'appétit pendant plus longtemps, et c'est un mérite que le paysan ne peut dédaigner. En outre, celui-ci n'en mange que de petites quantités, et le morceau qui presque toujours sert à faire la soupe se perd au milieu d'une masse de légumes et de féculents.

Hippocrate regardait la chair du cochon comme la meilleure de toutes celles qui servent à l'alimentation, pourvu qu'elle ne fût ni trop grasse ni trop maigre ; de plus l'animal ne devait être ni trop jeune ni trop vieux. Il admettait que cette viande nourrit plus que les autres et qu'elle est bonne surtout aux gens de peine et à ceux qui se livrent aux exercices athlétiques, mais qu'elle ne convient nullement aux personnes malades et même à celles qui, ayant une bonne santé, ne font pas d'exercice.

D'après Galien, elle ressemble à la chair humaine. Celui-ci avait, du reste, remarqué que la structure des viscères de cet animal a beaucoup d'analogie avec celle des viscères de l'homme.

Oribase affirmait, et il avait raison, que le cochon est très mauvais après le printemps jusqu'au coucher automnal des Pléiades; depuis cette époque jusqu'au printemps, il est très bon.

Les Romains trouvaient qu'il n'y avait rien de plus délicieux que... *vulva nil dulcius ampla*. La tétine pleine de lait était encore regardée comme un morceau très friand.

En résumé, la viande de cochon est toujours de digestion assez difficile. Mais elle l'est plus ou moins suivant l'âge de l'animal. Les cochons trop jeunes ont une chair muqueuse, gélatineuse et, par conséquent, très difficile à digérer. Il en est naturellement de même lorsque l'animal est trop vieux, car sa fibrine est alors plus dure et plus épaisse. C'est donc dans son âge moyen que le cochon a acquis toute sa saveur et que sa viande est moins mauvaise et très nourrissante.

C. — *VIANDES NOIRES OU GIBIER*

Gibier en général. — Mode de préparation. — Gibier à plume. — Gibier à poil.

On entend par *gibier* tous les animaux qui vivent en liberté dans les bois et les campagnes et qui sont *bons à manger*.

En général, la chair de ces animaux est plus dure que celle de la viande de boucherie, ce qui la rend un peu plus difficile à digérer. Seulement, comme elle se ramollit quelques jours après la mort de l'animal, on la digère assez bien, si on attend, pour la manger, le moment psychologique.

Vu sa constitution, elle est très riche en principes nutritifs. Le gibier est donc une nourriture aussi reconstituante que possible. Mais, justement, pour cette raison même, il est nécessaire d'en manger très peu et assez rarement. Si cette alimentation est bonne pour les estomacs robustes, pour les hommes jouissant d'une santé parfaite, à condition toutefois qu'ils n'en abusent point, elle est très pernicieuse aux estomacs délicats. Pris en excès, le gibier procure rapidement un échauffement considérable, fatigue le tube digestif, détermine de la chaleur à la peau, amène la dyspepsie et souvent des dérangements intestinaux.

« Le gibier, dit Brillat-Savarin, fait les délices de nos tables; c'est une nourriture saine, chaude, savoureuse, de haut goût et facile à digérer toutes les fois que l'individu est à jeun.

« Mais ces qualités n'y sont pas tellement inhérentes qu'elles ne dépendent beaucoup de l'habileté du préparateur qui s'en occupe. Jetez dans un pot du sel, de l'eau et un morceau de bœuf, vous en retirerez du bouilli et du potage. Au bœuf, substituez du sanglier ou du chevreuil, vous n'aurez rien de bon : tout l'avantage, sous ce rapport, appartient à la viande de boucherie.

« Mais, sous les ordres d'un chef instruit, le gibier subit un grand nombre de modifications et transformations savantes, il fournit la plupart des mets de haute saveur qui constituent la cuisine transcendante.

« Le gibier tire aussi une grande partie de son prix de la nature du sol où il se nourrit : le goût d'une perdrix rouge du Périgord n'est pas le même que celui d'une perdrix rouge de Sologne; et quand le lièvre tué dans les plaines des environs de Paris ne paraît qu'un plat assez insignifiant, un levreau né sur les coteaux brûlés de Valromey ou du haut Dauphiné est peut-être le plus parfumé de tous les quadrupèdes. »

L'époque de l'année exerce encore une grande influence sur la qualité de la viande ; tel gibier est exquis à l'automne et détestable quatre mois plus tard.

Avant de manger une pièce de gibier, il est nécessaire qu'un certain laps de temps, plus ou moins long suivant la pièce, se soit écoulé depuis la mort de l'animal. Il faut, en effet, laisser se produire la dissociation des fibres musculaires, afin que la viande ne soit plus dure, que les sucs digestifs puissent l'attaquer aisément et que la digestion en soit par conséquent plus facile.

Toute viande de gibier doit donc être *un peu avancée*. Mais remarquez bien que nous ne disons pas *putréfiée*. Il ne faut jamais, à aucun prix, la manger, si on voit que les vers se promènent sur elle, et rappelez-vous bien que même un commencement de putréfaction pourrait être funeste, et qu'en tout cas la digestion en sera toujours très difficile. Ne suivez donc pas le proverbe espagnol qui veut qu'on mange la perdrix en se bouchant le nez :

Tapar la nariz
Y comer la perdiz.

Le mode le plus ordinaire et le meilleur de préparation de *tout gibier* est le rôti à la broche. Non seulement ainsi le gibier ne perd pas son arome, mais il le développe, et on peut en manger une quantité plus grande sans trop d'inconvénients.

On l'assaisonne aussi en ragoût, surtout lorsqu'il s'agit de gibier un peu *vieux :* civet de lièvre, salmis de perdreaux, etc.

Cette préparation n'est pas aussi bonne, d'abord en elle-même, puisque la viande se digère moins bien, et ensuite parce qu'on se sert presque toujours d'animaux ayant subi un commencement de putréfaction.

Le gibier fournit donc une nourriture très agréable, savoureuse, chaude, très nutritive et saine, mais il faut en manger très peu, pas trop souvent et de préférence rôti à la broche.

Nous allons passer d'abord en revue les oiseaux, ou gibier à plume, nous parlerons ensuite du gibier à poil.

a). — GIBIER A PLUME.

Canard sauvage. — Sarcelle. — Macreuse. — Poule d'eau. — Râle. — Bécasse. — Bécassine. — Vanneau. — Pluvier. — Coq de bruyères. — Lagopède. — Caille. — Faisan. — Dindon sauvage. — Gélinotte. — Ortolan. — Alouette. — Bec-figue. — Loriot. — Merle. — Grive.

Dans l'ordre des PALMIPÈDES, nous trouvons le **canard sauvage**. C'est un oiseau très répandu, se tenant principalement sur le bord des eaux douces, des étangs, des marais. Il constitue un gibier excellent, aussi sa chair est-elle très estimée.

Le *canard sarcelle* est plus petit que le canard ordinaire. La sarcelle d'hiver est fort prisée, parce que sa chair est tendre et savoureuse.

Le *canard macreuse* passe sa vie à la surface des eaux ; il affectionne les étangs qui se trouvent à côté des mers. D'après Louis Figuier[1], la macreuse fait mauvaise figure sur une table aristocratique, car sa chair n'est pas toujours tendre et conserve un goût de marais très prononcé. Nous ne sommes pas complètement de son avis. Si cet oiseau ne vaut pas la bécasse, il n'est pas positivement à dédaigner ; bien rôti à point, il est très savoureux et se digère assez bien. On le recherchait beaucoup autrefois, parce qu'il était permis de le manger en carême.

L'ordre des ÉCHASSIERS renferme : les **poules d'eau**, oiseaux sémillants et gracieux se tenant toute la journée parmi les roseaux et aimant à se promener sur les larges feuilles des nénufars. Leur chair est très bonne et facile à digérer.

Les **râles**, oiseaux très communs en France. Le *râle des genêts*, appelé encore *roi des cailles*, parce qu'il vit dans la société de ces dernières et les accompagne, a une chair généralement bonne et même supérieure à celle des poules d'eau. C'est surtout en septembre qu'on lui fait la chasse, parce qu'alors sa chair a acquis toute sa saveur et possède un goût réellement exquis. Les gourmets la comparent à la perdrix, mais lui trouvent un goût plus délicat.

Bécasse. — Cet oiseau habite, l'été, sur les hautes montagnes du centre et du nord de l'Europe ; chassé ensuite par le froid, il vient passer l'hiver dans nos contrées, où il arrive vers

1. *Les Oiseaux*, par Louis Figuier. Paris, librairie Hachette et Cie.

le mois de novembre. Sa chair est noire et ferme, mais mangée à point, elle exhale un fumet vraiment exquis. Les gourmets reconnaissent facilement le moment de manger ce gibier : ils le suspendent par une plume du milieu de la queue, et lorsque l'oiseau tombe, il est bon à mettre à la broche; la chair est alors d'une succulence extrême et le fumet aussi développé que possible.

« La bécasse, dit Brillat-Savarin, est un oiseau très distingué, mais peu de gens en connaissent tous les charmes. Une bécasse n'est dans toute sa gloire que quand elle a été rôtie sous les yeux d'un chasseur et surtout du chasseur qui l'a tuée; alors la rôtie est confectionnée suivant les règles voulues, et la bouche s'inonde de délices. »

Bécassine. — Plus petite que la bécasse, elle nous vient à l'automne des marais de la Pologne et de la Hongrie et y retourne au printemps. Comme gibier, l'homme l'estime presque autant que la bécasse, aussi lui fait-il une guerre acharnée quoique sa chasse soit pénible, dangereuse et tout à fait propre à donner des rhumatismes ou des fluxions de poitrine.

Vanneaux. — Ils habitent les marais, les étangs et les terrains mous qui abondent en insectes, chenilles, limaçons, araignées, vers de terre, etc., parce que tous ces animaux constituent leur nourriture privilégiée.

Les vanneaux sont-ils bons à manger? Oui, si on en croit le proverbe :

Qui n'a pas mangé de vanneau,
N'a pas mangé un bon morceau.

Non, si on en croit certaines personnes qui trouvent que la chair est noire, sèche et coriace.

Ces deux opinions contraires sont parfaitement vraies, parce que tout dépend de la saison. Pendant les trois quarts de l'année, l'hiver surtout, le vanneau est maigre, et il constitue un fort piètre gibier. Mais à l'automne, il est très gras et sa chair est réellement savoureuse. On estime beaucoup aussi ses œufs, surtout lorsqu'ils sont très frais.

Cet oiseau étant très utile à l'homme parce qu'il détruit une quantité prodigieuse de vers, de chenilles, d'insectes nuisibles, etc., nous sommes complètement de l'avis de Louis Figuier qui voudrait qu'on ne le tuât pas, et surtout qu'on ne dérobât pas ses œufs. Nous avons bien assez d'autre gibier pour respecter celui qui nous rend de vrais services.

Pluvier. — Il ressemble au vanneau. On en distingue quatre espèces principales : le *grand pluvier de terre*, le *pluvier Guignard*, le *pluvier à collier* et le *pluvier doré*. Le *grand pluvier de terre* a la chair généralement peu estimée. Le *pluvier Guignard* a fondé la réputation des pâtés de Chartres, mais il est remplacé aujourd'hui par des alouettes et des cailles. On le prend assez facilement, car, chose curieuse, il laisse approcher à quelques pas toute personne qui simule l'ivresse. On attribuait anciennement au *pluvier à collier* la propriété de guérir la jaunisse. Il suffisait pour cela que le malade le regardât fixement dans les yeux, avec une foi profonde dans la réussite de l'expérience, moyennant quoi l'oiseau le débarrassait obligeamment de son mal, qu'il accaparait à son profit. Le *pluvier doré* se laisse prendre, lui aussi, facilement : c'est pourquoi on le trouve dans tous nos marchés.

Ce gibier est souvent très chargé de graisse, d'où le proverbe : *gras comme un pluvier*.

Pour certains, sa chair est très estimée, elle a un goût délicat, exquis. Pour les autres, elle est peu nourrissante, elle a une saveur particulière et trop de montant, ce qui lui donne un fumet trop fort.

L'ordre des GALLINACÉS comprend : les **coqs de bruyères** ou *tétras*. Ils habitent les forêts de pins et de bouleaux des hautes montagnes, mais certaines espèces se tiennent de préférence dans les plaines couvertes de bruyères. Leur chair est fort estimée autant à cause de sa succulence que de sa rareté ; il est très difficile, en effet, de l'approcher.

Lagopèdes. — Les lagopèdes, nommés ainsi parce qu'ils ont quelque chose du lièvre dans la patte, habitent les régions glaciales des deux continents et les cimes des montagnes très élevées où il y a toujours de la neige qu'ils aiment beaucoup. Les Écossais, les Norwegiens et les Lapons en expédient chaque année des quantités considérables en France et en Angleterre, c'est pourquoi ils abondent sur nos marchés. Leur chair est excellente et naturellement fort recherchée. L'espèce principale est le lagopède plarmigan ou perdrix des neiges.

Cailles. — Les cailles habitent les régions chaudes de l'ancien continent. Elles sont célèbres par leur migration. Elles partent, en effet, tous les ans, en troupes nombreuses, des régions les plus reculées de l'Afrique, traversent la Méditerranée et nous arrivent vers les premiers jours de mai pour se répandre dans toute l'Europe. Elles repartent en septembre.

La Bible nous apprend que les cailles servirent de nourriture au peuple juif, dans le désert, après sa sortie d'Égypte (Exode XVI, 13; Nombres XI, 31).

Tuée au bon moment, lorsqu'elle est bien reposée des fatigues de son pénible voyage, elle apparaît bardée d'une si forte couche de graisse qu'il n'est pas un autre oiseau qui soit aussi gras qu'elle.

« La caille, dit Brillat-Savarin, est, pour le gibier proprement dit, ce qu'il y a de plus mignon et de plus aimable. Une caille bien grasse plaît également par son goût, sa forme et sa couleur. On fait acte d'ignorance toutes les fois qu'on la sert autrement que rôtie ou en papillote, parce que son parfum est très fugace, et que, toutes les fois que l'animal est en contact avec un liquide, il se dissout, s'évapore et se perd. »

La caille est donc un de nos meilleurs gibiers ; sa chair est suave, délicate et exhale un fumet vraiment exquis. Malheureusement, elle est quelquefois beaucoup trop grasse, ce qui la rend un peu difficile à digérer.

La véritable saison pour sa chasse est en août et septembre. Elle a pris alors toute sa croissance et l'embonpoint qui est loin de lui faire du tort.

Perdrix. — La perdrix est un oiseau craintif, timide. Elle ne vit jamais seule, et au moindre bruit elle s'enfuit. Ce qui n'empêche pas qu'on la tue facilement. On a raison de lui faire la chasse, parce qu'elle peut être rangée à bon droit parmi les animaux nuisibles à l'agriculture. Elle commet surtout beaucoup de dégâts sur les céréales. On distingue la perdrix grise, la plus commune, et la perdrix rouge.

C'est un gibier fort estimé des gourmets. Rôtie à point, lorsqu'elle n'est ni trop fraîche, ni trop avancée, sa chair est tendre, délicate et exhale un fumet fort agréable. Le mâle est plus estimé que la femelle; au temps de la moisson et en automne, la chair de la perdrix rouge est plus délicate que celle de la grise.

On doit manger surtout les perdreaux rôtis; les perdrix aux choux sont encore assez faciles à digérer, mais les salmis sont mauvais pour les estomacs délicats.

Faisan. — Le faisan se tient de préférence dans les plaines boisées et marécageuses. D'un naturel farouche, il s'envole au moindre danger, ce qui ne l'empêche pas de tomber facilement dans les pièges qu'on lui tend; de plus, lorsqu'il est *branché*, le soir, il ne bouge plus et se laisse tirer sans chercher à s'enfuir.

« D'après Brillat-Savarin, le faisan devrait se placer au-dessus de tout gibier. Mais peu de mortels savent le présenter à point.

« Un faisan mangé dans la première huitaine de sa mort ne vaut ni une perdrix, ni un poulet, car son mérite consiste dans son arome. Un faisan truffé n'est pas aussi bon qu'on pourrait le croire : l'oiseau est trop sec pour oindre ce tubercule.

« Pris à point, c'est une chair tendre, sublime et de haut goût, car elle tient à la fois de la volaille et de la venaison. Ce point si désirable est celui où le faisan commence à se décomposer; alors, son arome se développe et se joint à une huile qui, pour s'exalter, avait besoin d'un peu de fermentation, comme l'huile du café qui ne s'obtient que par la torréfaction. »

Oscar d'Auncfort va encore plus loin : « Le faisan n'est jamais un gibier tendre, sublime et de bon goût que lorsqu'il a subi un commencement de putréfaction. Que l'on ne vienne pas m'objecter que les viandes faisandées ne conviennent nullement à nos climats, qu'elles peuvent causer de graves irritations du tube digestif. Ces considérations ne sauraient être prises au sérieux, car on ne mange du faisan que dans certaines occasions. Donc, vous tous, adeptes de la bonne chère, si vous voulez éprouver des jouissances ultra-gastronomiques, laissez le faisan arriver à ce moment où son fumet très accentué repousse les profanes de la table, et vous aurez une chair délicate, agréable au goût, digestive. »

Nous trouvons que c'est aller beaucoup trop loin. Que le faisan soit un peu faisandé, bon; mais qu'il soulève le cœur par son odeur repoussante, nullement. Dans ce dernier cas, il ne peut qu'être très difficile à digérer.

« Si le faisan moyennement mortifié, dit C. Husson, de Toul, et rôti dans les conditions ordinaires mérite l'approbation des hygiénistes, il n'en sera pas de même du salmis, où entrent le vin blanc, la muscade et d'autres condiments; du faisan *à l'engournoise*, qui est lardé, paré, rempli de truffes ou de marrons, assaisonné de vin de Malaga et autres ingrédients, et surtout de la fameuse préparation appelée *à la première alliance*, et dont le célèbre professeur se complaît, dans son célèbre ouvrage, de donner la pompeuse description. »

Dindon sauvage. — Le dindon sauvage ne ressemble guère au dindon domestique. Il s'enfuit au moindre danger quand il se trouve à terre, mais lorsqu'il est perché sur la branche d'un arbre, il se laisse facilement tuer. Sa chair est bien supérieure à celle du dindon domestique lorsqu'il a été tué en hiver ou au printemps.

Gélinotte. — La gélinotte est défiante et craintive comme les coqs de bruyère, mais elle est moins rare que ces derniers. Elle est très commune en Russie et on en rencontre assez dans les Vosges et les Ardennes. Elle a la taille d'une perdrix. Sa chair est délicate, savoureuse, aussi la paie-t-on fort cher. Elle est le seul gibier, en Allemagne, qu'il soit permis de servir deux fois de suite sur la table des princes.

L'ordre des PASSEREAUX renferme :

Ortolan. — Cet oiseau quitte, à l'automne, les régions tempérées pour descendre vers le sud; il est alors chargé de graisse, ce qui fait que sa chair est délicate, exquise, appétissante. Mais, en raison même de cette grande quantité de graisse, il faut en manger peu. Au temps de Lucullus et d'Hortensius on savait les engraisser, huit jours suffisaient pour cela. Pour conserver à la chair son fumet, sa saveur et son goût exquis, il faut faire cuire l'ortolan, soit au bain-marie, soit au bain de sable ou de cendres, et même dans une coque d'œuf.

Cet oiseau est très commun en Italie, surtout à Florence, où on le fait quelquefois cuire dans une truffe. On a alors un mets exquis, mais indigeste.

Alouette. — L'alouette, ce gentil petit oiseau, qui est le symbole de la paix et du travail, rend les plus grands services aux cultivateurs en détruisant les vers, les chenilles et les sauterelles; c'est pour cela qu'on devrait l'épargner, d'autant plus que sa chair est molle et n'a que peu de valeur. Pour qu'elle soit assez bonne, il faut que l'alouette ait acquis de l'embonpoint[1], ce qui n'arrive qu'après la saison des couvées.

Bec-figue. — Le bec-figue est appelé ainsi parce que, à l'automne, il se nourrit surtout de fruits savoureux comme des figues et du raisin. Il engraisse alors beaucoup, au moins autant que l'ortolan et le rouge-gorge. La chair possède une amertume légère, un parfum unique et si exquis que, suivant Brillat-Savarin, « ils engagent, remplissent et béatifient toutes les puissances dégustatrices. » Si un bec-figue était de la grosseur d'un faisan, on le paierait certainement à l'égal d'un arpent de terre. Malheureusement cet oiseau privilégié est très rare à Paris. Les Romains le faisaient cuire dans un œuf de paon.

Loriot. — Le loriot d'Europe a un joli plumage jaune. Très commun dans le midi de la France, il se nourrit de mûres, de cerises et de figues. Cette alimentation donne à sa chair un goût très fin.

Merle. — Le merle commun ou noir est défiant et rusé, aussi se laisse-t-il rarement surprendre. Dans le midi de l'Europe, on le chasse à cause du goût exquis que contracte sa chair sous l'influence d'une nourriture spéciale composée surtout de baies de genièvre ou de myrte. La délicatesse de son fumet l'a fait rechercher de tout temps. A une époque relativement récente, même au commencement de ce siècle, sa chair était considérée comme douée de vertus magiques pour la guérison d'affections diverses, comme l'inflammation, la sciatique, la goutte, les taches du visage, etc.

Grive. — La grive commune a joui dès les temps les plus reculés d'une très grande réputation comme gibier fin et délicat. Les Romains l'appréciaient tellement qu'ils en engraissaient des milliers dans d'immenses volières; Lucullus en faisait ses délices. Horace trouve qu'il n'y a rien de comparable à la grive grasse : *obeso nil melius turdo*. Et Martial dit que c'est le premier des oiseaux : *Inter aves turdus, inter quadrupes gloria prima lepus*.

1. Lister, médecin gourmand d'une reine très gourmande (la reine Anne), observe que, si douze alouettes ne pèsent point douze onces, elles sont à peine mangeables; qu'elles sont passables si elles pèsent douze onces; mais que si elles pèsent treize onces, elles sont grasses et excellentes.

La grive se nourrit d'insectes et de vers pendant une partie de l'année; elle rend donc alors des services, puisqu'elle détruit les ennemis des récoltes. Mais, plus tard, elle mange beaucoup de groseilles, de cerises, de fraises quand elles commencent à rougir. Elle devient plus nuisible encore quand arrive la maturité des raisins; elle en fait une telle consommation et elle acquiert à ce moment un état d'embonpoint si prononcé, qu'on a pu dire : *soûl comme une grive.*

Cet oiseau n'est excellent que lorsque les raisins sont mûrs. Si, à cet époque de l'année, il peut acquérir tout son embonpoint en mangeant beaucoup de raisins, et donner à sa chair son parfum particulier en avalant quelques baies de genièvre, il n'est guère possible de trouver un gibier aussi parfait, aussi délicat et aussi succulent; de plus, sa digestion est assez facile.

On le met à la broche enveloppé d'une feuille de vigne et sans être vidé. On le sert avec des rôties arrosées de son suc.

b). — GIBIER A POIL.

Sanglier. — Cerf. — Daim. — Chevreuil. — Chamois. — Gazelle. — Ours. — Lièvre. — Lapin de garenne.

L'ordre des PACHYDERMES nous fournit le *sanglier.*

Sanglier. — Le sanglier commun, gros et trapu, peut atteindre $1^m,25$ de long. On le trouve dans toutes les contrées tempérées de l'Europe et de l'Asie. On n'en voit plus cependant en Angleterre, où il a été complètement détruit. Il peut être très nuisible à l'agriculture, et il suffit d'un certain nombre pour ravager en une nuit toute une récolte.

Suivant son âge, le sanglier prend plusieurs noms : quand il vient de naître c'est un *marcassin;* à six mois, une *bête rousse;* à un an, une *bête de compagnie;* à deux, un *ragot;* à trois, un *sanglier à son tiers an;* à quatre, un *quaternier;* plus tard, c'est, soit un *vieux sanglier,* soit un *solitaire,* soit un *vieil ermite.*

Les Romains l'estimaient beaucoup. Sa chair est ferme, savoureuse et meilleure que celle du cochon : elle est d'autant plus tendre que le sanglier a été plus couru à la chasse.

Le marcassin constitue un aliment assez agréable; mais sa chair n'étant pas assez formée, assez nourrie, elle est trop muqueuse et de digestion difficile. On la fait cuire à la broche.

Les meilleurs sangliers sont ceux qui sont jeunes encore et qui se sont bien engraissés pendant l'automne en se nourrissant de beaucoup de glands, de chiendent, de blé et de fruits. Le morceau que l'on préfère est le *filet*. De même que tous les autres morceaux de l'animal, on le fait mariner et ensuite cuire à la braise.

Un autre morceau très estimé est la *hure*, surtout quand le sanglier a plus d'un an. Malheureusement, on se sert pour sa préparation de tant d'ingrédients plus ou moins relevés que l'on a finalement un mets d'un très haut goût, mais par là même très échauffant, irritant et de digestion difficile.

En résumé, la chair des jeunes sangliers constitue un aliment délicat, assez fin et très estimé. Mais souvenez-vous que, comme du reste pour tous les gibiers, cette chair ne convient qu'aux estomacs robustes et aux personnes qui mènent une vie très active.

Ne mangez jamais un vieil ermite : sa chair dure et coriace ne pourrait que vous indisposer.

L'ordre des RUMINANTS fournit : le *cerf*, le *daim*, le *chevreuil*, le *chamois*, la *gazelle*.

Cerf. — Le cerf commun est un des plus beaux animaux de l'Europe. D'un naturel doux et timide, il s'enfuit à la moindre alerte. Sa nourriture se compose, pendant l'été, d'herbes, de feuilles, de fruits, de bourgeons, et, pendant l'hiver, de mousses, de bruyères, de lichens.

De même que le sanglier, il prend plusieurs noms suivant son âge. A partir de sa naissance, c'est un *faon;* à six mois, un *hère;* à un an, un *daguet*. Au commencement de la troisième année, surgit ce qu'on appelle la seconde *tête;* chaque année, il s'en fait une nouvelle; et le nombre de celles-ci indique l'âge de l'animal. A six ans, il se nomme un *dix-cors jeunement;* les années suivantes, c'est un *dix-cors*.

Le jeune cerf a une chair nourrissante et d'un bon goût, surtout s'il habite des lieux élevés, mais de digestion assez difficile et ne convenant guère qu'aux chasseurs. Celle des vieux cerfs n'a aucune valeur. Elle est bonne seulement à être donnée en pâture à la meute des chiens qui se sont acharnés contre lui et qui trépignent déjà de joie à l'espoir soit de la *curée chaude,* si on leur donne l'animal aussitôt après qu'il a été tué et qu'on a fait hommage du pied, soit de la *curée aux flambeaux*, si on ne leur permet de s'en régaler que le soir, après la rentrée au logis.

La jeune biche a une chair agréable; mais elle prend un goût des plus détestables à l'époque du rut.

La chair du faon est beaucoup plus tendre; comme, en outre, elle a un excellent goût, elle est d'une digestion assez facile.

Règle générale, la chair du cerf ayant besoin d'être marinée, est très échauffante et excitante par suite de cette préparation. Il faut donc en manger rarement et avec beaucoup de modération.

On mange en friture les pousses encore molles des bois des jeunes cerfs. Ces pousses ont une saveur très agréable se rapprochant de celle des champignons.

Autrefois, on employait en médecine la graisse et la moelle du cerf, mais on les remplace aujourd'hui par la moelle et la graisse de bœuf. On employait aussi dans les maladies du cœur l'*os du cœur du cerf*. La corne de cerf fait encore partie de certains médicaments émollients, et on la donne en tisane. Elle entre aussi dans la décoction blanche de Sydenham, que l'on prescrit très souvent contre les diarrhées chroniques. Enfin, on en fait une gelée que l'on prend comme toutes les gelées ou pâtes pectorales.

Daim. — Le daim tient le milieu pour la taille entre le cerf et le chevreuil. Il est rare en France. La chair du jeune daim est excellente et, d'après certains auteurs, elle serait même supérieure à celle du chevreuil. S'il faut en croire Rédi, la cervelle, frite ans du lard, constitue un morceau très délicat.

Chevreuil. — Le chevreuil est un animal svelte et gracieux. En terme de chasse, le mâle s'appelle *broquart;* la femelle, *chevrette,* et le petit, *chevreau.* Le chevreuil ne pratique pas la polygamie comme le cerf; il reste attaché toute sa vie à la compagne qu'il a choisie et ne la quitte pas un instant, se consacrant avec elle, dit L. Figuier, à l'éducation de sa famille. Il se nourrit surtout de bourgeons et de jeunes pousses, ce qui fait qu'il occasionne à ce moment beaucoup de dégâts.

Le chevreuil est un des plus fins gibiers de venaison; il a, en effet, une chair délicate, exquise, nourrissant modérément et se digérant bien, rôtie. Son cuissot est le gigot de l'opulence.

La qualité de sa viande dépend beaucoup du pays où il vit.

Les pays montagneux la rendent plus savoureuse. Les chevreuils de l'Ombrie et du Padouan sont fort renommés, parce qu'ils se nourrissent d'olives, de fruits rouges et de lentisques.

Le chevreau, à six mois, constitue un manger très délicat, mais il faut attendre à dix-huit mois ou deux ans pour que la chair possède toute sa saveur. Les chevrettes assez jeunes sont tendres; les vieux broquarts ont la chair dure et de mauvais goût.

On digère moins bien la chair du chevreuil qui a été marinée; cette préparation la rend, en outre, moins délicate.

Chamois. — Le chamois d'Europe a la taille d'une petite chèvre. Il est devenu assez rare. On ne le trouve guère que dans les Pyrénées et les Alpes. Sur les coteaux du Rhône, il prend le nom d'*isard*. Sa chair ressemble à celle du chevreuil; on la digère bien si on en mange avec modération et si elle provient d'un chamois jeune.

Gazelle. — La gazelle est un animal fort gracieux, plus petit que le chamois. Sa chair est assez bonne, mais il est prudent de ne pas en manger beaucoup ni trop souvent.

L'ordre des CARNIVORES fournit l'*ours*.

Ours. — « A Rome, dit C. Husson, dans son *Alimentation animale*, on servait sur les meilleures tables la chair rôtie des jeunes ours, à laquelle on trouvait le goût du sanglier. Petum en parle dans le festin de Thimoléon. Un ourson est aussi fort estimé en Allemagne. Les habitants des Alpes mangent les ours qu'ils prennent à la chasse. C'est un aliment froid, grossier et indigeste. Elien met au nombre des aliments les plus délicats les pieds de devant : il paraît que les Chinois les estiment aussi beaucoup. »

Enfin, l'ordre des RONGEURS fournit le *lièvre* et le *lapin sauvage*.

Lièvre. — Le lièvre est de tous les animaux celui qui a le plus d'ennemis. Aussi La Fontaine a pu dire avec beaucoup de raison :

> Un souffle, une ombre, un rien, tout lui donnait la fièvre.

Le lièvre des montagnes est quelquefois plus maigre que

celui des plaines, mais il a beaucoup plus de saveur parce qu'il se nourrit surtout de plantes aromatiques. Celui qui habite les lieux bas et marécageux ne doit pas être mangé, car sa chair est mauvaise.

D'après Grimod de la Reynière, le lièvre est un mets savoureux et de facile digestion ; de plus, de toutes les viandes noires, celle de cet animal est la plus légère, la moins ferme et celle dont le jus est le moins âcre.

Du reste, plus le lièvre a été couru à la chasse, meilleure est sa chair.

Ce gibier passait, chez les Romains, pour avoir la curieuse propriété de rendre beau pendant sept ou neuf jours celui qui en mangeait, et on attribuait la beauté d'Alexandre Sévère à ce que cet empereur faisait tous les jours servir sur sa table un de ces animaux. Peut-être peut-on trouver la cause de cette opinion à la ressemblance du mot latin *lepus, leporis*, lièvre, avec *lepor, leporis*, grâce. Ce qui fait que l'expression suivante du poète : *ex quo continuum capit leporem*, peut aussi bien se traduire : Il mange continuellement du lièvre, que : De cette façon, il acquiert une beauté continuelle.

Beaucoup de personnes prétendent qu'il fait dormir et rêver ; malheureusement, presque toujours ces rêves sont désagréables. L'explication est facile à donner. Quoique la chair du lièvre soit d'une digestion assez facile, elle fatigue toujours un peu l'estomac ; si on en a mangé copieusement, le sommeil est donc lourd et les rêves qui l'accompagnent sont plus ou moins tristes, suivant que la digestion est plus ou moins pénible.

La chair des vieux lièvres est sèche et noire, peu agréable et d'une digestion difficile. Le filet du lièvre, simplement rôti, est le seul morceau que l'hygiène recommande à un estomac qui a besoin de quelque ménagement, mais les gourmets le font piquer de lard fin et l'assaisonnent avec une sauce faite avec le foie et des olives. Quoique le civet soit fort en usage, sa confection qui exige du vin, du poivre, des champignons, du lard, des oignons et du sang de l'animal, en rend la digestion assez difficile. Le filet en civet, si les condiments sont bien choisis, est fort estimé et un peu moins condamnable. La daube et le pâté de lièvre sont deux mets de ménage contre lesquels nous n'oserons nous élever, is la composition en est bien raisonnée et si l'on nous promet de n'en pas trop manger.

Lapin. — Le lapin sauvage, appelé *lapin de garenne*, est, dit-on, originaire d'Afrique, d'où il passa en Espagne, puis en France, en Italie et successivement dans tous les pays chauds et tempérés de l'Europe.

Sa chair est beaucoup moins noire que celle du lièvre ; elle a aussi moins de goût. Elle est nourrissante et se digère avec assez de facilité. On mange le lapin comme le lièvre, rôti et en civet.

D. — *VIANDES SAINES. — VIANDES DOUTEUSES. — VIANDES NUISIBLES.*

Ladrerie du porc ; ladrerie du bœuf. — Trichinose. — Viandes tuberculeuses. — Viandes charbonneuses. — Rage. — Morve. — Clavelée.

a) Viandes saines. — Il est assez difficile d'indiquer la qualité hygiénique d'une viande rien que par l'aspect d'un seul morceau, mais très souvent cet aspect donne des notions qui ont une certaine valeur. Généralement, une viande est bonne et saine quand elle est ferme chez le bœuf, le mouton, le porc ; molle chez le veau, l'agneau, le chevreau ; quand elle a une odeur douce et fraîche ; quand elle fournit un jus rouge pour les premières, moins prononcé pour les secondes, et qu'elle contient assez de graisse dans les interstices pour lui donner l'aspect persillé dont nous avons parlé ; elle est alors suffisamment grasse pour en relever la qualité et la rendre plus tendre et plus nutritive.

L'aspect d'une viande provenant d'un animal malade est tout autre. Elle dégage généralement une odeur caractéristique, *odeur de fièvre*, odeur se prononçant encore quand on la fait rôtir. Si elle est septique, son aspect est sale ; la section des os, spongieuse et terreuse ; les muscles ont une teinte grisâtre, le tissu cellulaire est imprégné de liquides sanieux et la graisse a une couleur terne ; enfin, elle dégage une odeur ammoniacale.

b) Viandes douteuses. — On considère une viande comme douteuse quand elle provient d'un animal atteint d'une maladie qui ne se transmet pas à l'homme. Parmi ces maladies ,on range généralement la météorisation, l'hydropisie, l'apoplexie, les affections inflammatoires. La chair est alors molle, gluante, infiltrée, brune, et elle constitue un aliment des plus médiocres, dont il est prudent de se passer. Lorsqu'un animal atteint de la *peste bovine* est abattu à une période peu avancée de la maladie, la consommation de sa chair est sans danger, néanmoins la loi du 21 juillet 1891 en interdit la vente. Il n'en est pas de même de la péripneumonie, l'inspection sanitaire en tolère le débit.

c) *Viandes nuisibles.* — Ces viandes proviennent d'animaux atteints de maladies parasitaires ou virulentes et transmissibles à l'homme.

1. *Ladrerie du porc.* — Cette maladie est grave. Arrivée à un certain degré elle est facile à reconnaître : le porc présente, en effet, sur le *côté du frein de la langue*, ou sur la *conjonctive*, des ampoules de la grosseur d'un petit pois. La présence de ces ampoules ou grelons a été indiquée par Aristote. Si on ne peut pas les voir, on les sent facilement en passant l'index sur les parties que nous venons de nommer. Aux abattoirs et dans toutes les foires où l'on vend des cochons, on n'en achète jamais sans avoir fait procéder à cet examen appelé *langueyage*. Il arrive quelquefois que le vendeur a retiré au préalable avec un couteau les petites ampoules ; on dit alors que le porc est épinglé, et la maladie peut ne pas être reconnue par l'examinateur.

La ladrerie présente trois degrés suivant le nombre de larves contenues dans les chairs de l'animal. Dans le premier degré il y en a très peu : la viande, bien cuite, est sans danger, mais elle ne prend pas le sel et on ne peut pas, par conséquent, la conserver. Dans le second degré, les larves sont plus nombreuses : mangée fraîche, la chair ne présente pas encore beaucoup d'inconvénients; salée, elle ne se conserve pas du tout. Dans le troisième degré, le nombre de larves est très considérable : la viande est sans goût, lourde, elle ne prend pas le sel et produit de la diarrhée ou d'autres indispositions. Dans tous ces degrés, elle croque sous la dent comme si elle était parsemée de grains de sable, et elle donne le ténia ou ver solitaire, produit par l'évolution du *cysticercus cellulosæ*. La vente de la viande provenant d'un porc ladre est sévèrement interdite.

2. *Ladrerie du bœuf.* — La viande de bœuf peut être aussi infectée par un ver enkysté donnant lieu au *tenia mediocanellata*, ou *ténia inerme*. C'est le ver solitaire que l'on rencontre aujourd'hui le plus fréquemment chez l'homme à cause de l'habitude que l'on a de manger de la viande de bœuf cuite d'une manière insuffisante. Une cuisson normale détruit, en effet, toutes les

larves. Mais comme toute viande qui en possède est une viande malade, il est tout naturel qu'il soit interdit de la vendre.

3. *Trichinose*. — Le cochon peut donner une maladie plus grave encore que lorsqu'il est ladre ; il communique la *trichinose*, s'il est *trichiné*.

Qu'est-ce que la trichine? qu'est-ce que la trichinose?

La trichine est un tout petit ver nématoïde, filiforme, long de 1 à 6 millimètres et d'une épaisseur d'un tiers de millimètre. Elle est enfermée dans un kyste où, à l'aide d'un excellent microscope, on peut la voir enroulée en spirale comme le ressort d'une montre.

Les femelles, plus nombreuses que les mâles, atteignent une longueur de 4 à 6 millimètres ; les mâles ne dépassent guère 3 millimètres.

Chaque kyste contient un ou deux vers et on n'en trouve que dans les muscles striés ou muscles de la vie animale. Les muscles superficiels en contiennent plus que les profonds.

Lorsque ces kystes sont ingérés avec la chair musculaire, — et, d'après M. Chatin, ils seraient seulement au nombre de plusieurs centaines de mille dans une côtelette d'animal trichiné! — les trichines se développent rapidement dans l'intestin, deux à huit jours après la digestion des kystes, et elles y pondent des œufs. Dès que les embryons sont éclos, ils traversent la paroi intestinale pour aller se loger dans plusieurs organes, mais principalement dans le tissu musculaire. L'animal est alors atteint de trichinose.

Quant aux parents mâles et femelles, on n'en voit plus de traces ; ils se détruisent dans l'intestin.

On a trouvé des trichines chez l'homme, le porc, les rats, surtout les rats d'égout, le blaireau, le putois, la fouine, le renard, le hérisson. Les vaches, les veaux et les chevaux peuvent être aussi trichinés.

Quelle est l'origine de la trichine ?

On n'en sait rien encore. D'après M. Colin, elle remonterait à l'origine du monde. De tout temps il y aurait eu des rats, des porcs et des hommes trichinés. Les rats contracteraient la trichinose en mangeant les chairs et les déjections des hommes et des porcs, ces derniers en dévorant les rats, et les hommes en mangeant les porcs.

D'après M. Leroy de Méricourt, on doit trouver des trichines, soit sous leur forme bien connue, soit sous une autre forme, mais susceptible de métamorphoses, dans le corps de petits insectes qui les communiqueraient aux rats.

Ce ne sont là cependant que des hypothèses ; on ne connaît donc pas encore aujourd'hui l'origine de la trichine.

La trichinose est assez fréquente dans les pays où l'on se nourrit de la viande de porc. Lenkes a observé le premier une épidémie de trichine. La viande d'un seul porc abattu dans une ferme, près de Dresde, l'avait occasionnée. Le fermier, sa femme et d'autres personnes tombèrent malades; une servante même mourut. Dans les muscles de cette femme on trouva un très grand nombre de trichines. A Hetstedt, il y eut, dans une épidémie, plus de 150 malades, et il mourut plus de vingt personnes.

Le danger est naturellement proportionnel au nombre des kystes qui se trouvent dans les muscles.

Les symptômes que présente une personne atteinte de trichinose sont loin d'être bien connus. On ne peut guère être sûr qu'un homme est trichiné qu'en constatant, à l'aide du microscope, la présence de trichines dans le tissu musculaire.

Le docteur Jollivet, de Seine-et-Oise, a pu cependant, à propos d'une épidémie de trichinose observée en France, reconnaître les symptômes suivants :

Pendant sept jours le malade n'a pas d'appétit; sa langue est sale; il souffre de troubles intestinaux et d'une pesanteur d'estomac; il est complètement abattu.

Pendant les sept jours suivants, quelquefois même pendant deux septenaires, c'est-à-dire pendant le temps d'immigration des trichines dans le tissu musculaire, on remarque de l'œdème facial, des troubles dans les mouvements des muscles, des troubles de la vue et de l'ouïe. Le malade marche et respire avec difficulté. Durant quinze ou vingt jours, il doit se tenir immobile dans le lit, car le plus léger mouvement lui cause la plus grande douleur.

S'il échappe à cette période, le calme arrive vers la cinquième semaine, quoique les pieds enflent un peu. La guérison survient enfin.

La prostration extrême dans laquelle se trouve le malade fait qu'on a souvent confondu la trichinose avec la fièvre typhoïde.

On ne connaît aucun remède capable de guérir cette maladie.

Mais comme il est facile de l'éviter, il faut tout faire pour cela.

Pour l'éviter, il y a d'abord un moyen un peu radical, mais excellent, c'est de s'abstenir de la viande de porc. Il est bien établi que c'est en mangeant de cette viande que l'homme se trichine. S'il s'en abstient, il ne prendra jamais la trichinose.

Mais cet animal est d'une grande ressource, surtout pour les campagnards. Ceux-ci seraient fort souvent très embarrassés s'ils n'avaient pas sous la main sa chair, qui leur fournit un mets, assez indigeste, à la vérité, mais nutritif et peu coûteux. Que faut-il donc faire pour qu'ils puissent en manger sans inconvénient?

Deux choses suffisent : il faut chercher à éviter l'infection par un contrôle actif exercé sur la viande de porc, et préparer cet aliment d'une manière convenable. Le gouvernement a rempli la première condition en nommant des inspecteurs sérieux, sachant se servir du microscope, et en organisant sur nos frontières une surveillance spéciale de manière à ne permettre l'entrée en France que des viandes reconnues parfaitement saines. Quant au second moyen, il suffit de soumettre cette viande à une température de 100 degrés. Si la trichinose sévit beaucoup en Allemagne, c'est que les habitants ont l'habitude de manger le cochon cru, ou à peu près. Il faut donc s'en abstenir quand il n'est pas suffisamment cuit; il faut s'abstenir aussi d'un rôti qui laisse voir dans l'intérieur une apparence de sang.

Fortement salée, la viande de porc est moins mauvaise. Si on fume bien un jambon après l'avoir salé, on tue sûrement les trichines qu'il pouvait contenir : c'est pourquoi les salaisons américaines sont généralement inoffensives.

4. *Viandes tuberculeuses*. — La tuberculose est d'une fréquence extrême chez le bœuf. Or, jusqu'à ces derniers temps, il était difficile de savoir si un bœuf vivant était tuberculeux ou non. Aujourd'hui, il n'en est pas de même, grâce à la tuberculine de Koch. En effet, si on injecte à un animal une certaine quantité de tuberculine, celui-ci présentera de la fièvre s'il est tuberculeux, et ne réagira point s'il ne l'est pas.

Il est très important de savoir si une vache est atteinte de tuberculose ou non, car il est prouvé que l'ingestion de sa viande communique la maladie à l'homme. On ne doit donc jamais en manger dans ce cas. Quand on s'en sert pour faire du bouillon, l'ébullition à laquelle on doit la soumettre détruit bien tous les germes, mais il n'en est pas de même quand on la fait rôtir.

5. *Viandes charbonneuses.* — La viande provenant d'un animal atteint du charbon est encore plus dangereuse, puisqu'en la manipulant, comme doivent le faire les bouchers et les cuisiniers, on peut s'inoculer cette maladie terrible, s'il existe aux mains la plus petite écorchure. Il paraît cependant que, dans la Beauce, on mange assez souvent du mouton charbonneux ; c'est là une grave imprudence qui pourrait coûter cher, puisqu'il suffirait que l'épithélium du tube digestif ne fût pas dans son intégrité parfaite pour que la maladie se déclarât. La vente de cette viande est évidemment interdite. On devrait même obliger de la détruire par le feu.

6. *Rage. Morve. Clavelée.* — La *rage* est assez rare. M. Decroix a, paraît-il, mangé de la chair de chien enragé, impunément ; il est clair qu'il vaut mieux s'en abstenir.

La *morve* frappe surtout les chevaux. Il existe des observations qui tendent à prouver que l'ingestion d'une viande morveuse ne communique pas la maladie ; il est logique cependant de la laisser de côté.

La *clavelée* des moutons, identique à la vaccine, se communique à l'homme par le contact. Il faut rejeter toute viande atteinte de cette maladie.

II. — Poissons. — Batraciens. — Crustacés. — Mollusques.

A. — *POISSONS.*

a) Du poisson en général. — Endémies dues à son alimentation exclusive. — Effets généraux de cette alimentation. — Valeur nutritive. — Digestibilité. — Meilleure manière de l'accommoder.

Le poisson constitue généralement un aliment sain et bon, mais il peut, dans certains cas, produire des accidents, et on a été jusqu'à attribuer à son usage exclusif certaines *endémies*.

Endémies dues à l'alimentation exclusive par le poisson. — En Chine et dans la mer des Indes, de nombreuses peuplades doivent vivre exclusivement, ou à peu près, du produit de leur pêche. Les Esquimaux sont réduits, eux aussi, par la nature de leur climat, à ce genre de nourriture. Cette alimentation est-elle sans danger? Non, puisque, d'après certains auteurs, tous ces peuples sont sujets à de nombreuses maladies. On a attribué, en effet, à l'usage continu du poisson, le lymphatisme, l'éléphantiasis, le scorbut, l'anasarque, une espèce de lèpre, la scrofule, les dartres, l'érysipèle, l'érythème, l'urticaire, et, en un mot, presque toutes les maladies cutanées. Ces effets sont encore plus marqués lorsque les poissons qui font la base de la nourriture ont vécu dans les eaux stagnantes, boueuses, dans des mares impures, lorsque leur chair est molle, visqueuse.

Nous devons ajouter que toutes ces nombreuses maladies ne sont guère causées par le poisson que lorsqu'il n'est pas frais, lorsqu'il a déjà subi un commencement de fermentation putride et quand on le mange insuffisamment cuit. On admet cependant que l'abus même du bon poisson, et surtout du poisson de mer, peut déterminer chez les personnes prédisposées la plupart des maladies de la peau, ainsi que le lymphatisme.

Effets généraux produits par l'alimentation par le poisson; effets aphrodisiaques. — Ces effets sont nombreux et la plupart ont une certaine importance. Si on remarque que les ichthyophages ou les personnes qui abusent du poisson, ont moins de courage que celles qui se nourrissent de chair, si elles sont pâles, lymphatiques, elles trouvent par contre dans cette alimentation une compensation très grande, puisque, grâce à cette nourriture, elles peuvent vivre plus longtemps. En effet, on a observé de très nombreux exemples de longévité chez les nations ichthyophages. Cette longévité s'explique facilement de deux manières: d'abord, la nourriture étant moins substantielle et plus légère que la chair proprement dite, l'organisme se fatigue moins, s'use moins; ensuite, les sucs des poissons n'étant destinés qu'à former des arêtes ou des cartilages, l'usage habituel qu'en font certains peuples retarde chez eux la solidification de toutes les parties du corps. Or, on sait que la vieillesse et la mort qui en résulte n'est que la conséquence du durcissement des tissus.

Suivant Louis Agassiz, le poisson est un aliment qui *rafraîchit l'organisme*, surtout après une fatigue intellectuelle; aucun aliment ne pourvoit aussi complètement aux dépenses de la tête; ce n'est pas que l'usage du poisson puisse faire d'un idiot un savant ou un homme d'esprit, mais le régime ichthyophage ne peut qu'être très favorable au fonctionnement du cerveau.

Il n'y a rien d'étonnant à cela, puisque les poissons renferment du phosphore et que ce corps est rangé parmi les médicaments excitants et stimulants énergiques.

Ceci nous amène à parler des effets aphrodisiaques.

Certains observateurs ayant remarqué que les populations du littoral qui vivent à peu près exclusivement de poisson ont d'ordinaire beaucoup d'enfants, en ont conclu que tous les aliments tirés de la mer ou des eaux douces avaient des propriétés aphrodisiaques. Plusieurs auteurs se sont inscrits en faux contre ces propriétés; mais, suivant M. Fonssagrives, elles existent réellement. D'après Bouchardat, les populations du littoral de la Méditerranée produisent d'enfants, par ménage, 3 045, tandis que la moyenne de production des populations du centre est 2 867. Ce qui peut prouver encore que ces effets sont très réels, c'est que les Kamtchadales, qui se nourrissent exclusivement de poissons, sont, d'après ce qu'on assure, de vraies bacchantes; enfin, Camille Allard affirme que les coqs nourris avec des poissons sont bien plus excités que ceux à qui on donne du grain ou toute autre nourriture.

D'après cela on peut se demander pourquoi des ordres religieux sévères ont cru devoir remplacer la viande par le poisson, puisqu'un tel régime doit leur faire atteindre un but tout opposé à celui qu'ils recherchent; et l'on comprend que Brillat-Savarin, après avoir remarqué que, suivant Hérodote et Plutarque, on avait interdit aux prêtres égyptiens l'usage des poissons, ait pu dire avec un semblant de raison : « Ces vérités physiques étaient sans doute ignorées de ces législateurs ecclésiastiques qui imposèrent la diète quadragésimale à diverses communautés, telles que les Chartreux, les Récollets, les Trappistes et les Carmes déchaux, réformés par sainte Thérèse. Car on ne peut pas supposer qu'ils aient eu pour but de rendre encore plus difficile l'observance du vœu de chasteté, déjà antisocial. »

Mais Brillat-Savarin oubliait une chose très importante, c'est que les poissons que les religieux mangent d'ordinaire ne sont guère apprêtés avec la recherche exquise réclamée en tout et pour tout par le célèbre gourmet; c'est que les poissons fins qui contiennent surtout du phosphore n'apparaissent guère sur leur table, mais bien au contraire les poissons à chair blanche et légère qui n'en contiennent qu'une très faible proportion. Et il est bien certain que ces poissons cuits à l'eau avec un peu de sel ne sont guère capables de bouleverser les sens des pauvres moines.

« En outre, dit justement C. Husson, le phosphore, pour produire ce phénomène, devrait être libre dans le poisson, car c'est à cet état qu'il jouit des propriétés aphrodisiaques. Or on le retrouve combiné à la graisse formant l'acide oléophosphorique qui remplace les phosphates existant dans les autres aliments, et encore cet acide oléophosphorique ne se rencontre spécialement que dans les muscles de certains poissons. »

Par conséquent si les poissons produisent des effets aphrodisiaques, ces effets sont dus surtout aux assaisonnements avec lesquels les traiteurs relèvent leurs préparations, et nous pensons, avec Husson, qu'on doit accuser plutôt les truffes qui garnissent les soles normandes; le poivre et les épices qui font la base des mayonnaises du saumon, ou qui relèvent le homard et les écrevisses; le vin blanc qui arrose les huîtres.

Valeur nutritive et digestibilité. — La chair des poissons, contenant en moyenne 80 0/0 d'eau, tandis que la chair du bœuf n'en renferme que 77, est incontestablement moins nourrissante que cette dernière, mais cela ne l'empêche pas de constituer une excellente ressource quand elle intervient dans l'alimentation dans des proportions modérées.

« Le poisson, dit Brillat-Savarin, moins nourrissant que la chair, plus succulent que les végétaux, est un *mezzo termine* qui convient à presque tous les tempéraments, et qu'on peut permettre même aux convalescents. »

« Le poisson en général, dit notre excellent confrère le docteur F. Brémont, est un aliment précieux. S'il nourrit un peu moins que la viande, il flatte mieux le goût et doit réveiller l'appétit des individus difficiles et des convalescents. D'ordinaire, sa digestion se fait bien, mais pour cette question de digestibilité, comme pour celle de la puissance nutritive, on doit étudier spécialement chaque espèce si l'on veut des renseignements précis. »

On peut donner cependant quelques indications générales touchant la digestibilité des poissons.

Plus ils sont gras, plus ils ont de gélatine entre leurs fibres et moins ils sont faciles à digérer.

Les plus petits se digèrent d'ordinaire mieux que les gros.

Nous avons déjà dit qu'il ne fallait pas manger les poissons qui vivent habituellement dans les eaux boueuses, dans la vase, dans les mares impures, ainsi que ceux qui ont une chair molle et visqueuse.

Il faut laisser encore de côté ceux dont la peau est peu garnie d'écailles. Ces poissons sont d'une digestion si difficile que les législateurs de l'Égypte, comme Hérodote et Plutarque nous l'apprennent, les avaient proscrits. Enfin le Lévitique est très formel là-dessus : les Hébreux ne devaient manger ni anguilles, ni lamproies, ni murènes, ni silures, ni squales, etc., en un mot ils devaient s'abstenir de tous les poissons qui n'ont ni nageoires, ni écailles.

En résumé, si la chair du poisson frais, provenant de la mer ou des eaux douces, est moins nourrissante que celle du bœuf, elle n'en est pas moins de la plus grande utilité puisqu'elle constitue un aliment sain et fort agréable, recommandé à tout le monde mais surtout aux personnes faibles, menant une vie peu active, aux convalescents, aux vieillards, en raison du peu de molécules réparatrices qu'il introduit dans les tissus, et de la facilité avec laquelle il est ordinairement digéré.

Assaisonnement. Quelle est la meilleure manière d'accommoder les poissons? — On assaisonne et on accommode les poissons de mille manières. D'après Becquerel, le gros a besoin de l'addition d'une certaine quantité de sel qui favorise la sécrétion du suc gastrique destiné à dissoudre la chair. Le même auteur pense aussi que la friture est le meilleur mode de préparation donnant le degré le plus fort de digestibilité. Mais le docteur F. Brémont n'est pas de cet avis. Pour lui, la cuisson la moins avantageuse est celle qui se fait dans l'eau (court bouillon, bouillabaisse, etc.); la meilleure est la grillade; la friture tient le milieu. Dans la cuisson à l'eau, les épices ne doivent pas être épargnées ; si elles flattent le palais, elles n'aident pas moins l'estomac.

« En Allemagne, dit C. Husson, le poisson se faisait autrefois cuire à la bière; cette préparation devait amener forcément le poisson au vin, puis le poisson au bleu. En effet, Jean-Baptiste Brugerin, plus connu sous le nom de Champier, médecin de François Ier, observe que cette façon d'accommoder le poisson était récente, qu'on la devait aux Allemands et qu'elle s'employait surtout pour les carpes qui, cuites ainsi tout entières avec leurs écailles, ne perdaient rien de leur suc. »

Au XIIe siècle, on mangeait le saumon cuit à l'huile et aux poireaux, ou bien relevé avec une saumure en gelée, la morue à la moutarde, les truites au vinaigre et les brochets au poivre.

On faisait des omelettes aux truites qui ont donné naissance aux pâtés de truites et ensuite à ceux de langues de carpe.

Mais quelle est la meilleure manière d'accommoder le poisson? Répondre à cette question n'est pas fort aisé, car telle préparation, qui est parfaitement supportée par l'estomac de telle personne, ne peut être tolérée par l'estomac de telle autre. Comme M. C. Husson y a répondu, à notre avis, aussi bien et aussi sagement que possible, nous ne croyons pas pouvoir mieux faire que de transcrire ici ce qu'il a écrit sur la question :

« L'observation journalière est d'une importance capitale ; c'est elle qui consacre tel ou tel accommodement ; beaucoup mieux que ne le feraient toutes les expériences physiologiques, elle dira quels sont les artifices de l'art culinaire qui augmentent la digestibilité des aliments.

« Cette observation a établi que pour certains poissons la friture est meilleure, et que pour d'autres, au contraire, il faut la cuisson à l'eau.

« C'est ainsi qu'on mange la sole, le goujon, le merlan frits ; que le saumon, l'anguille de mer ont besoin de la cuisson à l'eau et d'être relevés par force condiments.

« Le brochet, la carpe, suivant leur taille, se mangent frits, ou au court-bouillon.

« Le hareng et le maquereau se mettent sur le gril.

« Pour toutes ces préparations, chacun a ses préférences, et il serait téméraire de vouloir réagir contre certaines intolérances d'un estomac capricieux.

« Les uns ne peuvent supporter que le poisson frit, les autres le préfèrent à la sauce. « Quand une fois on a constaté qu'on « possède un estomac réfractaire à la sole, à la dorade, au ma- « quereau ou au hareng, le plus sage est de s'en consoler en se « rappelant, pour adoucir son affliction, que le grand écrivain « philosophe Erasme était pris de la fièvre au seul aspect d'une « sardine. »

b. Principaux poissons. — Propriétés alimentaires et digestibilité.

Les propriétés nutritives des poissons, ainsi que la digestibilité de leur chair, varient considérablement, nous le savons, suivant les espèces; il est donc nécessaire de parler des principaux poissons et de dire ce qu'il y a d'intéressant sur chacun d'eux.

Pour être plus clair, nous allons suivre la division de Bouchardat qui range les poissons d'après leurs qualités alimentaires, en quatre classes :

Dans la première, il met les poissons à chair blanche, modérément grasse et d'une digestion facile :

Dans la seconde, les poissons à chair plus dense ou grasse et quelquefois colorée ;

Dans la troisième, les poissons très gras, d'une digestion difficile.

Dans la quatrième, les poissons vénéneux.

PREMIÈRE CLASSE.

Poissons à chair blanche et d'une digestion très facile.

Sole. — Merlan. — Truite. — Limande. — Plie ou carrelet. — Turbot. — Barbue. — Perche. — Morue fraîche.

Sole. — La sole mérite d'être placée au premier rang, à cause de la délicatesse, de la finesse de sa chair et de la facilité avec laquelle tout le monde la digère. C'est pourquoi il n'est pas de poisson qui ne soit ordonné aussi souvent par le médecin, quand ce dernier veut permettre une nourriture un peu plus substantielle à un malade qui relève d'une longue et pénible maladie, ou à une personne dont l'estomac est fatigué.

La sole se trouve surtout dans la Méditerranée; mais il y en a aussi dans la mer Baltique et l'océan Atlantique. Sa taille varie suivant les eaux qu'elle fréquente. Auprès de l'embouchure de la Seine on en prend qui ont 45 et même 55 centimètres de longueur; et certaines atteignent le poids de 3 à 4 kilogrammes.

La chair est toujours tendre, délicate et possède une saveur exquise; c'est en raison de ces propriétés qu'on a donné à ce poisson, dans certaines contrées, le nom de *perdrix de mer.* Selon Lacépède et d'autres auteurs, on devrait garder la sole pendant plusieurs jours avant de la manger, parce que sa chair, bien loin de se corrompre, prend une saveur de plus en plus fine. C'est pour cette raison, dit C. Husson, que les soles de l'Océan sont meilleures à Paris qu'auprès du Havre, et celles de la Méditerranée à Lyon qu'à Toulon ou à Montpellier. Nous avons cependant mangé des soles dans cette dernière ville, ainsi qu'à Cette, et nous pouvons affirmer que nous ne trouvons pas meilleures celles de Paris. C'est pourquoi nous pensons qu'on doit les manger très fraîches quand on le peut, comme, du reste, tous les poissons. Que la sole puisse attendre, sans inconvénient, quelques jours, nous ne le nions pas ; mais nous affirmons qu'il est préférable de la manger aussi fraîche que possible si l'on tient à avoir une nourriture saine, nourrissante et de très bon goût.

On accommode ce poisson de différentes manières ; ainsi on a la sole au gratin, la sole au vin blanc, la sole aux fines herbes, la sole frite, la sole à la Colbert, la sole à la Normande, les filets de sole qu'on assaisonne de cent manières différentes : à la vénitienne, au gratin, à la Joinville, aux huîtres, aux crevettes, etc. De toutes ces préparations, la meilleure est la sole frite. Nous ne dédaignons point les autres, et nous ne vous conseillons pas de ne jamais manger des soles au gratin, à la Colbert, etc. ; seulement nous vous disons : mangez-en plus rarement préparées ainsi que frites.

Merlan. — Le merlan doit venir aussitôt après la sole comme poisson d'une digestion très facile. Si sa chair n'a pas autant de saveur, elle est très tendre, assez délicate, et convient encore mieux que celle de la sole aux estomacs fatigués. Elle possède un goût de marée délicieux qu'on ne trouve pas dans les autres poissons que l'on préfère. Il y a cependant beaucoup de personnes qui n'aiment pas le merlan. Pourquoi ? La plupart n'ont aucune bonne raison, puisque nous en connaissons qui n'en veulent pas et qui cependant ne l'ont jamais goûté. D'autres n'y tiennent peut-être pas parce qu'il ne coûte pas cher, parce qu'on le trouve partout et qu'il existe un proverbe qui dit : « Merlans sont viandes de laquais, de postillon. »

Si le goût répugne, il ne faut assurément pas en manger ; mais demandez qu'on vous le serve souvent sur votre table si vous ne le détestez pas.

On trouve le merlan dans toutes les mers de l'Europe, et on

le pêche presque toute l'année. A l'époque du frai, sa chair est plus agréable au goût.

Dans certains pays, on fait sécher les merlans après les avoir vidés et salés, et quelquefois on ajoute du curcuma dans le but de donner à la chair une couleur jaune et d'en relever la saveur. Ces merlans constituent un bon aliment d'une digestion assez facile ; mais, comme l'opération est peu lucrative, elle n'est pas très répandue.

Le merlan paraît sur le marché de Paris vers la fin de novembre et il est bon jusqu'au commencement de mars, époque à laquelle il commence à maigrir. Il doit être mangé très frais, d'autant plus que le moindre changement de température peut lui faire perdre toutes ses qualités.

De même que la sole on mange le merlan frit, grillé, aux fines herbes, au gratin, etc. Choisissez de préférence le merlan frit.

Le merlan noir n'est guère connu à Paris. Sa chair est délicate tant qu'il est jeune ; mais quand il a un an et plus, il devient dur et coriace.

Truite. — A Paris et dans toutes les villes où l'on trouve des poissons de mer, le médecin ordonne tout d'abord, comme nous l'avons dit, à ses convalescents, soit un merlan, soit une sole frite. Dans les campagnes et les villes, où ces poissons sont à peine connus et où se trouvent, au contraire, des truites, le médecin recommande à ses malades ce poisson d'eau douce vraiment délicieux.

La truite aime l'eau claire, limpide et froide. Plus ce liquide possède une température basse, plus sa chair devient rougeâtre, saumonée, et plus sa saveur est délicieuse. Quand l'eau dans laquelle elle vit n'est pas trop froide, la chair est blanche, et n'a plus le goût exquis que possède la truite saumonée ; cela ne l'empêche pas d'être, comme cette dernière, d'une digestion très facile, tout en constituant un manger fort délicat.

Limande. — La limande se rapproche beaucoup de la sole comme digestibilité. Elle forme une espèce de *plie*, et doit son nom — *lima,* lime — à la grande âpreté de ses écailles. C'est un poisson plat, long tout au plus de 35 centimètres. On le rencontre dans toutes les mers de l'Europe, mais surtout dans l'Océan. Sa chair est blanche, molle, et très délicate, lorsqu'elle est bien fraîche. Si elle est loin de valoir celle de la sole, elle n'en constitue pas moins une nourriture excellente, agréable et saine, convenant parfaitement à tous les estomacs.

On mange des limandes durant toute l'année; cependant elles sont meilleures à partir du mois d'octobre jusqu'au mois de janvier. Elles redeviennent bonnes aux mois de mars et d'avril, lorsqu'elles ont leur laite ou leurs œufs. Après, leur maigreur est si grande qu'elles ne peuvent avoir la même valeur nutritive.

La limande supporte facilement le transport et se conserve assez longtemps, ce qui ne veut pas dire qu'il vaut mieux la manger un peu vieille.

Plie ou carrelet. — Le carrelet ou plie franche est l'espèce la plus estimée du genre plie; aussi la trouve-t-on très communément sur les marchés de Paris. Elle est très répandue dans toutes les mers. La teinte de sa peau est brune, mais relevée par des taches orange, et même feu. Sa chair est très fine, plus estimée même que celle de la limande, qui cependant n'est pas à dédaigner. Elle est enfin d'une digestion très facile.

Turbot. — Le turbot est un poisson qui peut atteindre des dimensions énormes; ainsi on en a vu qui avaient deux mètres de long et pesaient de 12 à 15 kilogrammes. On le pêche, sur toutes les côtes de l'Europe, en assez grande abondance. C'est aux embouchures de la Seine et de la Somme que l'on prend presque tous ceux que l'on consomme à Paris.

De toute la famille des *pleuronectes*, c'est une des espèces les plus estimées.

Règle générale, la chair du turbot est exquise, et c'est cette qualité qui lui a valu le surnom de *faisan d'eau* et de *faisan de mer*. Mais les turbots qui vivent sur les côtes rocheuses ont la chair plus ferme et d'un goût bien supérieur à ceux qui séjournent sur des plages vaseuses. La chair est un peu moins facile à digérer que celle de tous les poissons dont nous avons déjà parlé.

Les Romains l'estimaient beaucoup, et nous lisons dans Horace :

Esuriens fastidit omnia, præter
Pavonem rhombumque.

« Il a faim, mais il a du dégoût pour tout, excepté pour le paon et le turbot. »

On prépare ce dernier de plusieurs manières. On a le turbot

garni d'éperlans frits et de pommes de terre ; le turbot à la crème, au gratin, en vol-au-vent, en croquettes, en mayonnaise. On peut encore le faire cuire à la vapeur : le turbot ne passant pas, de cette manière, dans l'eau bouillante, ne perd rien de ses principes et pompe, au contraire, tout l'arome de l'assaisonnement.

Brillat-Savarin, qui se complaît, dans sa *Physiologie du goût*, à dire comment il fut amené à faire cuire de cette manière un turbot frais, dodu, brillant à satisfaction, mais dont les dimensions excédaient tellement tous les vases dont on pouvait disposer qu'on ne savait comment le préparer, ajoute, pour mieux indiquer l'excellence de cette préparation :

« Pendant que mon oreille se saturait à satisfaction des compliments qui m'étaient prodigués, mes yeux en cherchaient d'autres plus sincères dans l'autopsie des convives, et j'observai, avec un contentement secret, que le général Labassée était si content qu'il souriait à chaque morceau ; que le curé avait le cou tendu et les yeux fixés au plafond en signe d'extase, et que de deux académiciens, aussi spirituels que gourmands, qui se trouvaient parmi nous, le premier, M. Auger, avait les yeux brillants et la face radieuse comme un auteur qu'on applaudit ; tandis que le deuxième, M. Villemain, avait la tête penchée et le menton à l'ouest comme quelqu'un qui écoute avec attention. »

Barbue. — La barbue, qui peut atteindre presque le poids de 20 livres, est la digne rivale du turbot. Sa chair est très agréable, très nourrissante, et on la digère assez facilement.

Perche. — La perche est un des poissons de rivière dont on fait le plus de cas, dit V. de Bomare. C'est, en effet, un des plus beaux et des meilleurs parmi ceux qui habitent les eaux douces. Quoiqu'il ait beaucoup d'arêtes, il est très recherché à cause du goût exquis que possède sa chair blanche, ferme et très facile à digérer, surtout quand il a vécu dans les eaux des lacs et des grandes rivières. Mais la chair est plus ou moins grise et fade lorsque la perche a été pêchée dans des rivières ou des étangs bourbeux. Ausone[1] vante la délicatesse de sa chair, qui fait,

1. *Nec te delicias mensarum Perca silebo,*
Amnigenos inter pisces dignande marinos ;
Solus puniceis facilis contendere mullis,
Namneque gustus iners, solidoque incorpore partes
Segmentis coeunt, sed dissociantur aristis.
(Ausone, *Moselle.*)

dit-il, les délices des tables. On mange les petites perches frites; quand elles sont plus grosses, on les fait griller ou on les cuit au court-bouillon. La laitance constitue, paraît-il, un aliment fort apprécié.

« Un des mets les plus délicats, dit C. Husson, que l'on puisse offrir à Genève, est composé de petites perches du lac Léman, que l'on connaît dans le pays sous la dénomination de *mille cantons*. Il en est de même, dans les Vosges lorraines, d'une petite variété de perche commune dans le lac de Gérardmer, et désignée par les noms d'*heurlin* ou d'*hirlin*, et qui doit l'excellence de sa chair à la nature des eaux de ce lac, où vivent des poissons en général exquis.

« La perche fait partie de l'alimentation populaire en Laponie. On fait avec la peau de l'ichthyocolle.

« A une autre époque où la superstition remplaçait la science, on voyait un remède héroïque dans les *pierres de perche*, prétendus calculs qui ne sont que les osselets suspendus dans les cavités auditives de ces poissons, et que les praticiens recommandaient aux pharmaciens de porphyriser afin de les faire prendre en poudre subtile, comme lithontriptique. »

Morue fraîche. — Si ce poisson est très commun à l'état sec, il l'est fort peu à l'état frais. Ce n'est guère, en effet, que sur les côtes de l'Océan et de la Manche, où on en pêche des quantités assez considérables, qu'on peut le manger frais. Il constitue ainsi un bon aliment très facile à digérer.

Mais on va surtout pêcher la morue dans la mer du Nord et dans les régions septentrionales, et comme on en prend des quantités vraiment prodigieuses, puisque les marins français en apportent à eux seuls tous les ans environ 45 millions de kilogrammes, dont 27 millions sont consommés chez nous, on doit lui faire subir plusieurs préparations diverses avant de la livrer au commerce, préparations dont il est inutile de parler ici.

Pour que la morue desséchée rentre dans la catégorie des poissons de digestion facile, il convient de l'accommoder de la manière suivante : Laissez-la tremper dans l'eau fraîche deux ou trois jours, suivant qu'elle est plus ou moins salée; renouvelez l'eau deux fois par jour, et placez la partie recouverte par la peau au dessus.

Cela fait, ratissez la morue, puis mettez-la froide dans une marmite. Quand elle commence à écumer, vous la retirez et la placez près du feu de façon à la maintenir très chaude, mais sans la faire bouillir; une demi-heure après, vous l'égouttez, et la servez sans autre apprêt, garnie de pommes de terre bouillies avec une sauce au beurre.

Les autres manières de la préparer : morue à la provençale, en brandade, etc., sont moins bonnes et rendent le poisson plus difficile à digérer.

DEUXIÈME CLASSE

Poissons à chair plus dense ou grasse, quelquefois colorée.

Saumon. — Maquereau. — Alose. — Brème. — Lotte. — Thon. — Brochet. — Carpe. — Esturgeon. — Goujon. — Barbeau. — Loche. — Eperlan. — Tanche. — Hareng. — Sardine. — Anchois. — Surmulet. — Rouget. — Raie.

Saumon. — Le saumon est un des poissons les plus estimés et les plus recherchés à cause de la saveur vraiment agréable de sa chair.

Les anciens le connaissaient. Pline le mentionne comme le meilleur poisson de l'Aquitaine, et Ausone fait remarquer la propriété qu'il a de se conserver frais pendant longtemps, tout en vantant la bonté de sa chair qui le rend digne d'être servi sur les meilleures tables.

Il habite l'Océan Atlantique et les mers du Nord, mais il passe des eaux salées dans les eaux douces et réciproquement. Il se développe surtout dans la mer; à chaque nouveau voyage dans l'onde salée, son accroissement augmente et est proportionné à la durée du voyage.

Un trait remarquable caractérisant ce poisson, c'est qu'il saute à une hauteur plus ou moins grande pour franchir les obstacles qui s'opposent à sa remonte quand il vient de la mer. On cite, en Ecosse, en Irlande, diverses cascades appelées *saut du saumon*, et qui présentent au voyageur un spectacle assez attrayant. On comprend ainsi comment on a pu dire qu'on pouvait tuer le saumon au vol.

Après le frai, vers le commencement d'avril, il quitte les eaux douces pour revenir vers la mer; mais il est alors bien affaibli, il n'a plus ses vives couleurs, et si sa chair peut encore lutter avantageusement avec celle des meilleurs poissons, elle n'en a pas moins perdu ses qualités principales.

On commence à le pêcher vers le mois d'octobre; mais il est dans toute sa splendeur au mois de janvier, et il se maintient ainsi jusqu'en avril; à partir du mois de mai, il est moins bon.

On en prend une assez grande quantité dans la Loire et les grands affluents de ce fleuve; on en trouve peu dans la Seine, la Marne.

Il est très abondant sur les côtes de l'Amérique du Nord et des îles Britanniques. Il était autrefois si commun en Ecosse qu'on le vendait, lorsqu'il pesait 12 livres, soixante centimes seulement. Aussi les valets de ferme posaient comme condition, avant de s'engager, qu'on ne leur en servirait pas plus de trois fois par semaine.

Les temps sont bien changés! A Paris, où ce poisson est si cher, on ne serait pas fâché de l'avoir à un prix un peu plus modéré. Mais, en somme, il n'y a pas grand mal à cela. Si le saumon est excellent, exquis, il n'est pas d'une digestion bien facile, et il faut toujours en manger très peu. Du reste, on s'en dégoûte rapidement.

La chair, d'un blanc rosé ou saumoné, devient plus rose encore par la cuisson, surtout si l'animal est cuit en entier. Elle est grasse, très nourrissante.

Le saumon est une ressource précieuse pour les contrées du Nord, où il constitue en quelque sorte la base du régime alimentaire. Dans les pays où il y en a en abondance, on le conserve pour subvenir aux besoins du ménage. Pour cela on le plonge dans la neige, puis dans un mélange réfrigérent, afin de le soumettre à la congélation; on peut les conserver ainsi pendant plusieurs mois. On le confit encore dans de l'huile ou de la saumure; on le sale, on le fume. Toutes ces préparations permettent d'avoir à tout moment un aliment assez sain et surtout utile, mais il ne peut avoir la même valeur que le saumon frais et il n'est pas non plus aussi hygiénique.

Maquereau. — On connaît une douzaine d'espèces de maquereaux; la plus remarquable est celle qui fournit le *maquereau commun* ou *scombre.*

Cet excellent poisson, aux couleurs si admirables, mais se ternissant rapidement au contact de l'air, est désigné sous diverses dénominations par les pêcheurs de nos côtes. Dans quelques endroits de la Provence, on le nomme *Auriou* ou *Auriol;* dans le Bas-Languedoc, *Veirat;* en Bretagne, *Bretel.* C'est le *Macarello* des Romains modernes ; le *Scombro* des Vénitiens ; le *Lacesto* des Napolitains ; le *Cavallo* des Espagnols ; le *Pisaro* des Landes ; le *Makarell* des Anglais ; le *Makril* des Suédois, etc.

A Marseille et sur les côtes d'Espagne, on appelle *cognoil* une espèce assez grosse, mais dont la chair gluante est peu estimée.

Le maquereau jaspé est, au contraire, de petite taille, et sa chair est très délicate.

Celui qu'on nomme, à Paris, *Sansonnet*, et en Normandie, *Rallot*, est petit, comme le précédent, et assez estimé quoiqu'il n'ait ni œufs ni laitance. C'est lorsqu'il est pêché au mois de mai qu'il est *sansonnet*, mais, vers la fin de ce même mois, il se remplit et devient excellent. A la fin de juillet, il est ce qu'on appelle *chevillé*, il ne vaut plus alors la peine d'être pêché.

On sale peu de maquereaux, en France ; mais, en Angleterre, on en conserve des quantités énormes, soit en les salant, soit en les plongeant dans la saumure. En Ecosse, on prépare les gros de la même manière que les harengs. En Italie on les marine.

Le maquereau est un poisson à chair grasse, de saveur excellente, ce qui le fait rechercher des gourmets ; mais il se digère assez difficilement. Les personnes qui ont un estomac délicat doivent donc en manger très rarement, même si elles l'aiment beaucoup.

A la fin du mois de mai, lorsqu'il a atteint toute sa grosseur, lorsqu'il est plein d'une laitance délicate, sa chair a un bien meilleur goût et elle est alors beaucoup moins indigeste qu'aux autres époques de l'année. C'est donc surtout au printemps qu'il est préférable d'en manger.

On prépare ce poisson à la *maître d'hôtel*, au *beurre noir*, à l'*anglaise*, à la *hollandaise*, à la *bretonne*, etc. Les filets se servent comme ceux de la sole.

Les maquereaux sont au nombre des poissons *phosphorescents*, c'est-à-dire qu'ils brillent dans les ténèbres. Ils brillent encore davantage lorsque leur corps, qui est toujours huileux, commence à se putréfier.

Alose. — L'alose commune vit dans toutes les mers des côtes de l'Europe, mais elle aime à se rapprocher des rivages, et, au printemps, elle remonte, pour aller frayer, le cours des grands fleuves, comme le Rhin, la Garonne, la Seine, le Volga, l'Elbe, le

Tibre, etc. Les aloses prises dans la mer sont moins bonnes que celles que l'on pêche dans les eaux douces. Ces dernières ont une chair très délicate fort recherchée des amateurs.

Brème. — La brème commune se rencontre très fréquemment dans nos rivières et elle est facile à reconnaître à cause de son corps comprimé en forme de disque.

Ce poisson se vend à un assez bas prix sur nos marchés, quoique sa chair ne soit pas à dédaigner. Il ne se digère même pas trop difficilement si on en mange une quantité raisonnable.

Lotte. — La lotte a de 1 mètre à 1m 35 de longueur. C'est la *morue longue*. Elle est aussi abondante, dit L. Figuier, que la morue dans les mers septentrionales, se conserve aussi aisément et donne lieu à une pêche très importante.

La lotte que l'on trouve dans nos rivières n'atteint guère que de 35 à 60 centimètres, et elle a un aspect des plus étranges.

Sa chair blanche, fine, est fort agréable et très estimée. Dans certaines localités, ce poisson est aussi recherché que la truite. Les gourmets apprécient beaucoup son foie qui atteint un volume remarquable.

Dans les pays où on en pêche beaucoup, on retire de ce foie, par une cuisson lente, une huile d'excellente qualité qui sert aux usages domestiques.

Thon. — Le thon, par la forme générale de son corps, ressemble au maquereau ; il est toutefois plus rond, plus gros, plus long, puisqu'il peut atteindre jusqu'à 3 mètres, et plus lourd, puisque son poids varie de 50 à 200 kilogr.

On le trouve en très grande abondance dans la Méditerranée et très rarement dans l'Océan. Sa pêche remonte à la plus haute antiquité. On le voit figurer sur les médailles byzantines, italiennes et espagnoles. Suivant Saucerotte, il faisait partie des animaux que l'on sacrifiait aux dieux du paganisme. Les Grecs l'avaient consacré à Diane ; enfin on l'immolait à Neptune dans le but d'obtenir soit une pêche abondante, soit une traversée heureuse. La chair de ce poisson était donc tenue par les anciens en très haute estime ; aussi, à Carthage, était-il d'usage d'en manger dans les noces.

Le thon se pêche de deux manières : à la *thonaire* et à la *madrague*.

La *madrague* est une vaste enceinte distribuée en plusieurs chambres. Pour que la pêche soit bonne il s'agit de forcer les thons à se rassembler dans la madrague, ce que l'on fait au moyen d'un long filet que l'on tient tendu derrière eux, attaché à deux bateaux. On n'a plus alors qu'à les pousser de chambre en chambre, jusqu'à la dernière, nommée *corpou*. Une fois là, des matelots soulèvent un filet horizontal qui forme une sorte de plancher à ce compartiment, et quand les poissons sont presque à la surface des eaux on les frappe avec des gaules, des crocs et d'autres armes meurtrières.

« C'est un spectacle fort triste, dit Louis Figuier [1], que celui de la pêche du thon à cette dernière et dramatique période. C'est avec un serrement de cœur que l'on voit ces énormes et beaux poissons se débattre, dans une enceinte étroite et sans issue, sous les coups d'une multitude de pêcheurs acharnés à leur tâche sanglante, et qui procèdent à un massacre général. La vue de ces pauvres animaux, dont quelques-uns, blessés, demi morts, essayent en vain de lutter contre leurs féroces assaillants, est très pénible à supporter. La mer, rougie de sang, sur une grande étendue, conserve longtemps la trace de ce carnage affreux. »

Mais on est inexorable parce que cette pêche rapporte beaucoup et parce que la chair du thon est très estimée, grasse, ferme, savoureuse et saine, se rapprochant assez de la viande de boucherie.

Le thon frais jeté dans une friture bouillante, et rehaussé ensuite de bon vinaigre et de sel, constitue un excellent aliment qui se digère bien si l'on en mange avec modération. Mais il faut se rappeler qu'il est souvent indigeste, surtout lorsqu'il commence à fermenter ; il peut même alors produire des effets terribles, si la chair est trop altérée.

Le thon ne se consomme pas seulement frais, on le mange encore conservé. Dans ce but, on lui fait subir plusieurs préparations ; nous donnerons seulement celle du thon mariné.

On coupe le poisson par tranches d'environ trois centimètres d'épaisseur, en choisissant de préférence les parties du corps comprises entre le ventre et la queue. On fait subir à ces tranches deux bouillons dans de l'huile d'olive, en ayant soin de ne pas chauffer trop fortement, et ensuite on y ajoute une certaine quantité de sel. Lorsque le thon est entièrement refroidi, on le met

1. Les *Animaux articulés*. Paris, librairie Hachette et Cie, 79, boulevard Saint-Germain.

dans de petits tonneaux ou dans des vases de verre avec de l'huile d'olive très fine ; ces vases sont bouchés tout simplement avec du liège recouvert d'un parchemin.

« Le thon ainsi préparé, dit le Dr F. Brémond, est un aliment qui ne peut, en aucune façon, faire la base d'un repas, mais qui, au commencement du déjeuner, réveille doucement l'appétit et excite les fonctions digestives de l'estomac. »

Les Parisiens font peu de cas du thon frais. Il est probable que c'est parce qu'il n'en arrive pas beaucoup à Paris et qu'il n'est pas toujours aussi frais qu'on pourrait le désirer ; mais ils aiment bien le thon mariné qu'ils trouvent fort savoureux ; ils ne détestent pas trop non plus le *pâté de thon*. Cette dernière préparation n'est pas aussi bonne que la première : elle est plus difficile à digérer.

Brochet. — Le brochet se trouve dans les étangs, les fleuves, les rivières et les lacs. Il est tellement vorace qu'on l'a surnommé le *requin des eaux douces*. « Insatiable dans ses appétits, dit C. Millet, il ravage avec une promptitude effrayante les rivières et les étangs ; féroce sans discernement, il n'épargne pas son espèce et dévore ses propres petits ; goulu sans choix, il se jette sur tout ce qui remue, déchire et avale même les débris de cadavres. » M. Millet va un peu loin, car, si goulu qu'il soit, il sait très bien choisir et s'attaquer d'abord aux poissons qu'il préfère ; en outre, il distingue à merveille ceux qui peuvent lui être nuisibles. Ainsi, il ne prend la perche qu'à la dernière extrémité et il la tient transversalement dans ses mâchoires tant qu'elle a le moindre souffle de vie ; il évite de cette façon que la perche le blesse avec les épines vulnérantes qu'elle porte sur son dos et qu'elle redresse au moindre danger ; puis il extrait avec soin ces épines avant de l'avaler. Il déteste encore davantage les épinoches qui peuvent lui faire plus de mal.

Ce poisson terrible est cependant utilisé par la pisciculture ; il tient même le premier rang, après la carpe, parmi ceux que l'industrie de l'homme élève en vue de la consommation. C'est parce que sa chair blanche, ferme, feuilletée et de bon goût, constitue un aliment excellent et de facile digestion. Il n'a jamais l'inconvénient d'être trop gras ou huileux ; il se rapproche donc beaucoup des poissons de la première classe.

Les jeunes individus sont encore plus faciles à digérer et

conviennent parfaitement aux estomacs faibles, délicats, mais ils ont l'inconvénient d'avoir beaucoup trop d'arêtes.

Les brochets qui habitent les eaux limpides sont meilleurs que les autres. Ceux de certains lacs d'Allemagne et de Suisse sont très renommés. Ceux enfin qui ont subi l'opération de la castration ont une chair douée de qualités supérieures.

On les mange ordinairement frais; mais, dans quelques localités, on les sale après les avoir vidés, nettoyés et coupés par morceaux.

La partie préférée est le dos, surtout quand le brochet l'a vert :

> Elle était noble dame, habile en savoir-vivre,
> Et servait à son hôte, ainsi qu'il le fallait,
> Le ventre de la carpe et le dos du brochet.
>
> COLLETET.

Les œufs sont mauvais, indigestes; ils provoquent des nausées et purgent même lorsqu'ils n'ont pas subi certaines préparations. En Russie et en Allemagne on en fait cependant du *caviar*, préparation dont nous dirons un mot quand nous parlerons de l'*esturgeon*.

On les mélange encore avec des sardines et on en fait ainsi un mets très estimé appelé *netzin*.

Le brochet atteint assez habituellement de 30 à 45 livres. Il vit très vieux. « Parmi les exemples de longévité de ce poisson, dit C. Husson, le plus remarquable est celui du brochet de Kaizerslautern, qui avait 6 mètres de long et qui pesait 175 kilogrammes et avait vécu au moins deux cent trente-cinq ans. On prétend que l'empereur Frédéric Barberousse lui-même l'avait jeté le 5 octobre 1262 dans l'étang où il fut pris en 1497 et que cet énorme brochet portait un anneau d'or qui pouvait s'élargir et sur lequel était gravée l'indication de sa naissance. Son squelette a été conservé longtemps à Mannheim. »

Nos pères pensaient que la poudre des mâchoires du brochet guérissait la pleurésie; que sa graisse faisait disparaître les catarrhes et la toux des enfants quand on leur en oignait la poitrine et la plante des pieds; que son fiel était fébrifuge et ophtalmique; que les osselets de son oreille pouvaient hâter l'accouchement, favoriser les règles, chasser les pierres des reins et de la vessie, empêcher les accès épileptiques. Aujourd'hui, le pharmacien laisse à sa cuisinière le brochet tout entier; le médecin fait de même, et personne ne s'en trouve plus mal.

Carpe. — La carpe est, d'après ce que l'on croit, originaire de la Perse et des contrées chaudes de l'Asie. Le premier duc de Prusse, Albert, l'importa dans son gouvernement; Pierre Marchal l'introduisit en Angleterre en 1514, et, de là, elle se répandit successivement dans les autres pays.

Ce poisson, qui ne peut vivre sous un climat trop rigoureux, est remarquable par sa longévité. Buffon cite des carpes âgées de 150 ans trouvées dans les fossés de Pontchartrain, et on assure que la plupart de celles de Fontainebleau datent du temps de François Ier.

On trouve des carpes dans les fleuves, les rivières, les lacs limpides, les eaux vaseuses. Dès le mois de mai, elles recherchent, pour frayer, des eaux très tranquilles, et, pour cela, elles remontent le cours, franchissant, comme le saumon, tout obstacle qui se rencontre sur leur passage.

L'homme les élève dans les étangs, où elles se multiplient d'une manière prodigieuse. On a trouvé, en effet, jusqu'à plus de trois cent mille œufs dans les ovaires d'une seule femelle. On parvient même à les élever dans une sorte de domesticité : « Non seulement, dit C. Husson, l'homme les apprivoise, les appelle au son d'une clochette dans des étangs qu'il a créés : il a encore imaginé de les châtrer, tant les mâles que les femelles, pour les engraisser, et procurer à leur chair une saveur plus délicate. Dès le temps de Willagby, et même de celui de Gessner, c'est un fait connu que l'on pouvait ouvrir le ventre à certains poissons sans qu'ils périssent; mais c'est à un Anglais nommé Samuel Tull, qu'on doit l'idée de mettre cette observation à profit. Il ouvrait l'ovaire des carpes, en retirait les œufs, mettait à la place un morceau de chapeau noir, et réunissait la plaie par une suture. Il en faisait autant pour les mâles... La plaie guérit en trois semaines : les carpes paraissent d'abord tristes et souffrantes; mais à peine en périt-il 4 sur 200, quand l'opération est bien faite. »

La chair de ce poisson est très estimée et constitue un aliment sain, agréable; mais les qualités varient suivant la nature des eaux. Les meilleures carpes sont celles qui vivent dans un étang ou un lac traversés par un cours d'eau fraîche et rapide. Viennent ensuite celles des fleuves et des rivières. Il arrive quelquefois que des carpes élevées dans certains étangs possèdent un goût de vase. Il est très facile de leur faire perdre ce mauvais goût : on n'a, pour cela, qu'à les faire séjourner quelque temps dans une eau limpide et courante.

Les carpes de la Seine et du Lot sont renommées. Celles que l'on pêche dans le Rhin sont très grosses et ont une chair très délicate.

Esturgeon. — L'esturgeon doit être placé au nombre des poissons les plus gros. On en connaît trois espèces : le grand, le moyen et le petit.

Le *grand esturgeon* peut dépasser le poids de cinq cents kilogrammes. On ne le trouve guère que dans les fleuves qui se déversent dans la mer Caspienne et la mer Noire. Le Volga, le Don et le Danube renferment les plus gros sujets.

« Le volume considérable de ce poisson, dit Figuier, la bonté et les qualités nourrissantes de sa chair, saine et agréable au goût, l'immense quantité d'œufs que l'on retire du corps des femelles ont excité le commerce et l'industrie des habitants des rives de la mer Caspienne et de la mer Noire. Nous donnerons une idée de l'abondance des œufs du grand esturgeon, en disant que le poids des deux ovaires égale presque le tiers du poids total de l'animal; or, ces ovaires ont pesé jusqu'à quatre cents kilogrammes dans une femelle du poids de mille quatre cents kilogrammes.

« C'est avec ces œufs, mais non uniquement avec ce produit, que l'on prépare le *caviar*, aliment plus ou moins estimé, suivant que les œufs qui en font la base ont été plus ou moins bien choisis, puis nettoyés, maniés, pressés et mêlés avec du sel ou d'autres ingrédients. Le caviar a fait non les délices, mais l'étonnement de beaucoup de visiteurs de l'Exposition universelle de 1867, dans ce restaurant russe qui restera comme un de leurs plus *chers* souvenirs. »

Ce poisson fournit encore l'*ichthyocolle* ou *colle de poisson* ; nous n'avons pas à nous en occuper.

Sa graisse fraîche remplace l'huile, le beurre et rend les plus grands services aux habitants des contrées méridionales de la Russie.

Le *petit esturgeon* ne dépasse guère soixante centimètres de long. Sa chair est très délicate, plus estimée que celle du grand et du moyen esturgeon. « Chez les anciens, dit L. Figuier, ce poisson était estimé à un degré vraiment inouï. Dans la Rome avilie des empereurs, en ces temps de corruption qui précédèrent et amenèrent sa ruine, on vit des esturgeons portés en triomphe au son des instruments sur des tables fastueusement décorées et couvertes de fleurs. »

Mais l'esturgeon le plus répandu, celui dont on peut assez facilement manger à Paris, est le moyen ou *esturgeon commun*. Il habite dans toutes les mers de l'Europe, mer du Nord, Océan, Méditerranée, et même dans la mer Rouge. Il apparaît quelquefois dans le Rhin, la Seine, la Loire et la Gironde. Il peut atteindre de grandes dimensions, puisque les individus de 5 à 6 mètres de longueur ne sont pas rares.

Nous ne pensons pas cependant que ce soit un poisson de cette taille que réclamait le glouton dont parle La Fontaine :

> A son souper, un glouton
> Commande que l'on apprête
> Pour lui seul un esturgeon.
> Il n'en laissa que la tête.

Au printemps, il remonte les fleuves ainsi que leurs affluents, et là, il sait bien choisir sa nourriture, puisqu'il trouve les saumons à son goût. Dans la mer, il se nourrit de poissons de taille moyenne : hareng, maquereau, etc.

On ne pêche l'esturgeon commun que dans les fleuves et au filet. Dans la Garonne on en prend un assez grand nombre au printemps et en été.

La chair, très délicate, possède un goût exquis. D'après certains auteurs, celle du dos a le goût du veau, et celle du ventre rappelle la saveur de la chair du cochon. Nous n'avons jamais fait cette dernière remarque ; mais il est parfaitement exact que ce poisson a le goût du veau. Cela est si vrai, qu'il est possible de faire manger de l'esturgeon à l'oseille tout en le faisant passer pour du veau à l'oseille.

On le regarde comme d'une digestion assez difficile, ne convenant qu'aux personnes ayant un estomac robuste. Nous en avons vu cependant qui avaient ce viscère délicat et pouvaient manger une quantité raisonnable de ce poisson sans être incommodées.

Dans les pays où l'on en prend beaucoup, non seulement on le mange frais, mais encore on le sale, on le fait mariner ou sécher au soleil.

La laitance constitue un mets fort distingué. Ses œufs servent enfin, avec ceux du grand esturgeon, à préparer le *caviar*.

Goujon. — Le goujon vit dans les lacs et les étangs, mais il recherche les endroits où viennent se décharger des rivières. Au printemps, il gagne les eaux courantes, claires, roulant sur du sable ou du gravier.

Sa fécondité est si prodigieuse que dans les étangs, on le donne pour nourriture aux grandes espèces, comme les truites, les brochets, les carpes, etc.

Les anciens connaissaient le goujon ; Galien en dit le plus grand bien et Ausone vante ceux qu'on prenait dans la Moselle.

Sa chair a une saveur réellement exquise, c'est pourquoi les plus fins gourmets ne dédaignent point, loin de là, sa croquante et savoureuse friture. Ils ne font pas comme le héros de La Fontaine :

> Du goujon ! c'est bien là le dîner d'un héron !
> J'ouvrirais pour si peu le bec ! aux dieux ne plaise.

Et ils ont raison de ne pas faire fi de ce poisson excellent, car, outre qu'il flatte agréablement le palais, il se digère avec assez de facilité, surtout si l'on n'en mange pas trop.

Barbeau. — Le barbeau se trouve dans les eaux douces de France, mais surtout dans la Meuse, la Meurthe et la Moselle. Il peut atteindre alors une longueur de 60 à 65 centimètres et un poids de 4 à 5 kilogrammes. Ses couleurs sont aussi riches que variées.

Il aime bien les eaux claires et courantes. Pris dans ces eaux et tout petit, il ressemble beaucoup, quant au goût, au goujon ; mais un peu plus grand, il n'est pas agréable à manger à cause des nombreuses arêtes dont il est littéralement rempli.

Dans les eaux stagnantes, sa chair devient molle, sans goût. Il constitue donc une mauvaise nourriture.

Il ne faut pas manger ses œufs, car il n'est pas rare qu'ils occasionnent des maux de ventre et des vomissements accompagnés de symptômes qui peuvent devenir inquiétants.

Le barbeau des rivières atteint au plus de 35 à 40 centimètres. Ceux de la Seine, aux environs de Paris, ne dépassent guère 75 centimètres, mais ceux de l'Elbe atteignent assez souvent 1m 60. Cuvier même prétend qu'on en a vu de 3 mètres de long. Sa chair est alors très estimée.

Loche. — La loche franche, appelée aussi *barbotte* aux environs de Paris, et, dans d'autres localités, *moustache*, *linotte*, *lanceron*, etc., est un tout petit poisson, atteignant tout au plus de 8 à 12 centimètres de long. Il est très commun dans toutes les eaux douces de France, les étangs, les lacs, les ruisseaux et les rivières. Son corps est long et presque cylindrique.

« Elle est grasse comme une loche, » dit-on en parlant d'une fille qui a un certain embonpoint. La chair de ce poisson est donc grasse, mais elle est aussi très délicate et elle constitue un mets fort recherché. Elle est surtout excellente au printemps et vers la fin de l'automne.

Les pêcheurs prétendent qu'elle a bien meilleur goût quand on a fait mourir l'animal dans du lait ou du vin. N'ayant jamais pu faire cette expérience, nous ne pouvons nous prononcer sur ce point.

Les loches que l'on pêche dans la Seine ont généralement un goût délicat, exquis, et elles se digèrent assez bien.

La *loche de rivière* est moins commune que la précédente; elle se distingue de celle-ci par sa forme aplatie comme un ruban. Les couleurs et les bigarrures de sa peau sont charmantes. Sa chair est assez peu estimée; elle est, en effet, peu abondante, coriace et désagréable à manger, à cause des nombreuses arêtes dont elle est remplie.

La *loche d'étang*, assez rare en France, atteint 35 centimètres de long. Elle est recouverte d'une matière visqueuse qu'il faut avoir soin d'enlever en plongeant le poisson dans de l'eau salée d'abord, puis dans de l'eau douce. Sa chair est molle et imprégnée d'un goût de marécage; elle constitue par conséquent une nourriture assez mauvaise.

Eperlan. — L'éperlan serait ainsi nommé à cause de sa couleur semblable à celle d'une perle. Mais il est une autre étymologie plus savante, puisque le mot *éperlan* dériverait du sanscrit et signifierait : *s'agiter*, *se débattre*. Cette étymologie se rapproche de celle qui le fait venir de l'allemand *spierling*, mot qui veut dire *petit trait*, *petite flèche*, et qui indique l'agilité de ce poisson.

L'éperlan est très commun en France; il atteint de 12 à 25 centimètres de longueur. On en apporte des quantités considérables à Paris ainsi que sur les marchés d'Angleterre et d'Allemagne.

Quand il est frais, il répand une odeur très douce, qu'on a comparée à l'odeur de la violette.

On ne le vide pas et on peut très bien le manger en entier sans être incommodé par les arêtes. Sa chair est très tendre, délicate, d'un goût excellent. Si elle est peu nourrissante, elle est facile à digérer; ce poisson pourrait donc être rangé parmi ceux de la première classe. D'après Brillat-Savarin, c'est le bec-figue des eaux.

Les éperlans que l'on mange à Paris sont pêchés dans la Basse-Seine, et principalement près de Caudebec. On préfère en général ceux qui sont pêchés en automne et en hiver.

Tanche. — La tanche commune a ordinairement 25 centimètres de long. Sa couleur est foncée, vert olive, et sa peau est recouverte d'un léger enduit visqueux. Elle a la vie dure et ne craint pas les froids les plus rigoureux. On la rencontre dans presque toutes les eaux douces de l'Europe, mais elle préfère les lacs, les étangs, et surtout les eaux dormantes.

Elle est douée d'une fécondité prodigieuse; on la nourrit assez facilement dans des viviers ou de petits réservoirs.

Sa chair a été diversement appréciée. Pour les uns, c'est un poisson grossier, rempli d'arêtes, fade ou d'un goût désagréable, malsain, difficile à digérer. Pour d'autres, c'est un poisson excellent qui ne vaut assurément pas la truite ou le saumon, mais qui ne doit pas être dédaigné.

Ces appréciations diverses sont également vraies. Si la tanche est petite, si elle a été prise dans des fonds vaseux, elle a un goût de vase très désagréable. Mais si elle a été pêchée dans des eaux courantes et si elle est d'une taille raisonnable, sa chair est excellente et assez digestible. Il est, du reste, très facile de lui faire perdre son goût de vase et de la débarrasser en partie de son enduit visqueux : on n'a pour cela qu'à la laisser pendant quelques jours dans une eau vive. Les marchandes des Halles le savent bien, car elles en ont toujours de très belles dans leur réservoir. Bien frites, avec du persil, et arrosées d'un petit filet de vinaigre, elles constituent un aliment fort savoureux qui n'incommode pas l'estomac si l'on en mange d'une manière raisonnable.

La tanche a joui autrefois, en médecine, d'une grande réputation. On était persuadé qu'elle guérissait la jaunisse : on n'avait besoin pour cela que de l'appliquer vivante sur la région ombilicale et sur celle du foie où on la laissait jusqu'à ce qu'elle mourût. Quand, après l'avoir coupée en morceaux, on l'appliquait aux pieds, elle formait un remède héroïque contre la peste, le typhus et autres fièvres. Mise sur le front, elle faisait disparaître la céphalalgie. Enfin, les concrétions que l'on trouve dans sa tête étaient vantées comme détersives, absorbantes, diurétiques et astringentes. Nous n'avons pas besoin de dire que depuis longtemps déjà la tanche se contente de paraître sur nos tables.

Hareng. — Le hareng habite l'Océan boréal tout entier; il peuple les golfes de la Norwège, de la Suède, du Danemark et de la mer du Nord; on le trouve aussi dans la Baltique et le Zuyderzée; il existe enfin dans la Manche et le long des côtes de la France jusqu'à la Loire, mais il ne va pas plus bas.

C'est un poisson voyageur; il accomplit ses pérégrinations non en solitaire, mais en bandes prodigieusement serrées.

Quelquefois ils nagent si près de la surface de la mer que les nageoires dorsale et caudale sortent de l'eau. « C'est un des plus beaux spectacles, dit L. Figuier, réservés aux marins, que de voir dans une nuit tranquille, quand la lune brille à l'horizon, des colonnes de harengs, de cinq à six kilomètres de long, s'avancer comme une phalange guerrière à la surface des eaux. Ici brillent et se déroulent des tapis d'argent, là les reflets irisés du saphir ou de l'émeraude, et la mer semble partout couverte de pierres précieuses.

« Les scintillations phosphorescentes qui s'échappent de cette nuée de corps vivants viennent ajouter encore à l'éclat et à la beauté du tableau. »

Le hareng est d'une fécondité inépuisable. Cela s'explique, puisqu'il y a en moyenne sept femelles pour trois mâles, et qu'en outre chaque femelle pond tous les ans de vingt à trente mille œufs.

Sa pêche n'a pas toujours présenté l'importance qu'elle a aujourd'hui. En effet, il n'y a que quelques siècles que cette industrie est devenue puissante, grâce à Georges Beukel, mort en 1397, qui a découvert l'art de préparer le hareng de manière à lui assurer une conservation indéfinie. A partir de ce moment, le commerce de ce poisson prit des proportions inattendues et enrichit la Hollande d'une manière inespérée. Cent cinquante ans après la mort de Beukel, l'empereur Charles V, pour honorer sa mémoire, mangea solennellement un hareng sur sa tombe.

Voici en quoi consiste la préparation des harengs. On fait une première salaison à bord des navires ; plus tard on les remanie, et on les sale de nouveau. C'est alors qu'on les *caque,* c'est-à-dire qu'on les arrange par lits, dans des tonneaux.

On appelle *harengs saurs,* ceux qui ont été placés sur des couches de sel, embrochés dans des baguettes et suspendus dans des tuyaux de cheminée dans lesquels on les soumet à une chaleur douce et à la fumée. Les *harengs saurs* les meilleurs et les plus renommés sont ceux de Yarmouth.

Les propriétés alimentaires et digestibles du hareng varient suivant sa préparation.

Le *hareng frais* constitue une nourriture saine, agréable, savoureuse, facile à digérer et convenant par conséquent à tous les estomacs. Il doit être cuit sur le gril, mais il demande à voir à peine le feu. Lorsque tout le monde faisait sa prière avant de se mettre à table, on ne le laissait sur le gril que le temps nécessaire pour réciter le *Benedicite.*

Le *hareng salé* est indigne des tables délicates ; il ne convient qu'aux tempéraments robustes.

Le *hareng pec,* c'est-à-dire fraîchement salé, ne constitue pas non plus une nourriture excellente, mais il rend de très grands services, ainsi que le précédent, puisqu'il est une grande ressource pour l'alimentation de plusieurs peuples.

Le *hareng saur* rend aussi de très grands services, mais tout le monde ne peut en manger, car on le digère difficilement et il provoque des renvois fort désagréables. On diminue ces inconvénients en le plongeant pendant quelques minutes dans l'eau bouillante, en enlevant la peau et en le mettant ensuite sur le gril.

Le *hareng mariné* est tellement *relevé* qu'il réveillerait assurément l'estomac d'un mort. L'hygiène doit donc le condamner sans la moindre hésitation.

Le docteur de la Mettrie, dans son *Pénélope en médecine,* fait l'éloge du hareng : « Quelle plus féconde nourriture ! C'est la manne de quelques Etats ! Que dis-je ! Est-il un meilleur remède dans l'art pharmaceutique, chimique, et, qui plus est, culinaire : car je tiens que la cuisine est au-dessus de tout. Le hareng dissout tout ce qu'il trouve dans l'estomac de la plupart des Hollandais, le fromage, le lait caillé, le pain semblables aux tourbes, les topinambours et autres boules de fusil appelées par Cicéron *gula*. D'ailleurs, il relève le pouls et donne au sang et à toute la machine une vivacité singulière dans une nation toujours assombrie par un bain de vapeurs. »

Sardine. — La sardine habite surtout les mers de l'Europe. On la pêche en très grande abondance sur les côtes de la Bretagne et dans la Méditerranée, aux environs de la Sardaigne ; c'est de là même que dériverait son nom, *Sardegna*, en italien.

La sardine mangée toute fraîche est un mets digne des palais les plus délicats ; malheureusement, on ne la mange réellement ainsi que sur les bords de la Méditerranée.

Cependant les sardines relativement fraîches de Nantes, mises sur le gril ou sautées dans le beurre, constituent un aliment fort savoureux et de digestion très facile.

Mais en France, on les mange surtout confites dans l'huile.

Pour leur faire subir cette préparation, on les fait frire très légèrement dans de l'huile, puis on les range avec soin, dans une boîte de fer-blanc qu'on achève de remplir avec de la bonne huile. Après, on soude le couvercle de la boîte, que l'on soumet à l'action d'un bain-marie en ébullition. Les sardines, ainsi préparées, conservent presque toujours leur saveur, et se gardent pendant longtemps.

Henri VI avait une affection toute particulière pour les sardines. Il paraît qu'il en faisait son déjeuner ordinaire tous les jours d'abstinence.

Les Anglais les soumettent à l'action de la fumée pour les *saurir ;* cette préparation ne vaut pas la précédente, tant s'en faut.

On les arrange aussi comme les anchois, c'est-à-dire qu'on les met en baril dans de la saumure mêlée d'ocre rouge.

En résumé, la sardine nous fournit un aliment très précieux, bon et de digestion facile ; mais il est bon de ne manger que la sardine fraîche ou fraîchement salée et la sardine à l'huile.

Anchois. — On trouve l'anchois dans toutes les mers des régions tempérées et, particulièrement, dans la Méditerranée. On le pêche surtout pendant les mois d'avril, de mai et de juin. Dès qu'il a été pris, on lui arrache la tête, on le vide et, après l'avoir lavé avec soin, on le place dans des barils en mettant alternativement un lit de sel et un lit d'anchois.

Ce poisson est très recherché par la saveur qu'il communique à la plupart des aliments. D'après certains, il l'emporte en finesse sur les sardines. On ne le mange qu'après avoir été conservé par la salaison.

Considéré comme hors-d'œuvre, il passe pour exciter l'appétit et faciliter la digestion. On fait des salades d'anchois ; on prépare du beurre d'anchois : beurre pétri simplement avec des filets d'anchois et servant à la fois de sauce et d'assaisonnement ; filet de bœuf sauté au beurre d'anchois ; rognons de moutons à la brochette sur un beurre d'anchois.

C'est avec ce poisson écrasé et cuit dans la saumure que les Romains préparaient le *garum ;* ils y ajoutaient du vinaigre et du persil haché ; ils obtenaient ainsi une sauce très recherchée, quoiqu'elle eût une odeur détestable et qu'elle brûlât la langue et le palais.

Surmulet. — Le surmulet, qui est souvent confondu avec le rouget, est d'un beau rouge de minium ou de vermillon clair avec trois lignes jaunes dominantes. Il habite la Méditerranée, mais surtout l'Océan. Les Grecs l'avaient consacré à Diane parce qu'il fait la chasse aux poissons dangereux. Les Romains estimaient surtout sa tête et son foie.

Sa chair est blanche, feuilletée, ferme et très agréable au goût ; elle est cependant moins estimée que celle du rouget.

Rouget. — Appelé encore *mulle, mullot, barbot,* etc., le rouget est un poisson d'un très beau rouge passant par degrés, sur les flancs, à la nuance argentine qui occupe tout le ventre. Il est rare dans l'Océan, mais commun dans la Méditerranée.

C'est un des poissons que les anciens estimaient le plus, autant à cause de l'excellence et du bon goût de sa chair que pour la beauté de ses couleurs. Les Romains, pour s'en procurer, faisaient des dépenses folles. Pline raconte qu'Asinius Celer en acheta un huit mille sesterces, c'est-à-dire 1,558 francs, au temps de Caligula; et Suétone parle de trois rougets payés trente mille sesterces (5,844 francs).

Aujourd'hui on est loin de faire de semblables folies, mais on n'en regarde pas moins le rouget comme un des plus beaux et des meilleurs poissons de mer. En effet, sa chair blanche, ferme, friable, a un goût très agréable, un peu piquant, et comme elle n'est pas trop grasse on la digère assez aisément. En Crimée, la bonté de sa chair lui a fait donner le nom de *sultan balik* ou *poisson du sultan*.

Le foie, qui a une belle couleur rouge, est d'un goût très délicat. On le délaie ordinairement dans la garniture pour faire au poisson une sauce naturelle.

Raie. — La raie, ce poisson connu de tout le monde, habite toutes les mers. Sa fécondité est très faible : chaque femelle ne produit guère que de douze à quinze petits par année.

On distingue surtout la *raie bouclée* et la *raie blanche*.

La *raie bouclée* ne sert guère en Norvège qu'à faire de l'huile avec son foie. En Islande, on la mange à demi corrompue. A Nantes, on vend séparément les têtes de raies bouclées et d'autres espèces du même genre, par paquet de dix, et on les regarde comme un mets délicat. La chair est assez estimée.

La *raie blanche* atteint les plus grandes dimensions. Elle peut peser jusqu'à 100 kilogrammes et suffire alors à rassasier plus de cent personnes. Sa chair est plus estimée que celle de la raie bouclée.

En général, ce poisson fournit un aliment assez bon quoique sa chair soit un peu dure et qu'elle ait une odeur désagréable au moment où elle sort de l'eau. Mais elle perd ces deux défauts si on garde la raie quelque temps avant de la manger et surtout si elle a voyagé. C'est ce qui a fait dire à V. de Bomare qu'elle est bien meilleure transportée que mangée aux bords de la mer. *Longâ enim vecturâ tenerescit,* dit Aldrovandi.

Elle est plus savoureuse en hiver qu'en été, parce que dans cette dernière saison elle s'altère rapidement et dégage une odeur d'ammoniaque insupportable.

Le foie fournit un mets très estimé, ayant un goût excellent; il ne plaît cependant pas à tout le monde.

La raie au beurre noir est un plat bien connu des Parisiens, ne constituant pas une mauvaise nourriture.

Cependant malgré tout, c'est un poisson médiocre. Frais, il est dur; pris à point, il a un montant toujours désagréable et qui déplaît à beaucoup de personnes. Si on en fait une grande consommation, c'est parce qu'il donne une alimentation assez réparatrice, pas trop chère, et non parce qu'il a le goût délicat des bons poissons.

TROISIÈME CLASSE

Poissons très gras, de digestion difficile.

Anguille. — Congre commun ou anguille de mer. — Lamproies. — Murènes.

Cette troisième classe renferme beaucoup moins de poissons que la précédente; mais elle en comprend cependant qui sont très estimés, à cause de leur saveur agréable. Malheureusement, ils ont tous une chair fortement imprégnée de graisse, et celle-ci, empêchant l'action du suc gastrique sur les matières albuminoïdes, les rend difficiles à digérer. Il est donc nécessaire de les manger très lentement, de les mâcher aussi bien que possible et de se contenter de peu. Sans cela les morceaux passent dans les intestins à peine digérés et provoquent des indigestions suivies de diarrhées plus ou moins abondantes.

Les principaux poissons formant cette classe sont : l'ANGUILLE, le CONGRE COMMUN ou *anguille de mer*, les LAMPROIES et les MURÈNES.

Anguille. — Tout le monde connaît l'anguille,

... L'anguille au corps d'argent
Qui s'arrondit, serpente et glisse en s'allongeant.
(BOISJOLIN.)

et tout le monde a sûrement mangé une succulente matelote.

Pourquoi la matelote d'anguille est-elle si recherchée? Est-ce seulement parce qu'elle flatte le palais d'une manière très agréable? Oui, peut-être, pour les gourmands, mais non pour les autres personnes qui, tout en recherchant ce qui est bon — ce n'est pas défendu, — recherchent aussi les aliments qui ne peuvent pas être trop nuisibles à leur santé.

L'anguille a la peau recouverte d'une mucosité gluante lui permettant de glisser entre les doigs et de s'échapper avec une facilité incroyable. Ses couleurs sont d'autant plus vives, plus riantes qu'elle vit dans une eau plus limpide et coulant sur un fond de sable. Celle que l'on pêche dans des eaux stagnantes, boueuses, est loin d'être comparable, comme goût, à celle que l'on prend dans les eaux vives.

Congre commun ou **anguille de mer.** — Ce poisson habite notre Océan, il atteint assez souvent la grosseur de la jambe et une longueur de deux mètres. On en vend beaucoup à Paris, mais sa chair est commune, peu délicate et lourde. On doit en manger rarement.

Lamproies. — La *lamproie de mer* ou *grande lamproie* peut atteindre jusqu'à un mètre de long. On la trouve dans l'océan et la Méditerranée. Son corps est cylindrique comme celui des serpents. Au printemps, elle remonte les embouchures des fleuves, et il est alors possible d'en prendre des quantités assez grandes. Sa chair, quoique grasse, est délicate et, par conséquent, estimée. Il paraît qu'au XIIe siècle Henri Ier, roi d'Angleterre, mourut, aux environs d'Elbeuf, pour en avoir trop mangé.

La *lamproie fluviatile* ressemble beaucoup à la précédente, mais elle est plus petite. C'est l'espèce que l'on voit le plus sur les marchés de Paris. On en pêche quelquefois dans la Seine. Sa chair est assez estimée, mais indigeste.

La *lamproie de Planer* ou *petite lamproie de rivière* ne quitte jamais les eaux douces. Elle atteint tout au plus 30 centimètres de long. On la trouve dans presque toutes les rivières de l'Europe et les ruisseaux peu profonds. Sa chair est très délicate, mais, comme pour tous les poissons de cette classe, il faut en manger peu.

Murènes. — Les murènes ressemblent beaucoup aux serpents par leur forme cylindrique et leurs proportions déliées. « Très souples, dit L. Figuier, très fortes, flexibles et agiles, elles nagent comme la couleuvre rampe; elles ondulent dans l'eau, comme le serpent sur la terre. Leur voracité est telle que, lorsqu'elles manquent de nourriture, elles se mettent, touchante fraternité! à se ronger la queue les unes des autres. »

« Au temps de César, dit C. Husson, la multiplication des murènes domestiques était telle que, lors d'un de ses triomphes, ce grand général en donna six mille à ses amis. Licinius Crassus en nourrissait qui obéissaient à sa voix et venaient recevoir leurs aliments de ses mains, tandis que le célèbre orateur Quintus Hortensius pleurait sur la perte de celles que la mort lui enlevait; et, ce qui est révoltant au delà de toute expression, un certain Vedius Pollio faisait jeter aux siennes ses esclaves fautifs, méritant ainsi l'animadversion de l'empereur Auguste, qui n'osa pourtant pas le faire précipiter lui-même dans la funeste piscine. »

Ces poissons ne sont plus aussi recherchés aujourd'hui; cependant, on les prise beaucoup sur les côtes de l'Italie, où les pêcheurs continuent à les prendre tout en ayant grand soin d'éviter la morsure de leurs dents acérées.

QUATRIÈME CLASSE

Poissons vénéneux.

Melette vénéneuse. — Caillcu-tassart. — Sphyrène. — Sphyrène bécune. — Carangue. — Scare. — Diodons. — Poisson-lune. — Tétrodons. — Coffres. — Coulirou.

Il y a un assez grand nombre de poissons vénéneux; mais les plus mauvais, ceux qui occasionnent des empoisonnements graves, mortels même, se trouvent principalement dans les mers intertropicales.

Les *symptômes* de ce genre d'empoisonnement sont les suivants : rougeur de la langue, chaleur plus ou moins vive dans la région stomacale, vomissements, diarrhée et constipation consécutive, dilatation des pupilles, douleurs de dents, douleurs dans les articulations, difficulté d'uriner, prurit, démangeaisons, rougeur à la peau et quelquefois œdème avec érysipèle, pouls dur et fréquent. Quelques-uns de ces symptômes peuvent manquer, mais il en existe toujours un assez grand nombre pour ne pas permettre de se tromper sur le diagnostic.

Est-il possible de reconnaître si tel poisson est vénéneux ou non?

Plusieurs moyens ont été indiqués, il est utile de les connaître et de s'en servir au besoin.

Un morceau de foie d'un poisson vénéneux porté sur les lèvres y détermine un sentiment d'âcreté suivi de cuisson.

Une cuillère d'argent, mise au contact du foie ou de la chair, devient noire.

Une pièce de cuivre que l'on plonge dans l'eau où on fait cuire le poisson s'oxyde.

Enfin, et c'est le signe le plus certain : donnez à un chien, à un chat ou à une poule une partie du foie ou un morceau de la chair ; si l'animal meurt, le poisson est assurément vénéneux.

Dans la liste des principaux poissons vénéneux, Fonssagrives et Le Roy de Méricourt ont placé d'abord ceux qui sont regardés généralement comme vénéneux et ensuite ceux qui le deviennent dans des conditions spéciales. Nous allons les énumérer, nous dirons ensuite un mot des principaux.

I. *Poissons regardés généralement comme vénéneux.* — Melette vénéneuse (*Meletta venenosa,* Val.), cailleu-tassart (*M. Thrissa,* V.), grosse sphyrène (*Sphyræna caracula,* Cuv.), bécune (*S. Becuna,* Lac.), fausse carangue (*Caranx fallax,* Cuv.), scare capitaine (*Scarus capitaneus,* Cuv.), diodon orbiculaire (*Diodon orbicularis,* Bloch), gneion tacheté (*Gneion maculatum,* Bibron), *toadfish* du Cap, ostracions ou coffres.

II. *Poissons vénéneux dans des conditions spéciales.* — La vieille (*Balistes vetula,* L.), le congre (*Muræna conger*), le congre vert (*M. major subolivacea*), la trachinote glauque (*Trachinotes glaucus*), la carangue jeune (*Scomber carangus*), la lune (*Tetraodon occellatus*), la petite orphie (*Esox marginatus*), la grande orphie (*E. brasiliensis*), le perroquet (*Aurata psittacus*), la vive (*Trachinus draco*).

On a cité encore beaucoup d'autres poissons comme pouvant produire des accidents toxiques, ce sont la bourse, la barbianne, la bannette, le coulirou, et, dans des conditions exceptionnelles, le maquereau et le hareng.

La *melette vénéneuse* est une espèce d'anchois habitant la Méditerranée.

Le *cailleu-tassart*, poisson très voisin du hareng, est pêché dans les mers chaudes de l'Inde, de la Chine et de l'Amérique. Sa chair a à peu près le même goût que celle de la sardine, et il faut croire qu'elle n'est pas toujours vénéneuse, car elle est fort estimée par les habitants des Antilles, qui la recherchent comme un mets délicat.

Les *sphyrènes* sont des poissons comparés aux brochets. On en trouve sur toutes les côtes de la Méditerranée. Leur chair est ferme et un peu sèche, légère, cassante, friable, mais agréable au goût et recherchée comme aliment. Ce n'est donc que dans des conditions spéciales qu'elles deviennent vénéneuses.

La *sphyrène bécune* est beaucoup plus grande. Elle habite la mer des Antilles. Sa chair passe pour délicieuse, mais on la mange toujours avec défiance, car elle est très sujette à contracter des qualités vénéneuses. C'est donc surtout la sphyrène bécune, que l'on a en vue, dans l'énumération des poissons regardés généralement comme vénéneux.

Ordinairement, ce sont les plus gras qui occasionnent des accidents et surtout aux environs de Noël.

La *carangue* des Antilles est d'une belle couleur d'argent. Ce n'est pas elle qui occasionne des empoisonnements, car elle passe pour un des meilleurs poissons de l'Amérique, mais bien la fausse carangue, qui lui ressemble beaucoup et qui est très souvent empoisonnée.

Les *scares* sont des poissons des mers intertropicales. Il n'est pas douteux que le *scarus* des anciens n'appartienne à l'un des genres scares. Ce poisson était singulièrement estimé par eux, Il était célèbre non seulement à cause de ses belles couleurs, mais aussi à cause de la délicatesse de sa chair et de ses intestins, que l'on regardait comme mets de luxe. Horace en parle dans ses Odes, et Ennius l'appelle : la *Cervelle de Jupiter*.

Scarum prœterii, cerebrum pene Jovi supremi.

On voit par là que les scares ne sont pas toujours vénéneux ; en tout cas, les anciens savaient fort bien choisir ceux qui ne l'étaient pas. Que nos lecteurs fassent de même s'ils ont envie de goûter à ces poissons.

Les scares sont les perroquets de la mer; un genre même s'appelle : perroquet, *aurata psittacus*.

Les *Diodons* sont nommés ainsi parce qu'ils semblent n'avoir que deux dents. Ce sont les porcs-épics et les hérissons de mer.

Le *poisson-lune* est un diodon à corps comprimé et très arrondi; sa grande surface circulaire rappelant en quelque sorte l'éclat blanchâtre et argenté de la lune l'a fait comparer à cet astre. « Mais c'est surtout pendant la nuit, dit L. Figuier, qu'il mérite le nom qu'on lui a donné. Alors, en effet, il brille de sa propre lumière, d'une lueur phosphorescente. Cette apparence paraît d'autant plus vive, que la nuit est plus obscure. Quand on le regarde sous une eau un peu profonde, la lumière qui émane de son corps, et qui est rendue ondulante par les couches d'eau qu'elle traverse, ressemble à la clarté tremblante de la lune à demi-voilée par la brume. On éprouve une véritable surprise quand on voit nager au plus profond des eaux ce disque doucement lumineux; et, sans y songer, on le prend pour l'image de la lune qui, pourtant, est absente du ciel. »

Sa chair grasse et visqueuse n'est pas bonne à manger même lorsqu'elle n'est pas devenue toxique.

Les *tétrodons* jouissent de la propriété singulière d'enfler la partie inférieure de leur corps au point de la faire devenir comme une véritable boule. Outre qu'ils peuvent fuir ainsi un danger pressant en remontant rapidement à la surface de l'eau, leurs aiguillons se redressent et frappent cruellement l'ennemi. Leur chair ne vaut pas plus que celle des diodons.

Les *coffres* ou *ostracions* sont ainsi nommés à cause des compartiments osseux, réguliers et parfaitement joints entre eux qui les revêtent. On les trouve dans les mers des Indes et de l'Amérique. Leur chair est très peu abondante et presque toujours malsaine. La tête et la queue empoisonnent les chats.

Le *coulirou* devient souvent toxique en vieillissant.

Les autres poissons sont surtout dangereux à l'époque du frai. Nous avons déjà vu que les œufs de gros barbeaux et de brochets déterminent des accidents comparables à ceux du poisson vénéneux. Le congre vert des Antilles empoisonne quand ses ovaires sont développés.

B. — *BATRACIENS*

GRENOUILLE

Le mot *grenouille* vient du latin *ranula*, dérivé de *rana*. La racine *ran*, qui signifie *son*, vient du sanscrit; on le trouve aussi avec la même signification dans l'hébreu. C'est donc une racine imitative.

Cet animal est inoffensif; si généralement on éprouve une certaine répulsion à le toucher, c'est parce qu'il ressemble trop au crapaud. Les Anglais l'estiment peu, et, comme il n'en est pas de même des Français, ils les appellent *mangeurs de grenouilles*.

Les grenouilles ne se nourrissent que d'animaux vivants; elles mangent des insectes, des larves, des vers. Elles sont donc utiles à l'agriculture. Par conséquent, il serait bon d'établir des grenouillères pour aider à la destruction des principaux insectes pouvant être nuisibles aux récoltes. Ainsi, cet innocent animal constituerait, suivant Bouchardat, un bon serviteur et un aliment profitable.

En France, on ne mange que les cuisses, ou, mieux, le train de derrière. En Italie et en Allemagne, on les mange en entier, après avoir enlevé la tête.

Les cuisses de grenouilles sont très recherchées. Elles sont constituées par de la fibrine, de la gélatine et de la graisse. Ce mets convient à certains malades atteints d'affections de l'appareil digestif. On le prescrit volontiers aux diabétiques.

Pour Grimod de la Reynière, les grenouilles sont un manger très recherché, surtout lorsqu'elles ont passé par la main d'un cuisinier consommé dans son art.

En effet, leur chair constitue un aliment sain, léger, de digestion très facile et convenant, par conséquent, à tous les estomacs. Nous avons vu beaucoup de personnes manger des grenouilles sans le savoir, et elles trouvaient que l'aliment qui leur était servi avait le même goût que la chair d'un poulet. Mais il faut, pour cela, que les grenouilles soient bien frites. C'est ainsi qu'on les prépare le plus souvent ; on les met aussi à la poulette.

Les grenouilles ne sont réellement bonnes que lorsqu'elles sont très fraîches. Il est facile de s'en assurer : on n'a, pour cela, qu'à les saupoudrer de sel. Si elles sont fraîches, il se produit une contraction nerveuse. Si elles ne se contractent pas, elles sont écorchées depuis trop longtemps, et il est préférable de les jeter.

Elles servent encore à faire un potage très sain, très agréable. C'est grâce à un de ces potages que nous devons la pile et toutes les admirables découvertes qui en découlent : le télégraphe, le téléphone, le phonographe, la lumière électrique, etc., etc.

C. — *CRUSTACÉS*

Homard. — Langouste. — Crabe. — Crevettes. — Bernard-l'ermite. — Écrevisses.

Homard. — Le *homard* était autrefois considéré comme appartenant au genre *écrevisse*; aussi l'appelait-on *écrevisse de mer*. Aujourd'hui, on en a fait un genre à part. Pour les gens du monde, le homard se distingue de l'écrevisse par deux points principaux : il est beaucoup plus gros, puisqu'il peut atteindre cinquante centimètres de long, et il habite la mer, tandis qu'on ne rencontre l'écrevisse que dans les eaux douces.

On le trouve en très grande abondance sur les côtes de l'Océan, de la Manche et de la Méditerranée. Vers le milieu de l'été, il s'approche du rivage pour la ponte.

Le homard constitue un mets fort recherché et fin, surtout dans le temps du frai. Cependant, sa chair blanche et fine est de digestion difficile ; aussi exige-t-elle des condiments énergiques qui, à leur tour, présentent des inconvénients, comme nous l'avons dit plusieurs fois.

Malgré sa saveur sucrée, le homard convient aux diabétiques.

L'Amérique expédie tous les ans une très grande quantité de conserves de ce crustacé. Ce produit est loin d'être aussi agréable que le homard frais ; il ne peut même lui être comparé sous aucun rapport, car il est non seulement beaucoup plus indigeste, mais encore sa chair n'a ni la même délicatesse, ni la même saveur.

Langouste. — De même que le homard, la *langouste* ressemble beaucoup à l'écrevisse. Elle était bien connue des anciens, puisque Aristote a décrit assez exactement son organisation et ses mœurs. Les gastronomes romains la prisaient fort, et ils commettaient de véritables extravagances pour s'en procurer de très belles.

Leur chair est bien meilleure et, partant, plus estimée que celle du homard ; mais il est absolument nécessaire qu'elle soit très fraîche pour ne pas devenir toxique. On préfère la chair des femelles avant et après la ponte. Les œufs sont aussi très recherchés, c'est pourquoi on vend généralement quatre fois plus cher les femelles qui en ont. On en fait à Paris une consommation énorme ; on les mange surtout à la sauce mayonnaise.

La chair, ferme et blanche, se digère difficilement ; il ne faut donc en user qu'avec réserve et ne pas en manger trop souvent.

Crabe. — Les *crabes* appartiennent aussi à la tribu des crustacés, mais ils sont conformés pour la course plutôt que pour la nage. Très communs sur les bords de l'Océan, ils sont plus abondants encore dans les régions équatoriales. Ils peuvent marcher en avant, en arrière et de côté.

Les crabes sont carnassiers et se nourrissent d'animaux marins, vivants ou morts. Leur voracité est telle qu'ils se mangent entre eux, et il sont si féroces qu'on a vu des crabes vaincus dévorés par leurs vainqueurs, occupés à déchirer et à dévorer d'autres crabes plus petits qu'eux.

Leur nombre est si grand sur les côtes de l'Océan qu'on ne saurait soulever une pierre sur la plage sans en faire fuir un.

Ils constituent un mets généralement peu estimé. Certaines espèces sont cependant bonnes.

Ainsi le *crabe-tourteau*, qui se trouve en grande quantité sur nos côtes et qui est assez gros, a une chair possédant un excellent goût. On reconnaît facilement ce crabe à son front tridenté et à sa carapace presque lisse, finement granulée et portant neuf festons de chaque côté sur son bord antérieur. Ses pinces, grosses et terminées par des doigts noirs garnis de tubercules énormes, ont presque autant de force que celles du homard (L. Figuier).

Les crabes-tourteaux peuvent atteindre le poids de trois kilogrammes. Ils sont rares dans la Méditerranée; on en trouve beaucoup dans l'Océan et dans la Manche.

Le *crabe commun* est moins grand, mais il y en a une plus grande quantité. Sur les côtes de Normandie, on l'appelle le *crabe enragé*, et *cranque* sur les bords de la Méditerranée. Sa chair est loin d'être aussi délicate que celle du crabe-tourteau, mais cela n'empêche pas qu'on en fait une très grande consommation.

Crevettes. — Le nom de *crevette* ou *chevrette* est la désignation vulgaire de deux crustacés comestibles, de la famille des décapodes : le *crangon commun* et le *palémon à dents de scie*. Celui-ci se distingue du précédent par une crête dentelée qu'il porte sur la tête, par sa taille, qui peut dépasser du double ou du triple celle du crangon commun, et par la couleur *rose* que lui donne la cuisson, le crangon restant *gris*.

Presque tous les palémons, gris ou roses après la cuisson, sont marins; on les trouve sur nos côtes, surtout à l'embouchure des fleuves. On en prend des quantités énormes sur les plages sableuses de la Manche. Mais c'est surtout la crevette vulgaire ou crangon que l'on pêche en cet endroit.

La fécondité de ces crustacés est si grande qu'elle défie non seulement tous les ennemis de l'espèce, comme poissons, — et ils sont nombreux, — mais encore tous les pêcheurs, qui en prennent des quantités vraiment prodigieuses.

Ils ne peuvent pas vivre longtemps hors de l'eau salée ; ils se corrompent avec une rapidité très grande, c'est pourquoi on les fait cuire dès qu'on les a sortis de l'eau. Cette précaution est assurément excellente puisqu'elle permet de les conserver plus longtemps. Néanmoins ils ne tardent jamais beaucoup à se corrompre, et ils répandent alors une odeur assez forte qui oblige à s'en débarrasser sans retard.

La chair des crevettes est aussi estimée que celle du homard, de la langouste et des autres crustacés. Elle est assez indigeste, surtout quand elle n'est pas bien fraîche.

On accommode les crevettes de plusieurs manières. On en fait des pâtés qui sont, à ce qu'il paraît, délicieux, et qui ont donné lieu à une spécialité fort estimée de Brillat-Savarin et de M. Stanislas Martin, qui écrit à ce sujet : « Si Calais n'était connu par son port de mer, ses nombreuses fabriques de tulle, et surtout par le siège qu'il eut à soutenir contre les Anglais, il mériterait de l'être pour ses pâtés. Honneur donc aux pâtissiers de cette ville, qui savent chaque jour attirer leurs voisins d'Outre-Manche par l'attrait d'un si excellent produit. »

Malgré ces éloges, nous dirons, avec C. Husson, que la crevette doit rester un simple hors-d'œuvre et ne point servir de plat de résistance, sa chair étant trop dense pour être bien mastiquée et digérée facilement.

Mais quelle est celle que, comme hors-d'œuvre, on doit préférer ?

Est-ce la grise ? Est-ce la rose ?

D'après le plus grand nombre, c'est le palémon à dents de scie, c'est-à-dire la crevette rose. Si la bonté du crustacé est en rapport avec son prix, il est évident qu'on doit préférer la crevette rose, puisqu'elle coûte beaucoup plus cher que la crevette grise ; mais si on fait attention au goût, nous croyons qu'on peut mettre le crangon vulgaire en première ligne. Le seul désagrément que nous lui trouvons, c'est d'être trop petit et de faire perdre beaucoup de temps pour le manger.

Une bonne recommandation en terminant : rejetez impitoyablement toutes les crevettes qui ne sont pas bien fraîches.

Bernard-l'ermite. — C'est un singulier animal que celui qu'on appelle *Bernard l'ermite*. Tout est irrégulier chez lui : sa contexture et sa manière de vivre. Il est à moitié achevé, puisqu'il n'a pas de carapace, comme les autres crustacés, pour la partie postérieure de son corps. En effet, sa queue est mince, toute nue, et a la forme d'un sac vésiculeux ; ces dispositions le rendent une proie très facile à ses nombreux ennemis. Pour se préserver, que fait-il ? Il cache cette partie postérieure de son corps dans la coquille vide d'un mollusque, coquille qui remplace la carapace que la nature lui a refusée. « C'est ordinairement, dit L. Figuier, dans la coquille choisie par lui sur le rivage, qu'il fixe son habitation ; mais quelquefois il attaque et tue un mollusque vivant, s'il trouve sa demeure à sa convenance, puis il y établit son domicile. »

Retiré dans sa coquille, et ne faisant paraître que sa tête et ses pinces, qui ressemblent beaucoup à celles des écrevisses, à cette différence près que la pince droite est toujours plus grande que la gauche, il guette les petits mollusques et les zoophytes dont il fait sa nourriture.

Quand il veut changer de place, il se met à traîner sa maison, comme un factionnaire qui emporte sa guérite.

Une ou plusieurs fois par an, c'est-à-dire au moment de la mue, il est obligé de chercher une coquille plus grande, et il court alors le danger d'être dévoré par ses ennemis. Dans ce cas, il prend la première coquille venue, pourvu qu'elle ait la même forme. Mais s'il n'en trouve pas et s'il est trop pressé de changer de logement, il s'attaque au premier Bernard qu'il rencontre si ce dernier a une coquille qui lui convienne ; un combat terrible s'engage, et le plus faible doit céder la place au plus fort.

Certaines personnes estiment beaucoup la chair de ce crustacé.

Il est cependant généralement moins apprécié, et avec raison, que les autres espèces dont nous avons parlé. Ce n'est pas qu'il soit de digestion plus difficile, mais il n'a pas un goût aussi fin, aussi relevé. Il est, du reste, assez peu répandu à Paris, et on le voit très rarement sur les bonnes tables.

Écrevisses. — L'*écrevisse* appartient au genre *crustacé ;* elle n'est rouge qu'après la cuisson, et elle ne marche pas à reculons. Ce qui a donné lieu à cette dernière erreur, admise encore par un grand nombre de personnes, c'est que lorsque l'écrevisse veut fuir un danger, elle se met à nager à reculons ; mais quand elle cherche sa proie, quand elle veut aller d'un endroit dans un autre, elle marche toujours en avant.

Il n'est pas nécessaire de décrire l'écrevisse, car qui n'en a pas vu, qui n'en a pas mangé? On la trouve dans toute l'Europe, et elle habite les lacs, les rivières, les ruisseaux. Elle aime surtout les eaux courantes et rocailleuses des montagnes, aussi est-ce là que sa chair prend le plus de saveur. Elle est moins bonne lorsqu'elle a vécu dans les eaux des lacs et des étangs, à moins que ceux-ci ne soient alimentés par des sources voisines.

L'écrevisse change tous les ans son enveloppe testacée; en effet, celle-ci ne grandissant pas, l'animal doit la laisser chaque année pour pouvoir augmenter de volume. Elle peut vivre plus de vingt ans, et sa taille augmente en proportion de son âge.

Vu son prix élevé, du moins dans les grandes villes, l'écrevisse est un mets de luxe, mais elle n'en est pas moins fort recherchée des gourmets. Si sa chair est un peu lourde, elle est aussi succulente et elle a une saveur particulière très agréable.

Les écrevisses les plus estimées sont celles de Beauvais, de Nogent-lè-Rotrou, de la Meuse et du Rhin. Celles dites à pieds rouges sont généralement préférées à celles qui ont les pieds blancs. Les plus grosses sont celles d'Alsace et de Lorraine; celles de Normandie sont très petites, mais elles ont un très bon goût.

On les soumet à une foule de préparations diverses; et, en raison de leur peu de digestibilité, elles doivent être relevées autant que possible. La préparation la plus simple, la plus avantageuse et la meilleure est la suivante : plongez les écrevisses toutes vivantes dans l'eau bouillante fortement assaisonnée de sel, de poivre, de thym, de laurier, de muscade et de vinaigre. Prenez les plus belles, dressez-les sur un plat en forme de pyramide et vous aurez un *buisson d'écrevisses* qui ne sera pas à dédaigner,

Mais on ne les mange pas seulement de cette manière. On les prépare pour en faire des potages excellents si justement vantés par Brillat-Savarin et chantés par plusieurs poètes sous le nom de *bisques*. Seulement rappelez-vous que ce n'est pas un potage à manger trop souvent. On en fait une purée pour relever les gros poissons apprêtés au maigre. Elles servent de garnitures d'entrées, surtout pour les matelotes et les fricassées de poulet.

Les écrevisses à la crème composent aussi un entremets distingué. Enfin, on fait un pâté d'écrevisses assez estimé.

Avant de les faire cuire, il est utile d'arracher à l'entrée de la queue un long tube noir qui constitue l'estomac et qui est rempli d'aliments et de matières fécales donnant naturellement un mauvais goût.

Les anciens leur attribuaient des propriétés surprenantes. Hippocrate croyait que le bouillon d'écrevisses guérissait la phtisie, la lèpre, l'asthme, la dysenterie, la gravelle. Dioscoride faisait prendre deux cuillerées de cendres d'écrevisses, pendant trois jours, dans du vin, pour guérir la rage. On les regardait aussi comme propres à purifier le sang, le fouetter, disperser les humeurs et les excrétions.

Toute cette réputation est naturellement tombée ainsi que celle des pièces calcaires connues sous le nom d'*yeux d'écrevisses*, auxquels on attribuait un principe volatil qui les rendait apéritifs, diurétiques et stomachiques. Aujourd'hui, on les remplace tout simplement dans les préparations pharmaceutiques, où on les faisait entrer, par de la craie en poudre et mieux par du carbonate de magnésie dont l'action est tout à fait identique.

D. — *MOLLUSQUES*

Huîtres. — Moules. — Escargots.

Huîtres. — Les huîtres constituent un aliment excellent. Si elles ne sont pas très nutritives on les digère facilement, et c'est pour cela que les gourmets peuvent en absorber des quantités prodigieuses. Elles renferment de l'albumine, de la graisse, des filaments musculaires, des matières gélatineuses et de la créatine. Elles renferment aussi, surtout les huîtres portugaises, de l'iode et du brome. Non seulement elles se digèrent bien, mais encore elles excitent légèrement l'appétit. Il est donc utile de les donner aux personnes qui ont l'estomac malade, et qui éprouvent du dégoût pour toute nourriture.

On les a vantées contre la phtisie pulmonaire, la scrofule, les engorgements ganglionnaires, le scorbut, la goutte, la chlorose, le rachitisme. Si on ne guérit pas toutes ces maladies avec les huîtres, on obtient certainement un mieux parfois très sensible.

Elles conviennent encore très bien dans la convalescence des maladies graves et, en général, à tous les individus débilités, aux vieillards qui ne mangent pas beaucoup.

Mais pour en retirer tous ces avantages, il faut qu'elles soient bien fraîches. Du reste, elles répandent une odeur si désagréable quand elles ont cessé de vivre, qu'il est impossible de les avaler.

Elles sont maigres et partant peu délicates pendant les mois de mai, juin, juillet et août, les mois qui n'ont pas d'*r*. Elles sont excellentes pendant les autres mois, pendant l'hiver surtout. Leur qualité est encore supérieure si elles ont été *parquées*, c'est-à-dire nourries pendant quelque temps dans des réservoirs garnis de galets, de sable et en communication avec la mer. Elles sont, dans ce cas, plus grasses, plus tendres et leur coquille devient plus lisse et plus blanche. Dans certains pays elles prennent une couleur verdâtre, leur saveur est alors plus délicate et beaucoup de personnes préfèrent ces huîtres vertes aux autres espèces.

Les Grecs les prisaient beaucoup; on sait qu'ils écrivaient sur une écaille d'huître le nom de celui qu'on bannissait par *ostracisme*.

Le proconsul Sergius fut le premier qui chercha à les engraisser en les mettant dans des étangs qu'il fit établir à cet effet. Les Romains appelaient *service d'aimables causeries* celui où se trouvaient des huîtres.

Il faut les manger crues et vivantes. Cuites, elles se digèrent moins bien. Les vrais amateurs les mangent telles qu'elles sont, avec l'eau qu'elles renferment dans leur coquille et qui contient du chlorure de sodium, du chlorure de magnésium, du sulfate de magnésie, du sulfate de chaux et une assez grande quantité de substance organique coagulable. C'est, d'après Littré et Robin, un mélange de leur sang.

Dans certains pays on les avale avec un assaisonnement. En Angleterre on transvase l'eau et l'on y joint soit du jus de citron, soit du poivre. En Bretagne on les mange avec une sauce, dans laquelle il entre du vinaigre blanc, du poivre et de l'ail pilé. Il vaut mieux, à notre avis, les manger sans assaisonnement, mais il est bon de prendre en même temps un vin blanc généreux, comme le Chablis, par exemple, qui s'associe très bien au goût des huîtres par sa finesse, son parfum, sa douceur. Le Sauternes n'est pas mauvais non plus, ainsi que le Marsala de Sicile.

Moule. — La *moule comestible* est un mollusque de l'ordre des *acéphales testacés*, c'est-à-dire : sans tête et recouverte d'une coquille.

« La moule, dit M. de la Blanchère, est l'huître du pauvre, et elle jouit d'une faveur presque aussi générale que sa rivale ; faveur très méritée d'ailleurs, car, outre son abondance vraiment prodigieuse sur toutes nos côtes, elle a une chair grasse, savoureuse et délicate, surtout quand elle a été améliorée par la culture. »

Elle l'emporte sur l'huître au point de vue de l'intelligence ; quoique l'expression : *quelle moule!* ne soit pas précisément plus agréable à la personne à qui elle s'adresse que celle-ci : *quelle huître!* Tandis que cette dernière demeure éternellement rivée aux roches où elle a pris naissance, la moule peut faire quelques mouvements.

On la trouve particulièrement sur les côtes rocheuses de Bretagne et de Normandie où elle naît et se développe. Seulement, à l'état sauvage, elle est toujours maigre, petite, amère ou âcre, et souvent malsaine.

La moule comestible n'est donc pas pêchée, en vue d'être mangée, aux bords de la mer sur les bancs où elle prend naissance et vit ; il faut que l'industrie humaine intervienne pour l'améliorer, transformer sa chair coriace et maigre en chair tendre, grasse, savoureuse et douce. De même qu'il existe une *ostréiculture,* il existe donc aussi une *mytiliculture.*

L'amélioration et l'engraissement de la moule s'effectuent dans les meilleures conditions sur les côtes vaseuses de l'Océan ; aussi est-ce là que sont établis les parcs de culture.

Depuis le mois de juillet jusqu'à celui de janvier, la chair de la moule est très estimée parce qu'elle est réellement bonne. Mais depuis fin février à fin avril, la chair est laiteuse, coriace, maigre. Il ne faut donc pas en manger à cette époque de l'année.

Du reste, il est à remarquer que les moules qui habitent les rangs supérieurs des clayonnages ont un meilleur goût que celles des rangs intermédiaires, et que celles-ci sont plus estimées que celles des rangs inférieurs, qui sont souillées de vase. Ces dernières sont encore préférables aux moules sauvages recueillies en mer.

Si la moule est loin d'avoir la valeur de l'huître, comme goût et digestibilité, cela ne l'empêche pas de rendre les plus grands services, surtout aux populations pauvres, à cause de la modicité de son prix, et c'est pour cette raison qu'elle figure sur les tables les plus modestes. Mais, de plus, elle offre l'avantage d'être bonne à vendre au bout d'une année, tandis qu'il faut trois ou quatre ans pour que l'huître puisse être livrée à la consommation.

En somme, la moule, employée dès la plus haute antiquité comme aliment, rend de très grands services, surtout dans certaines contrées; mais elle est toujours d'une digestion assez difficile, principalement pendant l'été, époque de l'année où elle donne quelquefois lieu à des accidents assez graves.

Pour éviter ces accidents, autant que possible, il ne faut jamais manger les moules sans leur avoir fait subir un lavage préparatoire. Pour cela, plongez-les dans de l'eau fraîche, puis, ratissez-les une à une, soit avec une brosse dure, soit avec le tranchant d'un couteau. On peut ajouter dans l'eau un peu de vinaigre.

Une fois le lavage terminé, si on veut les manger crues, comme les huîtres, il faut choisir les plus belles et les plus fraîches et, après les avoir ouvertes, les arroser de quelques gouttes de jus de citron. Les moules rouges de Toulon sont les meilleures à manger crues.

On peut encore les manger à la *marinière*, à la *poulette*, à la *provençale, farcies*, etc. Dans presque toutes ces préparations, il entre toujours soit du vinaigre, soit du jus de citron et du poivre; ces ingrédients ont l'avantage de prévenir les accidents et de faciliter la digestion.

Empoisonnement par les moules. — Cependant, dans certains cas, et malgré toutes les précautions prises, les moules procurent des accidents plus ou moins graves. Généralement deux ou trois heures après le repas, il se déclare du malaise et de l'engourdissement, puis il survient de la constriction à la gorge, du gonflement de la tête; le malade est pris d'une grande soif, de nausées, et souvent de vomissements; enfin, il apparaît sur la peau une éruption de plaques semblables à celles que produit une piqûre d'orties, d'où urticaire, et cette éruption se complique d'une démangeaison très vive.

Quelle est la cause de ces accidents? On n'en sait encore rien. D'après certains, ils sont dus à la présence de petits crabes logés dans l'intérieur; d'après d'autres, à la présence de pyrites cuivreuses dans les parages habités par les moules; au voisinage des coques de navires doublés de cuivre; d'après d'autres enfin, au *frai* des étoiles de mer ou des méduses que les moules auraient avalé.

Mais il est plus probable que ces accidents tiennent moins à la qualité des moules qu'à une prédisposition individuelle. Ce qui le prouve, c'est qu'il arrive très souvent de voir une seule personne empoisonnée à la suite de leur ingestion, tandis que cinq ou six autres, qui en ont également mangé, n'éprouvent aucun accident. Les personnes ainsi prédisposées doivent se priver complètement de moules.

Le traitement de cette intoxication est simple et facile. Il est bon, avant tout, de faire vomir le malade; puis, on lui fait boire une grande quantité d'une boisson légèrement acidulée.

Si l'empoisonnement était très prononcé, c'est-à-dire s'il y avait délire, refroidissement des extrémités, soubresauts des tendons, fort affaiblissement du pouls, il faudrait se hâter d'aller chercher le médecin, ce qui n'empêcherait pas de donner tout de suite un vomitif.

Escargots. — Les escargots, que les naturalistes appellent *hélices*, sont encore connus sous les noms de *limaçons*, *colimaçons*. Ils appartiennent au troisième embranchement du règne animal, les *mollusques*, et forment un être complet. S'ils paraissent privés de la vue et de l'ouïe, ils ont, en revanche, l'odorat très fin, et c'est grâce à ce sens qu'ils savent choisir pour leur nourriture la plus belle grappe de raisin ou bien la poire la plus succulente.

On mange de plusieurs espèces d'escargots, des grands, des moyens, des petits, des noirs et des blancs; mais ils sont tous de la même nature, et, s'ils ont un goût un peu différent, cela provient des lieux où ils vivent et des plantes dont ils se nourrissent.

Les Romains, qui avaient ces mollusques en très grande estime, les distinguaient en catégories, suivant la délicatesse de leur chair. D'après Pline, ils appréciaient surtout ceux qu'on tirait de la Sardaigne, de l'île de Chio, de la Sicile, de la Ligurie et de l'Afrique. Les plus grands venaient de l'Illyrie; les meilleurs, de l'île d'Astypalée.

Daigne, dans son traité de 1550, dit « qu'anciennement estoient morceaux frians et viande exquise et fort apétie de plusieurs nobles Romains; qu'un Fulvius Lupinus trouva la façon de les engraisser; que les plus à louer sont ceux de Sardine, Libye, Astypela et ceux de Ligurie ».

L'établissement de parcs ou *escargotières* dans le but d'engraisser les escargots était, et est naturellement encore, une mesure de la plus grande utilité. Outre qu'on peut nourrir comme l'on veut les mollusques ainsi parqués et donner à leur chair une saveur plus exquise, plus parfumée, on est sûr d'éviter certains accidents qu'ils ont procurés parce qu'ils s'étaient nourris de plantes vénéneuses.

On mange des escargots dans toute l'Europe. On en consomme beaucoup à Vienne, et on les fait venir du canton d'Appenzell, en Suisse. En Italie, le peuple s'en nourrit avec délices, et à Naples on en fait de la soupe. Les Algériens n'en mangent jamais : ces mollusques sont sacrés pour eux.

En France, ils constituent une véritable ressource alimentaire pour certains habitants du Midi. En carême, ils sont à Nancy ce que les huîtres sont à Paris. Dans cette ville, du reste, les amateurs sont fort nombreux, et la preuve c'est qu'on trouve à chaque pas des marchands qui les préparent et en vendent tous les jours des quantités considérables.

On trouve surtout *l'hélice vigneronne,* ou escargot des vignes, ou de Bourgogne. Mais on vend aussi le petit escargot chagriné, appelé encore *petit gris*. Les personnes qui préfèrent le premier sont très nombreuses, mais celles qui ne dédaignent pas le petit gris ne le sont pas moins. Celui-ci est beaucoup plus tendre et plus délicat.

Brillat-Savarin dit : « Quoique la chair des escargots soit indigeste, beaucoup de personnes la recherchent à cause de son bon goût. »

Tous les auteurs sont d'accord pour affirmer que les escargots sont de digestion difficile. Ce doit être un peu vrai; cependant, nous croyons qu'on a exagéré et qu'ils ne sont pas aussi indigestes qu'on a bien voulu le dire. Nous pensons même qu'il n'est pas nécessaire d'avoir un estomac bien robuste pour les digérer facilement; il suffit de les manger bien cuits, bien préparés. Dans ces conditions, si on les mâche bien, on peut être sûr qu'on les digérera avec la plus grande facilité, surtout si on a savouré le petit gris qui a la chair plus tendre et plus délicate que le gros escargot.

La meilleure saison pour les manger est la fin de l'hiver, parce qu'alors il y a très longtemps qu'ils n'ont pas pris de nourriture. On peut toutefois les utiliser toute l'année en prenant la précaution de les faire jeûner pendant quelques jours.

On ignore comment les Romains les accommodaient. Mais voici la recette qu'un amateur rédigeait longtemps après dans le *Ménagier de Paris* : « Limassons, que l'on dit escargots, convient prendre à matin. Prenez les limassons jeunes, petits, et qui ont coquilles noires, des vignes ou des seurs (sureaux), puis les lavez en tant d'eau qu'ils ne gettent plus d'escume ; puis les lavez une fois en sel et vinaigre et mettez cuire en eaue. Puis il vous convient traire iceulx limassons de la coquille au bout d'une épingle ou aiguille, et puis leur devez oster leur queue, qui est noire, et puis laver, mettre cuire et boulir encore, et puis les traire et mettre en un plat ou escuelle, à mangier au pain. »

Cette préparation est simple, mais elle n'est pas très bonne. L'escargot a, en effet, besoin d'être fort relevé. Nous préférons la préparation suivante de M. de Périgord : « *Escargots entrée.* Jetez les escargots dans de l'eau bouillante mêlée de cendres de bois, et laissez-les bouillir jusqu'à ce qu'il soit facile de les ôter de leurs coquilles. Retirez-les alors de leurs coquilles et lavez-les longuement dans de l'eau fraîche en changeant l'eau à plusieurs reprises. Faites-les sauter dans du beurre, saupoudrez-les de farine et mouillez avec moitié vin blanc et moitié consommé. Ajoutez sel, poivre, bouquet garni, champignons et laissez cuire le tout pendant une heure. Liez la sauce avec des jaunes d'œufs, après l'avoir retirée du feu et dressez. »

Les escargots que l'on vend, tout préparés dans leurs coquilles, n'ont besoin que d'être chauffés à un feu doux pendant quelques minutes après les avoir préalablement mis dans une poêle avec un peu de vin blanc, Chablis ou Graves, à volonté.

En résumé, les escargots forment un mets réellement populaire et constituent un aliment sain, nourrissant et calmant. Comme, d'un côté, on en trouve des quantités considérables ; que, d'un autre, ils causent de très grands dégâts, les habitants des campagnes ont tout avantage à les ramasser, à les préparer et à les manger. Ils obtiennent ainsi un aliment qui ne leur coûte pour ainsi dire rien, et ils ont le plaisir de conserver intacts les légumes et les fruits de leur jardin.

III. — Œufs. — Lait. — Beurre. — Fromage. — Graisses.

A. — *ŒUFS*

L'œuf, au point de vue alimentaire, se compose essentiellement du blanc et du jaune. Le blanc d'œuf n'est que de l'albumine presque pure; le jaune en contient beaucoup aussi, en même temps que la matière colorante qui lui donne sa couleur. Sous l'influence de la chaleur et de l'oxygène pénétrant par les pores de la coque, l'albumine donne naissance, si l'œuf a été fécondé, à toutes les parties de l'organisme. Elle est la base, le point de départ de toutes les séries de tissus particuliers qui sont le siège des activités organiques; on la trouve aussi dans les humeurs nutritives, le sang, le chyle, la lymphe et dans les tissus les plus importants, comme le tissu nerveux. Il est donc absolument nécessaire de prendre des aliments qui contiennent de l'albumine.

De plus, le blanc d'œuf est, de toutes les substances nutritives, celle qui s'associe le plus promptement aux sucs nourriciers de l'homme, tandis que le jaune est une substance particulière qui joint à l'avantage d'être très nourrissante celui de dissoudre les corps gras, et de favoriser leur mélange avec les sucs digestifs.

L'œuf est donc un aliment très sain, éminemment réparateur et nutritif.

Il se sert de plus de six cents manières et toujours il est agréable au goût. « L'œuf, dit Grimaud de la Reynière, est à la cuisine ce que les articles sont aux discours, c'est-à-dire d'une si indispensable nécessité que le plus habile cuisinier renoncerait à son art si on lui en interdisait l'usage. »

On les mange à la bonne femme, à la bourguignonne, à l'italienne, à l'allemande, à la Monime, à la sauce Robert, à la régence, à l'huile, au basilic, à l'estragon, à l'orange, au lard, au père Douillet, aux truffes, au soleil, aux écrevisses; on les sert tantôt en crépines, tantôt bouillis, tantôt aux pointes d'asperges. On les poche, on les frit, on les saute, etc., etc.

Toutes ces préparations si diverses ne les rendent pas plus faciles à digérer, loin de là. Il faut se rappeler qu'il n'y a rien de meilleur et de plus digestible qu'un œuf frais et peu cuit, tandis qu'un œuf dur est assez indigeste.

Il faut donc manger de préférence les œufs à la coque; on a ainsi la nourriture la plus simple fournie par le règne animal et la plus digestible.

Le jaune d'œuf entre dans la composition de beaucoup de mets, surtout dans celle des assaisonnements et des pâtisseries. Émulsionné dans de l'eau chaude sucrée et aromatisée avec un peu d'eau de fleurs d'oranger, il constitue un aliment assez léger que l'on donne aux malades et aux convalescents, sous le nom de lait de poule ou bouillon à la reine, comme on l'appelle dans certains pays.

On conserve les œufs frais en les plongeant, aussitôt après qu'ils ont été pondus, dans un lait de chaux qui empêche l'air de pénétrer dans la coquille.

B. — *LAIT*

Composition. — Conservation. — Falsifications, moyens de les reconnaître. — Laits colorés. Microbes pathogènes. — Hygiène alimentaire.

Composition. — Le lait constitue non seulement un aliment parfait, susceptible à lui seul de subvenir à tous les besoins de l'organisme, mais encore c'est la substance alimentaire, si on considère la question économique, qui fournit au plus bas prix le kilogramme d'azote nécessaire. Le tableau suivant de Duclaux met bien en évidence cette valeur économique du lait.

	Prix du kil. d'azote	Valeur proportionnelle
	—	—
Lait.	40 francs.	1 fr. »
Fromage de gruyère . .	30 —	» » 75
— cantal . . .	27 —	» » 66
— brie	80 —	2 fr. »
Chair de bœuf.	110 —	2 fr. 7
— mouton	100 —	2 fr. 5
— porc	90 —	2 fr. 2
Œufs	150 —	3 fr. 8
Bouillon	200 —	5 fr. »

Un bon lait doit être opaque, blanc jaunâtre, exhaler une odeur agréable, avoir une saveur douce et sucrée, être neutre ou alcalin chez la femme, neutre ou acide chez la vache, plus dense que l'eau (1030 à 1033), enfin provenir d'un animal sain et bien nourri.

Il se compose d'eau tenant en suspension des gouttelettes de graisse émulsionnée donnant le *beurre*, et, en dissolution, des matières albuminoïdes, *caséine*, *albumine*, une matière sucrée, *lactose* ou *sucre de lait*, et des *sels* divers, chlorure de sodium, de potassium, phosphates de potasse, de chaux, de magnésie, de fer, carbonate de soude. Le *lait de femme*, *d'ânesse* et *de jument* est plus pauvre en matières azotées et plus riche en sucre que le *lait de vache* et *de chèvre*.

Voici la composition des principaux laits (pour 100 parties) :

	Eau	Caséine et albumine	Graisse	Sucre de lait	Sels
	—	—	—	—	—
Femme. . . .	87,09	2,48	3,90	6,04	0,49
Vache.	87,41	3,41	3,66	4,82	0,70
Anesse	90,94	2,01	1,39	6,25	0,21
Jument. . . .	90,71	2,05	1,17	5,70	0,37
Chèvre	86,91	3,69	4,09	4,15	0,86

Mais nous devons faire remarquer que la composition peut varier, dans une même espèce animale, avec la race, le mode d'alimentation, le climat, l'état de santé, l'âge, l'époque de la lactation, le nombre des parturitions, le moment de la traite. La graisse est plus abondante le soir que le matin, à la fin de la traite qu'au début.

Si on soumet le lait à l'action de la chaleur, il n'est pas sensiblement altéré. Cependant si on le fait bouillir, il abandonne quelques parties solides sur les parois et au fond du verre, tandis qu'à la surface il se forme une espèce de pellicule insoluble connue sous le nom de *frangipane* et qui se renouvelle si on l'enlève.

Quand on l'abandonne à lui-même pendant dix-huit à vingt-quatre heures, il se sépare en deux parties : la partie supérieure constitue la crème qui renferme la plus grande partie du beurre, la partie inférieure est plus dense et forme le lait écrémé.

Mais si on le laisse plus longtemps, — et le temps est variable suivant la température ambiante, certaines conditions atmosphériques, comme un orage, etc., — il s'établit une fermentation qui donne naissance aux acides lactique et acétique d'abord, et plus tard à l'acide butyrique; le lait, ainsi transformé, est *tourné*, il est aigre et ne peut être bu sans inconvénient. Dans ces conditions, il était utile, surtout au point de vue commercial, de rechercher les moyens les plus convenables pour le conserver. Ces moyens ne sont pas très nombreux ; voici les principaux, ceux qu'on peut employer sans que le lait éprouve des modifications sensibles.

Conservation. — Un des meilleurs moyens de conserver le lait sans lui enlever ni sa saveur, ni aucune de ses propriétés est le *froid*. Il faut donc le placer dans des endroits aussi frais que possible. On le conservera assez longtemps en mettant de la glace tout autour du pot. Ce procédé, qui a été indiqué par Donné, est excellent; malheureusement, il présente deux inconvénients assez sérieux : la glace coûte assez cher pendant la saison chaude et très souvent, beaucoup trop souvent, les crémiers mettent la glace dans le lait lui-même, trouvant ainsi un double avantage, la conservation et la multiplication du lait, puisque la glace fournit une notable quantité d'eau.

Un procédé que nous recommandons et qui doit réussir, surtout lorsque le lait vient d'être trait, c'est de plonger le pot qui contient celui-ci tout chaud dans l'eau plus ou moins froide d'une rivière, et de l'y laisser pendant un bon quart d'heure au moins. Ce procédé est très facile à employer, puisque presque partout, dans les pays où on élève en grand les vaches, on trouve des rivières ou des ruisseaux dont l'eau est plus ou moins glacée.

La *chaleur*, ou, pour nous servir du terme adopté, la *pasteurisation*, est le procédé le plus efficace, parce qu'il permet, en outre, de détruire les micro-organismes pathogènes qu'il peut contenir. Malheureusement une seule ébullition ne suffit pas pour stériliser le lait, il en faut plusieurs successives. Aujourd'hui on obtient industriellement des laits stérilisés en les portant plusieurs fois à la température de 65 à 83 degrés. Dans ce cas, le lait n'est pas sensiblement modifié au point de vue chimique ; ainsi le lait cru contient 5,43 de sucre de lait, et cuit 5,47 ; — 0,31 de caséine, et cuit 0,30; — 0,49 de cendres, et cuit 0,50. La modification importante obtenue par la cuisson, c'est qu'elle retarde la coagulation, par suite de la perte des sels calciques qui se sont précipités à cause de l'élimination de l'acide carbonique. Mais le lait cuit est un peu plus difficile à digérer, il n'a plus, en outre, cette onctuosité qui lui est particulière quand il est pur et frais et qui fait qu'on le tolère si bien.

L'addition de *bicarbonate de soude* permet de retarder aussi la fermentation du lait. Ce sel sature l'acide lactique au fur et à mesure qu'il se produit et assure la conservation du liquide pendant quatre ou cinq jours. Quevenne dit qu'on peut mettre de 2 à 3 grammes de bicarbonate par litre ; cette quantité est beaucoup trop forte car elle modifie complètement l'odeur et la saveur du lait. D'après M. Bouchardat, le bicarbonate, à la dose de 50 centigrammes par litre, n'exerce pas une influence appréciable sur les qualités du lait, même après l'ébullition. A 1 gramme par litre, la saveur et l'odeur sont influencées par l'ébullition ; à 2 grammes, le lait bouilli contracte une forte odeur d'œuf cuit et un goût de lessive. On voit donc qu'il ne faut pas ajouter plus de 50 centigrammes par litre. Cette addition, pratiquée par les marchands, constitue une vraie falsification, puisqu'elle permet de vendre comme du lait frais du lait qui ne l'est pas en réalité ; mais l'administration la tolère, parce qu'elle ne porte sur aucun des éléments essentiels du lait, et parce qu'aussi, à certaines époques de l'année, une ville entière pourrait être privée subitement de ce liquide indispensable. On a trouvé au Laboratoire municipal, dans un lait, une dose de 8 grammes de bicarbonate par litre.

L'*ammoniaque* peut rendre aussi de très grands services pour la conservation du lait, mais son emploi est très délicat à cause de la forte odeur que dégage cet alcali, et il est préférable de ne pas l'employer.

Tous ces procédés, la *pasteurisation* exceptée, permettent de conserver le lait pendant quelques heures, quelques jours au plus. On ne peut donc les employer quand il s'agit de le conserver pendant longtemps, quand on veut, par exemple, assurer l'approvisionnement des navires.

Appert, qui s'est le premier occupé de rechercher de quelle manière on pourrait le conserver à peu près indéfiniment, réduit celui-ci à la moitié de son volume, l'additionne d'une petite quantité de jaune d'œuf, le met en bouteilles soigneusement bouchées et lui applique, en le soumettant, ainsi renfermé, à l'action d'un bain-marie d'eau bouillante, le procédé qui donne de si bons résultats avec les sucs de fruits et les conserves alimentaires.

M. Martin de Lignac a prôné la méthode suivante, qui consiste à évaporer le lait, additionné de 75 grammes de sucre par litre, en consistance de miel, à renfermer le produit dans des boîtes de fer-blanc soudées et soumises, pendant quelques minutes, dans un bain-marie à la température de l'eau bouillante. Pour consommer ce produit, il suffit d'ajouter de l'eau ; on a ainsi un lait plus léger que le lait ordinaire, dont la matière grasse a perdu de sa fraîcheur, mais dont la saveur, un peu sucrée peut-être, n'est pas désagréable. « Les habitants de Paris ont pu apprécier pendant le siège, dit Duquesnel, la valeur de ce *lait concentré*. Il a l'avantage d'occuper un petit volume et d'être peu coûteux. » Il est cependant moins sain que le lait frais à cause de sa richesse en sucre, mais il vaut mieux que les laits artificiels ou *farines lactées*.

Falsifications. — Moyens de les reconnaître. — Avant d'arriver au consommateur, le lait passe dans un bien grand nombre de mains, et les propriétaires de ces mains savent s'en servir pour faire subir à cet excellent aliment de nombreuses falsifications, qui le dénaturent d'une manière plus ou moins sensible. A Paris surtout, le nombre d'intermédiaires est considérable, et c'est pour cette raison qu'on boit dans la capitale le lait le plus exécrable qu'on puisse imaginer. En effet, le nourrisseur peut commencer à le falsifier ; le ramasseur, c'est-à-dire celui qui réunit le lait pour le dépôt central, le falsifie à son tour ; le directeur du dépôt l'imite ; il en est de même du récepteur à Paris, du voiturier qui le distribue en ville, et enfin des crémiers qui le vendent au détail. Il n'est évidemment pas possible d'avoir du bon lait dans ces conditions.

Mais quelles sont les substances étrangères qu'on ajoute à cet aliment pour le falsifier ? Elles sont très nombreuses. En effet, quand on a écrémé le lait et qu'on l'a additionné d'eau, il est nécessaire d'augmenter la densité, qui n'est plus la même après ces manipulations, de relever la saveur, de simuler la crème qu'on a enlevée et de donner la consistance et l'opacité normales, ou bien de détruire la teinte trop bleuâtre que prend le lait quand il a été trop étendu d'eau.

Dans ce but, on a employé le sucre, la farine, la fécule, l'amidon, la dextrine, les infusions de riz, d'orge, de son, la gomme arabique, la gomme adragante, le jaune et le blanc d'œuf, le caramel, la cassonnade, le sucre de canne, le jus de réglisse, les carottes cuites au four ou torréfiées, l'alcoolé de pétales de soucis, la gélatine, les cervelles d'animaux triturées et délayées, le sérum du sang, enfin l'émulsion des graines de chènevis ou d'amandes douces.

Nous allons indiquer de quelle manière on peut reconnaître assez facilement la plupart de ces fraudes.

Pour savoir si du lait a été écrémé avec ou sans addition d'eau, ou s'il a été additionné d'eau sans avoir été écrémé, on doit faire trois opérations différentes : il faut premièrement déterminer la densité du lait à l'aide du *lacto-densimètre* de Quévenne ; secondement, doser approximativement le beurre, au moyen du *lacto-butyromètre* (fig. 10) de Marchand, ou du *lactoscope* (fig. 11) de Donné ; troisièmement, enfin, doser le sucre

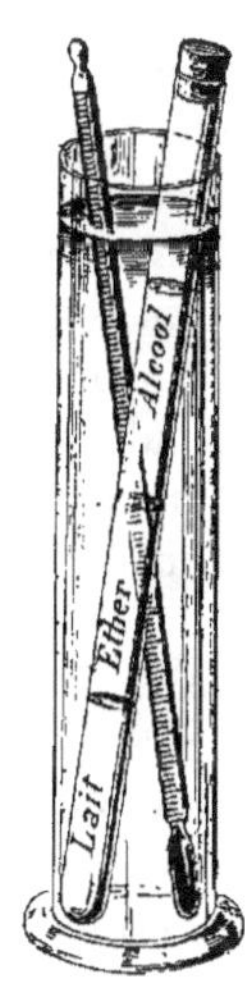

Fig. 10
LACTO-BUTYROMÈTRE

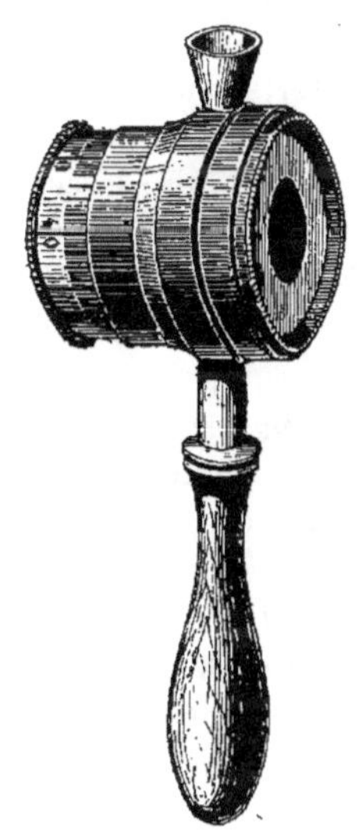

Fig. 11
LACTOSCOPE DE DONNÉ.

de lait, par la *liqueur de Fehling* ou par la *méthode polarimétrique*.

L'emploi exclusif d'un de ces trois moyens conduirait à des résultats erronés. Il est évident que la densité du lait ne dit pas grand'chose, puisqu'il est facile de la lui donner artificiellement. Mais si, au moyen du lacto-butyromètre, on s'aperçoit que le lait contient la quantité normale de beurre, il est impossible que sa densité n'ait pas diminué s'il a été additionné d'eau. Enfin, le dosage de la lactose, substance dont la moyenne normale est comprise dans des limites connues et assez restreintes, lève tous les doutes.

Nous ne décrirons pas ici les instruments dont nous venons de parler : cela nous mènerait trop loin. Il est, du reste, assez facile de s'en servir, et si quelque lecteur désire se les procurer, on lui donnera toutes les indications nécessaires pour lui permettre de les utiliser avec fruit.

On reconnaît la présence de la farine et de l'amidon en passant le lait à travers une toile un peu serrée : une petite quantité de ces substances reste sur la toile. L'amidon est plus difficile à reconnaître ainsi parce qu'il se dissout presque complètement. Mais on peut encore constater leur présence en faisant bouillir le lait : celui-ci, une fois refroidi, forme une bouillie claire tout à fait caractéristique. Enfin, l'amidon, la farine, le riz et toutes les fécules se dévoilent en ajoutant au liquide quelques gouttes de teinture d'iode, qui le colorent immédiatement en bleu.

Si l'on mêle au lait de la potasse ou de la chaux pour l'empêcher de se coaguler, on découvre la fraude en versant du fort vinaigre ; celui-ci produit de l'effervescence. En outre, le papier de tournesol rougi par un acide reprend sa couleur bleue. « La *Gazette nationale d'Allemagne* de 1803, dit Aulagnier, rapporte que des enfants sont morts et que des adultes ont été fort malades pour avoir bu du lait qu'on avait ainsi falsifié. Conservé dans des vaisseaux de cuivre, d'étain, ou des vases mal vernissés, malpropres, le lait devient non seulement âcre, mais vénéneux. Si, en versant sur du lait de l'ammoniaque, il devient bleuâtre, il contient du cuivre. A Paris, les vaisseaux de cuivre sont interdits. »

L'émulsion d'amandes douces dont se servent les laitiers pour blanchir l'eau qu'ils ajoutent au lait rend celui-ci d'un blanc plus mat. Quand on l'agite, on ne voit pas apparaître des flocons, mais si on le passe dans une gaze, on y en aperçoit des très petits et opaques. De plus, en ajoutant à 1 ou 2 grammes de lait quelques centigrammes d'amygdaline, il se développe une odeur d'essence d'amandes amères qui ne permet pas de conserver le plus léger doute.

Pour reconnaître la présence de la gomme adragante, on agite le lait et celui-ci laisse déposer sur les parois du verre des grumeaux diaphanes qui ont, en général, une forme allongée et anguleuse.

L'addition de la gomme arabique se reconnaît en ajoutant au sérum filtré de l'alcool à 90° ; celui-ci détermine un précipité blanc, opaque et abondant.

On falsifie bien rarement le lait avec la matière cérébrale du cheval. Pour reconnaître cette falsification, l'emploi du microscope est spécialement recommandé, mais on peut aussi faire l'essai suivant : on prend une certaine quantité de lait qu'on évapore à moitié, et on traite la masse solide par de l'éther pur. Le liquide ayant été évaporé, il reste une matière grasse que l'on mêle avec du nitrate de potasse purifié, et l'on chauffe le mélange dans un creuset. Le résidu dissous précipite abondamment par le chlorure de barium ; mais pour que ce précipité se forme bien, il faut agiter vivement la liqueur pendant quelque temps. L'acide sulfurique provient, dans ce cas, de la matière grasse du cerveau.

Enfin, on ajoute quelquefois une émulsion faite avec de la graine de chénevis. Cette fraude est assez facilement découverte, parce que ce lait étant chauffé présente, sur la pellicule qui se forme, des gouttelettes huileuses ayant une saveur plus ou moins rance. Ces gouttelettes sont dues à l'huile que contient cette graine.

Telles sont les principales falsifications et les moyens faciles, pratiques de les reconnaître.

Laits colorés. — *Microbes pathogènes.* Il arrive quelquefois que le lait perd sa couleur blanche normale et devient bleu, rouge, jaune. Cela est dû au développement de certains micro-organismes chromogènes. Le lait bleu doit cette couleur au *bacillus cyanogenus* ; le lait rouge, à une levure connue sous le nom de *saccharomyces ruber*, ou au *micrococcus prodigiosus* ; le lait jaune, au *bacterium synxanthum*.

Ces bactéries ne sont pas pathogènes. Le lait contient-il de ces dernières ? Oui.

M. Ballard a constaté, en Angleterre, une petite épidémie de fièvre typhoïde, qui n'avait atteint que les clients d'une même laiterie, où il y avait eu un typhique. La contagion s'était propagée par l'eau dont on se servait dans la laiterie.

M. Bell a cité des faits semblables pour la scarlatine. Il en existe aussi pour la diphtérie.

Mais le lait est surtout l'agent de transmission de la tuberculose. Hirchberger a inoculé à plusieurs animaux du lait de vaches tuberculeuses. Avec le lait de cinq vaches, il a obtenu quatre inoculations positives et une négative. Il est donc dangereux de consommer du lait provenant de vaches tuberculeuses, et il est plus prudent, quand on n'est pas bien sûr de son origine, quoiqu'il doive être moins agréable à boire, de le faire bouillir.

Hygiène alimentaire. — Le lait joue un très grand rôle dans l'alimentation. A peine l'enfant a-t-il vu la lumière qu'inconsciemment il saisit le sein maternel, où il puise le liquide qui lui permet de grandir et de se fortifier. Plus tard, quand il est devenu homme, il peut se nourrir encore avec ce même liquide qui, presque toujours, exerce sur son économie une action très salutaire.

Le lait est, en effet, le type de l'aliment complet, et ce seul fait qu'il suffit exclusivement à l'alimentation et à la croissance de l'enfant, comme de tous les jeunes mammifères, le prouve surabondamment.

Toutes les substances qu'il renferme sont propres à entretenir la vie dans des conditions normales, et chaque organe trouve, dans ce liquide, tous les éléments qui lui sont indispensables pour son entretien.

Le sucre du lait et le beurre sont destinés à entretenir la chaleur du corps.

La caséine, l'albumine sont essentiellement favorables à l'accroissement. Dans l'estomac, ces matières sont transformées, sous l'influence du suc gastrique, en substances assimilables qui se répandent dans toute l'économie : ces matières se transforment en chair, muscles, organes.

Parmi les sels, le chlorure de sodium sert à la constitution du sang, le phosphate de chaux à la formation des os, et le fer, qui s'y trouve en quantité très faible, s'unit aux globules sanguins.

Il n'est donc pas surprenant que ce liquide ait toujours été considéré comme un des principaux aliments, et que les poètes, qui ont chanté l'Age d'or, en aient fait le mets favori de l'homme :

Lacte mero veteres usi memorantur et herbis,

dit Ovide.

Et, dans un autre endroit :

Lac mihi semper adest niveum, pars inde bibenda
Servatur, partem liquefacta coagula durant.

« J'ai toujours du lait à la couleur de neige ; une partie est destinée à ma boisson, la présure durcit l'autre partie. »

Aujourd'hui, il y a bien encore quelques bergers des montagnes qui se nourrissent presque exclusivement de lait et de pain noir; mais il deviennent de plus en plus rares, et les vers de Racan sont fort démodés :

> Heureux qui vit en paix du lait de ses brebis,
> Et qui de leur toison voit filer ses habits !

Le lait que l'on consomme le plus ordinairement dans nos climats est le lait de vache.

Les Hébreux préféraient le lait de chèvre. Il en était de même des Romains, si l'on en croit Pline : « Le lait de chèvre est meilleur pour l'estomac, parce que les chèvres se nourrissent plus de feuillages que d'herbes ; le lait de brebis, quoique plus doux et plus nutritif, lui convient moins parce qu'il est plus gras. » (*Histoire naturelle*, XXVIII, 33.)

Les Hébreux estimaient encore beaucoup le lait de chamelle, et le laissaient tourner pour en faire une boisson enivrante.

On emploie le lait dans un but alimentaire sous une foule de formes diverses. On le boit immédiatement après la traite, ou plus tard refroidi, ou bouilli préalablement. On l'utilise encore privé de certaines de ses parties constituantes, sous forme de lait écrémé, de petit lait. On le fait coaguler. On le boit mélangé au thé, au café. L'art culinaire l'utilise dans un grand nombre de cas et lui fait subir des modifications nombreuses. Enfin, avec les parties solides, on obtient le fromage et le beurre.

Le lait, absorbé en quantité raisonnable, se digère et s'assimile fort bien. L'état liquide, ne réclamant ni mastication, ni insalivation, rend cet aliment très propre aux malades, aux convalescents, aux vieillards même. Toutefois, ces derniers doivent prendre en même temps une nourriture plus réparatrice.

Le lait détermine quelquefois de la diarrhée, surtout chez certaines personnes ; il faut, dans ce cas, que celles-ci s'en abstiennent complètement. Ce liquide ne procure des dérangements intestinaux que lorsqu'il est mal digéré. Or, de même qu'on ne doit jamais manger des aliments que l'on ne digère pas, de même on ne doit pas boire du lait quand il donne la diarrhée.

Chez les enfants, il produit souvent le *choléra infantile* et l'*athrepsie*, quand il est amer et qu'il contient les bacilles de la putréfaction.

Il est bien meilleur au printemps et en été que pendant l'hiver, et celui du matin est préférable à celui du soir.

Il possède toutes ses propriétés lorsqu'il vient d'être trait. C'est donc *immédiatement après la traite*, lorsqu'il est encore tout chaud, qu'on devrait le boire, afin d'en retirer les plus grands avantages. Aussitôt après la traite, il est aussi pur que possible et il n'a pas eu le temps de subir ni altération, ni fermentation.

D'une manière générale, le lait convient à tout le monde, aux enfants, aux hommes faits, aux vieillards. Ces derniers, ainsi que les hommes à l'âge mûr, ne doivent cependant pas s'en nourrir exclusivement. Il faut qu'ils prennent en même temps une nourriture plus fortifiante, à moins qu'ils soient soumis au régime lacté.

Les personnes qui ont un tempérament lymphatique, bilieux, ne doivent pas trop en boire. Les tempéraments secs, nerveux, s'en trouvent ordinairement très bien.

C. — *BEURRE*

Composition. — Conservation. — Falsifications, moyens de les reconnaître. — Margarine.

Composition. — Le mot *beurre* vient du grec βούτυρον, qui signifie *fromage de vache*, probablement parce qu'autrefois on ne faisait guère du beurre qu'avec du lait de vache.

Cette substance onctueuse et grasse s'obtient, tout le monde le sait, très facilement : on n'a qu'à agiter ou battre la crème, qu'on a laissée se séparer d'elle-même.

Les Scythes et les Péoniens firent connaître le beurre aux Grecs. Les anciens Romains s'en servaient seulement comme remède.

Aujourd'hui, c'est le corps gras le plus employé et le plus agréable aussi; il est d'un usage habituel, et on en met dans tous les aliments, auxquels il communique une saveur agréable, à condition, toutefois, qu'il soit frais.

La Normandie fournit le meilleur beurre de France ; on place donc avec raison en première ligne les beurres d'Isigny et de Gournay. Vient ensuite le beurre de Bretagne et, en troisième lieu, le beurre de Flandre.

Plusieurs contrées du Nord, en Angleterre, en Irlande, en Danemark, en donnent aussi de très bon.

Le beurre du commerce offre une très grande variété de qualités et de prix. Cela se comprend facilement. L'alimentation, en effet, la nature des pâturages, exercent la plus grande influence sur la qualité du lait et, par conséquent, du beurre. En outre, celui-ci peut être plus ou moins bien préparé et conservé.

La bufflonne, la chamelle, la jument, l'ânesse, la chèvre et la brebis fournissent un lait dont on peut retirer du beurre ; mais c'est avec le lait de vache qu'on fait presque tout celui qu'on trouve dans le commerce.

Le beurre de brebis est très gras ; il est jaune pâle en été, et blanc en hiver. Il se garde difficilement.

Le beurre de chèvre est blanc aussi, mais il se conserve mieux ; malheureusement, il a un goût particulier qui ne convient pas à tout le monde.

Le beurre d'ânesse est blanc, mou, fade ; on l'extrait difficilement.

Le beurre d'hiver est moins bon et plus pâle que celui qui est fait au printemps et en été. Autrefois, on attribuait même à celui qui était préparé dans le mois de mai des propriétés merveilleuses pour la guérison des plaies. On se servait

> De la graisse de loup et du beurre de mai.
>
> (RÉGNIER.)

Les caractères d'un bon beurre sont les suivants : odeur à peu près nulle, saveur douce et agréable, belle couleur jaune. Il doit se fondre à une très faible chaleur, et ne laisse évaporer aucun de ses principes à la température de l'eau bouillante.

La couleur du beurre est en elle-même sans importance. Naturellement il est presque blanc. Si donc on le vend avec cette belle couleur jaune que tout le monde lui connaît, c'est parce qu'on la lui a donnée. Il paraît qu'au point de vue commercial, c'est absolument nécessaire : on refuserait d'acheter du beurre qui n'aurait pas une teinte jaunâtre. Et voilà pourquoi on le colore artificiellement avec le suc de carottes, les fleurs du souci, du safran, avec le rocou, les baies d'alkékenge, la racine d'orcanète, etc. Tant qu'on colore le beurre avec des substances absolument inoffensives, il n'y a pas grand mal, quoiqu'on puisse tromper ainsi l'acheteur sur la qualité de la marchandise. Mais c'est autre chose quand on se sert de substances toxiques, comme le jaune de chrome ou d'aniline, ou encore les fleurs jaunes des renoncules dont la *Gazette de santé* de Francfort a fait connaître les dangereux effets.

Conservation. — Le beurre frais exposé à l'air s'altère avec une rapidité très grande. Il acquiert une odeur et une saveur rance qui le rendent détestable, nuisible à la santé, en ce sens qu'il ne se digère que très difficilement et qu'il produit des rapports nidoreux, brûlants, pouvant occasionner une maladie de l'estomac si on en mange trop longtemps. Comme il n'est pas possible de consommer tout le beurre à la fois, il est donc absolument nécessaire de connaître les meilleurs moyens de conservation à employer.

Ces moyens sont nombreux : quand on n'a pas besoin de garder le beurre pendant longtemps, on peut se contenter d'ajouter du sel ou du sucre : on élimine ainsi l'eau et l'on nuit à l'action des ferments qui sont les deux causes principales de son altération. On emploie environ 500 grammes de sel pour 8 à 10 kilogrammes de beurre.

On peut encore placer celui-ci dans de petits pots et le recouvrir avec de l'eau qu'on a préalablement fait bouillir pour la priver d'air. L'eau entrave l'action de ce dernier et empêche que le beurre ne devienne rance. On peut le recouvrir aussi avec de l'eau de chaux ou de l'eau acidulée.

Mais quand on veut le conserver assez longtemps, il faut le faire fondre. « Les Tartares, dit Aulagnier, le font fondre au bain-marie, à une chaleur qui ne dépasse pas 82 degrés centigrades, et on l'y maintient jusqu'à ce que la partie caséeuse soit rassemblée au fond du vase et que le liquide soit transparent. On décante et on passe, on laisse refroidir dans un mélange de sel et de glace pilée ou dans de l'eau bien froide ; on met ce beurre dans des vases qu'on ferme hermétiquement, et que l'on conserve dans un lieu bien frais. Au bout de six mois, ce beurre est encore fort bon. »

Le procédé Twamley est un des meilleurs pour la conservation du beurre. Il consiste dans l'emploi de : un quart de sucre, un quart de nitre, et une moitié de sel fin, le tout bien pulvérisé. On met 30 grammes de ce mélange par demi-kilogramme de beurre bien débarrassé de son petit-lait. Il est utile de le placer dans des pots de grès ou de terre, aussi bien fermés que possible, soit au moyen d'une couche de sel ou d'un parchemin bien tendu et maintenu par une ligature solide.

Quand on a laissé rancir le beurre, il est possible de lui enlever son mauvais goût et de lui rendre ainsi au moins une partie de ses qualités. On procède de la façon suivante : le faire fondre à un feu doux, le verser dans de l'eau froide; le pétrir fortement en renouvelant l'eau jusqu'à ce qu'elle soit bien claire; le remettre alors sur le feu, verser du charbon végétal en poudre, faire bouillir et passer à travers un linge qui retient le charbon.

On peut aussi le laver avec de l'eau de chaux, puis avec de l'eau fraîche. L'eau de chaux se prépare en faisant dissoudre 2 grammes de chaux dans un litre d'eau ; on laisse déposer, puis on soutire et on filtre.

Falsifications. — Le beurre, étant d'un usage quotidien, a été, comme le lait, soumis à un grand nombre de falsifications. Souvent celui de la superficie de la motte est frais, excellent, tandis qu'à l'intérieur il est rance ou sophistiqué. D'autres fois on augmente le poids en ajoutant des pommes de terre cuites ou crues et râpées, de la farine de maïs et de toutes sortes de fécules; de la craie, du fromage, du suif, du carbonate de plomb.

Presque toutes ces fraudes sont très facilement reconnues. Suppose-t-on que le beurre contient des fécules ou autres substances insolubles dans les graisses? on en met une petite quantité dans une éprouvette que l'on place dans l'eau portée à la température de 50 degrés. Au bout d'une demi-heure, le beurre est fondu et les corps étrangers se précipitent au fond de l'éprouvette.

La craie et le carbonate de plomb se précipitent aussi et donnent lieu, avec les acides, à une forte effervescence.

Si les corps étrangers sont des fécules, l'addition d'eau iodée fait prendre au beurre frelaté une teinte bleue très prononcée.

On reconnaît la présence des pommes de terre en faisant bouillir le beurre dans dix fois son poids d'eau, le beurre vient à la surface et la pomme de terre va au fond.

La présence du suif de veau, qui constitue une des falsifications les plus fréquentes, se reconnaît aussi très facilement; le beurre de bonne qualité se fond à 35 degrés, tandis que celui qui contient du suif exige pour se fondre 70 degrés au moins.

Il est encore un autre moyen plus simple, plus expéditif et peut-être aussi sûr. Il suffit de faire rougir une pelle au feu et d'y mettre ensuite un petit morceau de beurre. Si celui-ci est frais, bon, non falsifié surtout par le suif ou toute autre espèce de graisse, il répand en se fondant une odeur douce, agréable; celle-ci est, au contraire, âcre, rance, désagréable, prenant à la gorge, s'il a été sophistiqué.

Le beurre est un excellent aliment, il nourrit beaucoup et on le digère à merveille, bien mieux surtout que les autres graisses. Il donne de l'embonpoint. Il ne faut cependant pas en abuser; car, si l'on en mange trop, il émousse l'appétit et occasionne des nausées.

Les personnes qui ont un tempérament bilieux, les mélancoliques, les sédentaires doivent en faire un usage modéré.

Margarine. — La *margarine* est un beurre artificiel que l'on tire de la graisse de bœuf. Elle est moins digestive et bien moins saine que le beurre naturel. Heureusement il est facile de les distinguer : un gramme de beurre ne peut être saponifié que par 227 milligrammes de potasse, tandis que la margarine et les autres graisses minérales le sont par 195 milligrammes. Par conséquent tout beurre qui demande moins de 227 milligrammes de potasse doit être considéré comme suspect.

D. — *FROMAGES*

Le fromage a double avantage :
Il fait digérer celui qui a bien dîné;
Il fait dîner celui qui a mal dîné.

Ce proverbe, bien connu, est vrai, car le fromage est un aliment fort sain, nutritif et digestif quand il s'agit du fromage fermenté, mais alors il faut en manger une petite quantité, car

Caseus ille bonus, quem dat avara manus.

Il y a un très grand nombre d'espèces de fromages qu'on peut ranger en deux grandes divisions. La première renferme tous les fromages obtenus par des moyens naturels, comme les fromages de Brie, Neufchâtel, Camembert, Livarot, Marolles, Langres, Montpellier, Mont-Dore, Mont-Cenis, Sassenage, Roquefort; — la seconde, tous les fromages secs et cuits, comme les fromages de

Cantal, Hollande, Chester, Gruyère, Parmesan, Norfolk, Bresse, etc.

Les fromages obtenus par des moyens naturels forment trois catégories bien distinctes. La première renferme les fromages frais et non salés ; la seconde, les fromages frais et salés ; la troisième, les fromages fermentés.

Les *fromages frais et non salés* sont très doux, nourrissants et faciles à digérer. Beaucoup de personnes les mangent avec du sucre ; elles font bien, car cette adjonction est excellente. Mais il en est autrement quand on ajoute des fraises ou des framboises. Celles-ci contribuent alors bien souvent à donner une forte indigestion, surtout si, poussé par la gourmandise, on en mange un peu trop.

Les *fromages frais et salés* ne sont autre chose que les précédents, seulement on les mange quelques jours après qu'ils ont été faits. Comme ils ont déjà subi un commencement de fermentation, il est nécessaire de les bien saler afin de leur enlever le goût acide, aigre, qu'ils possèdent et les rendre plus digestibles. Ce léger commencement de fermentation leur donne des propriétés toutes différentes des premiers. De très doux qu'ils étaient d'abord, ils sont devenus excitants, et, si leur digestion est encore assez facile à cause de l'adjonction du sel, il est bon, néanmoins, d'en manger assez peu à cause de leur action excitante. Ils conviennent surtout aux estomacs forts, robustes ; c'est pourquoi ils sont d'une utilité incontestable aux paysans, aux laboureurs, qui peuvent facilement emporter dans leur sac ce fromage à moitié sec, le manger, le digérer à merveille et trouver dans cet aliment une nourriture suffisante pour réparer leurs forces.

Les *fromages fermentés* sont irritants et excitants au plus haut degré. C'est à cause de cette propriété qu'il est bon d'en manger un tout petit morceau dès que le dessert est servi, afin de hâter la digestion de ce que l'on a déjà pris et permettre de satisfaire un peu sa gourmandise en mangeant encore du dessert. Mais on comprend aisément que si ses propriétés sont si énergiques, il ne faut en prendre qu'avec modération : *quem dat avara manus.*

Le type des fromages fermentés est le fromage de Roquefort. L'origine de sa fabrication est très ancienne. Un document de 1070 nous apprend que le monastère de Conques percevait tous les ans un droit de deux fromages sur chacune des caves de Roquefort. Au milieu du XVIe siècle, le village de Roquefort, situé près de Saint-Affrique (Aveyron), obtint du Parlement de Toulouse un arrêt qui lui confirmait le privilège exclusif de la fabrication de ce fromage.

Cette industrie fit d'immenses progrès jusqu'à la Restauration; mais à ce moment, sa réputation baissa un peu par ce qu'on négligea les procédés de fabrication. Aujourd'hui, celle-ci est concentrée entre les mains de quelques sociétés, et ce fromage jouit de nouveau, depuis longtemps déjà, de sa réputation méritée. On en livre au commerce, tous les ans, 3,250,000 kilogrammes. Les 100 kilogrammes coûtant à peu près 120 francs, le premier chiffre représente donc une valeur de près de quatre millions de francs. Le fromage de Roquefort est expédié dans toutes les parties du monde. On peut en manger toute l'année, mais il est surtout excellent pendant les mois d'août, septembre et octobre.

Les *fromages secs et cuits* — fromages de la seconde division — sont très indigestes, parce que ce sont ceux qui contiennent le plus de principes gras. Mais justement, pour cette dernière raison, ils sont aussi très nourrissants. C'est ici le cas ou jamais de suivre le proverbe :

Après la chair vient le fromage,
Qui moins en mange est le plus sage.

En effet ces fromages n'étant que nourrissants et pas excitants, ne peuvent remplir le même office que les fromages fermentés. Ils sont bons surtout pour faire dîner ceux qui ont mal dîné, à condition d'avoir un bon estomac et de faire après un peu d'exercice. Nous approuvons donc complètement l'usage de donner aux enfants un morceau de fromage au petit déjeuner ou au goûter.

Nous conseillons enfin de suivre le proverbe suivant :

L'été, fromage blanc;
L'hiver, fromage puant.

En effet, le fromage blanc, frais et non salé, est doux, rafraîchissant, légèrement laxatif; il ne peut donc qu'être très utile pendant les grandes chaleurs. Tandis que le fromage puant, par ses propriétés excitantes, réchauffe l'organisme pendant le froid de l'hiver et excite la digestion.

En résumé le fromage constitue un aliment sain et fort utile dont on peut manger sans aucun inconvénient pourvu qu'on se contente d'une petite quantité.

E. — *GRAISSES ANIMALES*

Ces graisses sont solides parce qu'elles renferment une plus grande quantité de margarine et de stéarine que d'oléine. Nous avons déjà parlé de la plus usitée, le *beurre*. Vient ensuite la *graisse de porc*. Celle-ci est fournie : 1° par celle du tissu sous-cutané et qui constitue le *lard*, 2° par la graisse qui se trouve au pourtour des reins et qui donne le *saindoux*. Ces graisses sont très utiles aux personnes qui mangent fort peu de viande; elles sont nécessaires, en petite quantité, pour assaisonner les mets, les rendre agréables et plus nutritifs. Mais il faut éviter d'en mettre trop, parce qu'elles rendent l'aliment difficile à digérer. On se sert très peu de la graisse du bœuf et de celle du mouton, parce qu'elles sont désagréables et indigestes.

§ II. — Aliments fournis par le règne végétal.

I. — Graisses. — Céréales. — Farines. — Pains.

A. — *GRAISSES VÉGÉTALES*

Ces graisses sont connues sous le nom d'*huiles*. Elles sont formées surtout d'oléine, et elles sont liquides à la température ordinaire.

L'*huile d'olive* est la plus répandue en France. On l'obtient par pression à froid, c'est l'huile vierge; ou à chaud, c'est l'huile ordinaire ou de Provence, à 2°,5 elle prend la consistance du beurre.

L'*huile d'œillette* vient après. Beaucoup de personnes la préfèrent parce qu'elle n'a pas de goût.

L'*huile de noix* est très estimée aussi par certaines personnes.

Les *huiles de colza*, de *faine* (fruit du hêtre) sont très peu répandues, avec raison.

Au point de vue alimentaire les huiles sont comparables aux graisses animales qu'elles peuvent suppléer.

B. — *CÉRÉALES*

On donne le nom de *céréales* à des plantes graminées servant à l'alimentation : ce sont le *blé* ou *froment*, le *seigle*, l'*orge*, l'*avoine*, le *maïs* et le *riz*; le *sarrazin* ou *blé noir* est une polygonée.

Ce sont les *graines* que l'on emploie. Elles renferment un principe azoté très important, le *gluten*, formé de plusieurs substances albuminoïdes : fibrine végétale, légumine, gliadine et albumine. Elles renferment, en outre, de l'eau, des sels, de la graisse, de l'amidon, de la dextrine, du sucre et de la cellulose.

On trouve dans le blé de 10 à 20 0/0 de gluten ; les blés durs en ont plus que les blés tendres ; l'avoine en renferme 11 ; le seigle, 9 ; le riz et le sarrazin, 6 ou 7.

Nous allons nous arrêter un peu sur le riz.

Riz. — Le *riz* cultivé est une plante annuelle, à tige arrondie, glabre et pouvant atteindre plus d'un mètre de hauteur. Elle pousse dans les lieux humides, marécageux et chauds ; elle met environ cinq mois à croître.

On utilise toute la plante ; mais la partie réellement utile est le *fruit*. Celui-ci, suivant sa qualité, présente des aspects différents. S'il est de bonne qualité, il est blanc, translucide, cassant, sans odeur ; il a trois ou quatre millimètres de long et les extrémités sont obtuses. Les espèces inférieures sont jaunâtres, opaques, légèrement odorantes et plus arrondies que celles de première qualité.

Comme le riz ne donne pas de son, on n'a pas besoin de le moudre avant de le faire cuire ; il se laisse, en effet, facilement écraser sous la pression des doigts dès qu'il a absorbé une certaine quantité d'eau chaude. Tous ces avantages, joints à l'abondance de la récolte qu'elle donne, font de cette céréale un produit on ne peut plus précieux, puisqu'elle constitue un excellent aliment.

On est assez d'accord pour lui donner comme patrie l'Inde et la Chine. C'est de là qu'elle s'est répandue peu à peu dans toutes les parties du monde. Mais on la récolte particulièrement en Égypte, dans la Caroline et la Louisiane, dans les États de l'Amérique du Nord et dans tous les terrains marécageux de l'Espagne et de l'Italie.

Le riz que l'on consomme en France vient principalement de la Caroline et du Piémont ; c'est le premier que l'on estime le plus.

Le riz pousse surtout dans les terrains marécageux, inondés, remplis d'eau, et les vastes champs où on le cultive constituent des *rizières*. Les conditions de climat et de sol favorables à cette culture sont donc éminemment pernicieuses pour la santé des cultivateurs. Aussi, les populations rurales du Piémont et du Milanais, de la Caroline, sont désolées par les maladies paludéennes. Vivarelli disait : « Les rizières produisent nécessairement deux choses : du riz et des fièvres graves ; il se peut que la récolte de la céréale manque ou soit de quantité médiocre, mais la récolte funeste ne fera jamais défaut. »

Les Chinois savent éviter toutes ces maladies en faisant écouler l'eau des canaux aux moments voulus. On n'a qu'à imiter les Chinois, car on ne peut songer à supprimer, au nom de l'hygiène publique, la culture de cette céréale.

Le riz est, en effet, la base de l'alimentation de presque la moitié des habitants du globe, et l'autre moitié en consomme largement comme aliment accessoire. En Chine, dans les Indes orientales, il remplace le blé. C'est le pain de l'Asie.

« Dès la plus haute antiquité, dit A. Guès, le riz entre dans l'alimentation des peuples, et, aujourd'hui encore, il n'est aucune substance qui nourrisse un plus grand nombre d'individus. Presque toute l'Asie fait usage du riz, à l'exclusion de toute céréale, et de nombreux groupes humains en Afrique, en Amérique, en Océanie, ainsi qu'en Europe, y trouvent la base de leur alimentation. Sans doute, ainsi que le dit E. Labbée, la simplicité de son apprêt culinaire est pour beaucoup dans l'ancienneté et la généralisation de l'usage du riz ; mais cette généralisation même devait appeler l'attention sur l'utilité alimentaire d'une denrée si employée. Chimistes et hygiénistes l'étudièrent. »

Les premiers ont constaté que le riz contient beaucoup d'amidon, et qu'il renferme très peu de matières grasses et azotées. Quelques chimistes n'ont signalé qu'une proportion insignifiante d'azote, tandis que d'autres en ont trouvé une quantité notable ; environ 7,5 de matières azotées pour cent. Or, comme la valeur nutritive d'un aliment peut se mesurer à sa richesse en matière azotée, chimiquement parlant, le riz ne jouit que d'un pouvoir nutritif plus que médiocre.

Cette conclusion, fournie par les recherches chimiques, entraîna naturellement l'opinion des hygiénistes. « Le riz, dit Lévy, n'est guère plus azoté que le foin de nos prairies ; il est, de toutes les céréales, la plus pauvre en principes azotés, en matières grasses et en sels minéraux ; l'importance qu'on lui attribue dans l'alimentation n'est donc pas fondée. C'est à tort que l'administration de la guerre le maintient comme une denrée très nutritive dans les approvisionnements de siège et de campagne. »

Bouchardat pense à peu près de même, et dit que si l'on se nourrit exclusivement de riz, il faut en prendre des quantités énormes pour pourvoir aux dépenses des matériaux plastiques.

Eh bien ! nous ne sommes pas du tout du même avis ; et pourquoi? Parce que l'exemple des populations dont le riz constitue la nourriture essentielle, quelquefois même la nourriture exclusive, est la négation de toutes ces données scientifiques. Disons donc, avec E. Labbée, « les actes intimes de la nutrition nous sont aujourd'hui encore trop inconnus pour qu'on puisse bien fixer la valeur des aliments autrement que d'une façon tout empirique. Pour se rendre compte de la valeur nutritive du riz, il y a encore mieux à faire que de l'analyser : on doit étudier ses effets sur ceux qui s'en nourrissent. »

Pour défendre la théorie chimique, on a dit que le riz est presque toujours associé à d'autres aliments riches en matières grasses et azotées. C'est le *pilau* des Turcs, mélange de riz, de viandes et de safran ; c'est le *kari* des Indiens, composé de viandes et de riz, ou de riz, de poisson, de légumes et de piment (E. Labbée). Mais tout cela n'est vrai que pour les riches, et Jobet conteste, avec raison, ces assertions trop généralisées ; il fait remarquer que le kari (terme usité pour désigner le condiment que les Indiens associent au riz), n'est le plus souvent « qu'un morceau de morue sèche ou de poisson salé, du poids de 40 à 50 grammes, grillé sur des charbons, et que les travailleurs ajoutent à leur riz bien plus pour en relever le goût que dans le but d'augmenter son pouvoir nutritif ». C'est ainsi que la ration des maçons de Hong-Kong qui, dit Champion, travaillent douze heures par jour et gagnent 60 centimes, ne contient que 18 grammes d'azote ! (A. Guès.)

Le riz, étant un aliment très fade, a besoin d'être relevé par des condiments qui en activent la digestion, quoiqu'il se digère, du reste, avec la plus grande facilité. Les condiments employés sont différents suivant les pays : les Orientaux, comme les habitants du Midi de la France, se servent du safran, les Indiens du piment, les Annamites du poisson putréfié, etc.

A sa digestibilité, le riz joint encore l'avantage de renfermer, lorsqu'il a été cuit, la quantité d'eau la plus convenable à l'organisme humain, surtout dans les pays chauds où les liquides trop copieux affadissent l'estomac et affaiblissent l'économie (A. Guès).

Nous pouvons donc conclure que le riz est, en somme, un aliment de premier ordre et qu'il rend les plus grands services à la majeure partie des habitants du globe qui s'en nourrissent avec avantage.

C. — *FARINES*

Ergotisme. — Pellagre. — Lathyrisme. — Témulentisme. — Bouillie. Pâtes alimentaires.

Quand on moud les graines des céréales on obtient les *farines*. Et, par le blutage, on débarrasse celles-ci des enveloppes qui constituent le son.

La farine du blé est bonne quand elle a une couleur blanche uniforme, une odeur peu prononcée et quand, sans goût acide, elle donne, mélangée avec de l'eau, une pâte ferme.

Les farines peuvent être attaquées par des parasites animaux ; elles peuvent alors donner lieu à des accidents plus ou moins graves : l'ergotisme, la pellagre, le lathyrisme, le témulentisme.

L'*ergotisme* se produit lorsque beaucoup de graines sont attaquées par l'ergot du seigle, le *claviceps purpurea*. La maladie est caractérisée par des plaques de gangrène et quelquefois par des accidents convulsifs. Elle sévit assez souvent épidémiquement, ce qui se comprend, les habitants consommant d'ordinaire le seigle ergoté de leur pays. Il y a aujourd'hui beaucoup moins d'épidémies d'ergotisme parce qu'on examine plus sérieusement les seigles destinés à l'alimentation. On rattache à l'ergotisme les accidents connus sous les noms de *feu du moyen âge, mal des ardents, érythème épidémique*, *acrodynie*.

La *pellagre* sévit épidémiquement dans les pays où l'on se nourrit de maïs d'une manière à peu près exclusive. Cette affection est caractérisée par des éruptions cutanées siégeant principalement sur le dos de la main et du pied. La peau se desquame, s'altère et, plus tard, surviennent des troubles de la sensibilité, du mouvement et de l'intelligence. Elle se produit à la suite de l'usage de la farine de maïs, lorsqu'elle est altérée par des moisissures et surtout par l'ergot du maïs.

Le *lathyrisme*, caractérisé par la paralysie de la moitié inférieure du corps, est produit par le *Lathyrus cicera sativus* qui se trouve dans la farine de gesses.

Le *témulentisme* se produit quand la graine d'ivraie est mêlée au blé ou au seigle ; il est caractérisé par des troubles nerveux spasmodiques peu graves, peu durables, et des troubles psychiques complètement analogues à ceux de l'ivresse.

La nielle de blé mélangée à cette céréale produit aussi quelquefois des troubles nerveux.

Quand on délaie les farines dans de l'eau ou du lait chauds, on a ce qu'on appelle une *bouillie*. Celle-ci constitue un élément très nutritif et facile à digérer, aussi en donne-t-on beaucoup aux enfants en bas-âge.

La bouillie de maïs est la base de l'alimentation dans la Haute-Italie, en Portugal, en Roumanie, en Serbie, en Valachie. Elle tient une place considérable dans la nourriture des paysans de la Saintonge, des Landes, du Languedoc, de la Provence, du Dauphiné, etc.

Elle prend des noms différents suivant les pays. Ainsi, c'est le *millas* dans les Pyrénées et le Languedoc, les *gaudes* dans la Bourgogne et en Franche-Comté, la *toulbe* dans le Dauphiné, l'*escauton* dans les landes de Gascogne, le *hariat* dans le Béarn, la *polenta* en Italie, etc.

La meilleure manière de préparer la bouillie de maïs consiste à mettre de cette farine dans un vase et de verser dessus de l'eau, du lait ou du bouillon ; on délaye, on met le vase sur un feu doux et on fait bouillir légèrement en ayant soin de remuer continuellement. Sur la fin, quand la bouillie a pris une consistance convenable, on ajoute du sucre, du sel ou du beurre et on retire du feu.

Cette préparation, qui en apparence est lourde, est cependant très facile à digérer ; elle ne fatigue pas l'estomac et nourrit bien puisqu'elle donne de l'embonpoint aux personnes qui en font un usage suffisant.

Dans les Pyrénées on prépare le *millas*, suivant Layet, de la manière suivante : on jette la farine dans une marmite renfermant de l'eau préalablement chauffée ; la ménagère l'agite vivement au moyen d'un long morceau de bois façonné en cuillère. Elle a soin d'y faire tomber la farine par petites quantités à la fois, afin que le mélange soit parfait et ne présente pas de grumeaux. On y ajoute un peu de sel pour lui donner de la saveur. Lorsque le millas est prêt, on le verse sur la table nue. Alors on le découpe pendant le repas avec un couteau, d'autres fois avec un fil, et on le mange seul ou accompagné d'autres aliments. Devenu froid, on s'en sert de la même manière; ou bien on le divise par tranches qu'on fait griller au four.

Les gens aisés le préparent à la graisse, au lait, au bouillon. Ils en forment aussi des beignets et des espèces de gâteaux.

Dans quelques localités, les Landes par exemple, on fait fermenter la pâte de millas et l'on en prépare pour l'hiver des gâteaux lourds, spongieux, indigestes.

La *polenta* des Italiens s'obtient à peu près comme le millas.

La *méméliga* des Roumains est aussi une bouillie de maïs; il en est de même du *malaï* du paysan valaque.

La *proja* des paysans serbes est encore une galette de maïs.

La *barbarella,* dont on fait usage à Corfou, est un gâteau de farine de maïs cuit au four.

Toutes ces préparations sont facilement attaquées par les moisissures; elles doivent donc être consommées sans trop de retard.

En Amérique, on prépare avec le grain de maïs un *pudding* nommé *hasty pudding*, dont la saveur est agréable. Cet aliment rend de très grands services aux pauvres de la Chine.

Avec la farine du blé on fait encore les *pâtes alimentaires : pâtes d'Italie, vermicelle, macaroni, semoule.* Ces pâtes ont une grande valeur nutritive. Un potage gras au vermicelle nourrit bien et se digère avec facilité. Le macaroni, préparé avec de la viande, fournit un plat économique excellent; il ne faut cependant pas en manger une quantité trop grande si on n'a pas un bon estomac et s'il n'est pas possible de faire de l'exercice après le repas. On prépare encore le macaroni au maigre de plusieurs façons, et il constitue toujours un aliment fort sain.

D. — *PAIN*

Qualités d'un bon pain. — Pain de gruau. — Pain de seigle, — Pain d'orge. — Pain d'avoine. — Pain noir. — Pain de châtaigne. — Pain de maïs. — Moisissures. — Biscuit.

Le *pain* est un aliment incomparable, et, de tous les aliments végétaux, le plus usité et le plus précieux. Tout le monde en mange, parce qu'il plaît à tout le monde, parce qu'on ne s'en lasse jamais.

La proportion des principes qui le constituent, dit Bouchardat, est si bien ordonnée qu'il fournit à l'homme un aliment presque complet[1]. Néanmoins le pain et l'eau seuls ne suffisent point à l'alimentation. Des expériences entreprises sur eux-mêmes, par des savants dévoués, ont prouvé qu'on dépérit assez vite avec un pareil régime. Des observations recueillies sur des prisonniers confirment ce fait; mais il faut ajouter bien peu de chose au pain pour constituer une alimentation complète. Un peu de matières azotées, des soupes à l'huile complètent le régime; les trappistes y associent habituellement les haricots, les pois, les lentilles, qui renferment plus d'azote que le froment.

Si le pain n'est pas un aliment absolument complet, il n'en est pas moins très nutritif. Toutefois, Ramazzini va trop loin, quand il dit, dans l'*Art de conserver la santé des princes*, que le pain qui est fait de bon froment, dûment fermenté avec du bon levain, et cuit dans une juste proportion, est un aliment bien plus nourrissant et plus solide que quelque autre sorte de viande que ce soit; en sorte que les hommes en peuvent entièrement vivre, accompagné de l'eau seule pour leur boisson.

M. Aulagnier a donné une bien meilleure appréciation du pain dans son *Dictionnaire des aliments et des boissons* : « C'est l'aliment de tout le monde, le goût que nous perdons le dernier, et son retour est le signe le moins équivoque de la convalescence. Il convient à tout âge et à tous les tempéraments ; il corrige les autres nourritures, et influe sur nos bonnes et nos mauvaises digestions. Il accompagne les mets, depuis le commencement jusqu'à la fin du repas, soit du pauvre, soit du riche; enfin, cet aliment est tellement propre à notre constitution qu'à peine nous

1. Voici, d'après Barral, les principes qui constituent le pain, et leurs proportions :

	Pain total	Croûte	Mie
	—	—	—
Eau	38,30	17,15	44,45
Gluten	6,24	7,30	5,92
Albumines	1,86	5,70	0,75
Dextrine, sucres	4,04	4,88	3,79
Amidon	47,84	62,58	43,55
Matières grasses	0,81	1,18	0,70
Matières minérales	0,91	1,21	0,84
	100,00	100,00	100,00

Ce tableau montre que la croûte contient à peu près le double de matières azotées (gluten et albumines) que la mie (dextrine, sucres). La croûte est donc plus utile au point de vue alimentaire

respirons, nous montrons pour lui une sorte de prédilection qui ne finit plus. »

On peut faire et on fait, en effet, du pain avec toute espèce de farine. Mais le *vrai*, le *bon* pain, celui qui faisait dire à Pline : *Nullo alio alimento magis continetur vita, quam pane optimo*, « il n'est aucun autre aliment qui entretienne mieux la vie que le bon pain, » doit être confectionné avec la farine de froment, parce que cette farine est celle qui contient le plus de gluten, substance sur laquelle agit la fermentation.

Le *pain de gruau* est fait avec la fine fleur de farine, complètement privée de son; il nourrit bien et se digère avec facilité.

Le pain résultant d'un mélange de froment et de seigle est savoureux; il se maintient frais plus longtemps et tient le ventre libre; mais il est moins nourrissant que celui obtenu avec du pur froment.

Celui qu'on fait exclusivement avec de la farine de seigle est plus rafraîchissant encore, mais il nourrit peu parce qu'il ne contient pas assez de gluten. Il convient très bien aux personnes bilieuses et à celles qui sont toujours plus ou moins constipées, à la condition qu'elles aient un bon estomac. Les seigneurs en mangeaient autrefois au commencement du dîner, pour se donner bénéfice du ventre, dit un ancien auteur.

Le *pain d'orge* est aigrelet, grossier et lourd, il ne convient donc qu'aux personnes qui ont un estomac robuste.

Le *pain d'avoine* contient beaucoup de principes nutritifs, mais, comme le précédent, il est visqueux, grossier, amer et difficile à digérer.

Le gruau d'avoine constitue un aliment absolument sain et nutritif. On en fait une très grande consommation en Angleterre. Les Normands s'en servent pour préparer de fort bons potages. En Provence, on confectionne avec l'avoine mondée que l'on fait cuire dans du lait, auquel on ajoute du sucre et quelquefois des amandes douces, un aliment excellent connu sous le nom d'*avenet*. Cet aliment nourrit bien, se digère sans difficulté, et peut, par conséquent, être donné aux enfants.

Le pain fait avec le *blé noir* ou *sarrasin* est peu nutritif et indigeste. On ne le prépare que dans les contrées où les céréales et principalement le blé font défaut.

La bouillie de sarrasin est très employée en Russie, en Allemagne et surtout en Pologne. En France on en fait une grande consommation en Bretagne, dans la Normandie, l'Auvergne, la Bourgogne, les Cévennes. Elle constitue une nourriture saine, nutritive et de digestion facile.

Le *pain de châtaigne* n'est pas mauvais quand on y est habitué, mais il est indigeste ; il faut donc, pour en manger, être doué d'un bon estomac et faire de l'exercice après le repas.

Le *pain de maïs* ne vaut pas cher; il est mou, aqueux, facilement attaqué par les moisissures et, par conséquent, mauvais pour la santé.

En somme, ce n'est qu'avec la farine de froment que l'on peut obtenir du bon pain; et encore faut-il que le froment soit sain, qu'il ne soit pas atteint d'ergot, de charbon, de carie, qu'il ne contienne ni ivraie, ni nielle et qu'il ne soit pas attaqué par les insectes qu'on appelle charançon et alucite.

Mais il ne suffit pas que le pain soit fait avec de la farine de froment parfaitement saine pour qu'il soit réellement bon et salutaire ; il faut qu'il remplisse encore d'autres conditions.

Un bon pain doit être, en effet, blanc, bien levé et cuit à point. Il faut aussi qu'il soit léger et qu'il présente des trous, des vides à l'intérieur.

Il doit être blanc, parce que le pain blanc est plus nourrissant que le pain bis. En effet, plus cet aliment est foncé en couleur, plus il contient de matières étrangères plus ou moins digestibles, et partant il est moins bon.

Le pain doit être bien levé, car, plus il est levé, plus il est facile à digérer.

Enfin, il faut qu'il soit bien cuit, bien doré, et non pâle, comme on le voit trop souvent à Paris. Il est d'autant plus difficile à digérer qu'il est moins cuit.

Le pain est meilleur quand il est tendre.

Il ne doit pas être trop dur, parce que, dans cet état, on le digère plus difficilement et il provoque des selles.

Il ne doit pas non plus être trop frais, et surtout on ne doit pas le manger lorsqu'il est encore chaud, parce qu'alors il occasionne des aigreurs, gonfle outre mesure l'estomac, et procure des indigestions qui peuvent être graves au point même d'occasionner la mort. Le pain chaud nuit aussi aux dents et aux gencives.

Le pain de ménage, c'est-à-dire celui que les habitants des campagnes préparent chez eux, serait aussi bon que celui des boulangers, s'ils soignaient un peu mieux leur levain. Celui-ci est, en effet, la chose la plus importante dans la panification, puisque nous avons vu que tout bon pain doit être bien levé; or celui qui manque de levain est toujours lourd, indigeste. Mais, malheureusement, dans les ménages, on ne pense guère au levain. On se contente de prendre un morceau de pâte de la dernière fournée, et on le conserve pendant une huitaine de jours. Pendant ce temps, il s'altère forcément, il s'aigrit outre mesure, et l'acidité qu'il prend empêche de faire du bon pain.

On devrait tenir le levain dans un endroit *frais* et le *rafraîchir* tous les deux jours avec de l'eau et de la farine, en doublant chaque fois son volume.

Dans les campagnes on fait généralement cuire du pain pour toute la semaine et pendant ce temps il est susceptible de se *moisir*, surtout dans les parties de la *miche* qui, dans le four, étaient en contact avec une autre. Si le pain est placé dans un endroit suffisamment humide il ne tarde pas à présenter des *moisissures* d'un bleu verdâtre qui ne lui communiquent pas seulement un goût très désagréable, mais qui peuvent encore occasionner des accidents plus ou moins sérieux, comme des maux de tête, des vertiges, des vomissements, etc.

Biscuit. — On obtient le biscuit en enlevant l'eau à la pâte de farines riches en gluten, pâte qu'on a à peine laissé fermenter. On s'en servait beaucoup autrefois pour les troupes en campagne, pour les marins. Mais il n'avait qu'un avantage, celui de présenter sous un faible volume une certaine richesse alimentaire. Il est facilement attaqué par les larves, et il est très indigeste, au point de déterminer des troubles graves de l'intestin au bout de quelques jours. Aujourd'hui, grâce à la rapidité des vaisseaux et à l'introduction des fours de campagne dans les armées, on ne consomme que très rarement du biscuit.

II. — Légumes. — Fécules.

A. — *LEGUMES*

On divise les légumes, ou *plantes alimentaires*, en *légumes féculents* ou *farineux*, et en *légumes verts* ou *herbacés*.

a) — *Légumes féculents ou farineux.*

Haricots. — Pois. — Lentilles. — Vesces. — Pommes de terre.
Carottes. — Raves. — Navets. — Betteraves. — Salsifis.

Ces légumes sont fournis, d'une part, par les graines de certaines légumineuses, comme les haricots, les pois, les lentilles, les vesces, et, d'autre part, par des racines ou tubercules, comme les pommes de terre, les carottes, les navets, les betteraves, les salsifis. Les premiers possèdent plus de matières azotées et de matières grasses que les céréales, renferment deux fois plus de fer qu'un même poids de viande et contiennent une assez forte proportion d'amidon. Les seconds ont beaucoup de fécule et peu de matières azotées.

Haricots. — Les haricots jouent un rôle très important dans l'alimentation; Hippocrate a donc dit, avec raison : « qu'ils nourrissent bien. » C'est pour cela, et aussi parce qu'ils présentent l'immense avantage de se bien conserver et de ne craindre que peu les insectes, qu'ils sont le plus généralement employés, de préférence aux autres légumes.

L'espèce la plus importante et la plus utile est le *haricot vulgaire (Phaseolus vulgaris);* elle est originaire de l'Inde et présente un grand nombre de variétés que nous indiquerons bientôt.

Le fruit est constitué par une gousse allongée. Celle-ci, tant qu'elle est jeune et verte, est consommée sous le nom de *haricot vert :* mais lorsqu'elle est arrivée à maturité, elle s'ouvre pour laisser tomber les semences lisses et polies que l'on peut manger au gras ou au maigre, et qu'on nomme *haricots secs, Phaséoles, Favioles, Faverolles.* Nous ne nous occuperons en ce moment que de ces derniers.

Les haricots secs, qui interviennent journellement dans l'alimentation des habitants de la campagne, et très souvent dans celle des habitants des villes, sont servis aussi presque continuellement dans les hôpitaux de Paris, de Londres, etc., ce qui est une marque évidente de leur bonté.

La composition des haricots les rapproche beaucoup, en effet, de l'aliment complet. Ils possèdent de 12 à 30 0/0 de matières azotées, plus, par conséquent, que certaines viandes, et ces matières azotées, étant assimilables, permettent de réparer facilement les pertes que subit l'organisme ; ils renferment, en outre, une quantité énorme de fécule, 60 0/0. Cela explique pourquoi les religieux qui sont entrés dans des ordres sévères, les trappistes, par exemple, peuvent se porter à merveille, prendre de l'embonpoint, quoiqu'ils ne mangent aucun aliment animal.

Les haricots secs jouissent donc d'une réputation qui est loin d'être usurpée, et on comprend très bien que le gourmand marquis de Cussy, qui n'avait plus toutes ses dents, abandonnât les perdreaux truffés et le salmis de bécasses aussitôt que paraissaient sur la table les haricots de Soissons. Y a-t-il rien de plus savoureux, de plus substantiel et de meilleur que des haricots qu'on fait cuire avec un gigot de pré-salé?

Les variétés alimentaires sont très nombreuses.

Nous citerons le haricot blanc commun; le haricot suisse ventre de biche, très recherché à l'état sec; le haricot blanc de Bourgogne, supérieur, d'après certains, au Soissons; le haricot renflé, à graine blanche, ronde et petite, et qui est un mange-tout; le haricot de Soissons, ou nain, à grains blancs, avec une tache jaunâtre sur le côté contigu à l'ombilic, ayant la forme d'un rein, long de 16 millimètres, large de 10 et épais de 7; cette variété, très productive, est excellente à manger en grains secs et jouit, en France, d'une réputation fort méritée; le haricot sabre, dont les cosses jeunes font d'excellents haricots verts, et dont le grain, parvenu à sa maturité complète, est au moins aussi bon que le Soissons; le haricot suisse gris, plus connu à Paris sous le nom de haricot de Bagnolet; le haricot flageolet de Laon, variété naine et bonne à manger à l'état frais et à l'état sec; le haricot à l'aigle, ou du Saint-Esprit, ou à la religieuse, parce que sa cosse présente des panachures violettes affectant la forme d'un aigle ou d'une colombe; le haricot de Prague ou d'Orléans; haricot princesse; le haricot rouge à graines rouges, violettes ou panachées.

Telles sont les nombreuses variétés les plus connues de ce éculent si utile.

Mais, malgré tous les services qu'il rend, on lui fait deux grands reproches : on l'accuse d'être de digestion difficile et de produire dans les intestins des tempêtes désagréables, de « fatiguer le ventre et engendrer des ventositez ».

Tous les légumes sont venteux, dit l'école de Salerne ; et elle ajoute, en parlant des pois, qui représentent ici les haricots :

Si vous mangez les pois sans cosse,
Vous n'aurez la panse trop grosse ;
Mais si les pois passez ne sont,
La bedaine ils vous enfleront,
Et vous rempliront l'hypocondre
Comme une poule prête à pondre.

Tout cela est un peu vrai. Nous disons *un peu*, parce qu'il est bien rare qu'ils donnent une indigestion, et comme ils constituent une alimentation excellente, il ne faut pas s'en priver si on les aime.

Pois. — On connaît plusieurs espèces de pois. Le plus estimé et le plus répandu est le pois commun, *pisum sativum*. A l'état frais (petits pois verts), il possède une saveur très agréable. A l'état sec, il est très bon aussi, mais à la condition qu'il soit tendre et qu'il ne possède pas de vers. Toutefois, il n'est pas facile à digérer. Le *pois chiche (cicer arictinum)* est cultivé en Espagne, en Italie et dans le Midi de la France. On le mange en soupe, cuit dans le pot-au-feu et en ragoût. Presque toutes les familles, dans les pays méridionaux, en mangent le dimanche des Rameaux. Ce pois est très difficile à digérer. Les personnes qui ont un estomac délicat doivent s'en abstenir.

Lentilles. — La lentille commune doit, comme, du reste, tous les légumes secs, être mangée surtout en hiver, et en purée. Elle est alors moins venteuse, et on la digère plus facilement, surtout si on a pris soin de la bien faire cuire.

Vesces. — Les vesces ne sont bonnes que pour les animaux, et encore tous n'en veulent pas. En Toscane, on fabrique une espèce de gâteau, appelé *grano vesciato*, fait avec un mélange de farine de vesce et de froment. Les paysans l'aiment beaucoup. Mais le pain fait avec de la farine de vesce seule est pesant et très difficile à digérer.

Pommes de terre. — Il existe un très grand nombre de variétés de pommes de terre, dont la couleur varie du gris pâle au jaune, au rouge, au violet, et même au noir. Les plus petites sont grosses comme une noix, les autres atteignent la dimension d'un petit melon. On les classe généralement en *parmentières*, *vitelottes*, et *patraques* ou *globuleuses*.

La pomme de terre étant composée d'une fécule très abondante, blanche et très pure, contenue dans un réseau formant de petites cellules, est un aliment populaire par excellence, un aliment très sain. Il n'est donc pas étonnant que son introduction dans l'alimentation ait produit une immense révolution économique, et contribué à faire disparaître ces horribles famines qui, périodiquement, désolaient le globe.

Quand on a mangé ce tubercule, on éprouve généralement un sentiment de réplétion, sentiment qui n'est ni douloureux, ni désagréable, car il est d'une digestion facile. Toutes les autres substances féculentes, surtout la châtaigne cuite à l'eau, produisent le même phénomène.

Il ne faut pas, cependant, en faire une nourriture exclusive, car la fécule est fort peu nutritive par elle-même; mais elle fournit justement l'appoint nécessaire à la consommation des viandes, et c'est pour cela que les Anglais mangent toujours leur *roast beef* avec des pommes de terre.

Carottes. — La carotte appartient à la famille des ombellifères. La variété la plus estimée est celle qu'on appelle *Toupie de Hollande.* La qualité de ce légume-racine ne dépend pas seulement, du reste, de la variété, elle dépend aussi du terrain. Un sable gros et profond, ou bien une terre franche, douce, est le sol qui convient le mieux.

La carotte constitue un excellent aliment et de digestion facile. Cependant, quand elle est un peu vieille, il est indispensable de retirer le corps central, qui est ligneux et qui, par là même, se digère difficilement. On peut la manger au gras, au maigre, arrangée avec de la crème, en purée, etc., etc. Dans toutes ces préparations, elle constitue une nourriture saine, rafraîchissante et réparatrice, grâce à la quantité de sucre qu'elle contient.

Raves. — La rave est beaucoup cultivée dans un très grand nombre de pays, où elle joue un rôle important dans l'alimentation de l'homme. Elle est assez nutritive, rafraîchissante et de digestion facile. Il est préférable de la manger assaisonnée avec de la viande; elle est ainsi plus nourrissante et surtout moins venteuse. Dans les campagnes, on en met presque toujours dans la soupe préparée soit avec du lard, soit avec de la graisse, soit avec du mouton ou du bœuf ; elle lui donne un excellent goût qui n'est pas à dédaigner.

Navets. — Le navet ressemble beaucoup à la rave. Il a une saveur douce, agréable et sucrée ; mais la peau a un goût âcre, assez piquant et désagréable : c'est pour cette raison qu'il faut toujours jeter la première eau dans laquelle on le fait cuire. La chair contient un mucilage sucré uni à une grande quantité d'eau. Ce mucilage lui donne des propriétés nutritives assez marquées et en fait un aliment très sain. Les plus petits sont les meilleurs, et on les digère beaucoup mieux s'ils sont bien cuits. On mange rarement le navet tout seul ; il est préférable de le préparer avec de la viande de mouton, avec un canard ou toute autre volaille.

Betteraves. — Martial dit que la betterave est une nourriture fade qu'il faut laisser au peuple. On la mange en salade, et elle est ainsi rafraîchissante. La jaune est plus sucrée que la rouge. D'après certains auteurs, elle convient aux jeunes gens, aux tempéraments chauds, secs et irritables ; elle nuit aux vieillards, aux pituiteux ; elle est venteuse et difficile à digérer pour certains estomacs.

Salsifis. — La racine des salsifis est tendre, laiteuse et blanche. On préfère généralement la racine de la scorsonère, qu'on appelle aussi salsifis. Quand on la mange dès le premier hiver après le semis, elle est très tendre, très délicate ; à la fin de la seconde année, elle est plus dure et âcre. D'après Juch, elle contient de l'amidon, de la résine, un extrait soluble dans l'eau, de la fibre ligneuse et de l'eau.

b) — *Légumes verts ou herbacés.*

Champignons. — Truffes. — Choux. — Asperges. — Aubergines. — Oseille. — Tomates. — Chicorée. — Ail. — Oignon. — Poireau. — Radis. — Raifort.

La plupart de ces légumes sont azotés, comme les champignons, les truffes, les choux, les asperges, les aubergines. D'autres contiennent des oxalates, des citrates et des malates acides de potasse et de chaux, comme l'oseille, les tomates, la chicorée, etc. D'autres, enfin, renferment un principe sulfuré spécial, comme l'ail, l'oignon, le poireau, le radis, le raifort.

Les légumes herbacés ne peuvent constituer à eux seuls une alimentation suffisante, car la cellulose, qu'ils contiennent en grande quantité, n'est pas attaquée par les sucs digestifs, et les principes alimentaires sont en très faible proportion. Mais, par contre, ils renferment beaucoup de sels de calcium et de magnésium, ce qui leur permet de compenser le déficit qui se produirait si on ne mangeait que de la viande. De plus, ils possèdent quelques principes aromatiques qui excitent l'appétit. Enfin, ils provoquent les mouvements de l'intestin, grâce à la cellulose, qui ne se digère pas, et ils combattent ainsi la constipation. Il est donc parfaitement démontré qu'il est impossible de se bien porter si on ne mange pas une certaine quantité de légumes verts.

Champignons. — Les anciens faisaient le plus grand cas des champignons ; la vraie oronge et la truffe étaient destinées seulement aux empereurs, d'où les noms de *mets des dieux, cibus deorum.*

Généralement les champignons forment un aliment lourd, indigeste ; mais ils sont si bons, quand ils ont été bien préparés, que nous comprenons fort bien que les gourmets les tiennent en grande estime.

Malheureusement, ces cryptogames n'ont pas le seul défaut d'être indigestes : ils peuvent encore empoisonner, si l'on n'a pas eu soin de les bien choisir, ce qui est fort difficile. Aussi constate-t-on toutes les années un très grand nombre d'empoisonnements par les champignons.

Les caractères empiriques que l'on donne à chaque instant : cuillère d'étain, pièce d'argent, blancs d'œufs, petits oignons, ne valent guère plus que ceux des anciens, qui prétendaient qu'était nuisible tout champignon rencontré près du trou d'un serpent, d'un drap moisi, d'un arbre vénéneux ou d'un clou rouillé. Tous les jours on voit les champignons les plus vénéneux ne pas noircir les cuillères d'argent.

Il ne faut pas non plus se fier à la couleur et croire que les champignons blancs sont seuls de bonne qualité, et que ceux qui ont une couleur verte, noire, rouge ou violacée sont toxiques. Le changement de couleur, quand on les brise, ne donne pas non plus une certitude plus grande. Enfin les limaces peuvent s'attaquer aux plus vénéneux.

Les champignons comestibles les plus usités sont l'*agaric comestible*, l'*oronge vraie*, les *cèpes*, la *morille*, les *mousserons*, etc.

Les champignons dangereux, ceux qui occasionnent le plus d'empoisonnements, sont le *bolet pernicieux*, l'*oronge-ciguë*, la *fausse oronge*, l'*agaric styptique*, *agaric meurtrier*, l'*agaric caustique*, l'*agaric amer* et l'*agaric brûlant*.

Les symptômes de l'empoisonnement sont très variables, suivant les champignons et suivant l'individu lui-même. Ce n'est guère que sept à huit heures après l'ingestion du poison qu'il survient du malaise, une soif vive, de la constriction à la gorge, une douleur à l'estomac, des nausées, des vomissements, des coliques violentes et des selles abondantes, fétides et quelquefois sanguinolentes. La respiration est gênée, haletante ; la face, altérée ; des sueurs froides couvrent l'intoxiqué, qui a, en outre, des crampes violentes, des vertiges, du délire. Le cœur bat irrégulièrement. Bientôt surviennent des syncopes, un profond assoupissement, et la mort arrive au milieu d'angoisses inexprimables, d'un coma profond, si des secours n'ont pas été donnés promptement.

Par leur composition chimique, les champignons se rapprochent beaucoup des aliments d'origine animale. Ils renferment beaucoup d'azote, des hydrates de carbone et des graisses. Ils sont donc très nutritifs, mais il est prudent de n'en manger que lorsqu'on est bien sûr qu'ils ne sont pas vénéneux. A Paris, on n'autorise la vente que de quatre ou cinq espèces de champignons, aussi on n'y constate à peu près jamais de cas d'empoisonnement.

Truffes. — La truffe a été connue et prisée à sa juste valeur dès la plus haute antiquité.

Si, ne s'attachant qu'à sa genèse, Théophraste la considérait comme un végétal privé de racines, et Dioscoride, comme une racine tubéreuse, Porphyre la regardait comme un *enfant des dieux*, et Pline comme un *miracle de la nature*.

C'est un genre de champignon appartenant au groupe des tubéracées. On sait aussi que, pendant l'été, les truffes sont blanches en dedans, qu'elles deviennent, un peu plus tard, grisâtres, et qu'elles ne sont véritablement noires qu'au commencement du mois de décembre, c'est-à-dire lorsqu'elles sont bien mûres. Alors elles sont vraiment exquises et méritent qu'on les appelle le « diamant de la cuisine », suivant une expression de Brillat-Savarin.

D'après M. Chatin, membre de l'Institut, les propriétés de la truffe, comme aliment, sont incontestées et prouvées par la tradition, par la pratique de chaque jour et par l'analyse chimique.

On peut affirmer, dit le docteur Lavalle, de Dijon, que nulle substance n'est comparable à la truffe : arome parfait, inimitable, saveur exquise, de digestion facile, de nutrition plus complète qu'aucun autre végétal. La nature n'a rien refusé à ce précieux champignon.

L'analyse chimique montre que, comme le champignon de couche, elle constitue un excellent aliment. En effet, outre l'eau qu'elle contient dans la proportion de 70 0/0, elle renferme encore un principe odorant, de l'albumine végétale, de la mannite, une matière grasse fixe, un principe colorant brun, de la cellulose, de l'acide citrique et de l'acide malique libres, du chlore, de la potasse, de la soude, de la chaux, de la magnésie, de l'oxyde de fer, de l'acide sulfurique, de la silice et de l'acide phosphorique.

Cette composition indique bien que la truffe est un aliment très nutritif. Est-il en même temps de digestion facile ? Les uns disent oui, les autres disent non. Constatons seulement que les premiers sont beaucoup plus nombreux que les seconds.

Aulagnier croit que ce tubercule est indigeste, parce qu'il se raccornit dans l'alcool et qu'il ne se dissout point dans l'eau, même après l'y avoir laissé pendant six mois.

Brillat-Savarin pense le contraire, parce que c'est un aliment facile à mâcher, léger de poids et qui n'a en lui-même rien de dur ni de coriace, et parce qu'il n'a jamais vu personne avoir une indigestion de truffes. Il ajoute que les médecins qu'il a consultés sont du même avis, et constate qu'ils en consomment plus que toutes les autres personnes, témoin le docteur Malouet, qui en mangeait presque tous les jours des quantités à *indigérer un éléphant*, et qui n'est mort, cependant, qu'à quatre vingt six ans.

On peut donc conclure que la truffe est un aliment sain, agréable et qui, pris avec modération, se digère fort bien. M. Chatin, qui la qualifie, avec assez de raison, de *chair végétale*, affirme qu'elle est moins indigeste que la viande, grâce aux principes aromatiques qu'elle porte avec elle. « Si parfois, ajoute-t-il, les terrines de Nérac, de Strasbourg ou de Toulouse ont pu être indigestes, accusons-en nettement le foie gras et non les truffes, et aussi l'habitude de ne servir le foie qu'à la fin d'un repas déjà plantureux. »

Le chou. — Le chou appartient à la famille des crucifères, comme le radis, le cresson, etc. Nous n'avons pas besoin de le décrire, il n'est aucune personne qui ne sache ce que c'est qu'un chou et qui ne le reconnaisse, malgré ses nombreuses variétés et ses dimensions si différentes, malgré ses couleurs si diverses. Que l'on mette le premier chou venu dans une marmite, le chou de Bruxelles ou le chou quintal, le vrai nain ou le géant, et toujours la même odeur s'exhalera de la marmite, parce que tous les choux, malgré leur forme, leur couleur, leur grosseur, possèdent la même composition. Tous contiennent, en effet, une grande quantité d'eau, beaucoup d'albumine, de l'amidon, des sels de potasse, de chaux et de magnésie, des chlorures alcalins, un peu de fer, de manganèse, du soufre et quelques traces de phosphore.

Cette analyse montre que les qualités nutritives du légume en question sont assez restreintes. Mais, associé à la viande, à la graisse, à l'huile, à un peu de lard, comme on le fait dans les campagnes, il constitue un aliment réparateur des plus précieux. Aussi ce n'est pas seulement aux habitants de la campagne qu'il est indispensable, à cause des grands services qu'il leur rend, il est encore de la plus grande utilité aux riches et aux habitants des villes, qui sont loin de dédaigner, avec raison, les perdrix aux choux, et qui savent que leur pot-au-feu sera d'autant meilleur qu'il aura été préparé avec un chou bien pommé.

Nous n'énumérerons pas les nombreuses espèces, variétés ou sous-variétés de choux ; nous ne nommerons que le *chou cabus*, ou *pommé*, à feuilles imbriquées en tête globuleuse avant le développement de la tige florifère ; le *chou de Milan*, qui est pommé et frisé, et auquel se rattache le *chou de Bruxelles* ; le *chou vert* ou *non pommé,* à feuilles ondulées, plissées, quelquefois dédoublées ; le *chou-rave*, à souche renflée, charnue et succulente ; enfin, le *chou-fleur* et le *brocolis,* à tiges charnues, formant une tête mamelonnée, granulée, blanche, très bonne à manger.

Le chou tenait chez les anciens le premier rang parmi les plantes potagères. Caton lui attribuait la vertu d'avoir préservé sa famille de la peste. Diogène[1] en vivait dans son tonneau. Cicéron le servait à ses amis lorsqu'il les invitait.

Chrisippe, Dioclès, Mnésithée, Pythagore, Titus, Cicéron admettaient qu'il arrêtait, dissipait même l'ivresse. C'est pour cela que, d'après Salverte, les Perses et les Grecs, qui mettaient une sorte de gloire à boire beaucoup sans s'enivrer, mangeaient dans cette intention des graines de choux et des choux bouillis. Cette croyance reposait simplement sur ce prétendu fait qu'il y a une haine mortelle entre le chou et la vigne. Nous engageons nos lecteurs à ne pas se fier à une pareille vertu.

Mais à côté des anciens qui disaient le plus grand bien des choux, nous devons placer ceux qui en disaient du mal. Oribase affirmait qu'ils obscurcissaient la vue ; Galien, qu'ils engendraient la mélancolie ; Juvénal, qu'ils tuaient, etc., etc.

Voilà donc, d'un côté, Caton qui affirme que les choux empêchent de mourir, et, d'un autre, Juvénal qui affirme également qu'ils tuent. Et ce qu'il y a de plus curieux, c'est qu'ils ont tous les deux raison; ce qui, par parenthèse, permet de prouver que le fameux :

Hippocrate dit oui, et Galien dit non,

n'est pas toujours aussi absurde qu'on veut bien le croire. Quand on parle d'une chose, il ne suffit pas d'examiner cette chose en elle-même, il faut encore prendre en considération les rapports qu'elle a nécessairement avec d'autres. Ainsi, quand il s'agit de chou, il ne faut pas se contenter d'examiner le chou en lui-même et dire ensuite : le chou est bon, ou, au contraire : le chou est mauvais. Non, il est absolument nécessaire d'examiner aussi l'estomac de l'individu qui doit le manger, parce que, suivant que cet estomac est robuste et fort, ou faible et maladif, le chou est excellent et sain, ou mauvais et malsain. Dans le premier cas, il donne la force, la vie, il fait vivre longtemps, d'accord avec Caton ; dans le second, il fait mourir, d'accord avec Juvénal,

1. « Si tu savais manger des choux, disait Diogène à Aristippe, tu ne serais pas l'esclave des grands. — Et toi, lui répondit Aristippe sur le même ton, si tu savais faire la cour aux grands, tu ne serais pas réduit à manger des choux. » C'est bien là ce qu'on peut appeler : *rendre chou pour chou.*

parce qu'il occasionne des indigestions sérieuses et des maladies graves de l'estomac.

Une des meilleures propriétés du chou est de tenir le corps libre ; aussi, les personnes qui en font un usage assez fréquent ont rarement besoin de purgatifs.

D'après l'école de Salerne, le suc relâche le ventre, sa substance le resserre :

Jus caulis solvit, cujus substantia stringit,
Utraque quando datur, ventrem laxare paratur.

Les choux sont astringents, leur jus est laxatif,
Leur substance et leur jus sont presque un purgatif.

Le seul défaut qu'on puisse leur reprocher, c'est d'être *venteux*. Mais ce défaut est fortement atténué si on les digère bien ; car les gaz, les vents, se forment dans l'estomac et les intestins, surtout lorsque les digestions sont difficiles.

L'eau dans laquelle on fait préalablement cuire le légume en question se décompose avec la plus grande rapidité, et elle répand alors une fétidité extrême, due au soufre et à une substance spéciale que contient le chou. Il faut donc se défaire de cette eau sans retard. Il est probable que c'est à cause de cette mauvaise odeur que les anciens croyaient que le chou était né de la sueur de Jupiter !

La choucroute. — Les choux servent à préparer un aliment très connu sous le nom de *choucroute*.

Pour faire celle-ci on peut employer tous les choux pommés, mais on se sert de préférence de ceux dits *cabus*. On choisit les plus grosses têtes et les plus dures et, après avoir éliminé toutes les feuilles qui ne sont pas très blanches, on enlève avec soin la partie de la tige qui se prolonge à l'intérieur. Ces feuilles sont alors hachées en forme de rubans et transportées dans une tonne qui est ordinairement une futaille défoncée par un bout et placée dans un endroit bien à l'abri de la gelée.

On met d'abord au fond de la tonne une couche de 15 centimètres environ de choucroute que l'on saupoudre de sel, et sur laquelle on répand aussi quelques baies de genièvre ; on continue de remplir la tonne par lits successifs de choucroute que l'on tasse fortement avec un pilon en bois. On saupoudre chaque fois de sel, mais de manière à n'en dépenser que deux kilogrammes par hectolitre de conserve. Quand on est arrivé à 15 centimètres du bord supérieur, on pilonne fortement avant de mettre une dernière couche. On place sur celle-ci un linge propre, puis un fond mobile que l'on charge de poids ou de grosses pierres bien lavées.

Le seul jus des choux produit un liquide qui monte par-dessus le fond mobile, et la choucroute reste complètement noyée. Une fermentation acide ne tarde pas à se développer, et l'écume apparaît à la surface du liquide. Au bout d'une quinzaine, on peut commencer la consommation.

Toutes les fois qu'on veut prendre de la choucroute, on enlève les pierres, le fond mobile et le linge, puis tout le liquide avec un vase en terre ou en bois. On essuie la surface avec un linge ou une éponge, et on prend la quantité de choucroute dont on a besoin. Après avoir ensuite égalisé la surface, on replace le tout, lavé de nouveau, comme auparavant; enfin on verse quelques centimètres d'eau.

Si on reste longtemps sans en prendre, il est nécessaire de regarder tous les huit jours, afin de voir s'il n'y a pas quelque partie gâtée et l'enlever.

Il est indispensable de bien laver la choucroute au sortir du tonneau, afin de la débarrasser de toutes les substances étrangères qu'elle peut contenir. La recommandation est bien plus nécessaire quand on achète cet aliment, car il y a des fabricants qui ajoutent un peu d'acide sulfureux, afin de le mieux conserver.

Telle est cette préparation, qui constitue un des aliments les plus chers à nos voisins les Allemands. Son origine est germanique et son nom vient de deux mots allemands : *sauer kraut*, qui veulent dire : *chou aigre*. On la prépare très bien dans notre chère Alsace.

Voyons maintenant quelle est sa valeur au point de vue alimentaire.

Tout le monde s'accorde à admettre que, servie avec du lard, du jambon ou de la saucisse, elle constitue un manger acidulé salubre.

Mais tout le monde admet aussi que pour la digérer il faut un bon estomac, un estomac habitué à en manger.

C'est, au dire de A. Richard, un aliment excitant qui se trouve, en quelque sorte, en rapport avec le climat plus froid, avec le tempérament généralement plus mou, plus lymphatique des peuples qui en font spécialement usage. Elle est très précieuse pour les voyages maritimes de long cours, parce qu'elle se conserve longtemps sans s'altérer, et qu'elle remplace assez bien les légumes frais.

Certains auteurs la regardent comme antiscorbutique. Le capitaine Cook croyait fermement à cette propriété, et il avait l'habitude de dire qu'il devait à la choucroute la santé des hommes de son équipage pendant ses plus longues et ses plus pénibles traversées.

Les amateurs de ce plat, digestif pour eux mais indigeste pour beaucoup d'autres, en disent naturellement beaucoup de bien, et ils ont raison, puisque, en réalité, il rend les plus grands services dans les pays du Nord, où les habitants ont besoin d'une nourriture excitante, forte, et rendue plus nutritive par l'adjonction de lard, de jambon ou de saucisses. Mais nous croyons devoir recommander aux personnes qui ont un estomac délicat d'en manger le plus rarement possible, afin de ne pas avoir à s'en repentir après.

Asperges. — Les asperges appartiennent à la famille des *asparaginées*. L'analyse y décèle de la chlorophylle, de l'albumine, une racine, un extractif, de la matière colorante, du phosphate de potasse et de chaux, de l'acétate de potasse et enfin de la mannite et de l'asparagine.

Le genre asperge renferme une cinquantaine d'espèces; la plus importante est l'*asperge officinale* ou *commune*. Elle croît spontanément dans plusieurs contrées de la France, mais pour l'avoir excellente, il faut la bien cultiver. Elle constitue alors un mets très délicat et très sain. Comme on la digère avec beaucoup de facilité, les personnes qui ont un estomac peu accommodant peuvent en manger sans en éprouver de l'ennui ; il en est de même des convalescents.

On doit, en général, manger les asperges le plus tôt possible après qu'elles ont été cueillies, parce qu'alors elles possèdent tout leur parfum. Certaines personnes les préfèrent à l'huile et au vinaigre, d'autres à la sauce blanche. Chacun peut les manger à son goût, elles constituent toujours un aliment délicat et de digestion facile.

Aubergine. — Si l'aubergine est d'un usage général, ce n'est pas grâce à ses propriétés qui sont à peu près nulles, mais bien grâce aux diverses manières dont on la prépare, et c'est bien ici le cas de dire que la sauce vaut mieux que le poisson. On la mange ordinairement farcie, frite ou grillée. On peut en demander de temps en temps dans le but de varier son régime, mais il ne faut pas y revenir trop souvent car elle n'est pour ainsi dire pas nutritive.

Oseille. — L'oseille est le nom vulgaire du *rumex acetosa*, plante herbacée vivace de la famille des polygonacées, et trop connue pour avoir besoin d'être décrite. Elle croît à peu près partout, en Europe, dans les prairies, les pâturages, les clairières des bois. Mais elle est surtout cultivée dans les jardins potagers pour les usages culinaires. On ne mange guère que celle-ci parce que celle qui pousse dans les champs possède une trop grande acidité. Celle que l'on cultive dans l'île de Chypre n'est plus acide au bout de deux ans.

Le premier caractère de l'oseille est d'être acide. Elle doit surtout cette propriété au bioxalate et au quadroxalate de potasse qu'elle renferme. Elle contient, en outre, du mucilage, de la fécule et, probablement, de l'acide tartrique.

Son suc coagule tous les autres sucs végétaux, ainsi que le lait, et il attaque le marbre.

Ses feuilles sont très souvent employées dans la cuisine. Elles entrent dans la préparation de toutes les soupes vertes. On les mêle aux épinards, aux laitues, à l'arroche-belle-dame, à la poirée, afin de relever la saveur fade de toutes ces plantes. On les associe enfin à certaines viandes, à la viande de veau surtout qui est réellement délicieuse lorsqu'elle est bien préparée avec l'oseille.

Cette plante herbacée nourrit peu par elle-même, mais elle possède d'autres propriétés bien précieuses. Elle excite l'appétit et facilite la digestion des viandes auxquelles on l'a associée. Elle rafraîchit, c'est pourquoi elle est très utile pendant les chaleurs de l'été ; c'est pourquoi aussi les personnes sujettes à la constipation s'en trouvent à merveille.

L'oseille n'est nuisible qu'aux goutteux, aux herpétiques, aux calculeux, à ceux qui sont sujets aux aigreurs d'estomac et aux personnes qui toussent. Tout cela s'explique facilement. En effet, l'oxalate de potasse qu'elle renferme rend encore plus acides les renvois qui tourmentent les personnes ayant des aigreurs et irrite plus ou moins fortement la muqueuse stomacale. Comme ce même sel se rencontre souvent chez les goutteux, il est évident que l'acide oxalique, se trouvant en trop grande quantité dans le corps, finit par former un calcul dans la vessie, calcul constitué par de l'oxalate de chaux. Or, les oxalates de chaux sont les calculs les plus dangereux, parce qu'ils ne se dissolvent que sous l'influence des acides ou des sels acides minéraux et exigent impérieusement l'intervention du chirurgien; celui-ci, en effet, doit pratiquer la taille ou la lithotritie. Enfin, l'oseille ne convient pas à ceux qui toussent, parce que tout ce qui est acide provoque généralement la toux.

De ceci il ne faut pas conclure que toutes les personnes dont nous venons de parler ne doivent jamais manger de l'oseille. Ce n'est, en effet, que l'emploi habituel, journalier, qui peut être pernicieux. En manger un peu de temps en temps ne peut être une chose réellement nuisible, et les avantages l'emportent assurément dans ce cas sur les inconvénients.

Dans beaucoup de ménages on conserve l'oseille pour les besoins de l'hiver. A cet effet, on la cueille en automne, on la fait cuire en la passant dans l'eau bouillante, et, après l'avoir tassée dans des pots, on la recouvre d'une couche de beurre ou de graisse fondue afin de la garantir du contact de l'air.

Appert procède un peu différemment : il met l'oseille cuite dans des bouteilles à large goulot, et, après les avoir bouchées, il leur fait éprouver pendant un quart d'heure la chaleur de l'eau bouillante. Les feuilles conservent ainsi beaucoup mieux leurs qualités et peuvent servir aux mêmes usages que lorsqu'elles sont fraîches.

Tomates. — Il n'est pas de légume aussi répandu et aussi généralement estimé que la tomate. Tout le monde l'aime et avec juste raison. La plante qui la produit est annuelle; sa tige est charnue, nerveuse et couverte de poils rudes. Originaire des régions chaudes de l'Amérique, de la côte de Guinée, elle est depuis longtemps cultivée dans les jardins; mais elle est plus répandue dans le Midi que dans le Nord, où sa culture exige quelquefois des soins très minutieux. Dans le Midi, au contraire, elle pousse la plupart du temps en pleins champs, sans la moindre culture, et on n'a que la peine d'aller la cueillir quand elle est mûre.

La pulpe est fine, légère et très succulente. Elle a un goût un peu aigrelet, dû à une petite quantité d'acide malique qu'elle contient. Ce goût est plus ou moins prononcé suivant le climat. Il procure, dans le Nord, si on mange trop de tomates, une sensation âcre et brûlante qu'on n'éprouve jamais dans le Midi. En Italie, on récolte même quelques fruits avant leur maturité pour les manger en salade comme le concombre.

Ce légume est un aliment et un assaisonnement. Que de choses on mange avec plaisir avec une sauce aux tomates, et que l'on refuserait sans cela? Mais la tomate ne flatte pas seulement le goût d'une manière agréable, elle n'augmente pas seulement l'appétit par sa saveur aigrelette, elle constitue encore un aliment très sain, rafraîchissant et nutritif. Elle est utile aux tempéraments sanguins et bilieux, aux personnes échauffées et à celles qui sont sujettes aux congestions hémorroïdales. Le potage à la tomate est salutaire, frais et relâchant. La tomate farcie fournit un légume très agréable. Crue, coupée en morceaux et préparée à l'huile et au vinaigre avec un peu d'oignons, elle constitue un apéritif fort apprécié et rafraîchissant. On peut donc en manger de toutes les façons, surtout pendant les chaleurs de l'été, seul moment, du reste, où elle est fraîche et où elle possède toute sa saveur, car les tomates conservées n'ont jamais valu les tomates toutes fraîches.

Chicorée. — La chicorée est une plante de la famille des synanthérées. On en connaît surtout deux espèces : la *chicorée sauvage* et la *chicorée des jardins* ou *endive.*

On mange peu les feuilles de la chicorée sauvage. Cependant beaucoup de personnes les aiment beaucoup en salade. Elles sont diurétiques, laxatives ; elles conviennent donc aux tempéraments sanguins, bilieux, et aux personnes tourmentées par une constipation opiniâtre. Les gens bilieux surtout s'en trouvent bien ; aussi Galien appelait-il la chicorée l'*amie du foie.* Il est certain qu'elle fortifie l'appareil digestif et qu'elle augmente l'appétit. — La chicorée sauvage, cultivée dans un endroit chaud et obscur, donne cette espèce longue, étroite, blanche et étiolée qu'on appelle *barbe de capucin* ou *cheveux de paysan*, et que l'on mange en salade l'hiver.

Mais l'espèce la plus appréciée est l'*endive*, appelée aussi *chicorée.* On distingue la *chicorée frisée* dont les feuilles sont crépues et découpées, et la chicorée *scarole* qui a les feuilles planes, larges et presque entières. Il y a encore d'autres variétés qu'il est inutile de nommer. Toutes, mangées en salade, constituent un aliment sain, rafraîchissant et digestif.

Ail. — L'ail a un grave défaut : il donne à l'haleine de la personne qui en a mangé une odeur désagréable. Mais ce défaut est plus que compensé par les propriétés alimentaires et médicinales qu'il possède.

En effet, il est d'abord *apéritif* et consécutivement *digestif*. « L'ail, dit Bouchardat, a une utilité que n'apprécie point l'habitant des villes ; grâce à lui, un morceau de pain sec et dur peut suffire à un repas ; l'appétit est aiguillonné par cet admirable condiment. »

Le vigneron mange ainsi avec plaisir son pain noir et le digère à merveille. Nous devons admettre cependant que l'habitant des villes ne peut pas en manger autant que l'habitant des campagnes, qui va généralement travailler aux champs. Celui-ci a un estomac robuste lui permettant de supporter certains condiments et aliments que ne peut tolérer l'estomac plus ou moins faible du citadin. Malgré, donc, les propriétés apéritives et digestives de l'ail, il ne faut en manger que proportionnellement à la vigueur et à la tolérance de l'estomac, et s'en priver même complètement, quoiqu'on l'aime, lorsque ce dernier viscère ne peut le supporter. Nous faisons ces remarques à propos de l'ail cru, car il est plus rare qu'on ne le tolère pas quand il a été soumis à l'ébullition.

Il est *stimulant* et donne une activité très grande à la circulation du sang. Ce qui le prouve, c'est que si on l'applique sur la muqueuse rectale, le pouls ne tarde pas à devenir fort, précipité. Les matelots, les soldats et les prisonniers le savent très bien ; aussi ne se gênent-ils pas pour recourir à ce moyen quand ils veulent se faire reconnaître malades et simuler la fièvre.

Mais l'ail ne produit ce résultat que lorsqu'on l'applique directement sur les muqueuses et qu'on le laisse en leur contact pendant un certain temps. Si, au contraire, on le mange, et en quantité raisonnable, la stimulation produite ne donne que d'excellents résultats.

Virgile, dans ses *Bucoliques*, parle d'un mélange formé par les herbes odorantes, l'ail et le serpolet, que Testhylis broyait pour les donner aux moissonneurs accablés par les grandes chaleurs du jour :

Testhylis et rapido fessis messoribus æstu
Allia serpyllumque herbas contundit olentes.

(Eglogue II, vers 10 et 11.)

On peut donc dire qu'il est aussi *corroborant* et qu'il remonte et fortifie à la manière des quinquinas.

Il est *antispasmodique*, à l'égal de tous les autres médicaments antinerveux : le camphre, l'assa fœtida, le castoreum, etc. Bernardin de Saint-Pierre pouvait donc bien dire qu'il est peut-être le remède le plus puissant contre les vapeurs et les maux de nerfs auxquels les petites-maîtresses sont sujettes.

Il est *antiseptique*. Cette propriété, il l'a de pair avec toutes les plantes de sa famille. Il suffit, pour désinfecter les chambres des malades en temps d'épidémie de choléra, de fièvre typhoïde, de dysenterie, de variole, etc., d'écraser les bulbes et de les semer dans l'appartement[1]. En présence de ce fait bien constaté, nous nous demandons s'il n'a pas la propriété de préserver des maladies épidémiques et contagieuses les personnes qui ne se contentent pas de le semer dans l'appartement, mais qui encore en prennent à l'intérieur. Comme le remède est facile, qu'il ne coûte pas cher; comme il est, en outre, d'une innocuité parfaite, nous pensons, ami lecteur, que vous agirez prudemment, en temps d'épidémie, en mangeant tous les jours un peu d'ail sur du pain ou dans la salade.

Il est *carminatif*, c'est-à-dire qu'il chasse les gaz intestinaux.

Il est *diurétique*. Cette propriété lui a été reconnue dès les temps les plus reculés. Hippocrate prétend, en effet, qu'il provoque certaines sécrétions, comme la *transpiration*, la *sécrétion urinaire*.

Il est *vermifuge*. C'est un des meilleurs et le plus inoffensif des destructeurs des parasites internes ou externes qui occasionnent, chez les enfants surtout, plus de la moitié des maladies.

« Ne voilà-t-il pas, certes, dit le docteur C. Barbier, après avoir reconnu, comme nous, les excellentes et nombreuses propriétés de

1. Nous devons ajouter qu'on ne doit recourir à ce moyen de désinfection que lorsqu'on n'en a pas d'autre sous la main; car il est préférable d'employer ceux que nous indiquons plus loin (Voir : Troisième partie, Chapitre VIII, *Maladies contagieuses*, désinfection).

l'ail, un bagage de mérite à rendre jalouses les substances les plus aristocratiques de la matière médicale?... Et pourtant, nous repoussons du pied toute la famille *Allium*, pour n'être pas accusés de *forfaicture* et de *lèse société!* — Plutôt le mal que le remède, n'est-ce pas, madame *trois étoiles?* A votre guise. Nous serions désolé de vous déplaire, mais... *Amicus Plato, sed magis amica veritas.* » Ces six mots barbares veulent dire : *La vérité avant tout!*

Oignon. — L'*oignon* est le nom vulgaire de l'*allium sepa*. Il constitue, sans contredit, la plus importante des espèces d'ail, et il doit être mis bien au-dessus de l'échalotte, de la ciboule et de la ciboulette.

On ne connaît pas exactement sa patrie. Aujourd'hui on le cultive partout, mais il acquiert plus de développement dans le Midi que dans le Nord, et sa saveur y est beaucoup plus douce.

Par sa composition chimique : huile volatile sulfurée âcre, sucre, mucilage, albumine, acide acétique et acide phosphorique, l'oignon n'est qu'un diminutif de l'ail, tant au point de vue médical qu'au point de vue bromatologique (c'est-à-dire la partie de l'hygiène qui s'occupe plus spécialement du régime de l'homme sain ou malade). Nous pourrions peut-être dire qu'il est à l'ail ce que le vin est à l'eau-de-vie.

L'oignon est employé comme condiment et surtout comme aliment. Il est absolument indispensable au cuisinier; aussi celui-ci l'emploie-t-il, avec raison, à l'insu de son maître qui le lui a défendu, mais qui ne s'en aperçoit pas et qui trouverait la cuisine passablement mauvaise s'il ne s'en servait point.

C'est dans le Midi qu'il a toujours joui de la plus grande réputation. L'usage en remonte aux Romains qui le donnaient comme nourriture principale à leurs soldats, parce qu'ils considéraient cet aliment comme très propre à leur octroyer la force et le courage.

Tout jeune on peut l'utiliser tout entier à la manière des ciboules. Quand il est mûr on s'en sert pour donner du goût à la soupe. Qui n'a pas mangé de la *soupe à l'oignon,* ce bouillon démocratique, comme on dit quelque part, et qui ne l'a pas trouvée excellente? On le fait entrer dans une foule de mets; on en prépare certaines sauces, on l'associe aux viandes, et dans le Midi, où il est très doux, on le mange cru, simplement avec du poivre et du sel, ou bien taillé en minces rondelles et ajouté à la salade. Confit dans le vinaigre, c'est un excellent apéritif, dont il ne faut cependant pas abuser.

La cuisson lui enlève son essence volatile et âcre qui fait pleurer les yeux : *Lacrimas factura secanti.* L'oignon devient ainsi un aliment très doux et très sain.

Poireau. — Le *poireau* ou *porreau* est le nom vulgaire de l'*allium porrum.*

Originaire du midi de l'Europe, il a été de tout temps cultivé dans les jardins pour les usages culinaires.

Les livres les plus anciens en parlent et lui attribuent même un très grand nombre de vertus.

Les Égyptiens l'adoraient comme un dieu; il en était de même, du reste, de l'oignon.

En général, ce légume ne sert qu'à donner de la saveur au bouillon, aux potages, aux sauces, mais par là même il en facilite la digestion. Par sa saveur forte, il économise la graisse, le beurre et les autres condiments.

Il est très rare qu'on le mange seul, cuit et assaisonné. La cuisson le rend dur; il devient alors semblable à une courroie, et il n'est broyé par les dents qu'avec la plus grande difficulté. Il ne nuit pas trop, cependant, à l'élaboration ultérieure de la nourriture; il ne cause pas non plus d'indigestion, parce qu'on en mange toujours très peu quand il a été bouilli.

Mais si, cuit, il est de digestion difficile, il n'en est pas de même à l'état cru. Il est alors beaucoup plus facile à digérer, parce qu'il est plus mou et qu'il peut être broyé par les dents avec facilité. Dans quelques parties du midi de l'Europe, les gens pauvres le mangent cru, avec du pain et du sel, et ils ne s'en trouvent pas plus mal.

Le matin ils *tuent* ainsi souvent le *ver,* quelquefois ils préfèrent l'oignon. Ceux qui peuvent se le permettre boivent en même temps un verre de vin ou de piquette, les autres se contentent d'un verre d'eau fraîche et pure, puisée à la source même, et tous se mettent aussitôt à leur pénible travail avec un entrain et une vigueur vraiment enviables.

Le poireau est donc un aliment sain qui rend de très grands services au riche comme au pauvre.

Radis. — Le radis rose fait partie de la grande famille des *crucifères*. Cette famille est une des plus naturelles; car, outre que toutes les plantes qui la composent présentent les mêmes caractères, elles ont encore les mêmes propriétés thérapeutiques : toutes sont *antiscorbutiques*.

Son nom vient du mot latin *radix*, racine. Il est dans la section des raiforts si employés en médecine.

Le radis proprement dit est caractérisé par une petite racine dont la chair est blanche et tendre; la saveur, piquante et la peau, blanche, jaune, rose ou violette. Il présente de très nombreuses variétés qu'il serait beaucoup trop long d'énumérer ; c'est du reste sans importance. Il suffit de savoir que les blancs sont moins forts que les autres, que les violets le sont le plus, et que les roses sont les plus agréables sous tous les rapports.

Toutes les plantes de la famille des crucifères contiennent un principe volatil dont on peut se faire une idée en se rappelant l'essence de moutarde. Seulement ce principe existe dans des proportions variables, ce qui fait que certaines plantes sont simplement excitantes, tandis que d'autres sont plus ou moins irritantes.

Les radis ne peuvent cependant pas être considérés comme des aliments proprement dits; ils constituent plutôt un condiment. Mais puisqu'ils stimulent l'appareil digestif, puisque, comme toutes les crucifères, ils sont antiscorbutiques, on peut en manger une quantité assez grande, non seulement sans aucun danger, mais encore avec utilité.

Il vaut mieux les consommer quand ils sont jeunes, parce qu'alors ils sont plus tendres, plus aqueux et surtout moins excitants. Plus on attend, plus leur chair devient filandreuse, cotonneuse et spongieuse; ils se creusent vite, et alors ils sont plus durs, plus forts, par conséquent mauvais à tous les points de vue.

Quoiqu'on aime beaucoup les radis, quoiqu'on les mange avec grand plaisir, ils occasionnent souvent des rapports un peu désagréables. Il est probable que c'est parce qu'on les mange trop vite et qu'on ne les croque pas suffisamment, ce qui fait que l'estomac ne peut les digérer qu'avec beaucoup de difficulté.

Pour ne pas avoir l'inconvénient que nous venons de signaler, ayez donc soin de les mâcher aussi bien que possible.

Les gourmets et les amateurs prétendent qu'il est facile d'éviter ces rapports en mangeant en même temps quelques feuilles de la plante. Nous ne voyons pas le moindre inconvénient à cela.

Raifort. — Le *raifort sauvage* a une odeur très pénétrante, une saveur âcre, piquante, brûlante presque. Tout cela est dû à la présence d'un principe volatil qui disparaît par la décoction ou la dessiccation. Certains campagnards le mangent comme des radis ordinaires, ou bien le mettent dans les ragoûts. Il est plus employé en médecine que comme aliment, et on a raison d'agir ainsi.

Le *raifort des jardins,* ou *radis noir* parce qu'il est noir en dehors, atteint quelquefois la grosseur du bras; il est blanc en dedans. Sa saveur est âcre, piquante ; c'est donc un stimulant très énergique. A Paris on en consomme beaucoup, au commencement du repas, dans le but d'exciter l'appétit. Il ne convient qu'aux personnes qui ont un excellent estomac ou qui se livrent à un travail dur, et encore elles ne doivent pas en manger trop souvent.

B. — *FÉCULES*

Fécule de pomme de terre. — La fécule qui doit être placée au premier rang est la *fécule de pomme de terre.* Nous faisons venir à grands frais, de pays lointains, des fécules exotiques, très souvent falsifiées : le tapioca, le salep, le sagou, l'arrow-root, etc., alors que la fécule de pomme de terre peut les remplacer très avantageusement.

On reconnaît qu'une fécule est bien pure quand, en y ajoutant de l'iode, on obtient une belle coloration bleue, coloration qui disparaît en chauffant, mais qui reparaît par le refroidissement si la température n'a pas été portée à 100 degrés.

Les bouillies faites avec de la fécule de pomme de terre constituent un aliment excellent, agréable, très sain et de digestion facile. Cette même fécule entre dans la confection de certaines pâtisseries très estimées et remarquables par leur légèreté.

Tapioca. — Le *tapioca* est fourni par la racine du manioc. Il nous vient des Antilles, de Bahia et de Rio-de-Janeiro. Le potage au tapioca est nourrissant, agréable; il convient à tout le monde, mais plus particulièrement aux enfants, aux vieillards et aux convalescents, parce qu'il est de digestion très facile.

Salep. — Les Persans et les Turcs font une grande consommation de *salep*, parce que, sous un petit volume, ils trouvent une assez grande quantité de matières nutritives. Il convient, comme les fécules précédentes, aux convalescents, aux personnes faibles, aux vieillards.

Sagou. — Le *sagou* est la nourriture principale de plusieurs peuples de l'Inde. On l'extrait surtout de la moelle que l'on trouve dans le tronc du sagouier. Il a les mêmes propriétés que toutes les fécules. Son grain est arrondi, opaque, de couleur foncée à l'extérieur et de couleur blanche à l'intérieur.

Arrow-root. — L'arrow-root est une fécule qu'on retire des racines du *Maranta indica*. C'est une substance alimentaire qui, bien accommodée, fournit un aliment savoureux et sain. Cette fécule moins blanche que celle de la pomme de terre, possède néanmoins les mêmes propriétés.

III. — Fruits.

Les fruits sont très utiles, et s'ils ne doivent pas former la base de l'alimentation, ils en sont l'heureux complément. Un fruit bien mûr, de bonne qualité, ne peut qu'être très favorable à la santé. Nous pouvons donc, nous devons même en manger, toujours dans de justes limites, bien entendu, pendant la saison.

On divise généralement les fruits en : A. *fruits sucrés,* comme les fraises, les cerises, les framboises, les figues, les dattes, les prunes, les poires, les pommes, les abricots, les pêches, les raisins; — B. *fruits acides,* comme les groseilles, le cassis, les oranges, les citrons, tous riches en acides citrique, malique, tartrique; — C. *fruits aqueux*, comme les melons, les pastèques, les concombres, les potirons; — D. *fruits féculents*, comme les châtaignes ou marrons, très riches naturellement en fécule; — E. *fruits huileux*, comme les amandes, les noix, les noisettes, les olives.

A. — *FRUITS SUCRÉS.*

Fraises. — Cerises. — Framboises. — Figues. — Dattes. — Prunes.
Pommes. — Raisins.

Fraises. — La fraise est sans nul doute le fruit le plus recherché tant à cause de sa saveur délicieuse que de la suavité de son arome.

Rouge au dehors, blanche au dedans,
Comme les lèvres sur les dents,
La fraise répand sa douce haleine,
Qui tient de l'ambre et du rosier.

Si l'on veut jouir de tout leur parfum quand on les mange, il faut les cueillir le soir autant que possible, jamais le matin, et toujours laisser la queue. Celle-ci ne doit être enlevée que quelques instants avant de les servir. Les meilleures, les plus parfumées, sont les petites fraises sauvages que l'on cueille dans les bois.

On mange rarement les fraises seules. Assez souvent on les assaisonne avec du lait ou on les écrase dans du fromage à la crème; c'est là une très mauvaise préparation, d'une digestion difficile. Il vaut mieux ajouter un peu de bon vin de Bordeaux ou de Bourgogne, du champagne, si on le préfère, même un peu d'eau-de-vie, de rhum ou de kirsch avec du sucre. Tous ces liquides combattent avantageusement le froid de la fraise et la rendent très facile à digérer.

Ce fruit ne convient pas à tous les tempéraments. Certaines personnes ne peuvent en manger sans voir apparaître sur leur corps une petite éruption, ou sans être prises d'un léger mouvement fébrile. Ces accidents sont dus à une disposition particulière du sujet. — Les individus faibles, lymphatiques, ceux qui ont un estomac paresseux doivent en prendre avec modération. Les personnes bilieuses ou sanguines peuvent, au contraire, en manger beaucoup.

Le célèbre naturaliste Linné affirme s'être guéri d'un accès de goutte en consommant en un jour une quantité prodigieuse de fraises.

Cerises. — Le fruit du cerisier est un aliment sain, acidulé, rafraîchissant et laxatif. Toutes ces propriétés, parfaitement constatées et admises par tous les auteurs, expliquent suffisamment la consommation prodigieuse qu'on en fait. On peut donc manger des cerises à volonté, à condition de ne pas avaler les noyaux. Il faut cependant prendre avec modération des *bigarreaux*, cerises en forme de cœur, grosses, marquées d'un côté d'un sillon longitudinal, parce que leur chair est ferme, croquante et par conséquent indigeste. Il faut encore être très prudent quand il s'agit des *griottes*; celles-ci étant très acides peuvent provoquer des crampes d'estomac lorsqu'on est gastralgique. Prises en petite quantité, elles sont très rafraîchissantes.

Framboises. — La *framboise* est le fruit d'une espèce de ronce, le framboisier. Cet arbuste croissait en abondance au mont Ida. La framboise rouge a plus d'arome et plus de saveur que la blanche, et elle est plus acidulée que la fraise. Elle sert à faire des sirops, des confitures, des gelées fort agréables et rafraîchissantes. On la mange souvent mélangée avec des fraises, avec du sucre et du vin.

Figues. — Le figuier, originaire de l'Orient, se plaît dans un bon terrain et donne une récolte abondante. Il en donne même deux. Les figues de la première récolte prennent le nom de *premières figues*, *figues d'été* ou *figues fleurs*. Celles de la seconde, qui ont commencé à se former au printemps, mûrissent au commencement de l'automne et prennent le nom de *secondes figues* ou *figues d'automne*. Plus on récolte de ces dernières, moins il y a de figues-fleurs. Celles-ci sont beaucoup moins estimées.

Les anciens, ne voyant jamais de fleurs sur cet arbre, croyaient que la nature lui avait refusé ce qu'ils regardaient comme un simple ornement. Ils ignoraient que cette production charnue, la figue, n'était autre chose qu'un réceptacle dans lequel s'implantaient les fleurs. Les figues ne sont, en effet, que des bourgeons à fruit qui se développent au printemps, comme les boutons des autres arbres ; seulement ces derniers se rompent pour laisser la fleur s'épanouir au dehors, tandis que la figue ne se rompt pas et la garde en dedans.

La figue fraîche est un aliment très agréable et fort nourrissant, puisqu'elle est composée de sucre et de mucilage, mélange très riche en principes réparateurs. Elle est, de plus, si facile à digérer qu'on a avancé que celui qui en mange en grande quantité avant le repas peut se mettre aussitôt après à table et déjeuner ou dîner comme si de rien n'était. — La figue sèche ne se digère pas aussi facilement; il faut donc, quand on en mange, savoir se modérer, afin de ne pas s'exposer à une indigestion.

Les figues sont contraires aux tempéraments mous et lymphatiques. Comme elles contribuent à donner de l'embonpoint, ceux dont l'abdomen est disposé à prendre des proportions inquiétantes doivent en manger modérément.

Dattes. — Quand elles sont fraîches, elles constituent un aliment très sain, rendant les plus grands services aux Africains et aux Asiatiques. Elles sont surtout excellentes en Perse. Quand elles sont sèches, il ne faut pas en manger en trop grande quantité car elles occasionneraient une indigestion.

Prunes. — Il y a un grand nombre de variétés de prunes : la meilleure est, sans contredit, la *Reine-Claude*, qui exhale un parfum délicieux et possède un goût exquis. Certaines prunes ont une saveur acidulée; d'autres, au contraire, l'ont douce. Il y en a qui ont la pulpe ferme, cassante, d'autres qui l'ont molle et lâche. Elles sont toutes émollientes, rafraîchissantes et laxatives. Celles qui sont sucrées sont nutritives et se digèrent parfaitement; mais les autres nourrissent moins et occasionnent souvent des flux bilieux. Il faut donc en manger avec beaucoup de réserve.

Poires. — Si l'on considère l'époque de la maturité des poires, on peut les diviser en : 1° *poires précoces*, c'est-à-dire celles qui sont mûres à la fin du printemps; 2° *poires d'été*, celles qui mûrissent en août, septembre et au commencement d'octobre; 3° *poires d'automne*; 4° *poires d'hiver*, celles qui ne mûrissent pas sur l'arbre et qui n'atteignent leur maturité qu'à la fin de l'automne et pendant l'hiver.

Mais, à notre point de vue, il est préférable de ranger toutes les poires dans les trois catégories suivantes :

1° Les *poires à couteau*, c'est-à-dire les *poires fondantes*, que l'on mange toujours crues;

2° Les *poires cassantes* ou *croquantes*, qu'on peut, à la rigueur, manger crues, mais qu'il vaut mieux faire cuire;

3° Les *poires à poiré*, qui ne doivent servir qu'à faire la liqueur spiritueuse que l'on appelle *poiré* ou *cidre de poires*.

Les *poires de la première catégorie* constituent un manger délicieux. Presque toutes exhalent une odeur suave et possèdent une saveur douce, parfumée, ce qui les rend vraiment exquises. Quand elles sont bien mûres, non seulement elles sont inoffensives, mais utiles à la santé. Elles possèdent, en effet, des qualités rafraîchissantes, apéritives; elles sont, de plus, légèrement nourrissantes, laxatives, et enfin faciles à digérer. Le proverbe de l'école de Salerne : *Cruda gravant stomachum pira* (les poires crues sont lourdes à l'estomac), est donc ici complètement faux et ne peut s'appliquer — mais alors avec juste raison — qu'aux poires vertes ou cueillies trop tôt, et aux poires de mauvaise qualité. Les poires fondantes conviennent aux personnes bilieuses, constipées, et, mieux, à tout le monde, quelque tempérament, quelque âge que l'on ait.

Mais — il est nécessaire de ne pas l'oublier — pour que la poire fasse du bien, il ne faut pas seulement qu'elle soit de bonne qualité, il faut encore qu'elle ait atteint sa maturité complète.

Or, on reconnaît facilement à la vue si une poire est mûre : le fond est jaune, la teinte s'éclaircit de plus en plus, et un doux parfum s'exhale. En outre, si on consulte le fruit avec le pouce auprès du pédoncule, et si la poire cède, c'est qu'elle est à point. Alors on ne peut la manger qu'avec avantage après son repas, surtout si l'on boit par-dessus un verre de bon bordeaux ou de bourgogne.

Les *poires de la seconde catégorie* peuvent être mangées crues. Elles ne font jamais de mal aux personnes ayant un bon estomac, si ces personnes n'en mangent pas une quantité trop grande et si elles ont soin de les choisir bien mûres. Sans cela, gare aux diarrhées, aux dysenteries, aux indigestions!

C'est probablement ces espèces de poires et les poires à poiré que Pline considérait comme malsaines et trop lourdes, même pour les personnes en bonne santé, si on les mangeait crues. Seulement il admettait que, cuites et humectées de miel, elles étaient très favorables, et que les personnes ayant un estomac délicat pouvaient en manger sans crainte. L'école de Salerne pense de même lorsqu'elle dit :

Toute poire qui, crue, est poison,
Cuite sert de contre-poison.
Poire crue l'estomac grève,
La même cuite le relève.

Ainsi donc, il ne faut manger crues les poires croquantes que lorsqu'on a un bon estomac, et encore doit-on se contenter de peu. Au contraire, on peut en manger une quantité assez grande, même avec un mauvais estomac, si on a eu soin de les faire cuire. Les compotes de poires constituent un excellent dessert, nutritif et fort agréable, surtout si l'on y ajoute un peu de beurre, du sucre, de la cannelle ou des zestes de citron.

Quant aux *poires de la troisième catégorie*, il ne faut jamais les manger crues; il est préférable même de ne pas en manger après les avoir fait cuire. Assurément, cuites elles ne seront jamais bien nuisibles, mais il y a assez de poires fondantes et croquantes pour qu'on se contente de ces dernières. On doit donc réserver cette qualité pour faire du *cidre de poires.*

Pommes. — De même qu'il y a une grande variété de poires, de même il y a un grand nombre d'espèces de pommes bonnes à manger. Mais suivant qu'elles sont douces, acides, âpres ou insipides, elles possèdent naturellement des propriétés différentes. Les douces sont laxatives, les âpres, au contraire, resserrent. A l'inverse des poires, celles que l'on conserve pour l'hiver sont bien meilleures que les autres, parce qu'elles possèdent alors une saveur plus douce et plus agréable. Nous ne citerons, parmi les meilleures, que la *pomme Calville*, la *reinette dorée*, la *reinette blanche*, la *grosse reinette d'Angleterre*, la *pomme d'api*, le *pigeonneau*, la *pomme de Saint-Jean.*

Toutes les pommes conviennent aux jeunes gens et aux personnes qui ont bon estomac. On doit les manger lorsqu'elles sont bien mûres. Cuites, elles sont adoucissantes, rafraîchissantes, très saines, et conviennent à tout le monde.

Raisins. — Le fruit de la vigne se divise en deux catégories bien distinctes. Dans la première, on range les raisins qui sont bons à faire un vin excellent; dans la seconde, se trouvent les variétés les moins riches en sucre, et ces variétés constituent ce qu'on nomme les *raisins de table*. Les plus renommés de ces raisins sont : le *chasselas rose*, qui est mûr à la fin du mois d'août; le *muscat d'Alexandrie*, le *chasselas de Fontainebleau*, le *Frankenthal*, le *gromier du Cantal*, le *panse jaune*, etc.

Lorsque le raisin est arrivé à sa complète maturité, il contient, suivant les variétés, de 12 à 30 0/0 de sucre interverti, de l'albumine végétale, du bitartrate et du bimalate de potasse. D'après Herpin, son jus, considéré comme aliment, serait comparable au lait de la femme. Suivant Bouchardat, il se rapprocherait du lait de jument, avec cette différence qu'il contiendrait moins de graisse et qu'il aurait en plus du bitartrate de potasse. Quoi qu'il en soit, il faut conclure que le raisin a une valeur nutritive très sérieuse. De plus il est rafraîchissant, il excite l'appétit et stimule toutes les fonctions de l'organisme. Il faut bien, du reste, qu'il possède toutes ces propriétés, puisqu'un grand nombre de personnes font tous les ans ce qu'on appelle une *cure de raisins*.

B. — *FRUITS ACIDES*

Groseilles. — Groseille à maquereau. — Cassis. — Oranges. — Citrons.

Groseilles. — Tout le monde connaît le petit arbrisseau qui fournit la groseille ordinaire, la *blanche* et la *rouge*. Ce fruit joue un très grand rôle dans l'économie domestique. Il est d'autant plus doux qu'il reste plus longtemps sur l'arbuste après sa maturité, et il sert surtout à la confection de confitures. Les confitures de groseilles sont celles dont on fait la plus grande consommation, et elles constituent un dessert rafraîchissant et assez nutritif.

Mais on ne mange pas seulement les groseilles sous forme de confitures : on les mange aussi fraîches, sans préparation aucune, ou bien avec du sucre et du vin. Quand on les consomme de cette manière, il est utile de n'en prendre qu'une très petite quantité ; en outre, les blanches sont préférables aux rouges, celles-ci étant toujours beaucoup plus acides, par suite de la plus grande quantité d'acide malique et d'acide citrique qu'elles contiennent.

Le jus des groseilles mélangé à l'eau avec du sucre ou du miel forme une boisson acidulée très agréable, rafraîchissante, et convenant surtout aux personnes bilieuses. Les gens du Nord en font un très grand usage ; elle remplace chez eux la limonade. Cette boisson est encore excellente pour les personnes qui ont de la fièvre.

Les propriétés médicales que l'on reconnaît généralement à la groseille sont nombreuses. Ce fruit passe, en effet, pour être astringent, calmant, tonique, rafraîchissant, propre à arrêter l'effervescence de la bile, la diarrhée, les hémorragies légères, à tempérer les ardeurs du sang. Il est même antiscorbutique.

Il est donc justement vanté contre les embarras gastriques, la dyspepsie, les vomissements, les affections scorbutiques, les fièvres en général, les congestions cérébrales, etc.

Il est indiqué aussi dans le régime des maladies chroniques et la convalescence des maladies aiguës. Le sirop de groseilles étendu d'eau rend de très grands services pendant la période aiguë de la fièvre typhoïde et pendant la convalescence.

Presque tous les malades acceptent avec plaisir cette préparation, qui remplace avantageusement toutes les tisanes dites rafraîchissantes. Les personnes même dont l'estomac délicat ne peut supporter aucun acide tolèrent très bien le sirop.

Les groseilles en nature et même le sirop doivent être donnés avec prudence aux personnes qui ont une maladie de poitrine et qui toussent.

Groseille à maquereau. — C'est le groseillier épineux qui fournit ce fruit. Celui-ci est ainsi nommé parce qu'on a l'habitude d'employer son suc à la place de verjus ; on en met, en effet, dans les ragoûts, mais on s'en sert surtout pour assaisonner le poisson qu'on nomme maquereau.

Le groseillier à maquereau pousse à l'état sauvage, seulement, dans ce cas, son fruit n'atteint guère que la grosseur d'un grain de raisin. Cultivé, le fruit peut devenir gros comme une prune.

On ne considère généralement que deux espèces de groseilles à maquereau : la groseille blanche ou verte, et la groseille rougeâtre. La première ressemble à la groseille blanche, elle est beaucoup plus douce que la rouge, parce qu'elle contient moins d'acide. Elle renferme du sucre, de la gomme, de l'albumine végétale, des acides malique et citrique, de la chaux, des fibres végétales et de l'eau.

En somme, bien mûre, la groseille à maquereau constitue un bon dessert, mais dont il ne faut pas abuser.

L'abus, en effet, peut occasionner des coliques, de la diarrhée et de l'affaiblissement de l'estomac.

Cassis. — Le cassis est un petit fruit noir à odeur fortement aromatique produit par un arbrisseau qui ressemble beaucoup au groseillier ordinaire. Il croît surtout dans les bois humides et ombragés, en France, en Allemagne, en Suisse, etc., où on le cultive avec soin. Il fleurit en avril, et le fruit est mûr en juillet et août.

Celui-ci, possédant une saveur piquante poivrée, ne se mange guère à l'état naturel. Il sert surtout à la préparation d'une liqueur fort agréable, d'une sorte de ratafia, appelée comme la plante, *cassis*, liqueur non seulement inoffensive, mais stomachique et se rapprochant d'un vin généreux par sa composition et l'ensemble de ses propriétés. Le cassis convient donc aux estomacs faibles, aux personnes convalescentes. Les individus qui ont un estomac irritable ne doivent pas en prendre, à moins que la liqueur ne soit très douce et vieille.

Le cassis sert encore à préparer une confiture qui est loin d'être désagréable.

En médecine, on considère ce fruit comme légèrement excitant et stomachique.

Oranges. — L'oranger est originaire de la Chine, des îles de la mer des Indes et du Pacifique. Son fruit passe, avec juste raison, pour un des plus exquis et des plus sains. Le jus qui l'emplit est légèrement acide, rafraîchissant, apéritif, stomachique, antiputride et antiscorbutique. On peut en donner avec modération à tous ceux qui ont la fièvre et qui sont sujets aux maladies bilieuses ; mais il est indispensable que le malade ne tousse pas et que l'estomac et l'intestin ne soient pas irrités.

Si on délaie le jus dans l'eau, on obtient l'*orangeade*. Cette boisson est très utile pour rafraîchir et étancher la soif des malades comme des personnes bien portantes.

Mangée à jeun ou lorsque l'estomac est peu chargé d'aliments, l'orange est salutaire; mais après le repas elle peut arrêter la digestion, surtout si elle n'est pas mûre ou bien si elle n'est pas douce. Les personnes qui ont facilement des douleurs d'estomac doivent s'en abstenir.

Les meilleures oranges sont lourdes et leur peau est très fine; elles sont alors douces et juteuses. Les plus connues sont les *oranges de Malte, des Açores, de Majorque, d'Espagne* ou de *Valence*.

Les *mandarines* sont des oranges toutes petites possédant un parfum et une saveur d'une délicatesse exquise.

La salade d'oranges est une préparation excellente qui ne peut que contribuer à faciliter la digestion d'un bon repas. Elle doit être préparée quelques heures avant d'être mangée, avec assez de sucre, de l'eau-de-vie, du rhum ou du kirsch, suivant les goûts.

On fait encore des beignets d'orange, des compotes, de la gelée ; on prépare des quartiers glacés, etc., etc. Toutes ces préparations ne sont pas mauvaises, mais il ne faut pas en manger trop.

Citrons. — Le citronnier est originaire de l'Asie et particulièrement de la Médie. Son fruit, le citron, est connu sous le nom de limon dans le reste de l'Europe. On reconnaît un citron de bonne qualité à son poids, à son odeur agréable, à sa teinte jaune pâle et à sa superficie glabre sans aucune tache. Son utilité est grande. Comme assaisonnement il est pour ainsi dire indispensable. Bien des personnes ne pourraient pas manger une sole frite sans l'arroser d'un peu de jus de citron. Pour d'autres, les huîtres seraient sans goût sans ce même assaisonnement. Coupé en tranches minces, il ajoute un bon goût au grog américain ou au vin chaud. — La *limonade commune*, préparée à chaud ou à froid, constitue une boisson agréable et très rafraîchissante. — Le *sirop de limons* bu avec de l'eau jouit des mêmes propriétés.

C. — *FRUITS AQUEUX*

Melon. — Pastèque. — Concombre. — Potiron.

Melon. — Le melon est une espèce du genre *cucumis*, de la famille naturelle des *cucurbitacées*. On en distingue quatre espèces bien caractérisées.

Le *melon cantaloup* qui a la peau lisse ou verruqueuse, mais dont les côtes sont plus ou moins prononcées et séparées par des sillons étroits. Sa chair est épaisse, d'un rouge orange, fine, fondante et sucrée ; elle contient de la saccharose, de l'albumine et beaucoup d'eau. Il passe au jaune en mûrissant et il exhale alors une odeur suave.

Le second groupe est celui des *melons brodés* ; il comprend surtout le *melon maraîcher* que l'on cultive en grand aux environs de Paris.

Le troisième comprend les *melons sucriers*. Leur chair est blanche ou verdâtre ; comme celle des cantaloups, elle est fine, fondante et suave, mais elle exhale un parfum plus doux et plus pénétrant.

Le quatrième est formé par les *melons de Cavaillon*. Leur forme est assez régulièrement ovoïde ; la peau est mince et verdâtre ; la chair très épaisse, blanche, jaune pâle ou verdâtre, suivant la variété. Le parfum n'est pas très prononcé ; mais quand un melon est bien mûr, la chair se fond pour ainsi dire dans la bouche, et sa saveur est très sucrée.

Ce fruit est utile et bon, mais à la condition qu'il soit de bonne qualité et mûr à point ; alors il est au plus haut degré adoucissant et rafraîchissant. S'il n'a pas de grandes qualités nutritives, il se digère avec facilité et il est légèrement évacuant. Il faut néanmoins ne pas en manger une quantité trop grande. On doit rejeter impitoyablement tout melon de mauvaise qualité ou trop dur. S'il n'est pas assez parfumé, en ajoutant un peu de sel ou de poivre on en facilite la digestion. Il est bon enfin de boire un peu de vin généreux par-dessus.

Pastèque. — La pastèque ressemble beaucoup au melon. On distingue la *pastèque blanche* et la *pastèque rouge*. La première a une chair ferme, blanc verdâtre, sans saveur et non fondante, ce qui fait qu'on la digère difficilement. En outre comme elle est peu nutritive il ne faut en manger qu'avec la plus grande modération. Du reste, il est rare qu'on la serve autrement que confite ou coupée par tranches et associée à d'autres fruits pour lui donner la saveur qui lui manque. — La pastèque rouge est encore appelée *melon d'eau*, non parce que la plante croît dans l'eau, mais parce que la chair du fruit est très fondante, et se réduit dans la bouche en une eau très rafraîchissante, d'un goût agréable, légèrement sucré. Cette variété est très utile aux habitants des climats chauds parce qu'elle les rafraîchit et les désaltère grâce à son suc si abondant.

Concombre. — Le concombre appartient, comme les précédents, à la famille des cucurbitacées. Sa chair est blanche, aqueuse, fade et de digestion très difficile. Comme elle est peu nutritive, c'est un aliment sans valeur dont il faut manger très rarement. On en fait cependant une grande consommation dans les pays chauds, où on le mange cru, en salade bien assaisonnée, ou cuit, soit au maigre, soit au gras. Le concombre est utile aux habitants de ces contrées, à cause de ses propriétés légèrement rafraîchissantes et laxatives, mais il faut avoir un estomac assez robuste pour le digérer. Son usage convient donc aux individus bilieux et sujets à une constipation opiniâtre ; il est nuisible à ceux qui ont l'estomac faible, paresseux. — Le concombre, cueilli avant sa maturité et confit dans le vinaigre, forme ce qu'on appelle le *cornichon*.

Potiron. — Le potiron est une espèce de citrouille dont la chair est spongieuse, aqueuse, froide et rafraîchissante. Il nourrit plus que le concombre et la pastèque, mais tout le monde ne le digère pas bien. Il sert cependant à faire une soupe excellente et saine en le mêlant avec du lait.

D. — *FÉCULENTS*

Châtaignes ou **marrons**. — Le châtaignier est surtout intéressant à cause de son fruit, la châtaigne. On en distingue plusieurs variétés ; la plus belle, connue sous le nom de *marron*, est produite par des châtaigniers qui ont été greffés.

La châtaigne est un fruit indispensable dans certains pays. Dans le Limousin, les Cévennes, la Corse, etc., les habitants de la campagne et les gens peu fortunés ne se nourrissent guère qu'avec ce fruit. Il constitue, du reste, un aliment sain, une nourriture excellente pour les hommes et... les animaux, qui engraissent ainsi rapidement. Il est essentiellement composé de fécule amylacée, d'une quantité notable de matière sucrée, et d'une très petite quantité de gluten ; c'est pourquoi il est d'une digestion assez difficile. Il faut donc en manger modérément, surtout si on a l'estomac un peu faible. — Les marrons nous viennent de Lyon, de Saint-Tropez, de Luc (Var) et surtout de la Sardaigne. Ils sont très estimés à Paris, où on les mange grillés, et on les sert sur les meilleures tables. On fait une compote de marrons, une purée qui s'emploie comme garniture ou litière sous des viandes, ou comme entremets sucré. Il y a enfin les marrons glacés.

E. — *FRUITS HUILEUX*

Noix. — Noisettes. — Amandes. — Olives.

Noix. — La noix fraîche est un aliment très sain, savoureux et très nutritif, à cause de la grande quantité d'huile et d'amidon qu'elle contient. Galien dit que les noix fraîches sont adoucissantes et légèrement laxatives, tandis que vieilles elles produisent l'effet contraire. Dioscoride, parlant sans doute de ces dernières, dit qu'elles sont difficiles à digérer, bilieuses, donnant mal à la tête et ennemies de ceux qui toussent. Il a raison. Il faut surtout éviter d'en manger quand elles sont devenues un peu rances, ce qui arrive généralement au bout de quatre ou cinq mois. Elles sont alors très indigestes. L'huile de noix se conserve mal.

Noisettes. — La noisette a une saveur douce et fort agréable quand on la mange fraîche ; et les gélinottes ne forment un gibier de choix qu'à cause du goût délicat que ce fruit donne à leur chair. Mais, sèche, elle contracte de l'âcreté qui se prononce au fur et à mesure qu'elle vieillit, ce qui la rend plus difficile à digérer; en outre la pellicule dont elle est recouverte excite un picotement dans le fond de la gorge et fait tousser. — La noisette est plus nourrissante que la noix, mais elle occasionne facilement des maux de tête, si on en mange trop. En raison de la fermeté de sa chair elle ne peut qu'être d'une digestion difficile. Il ne faut donc pas en manger si on n'a pas un bon estomac.

Amandes. — On distingue les amandes à coque dure et les amandes à coque tendre. Ces dernières font partie du dessert communément appelé *quatre mendiants*. Les amandes fraîches sont adoucissantes, rafraîchissantes et calmantes. Sèches, elles sont nourrissantes; mais, de même que les noisettes, elles ont la chair trop ferme, trop compacte; les sucs digestifs ne peuvent guère les attaquer et elles se digèrent mal. Si l'amande est un peu jaunâtre à l'intérieur, elle est trop vieille et ne vaut rien.

Olives. — Columelle dit, en parlant de l'olivier, que c'est le premier de tous les arbres, *olea prima omnium arborum*. Virgile affirme que c'est Minerve, la déesse de la Sagesse, qui l'a produit, *Oleæque Minerva inventrix*. Il croît dans les contrées méridionales; sa taille est moyenne, et il est toujours d'un vert pâle.

Il y a plusieurs variétés d'olives. Celles d'Espagne sont plus grosses que celles d'Italie et de la Provence. On les confit dans l'eau et le sel, on les farcit d'anchois salés, de câpres, etc., on les conserve dans l'huile. Elles sont peu nutritives et se digèrent assez difficilement. Cependant lorsqu'on en prend quatre ou cinq, comme hors-d'œuvre, au commencement d'un bon repas, elles excitent l'appétit. Dans le Midi on les mange assez souvent avec du pain. Préparées avec de la viande elles relèvent le goût de celle-ci, et on les digère facilement pourvu qu'on ait soin de les bien mâcher. — Nous avons parlé de l'huile d'olive (v. p. 173).

§ 3. — Condiments.

Sucre. — Miel. — Sel. — Vinaigre. — Poivre. — Moutarde. — Piment. Girofle. — Muscade. — Cannelle. — Vanille.

Les condiments ne sont pas précisément des substances nutritives, mais ils sont indispensables parce que, donnant de la saveur aux aliments, ils augmentent les sécrétions des glandes salivaires, gastriques et intestinales, et facilitent la digestion de ces aliments. Disons toutefois qu'il faut en user avec beaucoup de prudence, car l'abus irrite le tube digestif, et on atteint alors un but opposé à celui qu'on désirait.

Les principaux condiments sont : le *sucre*, le *sel*, le *vinaigre*, et les *épices* ou *condiments âcres* et *aromatiques*, comme le *poivre*, la *moutarde*, le *piment*, le *girofle*, la *muscade*, la *cannelle*, la *vanille*, etc.

Sucre. — Il n'est pas de substance plus précieuse et plus indispensable que le sucre. Veut-on boire une tasse de café ? on ne savoure avec plaisir cette noire infusion qu'à la condition d'ajouter du sucre. Il en est de même quand on prend du thé ou une tasse de tisane quelconque. Un gâteau n'est réellement bon que si le pâtissier n'a pas ménagé le sucre. Les confitures de toutes sortes ne sont agréables que si la ménagère les a bien sucrées. En un mot, cette substance est si indispensable qu'elle se trouve combinée, en plus ou moins grandes proportions, aux aliments aqueux, féculents, acides et fades, afin de les rendre agréables. Que de choses, excellentes en elles-mêmes, ne pourraient être mangées si elles n'étaient pas sucrées naturellement ou si on ne les sucrait pas ? — Mais le sucre peut être encore considéré comme aliment ; il appartient, en effet, à la classe des matériaux nutritifs appelés *respiratoires*, parce qu'il fournit du carbone à la respiration.

Miel. — Le miel n'est pas précisément un condiment, mais comme il contient beaucoup de sucre, nous croyons devoir en parler ici. Il a toujours été le symbole par excellence de la douceur. Presque à chaque page, dans la Bible, on en parle dans ce sens. Les poètes n'ont employé ce mot que pour le joindre, d'ordinaire, à ce qu'il y a de plus doux.

La vie est une fleur, l'amour en est le miel,

dit Victor Hugo. Si tout le monde n'admet pas comme fort juste la première moitié du vers, puisque la vie est, trop souvent, bien loin de ressembler à une fleur, il est impossible de ne pas admettre la seconde et sans aucune restriction.

Mais si le miel symbolise tout ce qu'il y a de plus doux et de plus suave, c'est qu'en effet il constitue un aliment fort agréable au goût, et de la plus grande utilité.

C'est un produit sucré recueilli sur les plantes par plusieurs insectes hyménoptères, particulièrement par les abeilles. Les sucs pris par celles-ci dans les nectaires des fleurs et sur la surface de certaines feuilles sont en partie élaborés au profit de la nutrition du petit animal; l'autre partie est rejetée au dehors après avoir subi dans le corps des abeilles les transformations nécessaires pour qu'elle devienne du miel.

On recueille ordinairement celui-ci, fourni surtout par l'abeille domestique, *apis mellifica,* aux mois de septembre et d'octobre. Le produit brut fournit trois espèces de miel.

On obtient la première espèce en soumettant les rayons à une douce chaleur, à une température de 20 à 30 degrés. Le miel qui découle spontanément des alvéoles forme ce qu'on appelle le *miel vierge* ou *miel blanc*. C'est le plus pur, le meilleur, et il se conserve très longtemps.

Quand les rayons ont laissé échapper tout le premier miel, on les brise, on les soumet à une chaleur plus forte et on obtient le *miel jaune,* miel de deuxième qualité.

Enfin, en exprimant encore fortement ces mêmes rayons au moyen d'une presse, on a le *miel commun*, d'un rouge brunâtre et fort peu estimé.

Le miel offre de très grandes variétés. La consistance, la couleur, l'odeur, la saveur, l'altérabilité même varient beaucoup suivant l'influence des lieux, des saisons, des insectes et de leur nourriture. Il est d'autant meilleur que le climat est plus chaud, les saisons plus égales et les plantes aromatiques plus abondantes.

Ce sont surtout les plantes sur lesquelles vont butiner les abeilles qui influent sur la bonne qualité du miel, et celui-ci est d'autant plus renommé qu'il est recueilli dans un pays où on trouve partout des plantes aromatiques, appartenant à la famille des *labiées* principalement.

Les anciens, qui regardaient les abeilles comme un don du ciel, *dona celestia;* qui pensaient, comme Pline, qu'elles avaient été spécialement créées pour l'homme, à cause du miel et de la cire qu'elles lui fournissent, nous ont laissé le nom des miels justement renommés. Ce sont ceux du mont Ida, en Crète; de l'Hybla, en Sicile, et de l'Hymette, dans l'Attique, parce que les montagnes de tous ces pays sont fertiles en thym et autres plantes odoriférantes.

Altaque quam multis floreat Hybla thymis.

En France, les miels les plus estimés sont ceux de Narbonne ou du Languedoc, et ceux du Gâtinais.

Le *miel de Narbonne* n'est pas le plus blanc, ce qui ne l'empêche pas d'être le plus apprécié, parce que les abeilles qui le fournissent se nourrissent surtout sur les labiées qui couvrent une partie des Corbières. Ce miel est naturellement très aromatique, exhalant une légère odeur de romarin; il est très grenu et possède un goût suave très agréable.

Le *miel du Gâtinais* est plus uni que celui de Narbonne, mais il est moins aromatique; il est blanc ou jaune, et il a une saveur douce, agréable. C'est celui qu'on doit préférer pour faire du sirop.

Le *miel de Chamounix,* en Savoie, est recueilli par les abeilles sur les labiées et le mélèze. Il a une consistance ferme et contient des grains petits, brillants, entremêlés çà et là de sucre non cristallisé. Il a une odeur d'une grande finesse; sa saveur, douce et sucrée, est exempte de toute âcreté. Sa couleur est blanche, mais tirant sur le jaune citron. Si on l'expose au froid, il blanchit et prend entièrement une odeur caractéristique.

Le *miel de Bretagne* n'est guère renommé que par sa mauvaise qualité. Il est foncé en couleur, coulant et pourvu d'une saveur résineuse, désagréable, attribuée au sarrasin qui abonde dans ce pays. Ce miel est bon tout au plus à délayer dans de l'eau tiède quand il s'agit de prendre cette espèce de bouillon dont parle si souvent Molière et qui sert à procurer la plus nécessaire des libertés, la liberté du ventre.

Presque toutes les autres provinces de la France donnent du miel. Il est plus ou moins bon, suivant les localités; mais les plus connus sont ceux dont nous venons de parler.

« Le miel, dit A. Héraud, est surtout formé par le mélange de plusieurs sucres, qui sont : 1° la glycose, déviant à droite le plan de polarisation; ce sucre existe en excès dans le miel et lui communique son aspect grenu; 2° le sucre incristallisable, liquide (*lévulose*), déviant énergiquement à gauche; 3° le sucre de canne, déviant à droite; ce dernier sucre y est contenu en petite quantité. C'est la glycose qui, en cristallisant, donne au miel la propriété de cristalliser partiellement. Outre la matière sucrée, on trouve encore dans le miel d'autres principes, que l'on peut considérer comme accidentels, et qui sont : des acides organiques libres, des principes aromatiques nombreux provenant des fleurs, de la cire, de la mannite, une matière colorante, une petite quantité de matières grasses et azotées. »

Bouchardat, dans son *Traité d'hygiène*, indique à peu près la même composition : « Tous les miels, dit-il, contiennent trois espèces de sucre : l'un semblable au sucre d'inuline; le deuxième est de la glycose, et le troisième du sucre de canne. Ce sont ces trois espèces de sucre qui, mêlées en diverses proportions et unies à une matière odorante, constituent les miels de bonne qualité. Ceux de qualité inférieure contiennent, en outre, une certaine quantité d'acide et de cire; les miels de Bretagne renferment du couvain : c'est à cela qu'il faut attribuer la propriété qu'ils ont de se putréfier. Quelques miels semblent aussi renfermer de la mannite et de la mélitose. Le sucre cristallisable entre quelquefois en assez grande quantité dans les miels pour s'y montrer sous la forme de petits grains brillants. »

Miel considéré comme aliment. — Ses falsifications. — Préparations médicinales. — Un bon miel doit être limpide et filant lorsqu'il vient d'être obtenu; plus tard, il devient d'un blanc transparent et se prend en petits grains.

Il faut que son odeur soit suave, aromatique, qu'il n'ait pas de goût particulier et qu'il ne prenne pas à la gorge.

Dans ces conditions, il constitue un aliment excellent, agréable, nutritif, de digestion très facile, et fort utile aux personnes qui ont besoin de rafraîchissants, qui sont, comme on dit communément, échauffées.

Le miel a été de tout temps considéré ainsi, et pour ne parler que de la Bible, on le voit partout cité comme un des aliments les plus nécessaires à l'homme.

« Les premières choses nécessaires pour la vie de l'homme sont l'eau, le feu, le fer, le sel, le lait, le pain de fleur de farine, le miel, le raisin, l'huile et le vêtement. » (*Ecclésiastique,* XXXIX, 31.)

Dans l'Exode, Dieu parlant à Moïse, lui dit : « Et sachant les douleurs de mon peuple, je suis descendu pour le délivrer des mains des Egyptiens et pour le ramener de cette terre, dans une terre bonne et spacieuse où coulent le lait et le miel. » (*Exode,* III, 8.)

Et plus loin, dans le Deutéronome : « Le Seigneur t'indroduira dans une terre de blé, d'orge et de vignes, où viennent les figuiers, les grenadiers et les oliviers, dans une terre d'huile et de miel. » (*Deutéronome,* VIII 8.)

La manne, elle-même, avait le goût du miel : « La manne était comme la graine de coriandre, blanche, et elle avait le goût de la farine pure mêlée à du miel. » (*Exode* XVI, 31.)

Dès qu'il fallait offrir quelque chose à une personne, le miel se trouvait toujours au nombre des présents : « Ils offrirent à David des lits, des tapis, des vases de terre, du blé, de l'orge, de la farine, de l'orge brûlé, des fèves, des lentilles et des pois grillés, du miel, du beurre, des brebis et des veaux gras. » (*Les Rois,* livre II, chap. XVII, vers 28,129.)

Jéroboam, envoyant sa femme consulter le prophète Abias, lui dit de prendre des poires, un gâteau et un vase de miel. (*Les Rois*, livre III, chap. XIV, v. 3.)

Les enfants d'Israël offraient aux prêtres et aux lévites un grand nombre de prémisses, du blé, du vin, de l'huile et du miel. (*Paralipomènes*, livre II, chap. XXXIII, v. 5.)

Mangez donc, ami lecteur, du miel, si vous l'aimez, « parce qu'il est bon et que son rayon est très doux à la bouche. » (*Proverbes,* livre XXIV, 13.)

Seulement il faut, comme pour toutes choses, même les meilleures, en manger modérément : « As-tu trouvé du miel? mange ce qui te suffit, de peur que rassasié tu ne le vomisses. » (*Proverbes*, livre XXV, 16.)

Le miel peut présenter des caractères toxiques lorsque les abeilles l'ont recueilli sur des plantes vénéneuses. Xénophon raconte que les soldats de la fameuse armée des Dix-mille, ayant mangé du miel dans plusieurs villages de la Colchique, furent pris d'accidents cholériformes et d'un délire furieux qui dura plusieurs jours.

D'après plusieurs voyageurs modernes, dit A. Héraud, tels que Lambert, Tournefort, ce sont les fleurs de l'*Azalea pontica*, et peut-être celles du *Rhododendron ponticum*, qui donneraient aux miels de Mingrélie leurs propriétés délétères. Seringe a publié l'histoire de deux pâtres suisses empoisonnés par du miel que le bourdon commun avait sucé sur l'aconit. A. Saint-Hilaire a fait connaître l'empoisonnement dont il faillit être victime sur les bords du rio Santa-Anna, pour avoir consommé le miel de la guêpe lecheguana.

Mais tous ces accidents sont plus que rares; le miel toxique ne se rencontre pour ainsi dire pas dans le commerce; ceux qui aiment le miel peuvent donc en manger sans la moindre crainte.

On peut altérer ce produit en y ajoutant de l'amidon, de la farine de haricot ou de châtaigne, afin de le rendre plus consistant. Cette fraude est facile à reconnaître, on n'a qu'à délayer le produit dans l'eau; s'il est pur il se dissout complètement, sinon l'amidon ou la farine laissent un résidu insoluble. En outre, la teinture d'iode lui communique une couleur bleue caractéristique.

On peut falsifier encore le miel en l'additionnant de sucre de fécule, ou de sirop de fécule. On reconnaît ces additions frauduleuses qui changent l'aspect du miel et lui communiquent une saveur particulière, au moyen de la teinture d'iode qui est un excellent réactif pour déceler la présence de la matière amylacée.

Le miel est aussi fréquemment employé comme médicament que comme aliment. Autrefois même, tous les sirops étaient préparés au miel. Aujourd'hui on se sert surtout du sucre. Le sucre a détrôné le miel. Mais il est encore un grand nombre de préparations médicinales dans lesquelles il entre, et ces préparations sont très utiles dans la plupart des cas.

On emploie le miel à la dose de 60 grammes pour un litre de tisane, comme rafraîchissant et délayant, dans les affections où il y a de la fièvre, et surtout dans les affections de la gorge.

A haute dose, il est très laxatif. Le miel de Bretagne est, dans ce cas, le meilleur. On en fait prendre 120 grammes dans 400 grammes d'eau.

L'*hydromel* n'est autre chose qu'une solution de 50 grammes de miel dans 700 grammes d'eau. C'est une boisson adoucissante et légèrement laxative.

Dans les pays privés de vin et de bière, les habitants délayent le miel dans cinq fois son poids d'eau, et ils ajoutent un peu de levûre de bière. Le liquide fermente et permet d'obtenir ce qu'on appelle l'*hydromel vineux*, boisson stimulante, économique et agréable.

L'*oxymel* est un mélange de miel et de vinaigre. On l'obtient en faisant cuire ensemble 2 parties de miel et 1 partie de vinaigre. Ce sirop est employé comme rafraîchissant, et pour exciter la muqueuse pulmonaire; on le donne en gargarisme dans les angines.

Si, au lieu de mettre du vinaigre simple, on emploie du vinaigre scillitique, on obtient l'*oxymel scillitique*. Celui-ci excite plus fortement la muqueuse bronchique, et il est, en même temps, diurétique.

Délayé dans de l'eau — 100 grammes de miel commun pour 400 grammes d'eau — il constitue un lavement laxatif.

Le *miel de mercuriale* — suc de mercuriale et miel mélangés par parties égales et évaporés en consistance convenable — fournit un lavement un peu plus laxatif que le précédent; on emploie les mêmes doses.

Le *miel de borax* — 4 grammes de borax pour 30 grammes de miel — est très utile contre les aphtes.

Le *miel mercuriel* — 5 grammes de mercure doux pour 50 grammes de miel blanc — est employé comme topique sur les ulcérations vénériennes de la gorge et d'autres parties du corps.

Le *miel rosat* est très souvent employé en gargarisme à la dose de 20 à 100 grammes mêlé avec 500 grammes de véhicule aqueux. Le miel rosat se prépare avec des roses de Provins, du miel blanc et de l'eau bouillante.

Pour nous résumer, nous dirons donc que le miel est un aliment excellent, et que, comme médicament, il peut rendre beaucoup de services. Nous pensons même qu'on ne l'emploie pas assez en médecine, surtout chez les personnes, trop nombreuses, malheureusement, qui se trouvent resserrées.

Sel. — Le mot *sel* est le nom vulgaire du chlorure de sodium. C'est un des corps les plus répandus dans la Nature. On le trouve en dissolution dans l'eau de la mer, d'où on l'extrait par l'évaporation, et à l'état solide, dans la terre, sous forme de couches ou de bancs très considérables, c'est le *sel gemme.*

L'usage du sel remonte à la plus haute antiquité. La Bible en parle très souvent. Les Hébreux, qui le regardaient comme le symbole de l'amitié, puisque deux personnes qui en avaient mangé ensemble étaient considérées comme unies par le lien le plus sacré, le retiraient facilement de la mer Morte. C'est dans cette même mer que le recueillent encore aujourd'hui les Arabes,

Il était le condiment généralement employé chez les Grecs et les Romains. Ces peuples le prisaient si fort qu'ils pensaient que ce devait être le présent le plus agréable qu'ils pouvaient faire aux dieux. Il n'est donc pas surprenant qu'Homère l'ait appelé divin et qu'il ait dit que les héros rassemblés devant Troie auraient pu se passer de bien des choses, mais pas de sel.

D'après Plutarque, le sel est le condiment par excellence, puisqu'il faut le joindre à presque tous les aliments ; le pain lui-même en acquiert une saveur bien plus agréable.

Quelques nations cependant n'en mangeaient pas alors. Ainsi Salluste dit que les Numides dédaignaient le sel de même que les autres excitants du palais : *Et neque salem neque alia gulæ irritamenta quærebant.*

Chez les Romains, s'il faut en croire Horace, les pauvres gens pensaient qu'il pouvait, pris avec du pain, contribuer à apaiser la faim qui les tourmentait :

Cum sale panis
Latrantem stomachum bene leniet.

« Le pain et le sel sauront bien apaiser ton estomac qui réclame. »

Avant que les soldats romains fussent payés, le sel était au nombre des rations qu'on leur donnait, et c'est assurément de là que dérive le mot *salaire.*

Pour un mariage, les Vestales préparaient toujours un gâteau de farine salée, *mola salsa.* Ce gâteau était même un des objets essentiels de la cérémonie.

Le sel est de tous les condiments le plus utile et le plus nécessaire. On peut se passer du poivre, du sucre, de la moutarde, etc., etc., mais du sel, non. A part quelques rares mets sucrés et les pâtisseries, tous les aliments en réclament. Suivant les personnes, il en faut plus ou moins, mais il en faut toujours, sous peine de manger avec dégoût et de digérer avec la plus grande difficulté.

Ses qualités hygiéniques sont si évidentes que personne ne les conteste.

Il active et complète la cuisson de la plupart des aliments, de certains légumes, en reculant le point d'ébullition de l'eau dans laquelle on les fait cuire.

Il augmente la salivation, et l'on sait que la sécrétion de la salive est indispensable, surtout quand on mange, pour dissoudre, étendre et envelopper le bol alimentaire, autrement dit : la bouchée.

Par son goût excitant, il réveille l'appétit et facilite la digestion en activant la sécrétion des glandes qui fournissent le suc nécessaire pour bien digérer. Il entretient dans le sang la proportion normale de chlorure de sodium. Enfin, il convertit en phosphate de soude une partie du phosphate de potasse que les aliments, ou la résorption qui s'exerce dans les muscles font parvenir dans le sang. Or, dit Oré, de tous les sels, le phosphate de soude est celui qui se prête le plus à l'élimination de l'acide carbonique ce qui lui permet d'intervenir dans les phénomènes de la respiration.

En raison même de ses propriétés excitantes, il est clair qu'il faut en user et non en abuser. Il ne faut pas faire comme certaines personnes qui, douées d'un goût maladif pour cette substance, en ont toujours dans leur poche, afin d'être à même d'en mettre continuellement quelques grains dans leur bouche. Lorsqu'on prend du sel avec excès, les voies digestives s'enflamment, et on tombe dans un état de maigreur et de marasme très prononcé.

Dans le ménage, on se sert du sel gris et du sel blanc. Le premier est plus grossier, plus ou moins mélangé de sels terreux ; le second est raffiné.

Mais le sel n'est pas seulement un stimulant indispensable, c'est encore l'élément par excellence de la salubrité et de la conservation. Combien n'est-il pas nécessaire, surtout aux pauvres, qui ne peuvent pas le remplacer par d'autres condiments ? Quels services ne rend-il pas au paysan, qui, grâce à lui, peut conserver pendant des mois une viande nourrissante et assez saine qu'il trouve toujours sous sa main ?

Les animaux l'aiment beaucoup aussi et ils en retirent les mêmes effets salutaires que l'homme. Rien ne flatte plus l'appétit des brebis que le sel, dit Buffon.

Enfin il ne faut pas le considérer seulement comme un condiment destiné à donner de la saveur aux mets que nous mangeons, il faut encore le regarder comme un véritable aliment. Les recherches de Bousssingault prouvent, en effet, qu'il a des qualités nutritives.

Terminons donc en disant, avec Barbier, que le sel marin, loin d'être un simple excitant que l'homme ajoute aux substances dont il se nourrit, loin de borner son action à leur donner de la saveur, à développer les forces digestives, à favoriser la nutrition par l'impression de ses molécules sur tous les tissus organiques, constitue, au contraire, un aliment très utile.

C'est pour cela que si certaines religieuses peuvent vivre avec du pain, des légumes, des pommes de terre et des salades vertes, se porter à merveille et atteindre un âge avancé, c'est qu'elles ajoutent tous les jours, à ces aliments, quelques grammes de sel marin.

C'est pour cela que si les Trappistes ont pu se soumettre à un régime de vie très sévère, s'ils ont pu proscrire tous les excitants qui se trouvent dans la nourriture animale, s'ils ont pu renoncer aux épices que nous ajoutons à tous nos mets, ils n'ont pas pu se priver du sel marin ; c'est pourquoi chaque religieux en prend plus de 30 grammes avec les aliments de la journée.

Puisque le sel est si utile, si nécessaire même, il faut en prendre tous les jours en quantité suffisante.

Vinaigre. — Le vinaigre est le produit de la fermentation acide du vin. Mais on fait du vinaigre avec le poiré, le cidre, la bière, le lait, l'hydromel, les semences des graminées et des légumineuses. « Un bon vinaigre, dit Aulagnier, doit avoir une saveur acide, mais supportable, une transparence égale à celle du vin, mais moins colorée que lui. Il doit conserver une sorte de parfum, avoir un montant spiritueux, enfin un *gratter* qui affecte agréablement l'odorat. C'est surtout en le frottant dans les mains que ce parfum se développe. » On connaît l'emploi du vinaigre dans l'économie domestique pour mariner les viandes, confire et conserver certaines substances, certains poissons, enfin pour assaisonner les aliments, etc. Les anciens faisaient un grand usage de cette liqueur pour leurs boissons, surtout dans leurs expéditions militaires. Chaque soldat de Rome ou de Carthage en portait avec son bagage une certaine quantité. Dans les longues marches, ils en mêlaient à l'eau et en retiraient plusieurs avantages. Il servait à corriger les mauvaises qualités des eaux impures ; il désaltérait, rafraîchissait, réprimait la sueur, augmentait la sécrétion urinaire, et c'est avec raison qu'on le regardait comme préservatif des fièvres pernicieuses. Étant excitant, le vinaigre peut aider à la digestion, mais il ne saurait convenir à tous les tempéraments. Les gens nerveux, irritables, ceux qui toussent, les gastralgiques doivent s'en abstenir autant que possible.

Poivre. — Le poivre noir, *piper nigrum*, est fourni par un arbuste vivace de la famille des pipéritées, originaire de la côte de Malabar.

On le recueille quatre mois après sa floraison, c'est-à-dire en juin et juillet. On choisit les baies les plus mûres sur la grappe, où elles sont réunies au nombre de 20 à 30, et on les fait sécher. La dessiccation leur donne une couleur brun noirâtre et produit en même temps les rides qui se trouvent sur leur surface.

L'odeur que le poivre possède est due à la présence d'une huile essentielle, et la saveur à une substance résineuse.

« La dénomination de *poivre*, dit L. Prunier, est un terme générique qui comprend un grand nombre d'espèces employées le plus souvent comme condiments. »

Nous citerons seulement :

Le *bétel (piper betel)*, dont les feuilles sont employées comme masticatoires en Orient. Le bétel sert à colorer les dents en rose, embaume l'haleine et stimule l'appétit ;

Le *poivre long (piper longum)*, moins aromatique que le *piper nigrum*, mais dont la composition chimique est très voisine ;

Le *poivre cubèbe*, le *matico*, le *poivre Lowong*, le *piper Libesioïdes ;*

Enfin, le poivre enivrant, *piper methysticum*, dans lequel Cuzent a découvert la *karvaïne*, principe analogue à la pipérine.

Mais c'est le *poivre noir* qui est le plus connu et dont l'usage est le plus répandu. Théophraste, qui vivait quatre cents ans avant J.-C., parle de deux espèces. Pline et Dioscoride le décrivent longuement.

Au moyen âge, il était très recherché, et il avait une grande valeur. C'est ce qui a donné lieu à l'expression : « cher comme du poivre ». Il servait même parfois d'étalon monétaire, puisque, parmi les redevances que les tenanciers devaient fournir à leur seigneur, figurait souvent une livre de poivre.

Le poivre noir, mis dans la bouche, procure une impression âcre et aromatique, accompagnée de chaleur, et il active la sécrétion des glandes. Si on en prend une dose trop forte, la chaleur devient brûlante, une soif vive se déclare, la circulation du sang s'accélère, et il peut se produire une violente inflammation de l'estomac. On constate en même temps de la fièvre, une augmentation de la température et des douleurs lombaires, amenant des urines ardentes dans lesquelles peut se trouver du sang.

Les effets du poivre sont donc très énergiques, et cependant on s'en sert partout. Dans tous les pays du monde on en use comme condiment. A-t-on raison ? Oui, pourvu qu'on en use avec modération et suivant les pays, car tel condiment est excellent pour tel climat et très mauvais pour tel autre.

« Relativement aux climats, dit M. Gallard, il est à remarquer que les condiments les plus actifs se rencontrent dans les pays les plus chauds, comme si la nature les avait placés là pour combattre les fâcheux effets qu'une chaleur excessive exerce sur les fonctions digestives. On sait, en effet, d'après les expériences de Beaumont, que l'acidité du suc gastrique diminue lorsque le corps est en sueur ; il est donc indispensable que celui qui est soumis à une transpiration abondante ait un moyen de surexciter cette sécrétion du suc gastrique pour satisfaire aux besoins de la digestion. C'est ce qui fait que, dans les climats tropicaux, les condiments les plus énergiques, les plus âcres, les plus irritants, tels que le poivre de Cayenne, le piment, le gingembre, sont d'un usage journalier, et nous pourrions dire à peu près indispensable. Dans le Nord, au contraire, les condiments gras et salins sont et doivent être préférés pour permettre de pourvoir, par une respiration plus active, aux besoins de calorification de l'économie. Dans les climats humides et tempérés, où une stimulation est nécessaire, surtout dans les pays marécageux, l'action produite sur l'organisme par certains condiments, et spécialement par l'ail, est fort utile à la santé. »

Employé en très petite quantité dans les préparations culinaires, le poivre excite la muqueuse de l'estomac et favorise la digestion. Mais il est absolument important que l'estomac ne soit pas irrité.

Il est surtout indiqué pour assaisonner les viandes grasses qui, comme celle du porc, sont difficiles à digérer.

Il est bon aussi pour relever la saveur des végétaux froids, peu sapides, et aider ainsi à leur digestion.

Il est utile chez les sujets mous, lymphatiques, chez ceux dont les fonctions digestives sont paresseuses. Mais il ne convient nullement aux personnes qui ont un tempérament irritable et dont les organes digestifs sont sujets à l'inflammation.

Moutarde. — *Moutarde*, d'après un mot d'origine celtique, signifie *qui émet une forte odeur*. Suivant certains auteurs, ce mot a une origine latine : *multum ardere (qui brûle beaucoup)*. On distingue deux espèces de moutarde : la *blanche* et la *noire*. Toutes deux appartiennent au genre *sinapis*, de la famille des crucifères, et elles servent à la confection du condiment si répandu connu sous le nom de « moutarde ». La moutarde fine, qui a un goût beaucoup moins âcre que la moutarde commune, et ne possède pas des propriétés stimulantes aussi énergiques, est faite avec la moutarde blanche, tandis que l'autre est faite avec la moutarde noire. Pour plaire au palais blasé des consommateurs, les fabricants ajoutent un très grand nombre d'ingrédients, comme des fines herbes, de l'ail, de la cannelle, de l'estragon, du girofle, du gingembre, etc.

On mange de la moutarde dans un double but, celui de relever le goût de certains mets naturellement fades, et de faciliter la digestion des aliments trop difficiles à digérer. En effet, de même que les autres condiments, la moutarde excite la sécrétion de tous les sucs digestifs. Il faut donc y recourir, si on n'a pas un estomac trop irritable, toutes les fois qu'on mange un aliment de digestion difficile, comme l'anguille, le boudin, le homard, les viandes salées, la charcuterie, etc., ou fade, comme le bouilli. Seulement, il faut bien se garder d'en abuser, car l'excès ne tarde pas à produire une des nombreuses maladies de l'estomac, si douloureuses et si longues à guérir, en même temps qu'elle énerve le palais et le blase, qu'elle échauffe, constipe, et amène même des éruptions à la peau.

Piment. — Le *piment*, mangé cru, lorsqu'il est encore vert, avec de l'huile, du vinaigre et de l'oignon, constitue un condiment très usité dans les pays chauds et le midi de la France, dans le but d'exciter l'appétit et de fortifier l'estomac. Quand on en mange peu et assez rarement, il est fort utile, surtout pendant les grandes chaleurs, pour donner du ton à la muqueuse digestive.

Girofle. — Le *girofle* est un des aromates les plus employés dans l'art culinaire. C'est la fleur non épanouie du giroflier, *myrtus caryophyllus*. On la récolte avant son épanouissement, et on la fait sécher au soleil ; certains auteurs disent qu'on l'expose d'abord à l'action de la fumée. Ainsi préparée, elle présente assez bien l'aspect d'un clou ; les quatre pétales soudés forment la tête, et l'ovaire effilé, la pointe ; c'est de là que lui vient le nom de *clou de girofle*.

Si on le presse avec les ongles, il laisse suinter l'huile volatile qu'il contient.

Son odeur, que tout le monde connaît, est une odeur *sui generis*, fort pénétrante.

Sa saveur est brûlante, presque caustique, mais bien entendu qu'une dilution suffisante l'atténue beaucoup, et la rend même suave.

On distingue trois sortes de girofle :

1° Le *girofle des Moluques*, ou girofle anglais, appelé ainsi parce que la Compagnie des Indes en fait le commerce. Il est d'un brun clair et comme cendré à sa surface ; il est, en outre, gros, obtus, bien nourri, pesant et très riche en huile essentielle, aussi son odeur aromatique est très forte. C'est le meilleur et celui qu'on préfère.

2° Le *girofle de Bourbon* ne diffère du précédent que parce qu'il est plus petit.

3° Le *girofle de Cayenne* est plus petit encore, et, de plus, il est sec, aigu, noirâtre et très peu aromatique, ce qui fait qu'il est beaucoup moins estimé.

D'après Jeannel, le girofle contient : huile volatile, 18 ; matière extractive et astringente, 17 ; gomme, 13 ; résine, 6 ; fibre végétale, 28 ; eau, 18. Total, 100.

Propriétés alimentaires. — Les clous de girofle sont d'un usage culinaire très étendu, parce qu'ils constituent un condiment très agréable, de haut goût. Ils s'associent à merveille aux mets fades, aux viandes insipides et aux viandes noires; ils rehaussent la saveur des sauces, des jus, et ils font ainsi digérer beaucoup plus facilement tous ces mets.

Les personnes qui ont un tempérament froid, lymphatique, celles qui sont âgées, apathiques, en retirent les plus grands bénéfices.

Au contraire, celles qui sont douées d'un tempérament sec, nerveux, irritable, bilieux, doivent s'en abstenir autant que possible.

Du reste, il faut toujours en prendre avec modération ; ce n'est qu'ainsi qu'il stimule agréablement et avantageusement l'estomac.

Quand on en abuse, il échauffe, constipe, irrite le tube digestif; il cause des douleurs de tête et donne même des vertiges.

Les clous de girofle sont encore utilisés pour la conservation des viandes et permettent ainsi de les transporter au loin. Ils servent aussi à aromatiser certains fruits confits.

Enfin, ils sont très usités dans la parfumerie, et figurent dans les pastilles du sérail.

Muscade. — La muscade est l'amande qui se trouve dans le fruit du muscadier, arbre originaire des Moluques, mais transporté il y a un peu plus de trente ans à Maurice et à Bourbon, où il a prospéré.

Le muscadier est un arbre aromatique très joli. Il atteint d'ordinaire 10 à 11 mètres de haut. Son tronc est très droit, et l'écorce unie et brune. Les branches s'élèvent obliquement, mais les feuilles ovales sont pendantes et peuvent atteindre un pied de long.

Son fruit est une drupe plus ou moins globuleuse, ayant à peu près la forme d'un brugnon. Le mésocarpe ou brou est charnu, d'un blanc rosé, filandreux, peu succulent. Il s'ouvre, à la maturité, en deux valves, et met à nu une graine osseuse, couverte d'un grand arillode charnu, irrégulièrement lacinié (déchiré en lanières étroites), constituant le *macis* et renfermant une amande qui n'est autre chose que la muscade.

Celle-ci est d'abord molle, mais elle ne tarde pas à devenir ferme, compacte, fragile, odorante. Elle est un peu ridée à l'extérieur. Sa couleur est presque cendrée, seulement elle est panachée à l'intérieur de veines d'un rouge brun et d'un jaune grisâtre.

L'odeur qu'elle exhale est forte, mais suave. Sa saveur est chaude, âcre, un peu huileuse.

On en connaît deux espèces. L'une a la forme d'une olive; son odeur est aromatique, agréable, et son goût âcre, légèrement astringent. C'est la noix femelle, celle qui est la plus employée.

L'autre est plus longue, presque cylindrique : c'est la noix mâle ; elle a la même saveur et la même odeur aromatique, mais plus atténuée, ce qui fait qu'elle est moins recherchée.

La muscade renferme, ainsi que le macis, de l'amidon, du ligneux, une matière fixe de consistance butyreuse, et une huile volatile douce d'une odeur spéciale. Cette huile constitue le principe actif. Elle est stimulante à faible dose, mais elle devient narcotique et stupéfiante si on en prend une dose élevée. On l'obtient par distillation avec de l'eau. Elle est incolore, limpide, et possède un goût d'épice très prononcé ainsi qu'une forte odeur de muscade.

La muscade, mise dans la bouche, la remplit d'un sentiment de chaleur assez agréable, et en même temps d'une sensation de saveur grasse.

Lorsqu'on en prend une petite quantité, les forces digestives se développent, l'appétit augmente et la digestion se fait plus rapidement.

Si la dose est plus élevée, l'excitation se propage aux centres nerveux et à toutes les parties de l'organisme. Les forces de la vie semblent abonder dans tous les tissus.

Mais si la dose est trop forte, ces bons effets s'exagèrent ; le cerveau, vivement attaqué, se congestionne; les facultés intellectuelles se pervertissent, et il se produit du vertige, du délire, de l'assoupissement, de la stupeur.

Cette amande est donc douée de propriétés toniques et excitantes. La saveur aromatique corrige la fadeur des aliments et facilite leur digestion. Ainsi le veau et la chair des animaux jeunes, les poissons et les mollusques cuits, les légumes naturellement fades, s'accommodent très bien d'un peu de muscade.

Dans les pays chauds, où les organes de la digestion sont affaiblis par les chaleurs excessives et les transpirations abondantes, elle est absolument nécessaire, comme les autres épices, afin d'entretenir leur énergie.

Dans nos pays, il faut en user, mais le moins possible, pendant les fortes chaleurs. Si on a un tempérament chaud, sec, irritable, nerveux, on doit s'en abstenir. Ce condiment ne convient, en effet, qu'à certains vieillards et aux tempéraments lymphatiques.

Le macis, nous l'avons dit, est l'enveloppe membraneuse intérieure du fruit du muscadier entourant l'amande. Sa couleur est d'un rose pâle ou rouge, mais qui jaunit en vieillissant. C'est la substance la plus aromatique de ce fruit; elle exhale une odeur extrêmement suave et plus fine que celle de la muscade. Elle a un goût chaud, aromatique, pénétrant, poivré, comparable à celui de la cannelle. Elle a les mêmes propriétés que la muscade.

On emploie le macis en feuilles que l'on fait macérer, pour la préparation de certaines liqueurs. En poudre, c'est un condiment auquel on a recours pour aromatiser des bonbons, des petits fours et quelques entremets.

Cannelle. — Le mot *cannelle* est le nom vulgaire sous lequel on désigne indistinctement des écorces aromatiques de plusieurs arbres appartenant à la famille des *lauracées*.

La cannelle la plus estimée est la *cannelle de Ceylan*. On la vend sous forme de tuyaux de diamètres divers, mais ayant, en général, la grosseur d'un doigt. Ces tuyaux, plus ou moins longs, sont emboîtés les uns dans les autres. Ils sont minces comme du papier, et ont une couleur jaune rougeâtre uniforme. Leur odeur est fragrante, agréable, suave; leur saveur chaude, aromatique, piquante, légèrement sucrée et un peu astringente.
Ce sont ces propriétés qui les font rechercher comme condiment.

Les Romains la faisaient entrer dans les mets, les boissons et les bains. On préparait du vin parfumé à la cannelle. L'*hippocras* n'est pas autre chose qu'une infusion de cannelle, d'amandes douces, d'un peu de musc et d'ambre dans du vin mêlé d'une petite quantité d'eau-de-vie et édulcoré avec du sucre et du miel.

« La cannelle, dit Stanislas Martin, est un condiment de haut goût, peu employé en France, mais fort apprécié des peuples du Nord, qui en font une grande consommation, et l'aiment surtout dans le vin chaud. Les Anglais en sont également très friands. »

Vanille. — Tout le monde connaît l'odeur suave de la vanille. On s'en sert surtout pour aromatiser le chocolat, les crèmes, les glaces, etc. Elle est tonique et antiseptique ; mais, comme elle est très excitante, il faut se garder d'en prendre une dose trop forte.

§ 4. — Conservation et coloration des aliments. — Digestibilité.

Tous les aliments se gâtent, se corrompent, se putréfient, grâce au développement de microorganismes spéciaux. Comme il n'est pas toujours possible de les conserver à l'état frais, c'est-à-dire avant leur décomposition, on a dû rechercher les moyens de tuer ces microbes ou d'empêcher leur développement afin de pouvoir conserver les aliments pendant un temps plus ou moins long. On a, dans ce but, recours à plusieurs procédés.

1° *Dessiccation.* — La dessiccation enlève à la viande l'eau qui est nécessaire pour la propagation des germes. « En Amérique, dit P. Langlois, la *carne secca* des Argentins, le *tasajo* des Gauchos, le *pemmican* des chasseurs du Nord est formé par de la viande coupée en fines tranches et séchée au soleil, le plus souvent même salée. » La viande conservée par la dessiccation est plus difficile à digérer. Les légumes féculents, les fruits huileux et pulpeux sont aussi plus indigestes.

2° *Fumage.* — Le fumage permet de dessécher, en partie du moins, les viandes, comme le procédé précédent, mais celles-ci se chargent, en outre, de produits antiseptiques fournis par le hêtre, le genièvre, le sapin qui produisent la fumée. On conserve aussi beaucoup de poissons de cette manière. Les aliments fumés sont beaucoup plus indigestes, et on ne doit en manger que rarement.

3° *Salaisons.* — La salaison est très employée dans les campagnes pour conserver la viande de porc. Par cette opération, la viande perd à peu près le tiers de son poids, son eau, des matières extractives, des albuminoïdes et presque tout l'acide phosphorique. L'usage prolongé de viandes salées produit toujours des désordres généraux consécutifs à la difficulté que l'on a de digérer ces viandes et à leur pauvreté en phosphates. Mais il est facile de remédier à ce dernier inconvénient, il suffit de manger en même temps des légumes herbacés qui fournissent les sels qui manquent. La salaison n'empêche pas toujours le développement de certaines ptomaïnes toxiques.

4° *Antiseptiques.* — La conservation des aliments au moyen des antiseptiques doit être à peu près complètement rejetée. L'acide phénique, l'acide sulfureux, la créosote, etc., communiquent une odeur repoussante. L'acide borique, le borax sont peut-être inoffensifs pour l'homme, mais il n'est pas bien sûr aussi qu'ils préservent. Quant à l'acide salicylique, il est dangereux, suivant les uns; il ne l'est pas, suivant les autres, si on l'emploie à faible dose. Pasteur lui-même disait : « Si j'étais consulté, si j'avais à émettre un avis devant les conseils d'hygiène dont je fais partie, je demanderais que l'usage de cet acide soit toléré, mais à la condition expresse que le consommateur soit toujours instruit et de l'existence de cet acide et de la dose exacte de la quantité employée. »

5° *Stérilisation par la chaleur.* — C'est le meilleur procédé, le plus sûr et le plus simple. Pour obtenir la stérilisation parfaite il suffit, suivant la *méthode d'Appert*, d'enfermer la viande, le lait, les légumes ou les fruits que l'on veut conserver, dans des boîtes métalliques, dont la partie supérieure est percée d'un trou par lequel s'échappent l'air et la vapeur, et de les porter à une température de 110 à 115°. Pour atteindre cette température, qui est absolument nécessaire, plusieurs germes résistant à celle de 100°, on ajoute à l'eau ordinaire d'un bain-marie une solution concentrée de chlorure de calcium et de sel marin. A la fin de l'opération on ferme le trou de la boîte par un point de soudure. La stérilisation est ainsi complète et les substances alimentaires se conservent à merveille. La viande est plus difficile à stériliser que le lait et les légumes. Il n'est donc pas prudent de manger trop longtemps ou trop souvent des viandes conservées de cette façon.

6° *Réfrigération.* — On ne tue pas les microbes par un grand froid, mais on les empêche de se développer. La réfrigération constitue donc un bon moyen de conservation, d'autant plus qu'elle n'enlève à la viande ou au poisson ni leurs propriétés ni leur saveur. Mais il est nécessaire de les consommer aussitôt après leur décongellation.

7° *Reverdissage des légumes.* — Quand on parle de reverdissage des légumes, on n'a guère en vue que les haricots verts et les petits pois.

Riches en eau et renfermant, en outre, de l'albumine, de la légumine, du sucre, de la dextrine et des sels, les haricots verts constituent un aliment peu nourrissant mais très sain. Malheureusement, ils ne sont verts que pendant peu de temps; ils se dessèchent vite, deviennent jaunes et ils ne sont plus bons à manger. Il est donc naturel qu'on ait cherché les moyens de les conserver à l'état frais et de maintenir leur couleur verte qui plaît tant à la vue et qui les fait manger avec plus de plaisir.

Est-il possible de conserver ou de rendre aux légumes la coloration verte, que les consommateurs exigent ordinairement, sans avoir recours à l'emploi des sels de cuivre, tout en leur conservant leurs excellentes qualités alimentaires? — Oui, il existe des maisons où l'on parvient à préparer des légumes conservés, avec une belle coloration verte, sans qu'il soit fait usage du cuivre.

Dans un de ces établissements, le *reverdissage* s'opère au moyen de la chlorophylle. La matière colorante est extraite des épinards. Celle-ci est ajoutée à l'eau bouillante, dans laquelle on a plongé les légumes pour leur faire subir la première phase de la préparation du procédé Appert, celle qu'il appelait le *blanchissage*. C'est en même temps que ce blanchissage, que s'opère le reverdissage; la durée totale de l'ébullition est de dix minutes environ. Les légumes sortis de ce bain sont ensuite plongés dans l'eau froide. Ils ont alors une couleur verte, que l'on peut rendre plus ou moins vive suivant la quantité de matière colorante employée, et il est à remarquer que cette matière colorante s'est fixée, non pas dans le centre, dans le parenchyme même des légumes, mais bien dans la pellicule extérieure, qui, naturellement, est plus pâle.

Les légumes, ainsi préparés et égouttés, sont mis dans des boîtes avec une petite quantité de jus, ou, pour mieux dire, de bouillon de laitue, légèrement salé et sucré, qui est destiné à combler les vides existants entre les légumes et les parois de la boîte, laquelle est immédiatement soudée (toutes les soudures sont extérieures) et portée dans un autoclave, où elle est soumise à une température de 115 à 120 degrés, pour subir la seconde préparation du procédé Appert, l'*ébullition*.

Les légumes ont alors un goût excellent et ils se conservent très bien. L'analyse chimique n'y a révélé la présence d'aucune trace de cuivre.

Dans une autre usine on ne se sert d'aucune matière de coloration nouvelle. Les légumes conservent leur couleur naturelle par la fixation de leur propre chlorophylle, que facilite l'addition successive de deux liquides alcalins, contenant l'un du sucrate de chaux, avec un peu de sel marin, l'autre de la soude et une petite quantité de sulfite de soude parfaitement neutre.

On opère de la manière suivante : les légumes sont cuits à l'eau bouillante; pour opérer le premier temps du procédé Appert, le blanchissage, on emploie environ 80 litres d'eau pour 40 litres de légumes. Après dix minutes environ d'ébullition, les légumes sont égouttés, puis lavés à l'eau froide, égouttés de nouveau et mis en boîtes. C'est alors seulement qu'on y ajoute les deux liquides conservateurs qui ont été préalablement mélangés dans des proportions déterminées, puis on soude et les boîtes sont portées dans un autoclave pour y être soumises à une température de 110 à 115 degrés comme dans le premier procédé.

Les légumes, ainsi préparés, sont excellents et ont une belle couleur verte, se retrouvant dans toute leur épaisseur. Il y a donc ici simple conservation de la couleur naturelle et non pas reverdissage artificiel, comme dans les autres procédés, ce qui est loin d'être une mauvaise note pour celui-ci; car, plus une préparation se rapproche de la nature, meilleure elle est.

Nous pouvons donc conclure d'ores et déjà qu'il est possible de préparer des conserves de légumes, jouissant de toutes les qualités requises par une bonne fabrication, sans avoir recours à l'emploi des sels de cuivre.

Préparation des conserves de légumes au moyen du sulfate de cuivre. — Les deux procédés que nous venons d'indiquer sont nouveaux; voyons maintenant le procédé ancien, celui qui fait reverdir les légumes au moyen du sulfate de cuivre; examinons en quelle proportion ce sel se trouve dans les conserves, et considérons s'il peut être nuisible pour la santé des consommateurs.

M. Gallard a vu faire la préparation suivante : pour 45 litres de petits pois, on a employé 120 litres environ d'eau bouillante, et on a ajouté 45 grammes de sulfate de cuivre, avec un peu de sel et quelques autres condiments.

L'analyse d'échantillons, prélevés séance tenante sur les légumes préparés devant lui, et de l'eau dans laquelle ils avaient bouilli, a été faite au laboratoire de l'École supérieure de pharmacie, sous la direction de M. Chatin, et elle a démontré que les petits pois renfermaient 27 centigrammes de cuivre par kilogramme de conserve, tandis qu'il n'en restait que 8 milligrammes environ par litre dans l'eau d'ébullition. D'où il résulte que des 45 grammes de sulfate de cuivre employés, 41 gr. 550 auraient été absorbés par les pois et 3 gr. 450 seulement seraient restés dans le liquide ayant servi à l'ébullition.

Cette proportion de 27 centigrammes est énorme, et elle n'a pas été trouvée aussi forte sur d'autres échantillons provenant de la même maison; la proportion de cuivre y était descendue à 17 ou 18 centigrammes. Des analyses nouvelles, faites sur des échantillons pris chez divers fabricants, ont donné une moyenne de 18 centigrammes. Enfin des analyses faites dans le laboratoire de M. Wurtz ont donné seulement 54 à 60 milligrammes; mais il faut observer qu'on a opéré sur la totalité du contenu de chaque boîte, eau et légumes. Or, l'on sait que l'eau ne contient pour ainsi dire pas de cuivre. En tenant compte de ce fait, la quantité de cuivre qui se trouverait dans les légumes serait de 78 à 80 milligrammes.

Que conclure de là? C'est que les conserves peuvent contenir des quantités variables de cuivre, ce qui est un très grave inconvénient, et qu'en tout cas elles en contiennent plus qu'il n'est nécessaire pour donner aux conserves une belle couleur verte, puisqu'il suffit d'une moyenne de 15 à 20 milligrammes par kilogramme de légumes.

Or, cette moyenne étant presque toujours dépassée, les légumes reverdis par les sels de cuivre ne peuvent-ils pas devenir dangereux pour la santé des consommateurs?

D'un côté, il est avéré que, depuis que l'on fait usage de conserves reverdies au cuivre, on n'a recueilli aucun exemple d'accident véritable pouvant être attribué à cet usage.

En outre, M. Galippe a démontré la parfaite innocuité du cuivre ingéré en petite quantité avec les aliments.

Mais, d'un autre côté, il est certain que le sulfate de cuivre donne lieu, à certaine dose, à des accidents aigus, consistant en vomissements et en coliques passagères, accompagnées de diarrhée. La dose qui se trouve dans les légumes reverdis n'est pas suffisante pour faire naître ces accidents; mais une erreur peut permettre d'introduire dans certaines boîtes une quantité suffisante pour altérer la santé des consommateurs; l'emploi de ce métal pour le verdissage des légumes alimentaires ne doit donc être ni encouragé ni permis.

En 1878, le Congrès international d'hygiène, sur le rapport de

MM. Bouchardat et Gautier, se basant sur ce que « les travaux récents semblent démontrer que de faibles doses de cuivre sont à peu près inoffensives, mais que l'innocuité absolue de leur usage prolongé n'est pas suffisamment démontrée », avaient admis que, tout en n'acceptant pas en principe la pratique du reverdissage des légumes par les sels de cuivre, on pouvait la tolérer *momentanément* jusqu'à une limite qu'elle ne devrait pas dépasser, et il avait fixé celle-ci à 18 milligrammes de cuivre par kilogramme de légumes, en ayant soin d'ajouter : « Il y a lieu de ne considérer la tolérance limitée de la pratique du reverdissage par les sels de cuivre que comme momentanée et de rechercher les méthodes qui permettent d'être bientôt utilement substituées à celles que l'on suit trop généralement aujourd'hui. »

Or, il existe depuis quelques années les deux procédés nouveaux dont nous avons déjà parlé et dans lesquels on n'emploie pas le sulfate de cuivre. Ces procédés donnent des résultats également avantageux puisqu'on obtient des conserves de légumes excellentes et ayant une belle couleur verte; donc on ne devrait plus tolérer le reverdissage par le sulfate de cuivre.

Et qu'on ne dise pas, avec les fabricants qui font usage de ce sel, que ces procédés ne sont pas assez sûrs, qu'ils n'ont pas encore fait suffisamment leurs preuves; que, bons pour des expériences de laboratoire, ils ne peuvent recevoir une application industrielle suffisante, qu'ils ne donnent que des résultats passagers. A ces objections, M. Gallard répond que les échantillons prélevés par lui au milieu des magasins et des dépôts, dans des caisses qu'il a fait ouvrir sous ses yeux, ont toujours été trouvés parfaits; qu'il en a gardé entre ses mains pendant un an, en les laissant exposés à la chaleur et à l'humidité, sans qu'ils fussent avariés. Que si, à de certains moments, il y a eu des accidents de fabrication, c'est une chose assez fréquente dans la préparation des conserves de toute nature pour qu'il n'y ait pas lieu de s'en alarmer outre mesure.

Il y a, du reste, deux procédés en présence, on a donc le choix, et rien ne prouve qu'il ne soit possible d'en découvrir d'autres, maintenant que certains expérimentateurs sont si heureusement entrés dans cette voie.

De tout ce que nous venons de dire, nous pouvons donc tirer les conclusions suivantes :

1° Le verdissage des conserves de légumes n'ajoute absolument rien à leurs qualités alimentaires.

2° Il est très facile de donner à ces conserves la couleur verte tant recherchée des consommateurs, sans qu'il soit indispensable d'employer les sels de cuivre pour leur préparation. On obtient ainsi des produits excellents et ne pouvant nuire en aucune manière à la santé.

3° La quantité de cuivre strictement nécessaire pour obtenir une coloration suffisante est tellement minime qu'elle ne peut causer ni un danger, ni même un simple dommage pour la santé des consommateurs.

4° Mais, comme presque toujours cette quantité est supérieure à celle qui est nécessaire; comme, en outre, par accident, ou par inadvertance, cette quantité peut encore être notablement dépassée, et entraîner par là même des troubles sérieux, quoique passagers, pouvant plus ou moins nuire à la santé des individus qui font usage de légumes ainsi préparés, nous devons préconiser seulement l'usage des légumes reverdis au moyen d'un des procédés nouveaux.

DIGESTIBILITÉ EN GÉNÉRAL

En parlant des principaux aliments nous avons toujours dit un mot de leur digestibilité. Nous allons nous résumer ici et traiter la question d'une manière générale.

On juge ordinairement de la digestibilité des aliments d'après le temps qu'ils sont obligés de rester dans l'estomac. Les uns, très indigestes, ne subissent presque aucune modification, ce sont les tendons, les aponévroses, les os, les œufs durs, les truffes, les champignons, les amandes, les olives. Les autres, comme le porc frais, la charcuterie, le boudin, les choux, le pain chaud, la pâtisserie, etc., doivent rester dans l'estomac de 4 à 6 heures. D'autres enfin, comme le veau, le bœuf, la volaille, le lait, les œufs à la coque, les fruits cuits, sont digérés en 1 ou 2 heures.

Mais ce sont là des règles générales qui souffrent beaucoup d'exceptions. La digestion dépend évidemment de la puissance de l'estomac de la personne, de son âge, de ses habitudes. Elle dépend aussi, quand il s'agit de viande, de l'état de l'animal qui l'a fournie.

La digestibilité varie, en effet : 1° *suivant l'âge :* un animal jeune a une viande peu nutritive mais très facile à digérer; — 2° *suivant les soins qui ont été donnés :* un animal qui a souffert, qui a bien travaillé, peu mangé, possède naturellement une chair plus coriace que celui qui a été bien soigné et qui a été élevé en but de l'alimentation; — 3° *suivant l'espèce :* nous nous sommes assez étendu sur ce point plus haut; — 4° *suivant la partie :* moins un morceau possède de tendons et d'aponévroses, plus il est digestible, surtout s'il contient la quantité voulue de graisses; les glandes, comme le ris de veau, le foie, les rognons, la cervelle sont de digestion facile; — 5° *suivant la santé actuelle et antérieure :* la chair est évidemment mauvaise si l'animal a souffert, s'il a été malade; — 6° s'il y a eu *castration* ou non : cette opération rend la viande plus tendre, plus aqueuse et partant plus digestible; — 7° *suivant le sexe :* généralement les animaux femelles ont la chair plus délicate que les mâles; le bœuf cependant est bien plus estimé que la vache, le coq que la poule, mais nous savons que c'est parce qu'on mange la vache et la poule lorsqu'elles ont vieilli, c'est-à-dire lorsqu'elles sont devenues dures; — 8° *suivant le genre de mort :* tel animal doit être saigné, comme le porc, tel autre doit être abattu, comme le bœuf, pour que la chair soit plus tendre; — 9° *suivant le temps qui s'est écoulé depuis la mort :* un certain laps de temps plus ou moins grand, suivant l'espèce de l'animal, est nécessaire pour amener la dissociation des fibres, dissociation indispensable pour que les viandes puissent être attaquées par les sucs digestifs; mais il ne faut pas qu'elles soient trop avancées; — 10° *suivant le mode de préparation :* nous avons vu qu'on doit mettre en première ligne le grillage, viennent ensuite par ordre de digestibilité, le rôtissage, la cuisson à l'étuve, la cuisson à l'eau (bouilli) et la cuisson au four; les sauces rendent les viandes, et en général tous les aliments, plus ou moins indigestes, il en est de même de la salaison qui resserre les fibres musculaires.

§ 5. — Végétarisme. — Principes généraux de l'alimentation. Régime.

A. — *VÉGÉTARISME*

Certaines personnes pensent que l'homme doit se nourrir de végétaux et d'un petit nombre de corps d'origine animale, comme le lait, le beurre, le fromage, les œufs, et qu'il doit exclure la viande d'une manière absolue de son régime alimentaire. Voici les raisons qu'elles invoquent :

Les grands singes anthropomorphes ont des dents, un estomac et des intestins à peu près semblables à ceux de l'homme, et ils ne se nourrissent que de fruits.

L'instinct pousse les jeunes enfants à refuser la viande qu'on leur donne; ils ne l'acceptent que grâce à la persistance des parents.

Une grande partie de la population du globe vit surtout de végétaux.

Les peuples primitifs qui ont vécu dans les pays chauds, où ils trouvaient dans les fruits une alimentation facile, ont été frugivores.

Les peuples sédentaires vivent surtout de végétaux ; les populations entièrement agricoles font de même.

On dit que nous sommes anémiques, c'est vrai : il faut donc nous donner du sang. Mais ce n'est pas en mangeant de la viande que nous atteignons ce but, c'est en faisant de l'exercice. Pour qu'un organe se développe et prospère, il faut qu'il travaille.

Les animaux qui supportent le plus longtemps la fatigue, comme le bœuf, le cheval, sont végétariens.

Par une alimentation très chargée de viande on a pu obtenir d'ouvriers qu'on nourrissait ainsi un travail plus considérable que de ceux qui ne mangeaient que du laitage; mais on ne dit pas quelles ont été les conséquences de cette alimentation sur leur santé.

Ce sont les aliments hydrocarbonés qui servent au développement de la force musculaire comme à la formation de la chaleur. Les substances azotées sont aussi très utiles, mais on trouve ces substances dans le froment, le maïs, les pois, les lentilles, le fromage, qui, à poids égal, en contiennent plus que la viande.

Un grand nombre d'hommes, connus pour leur énergie morale et leur force physique, étaient végétariens. Qu'il suffise de citer Plutarque, Newton, Milton, Bernardin de Saint-Pierre, Franklin, Montyon, Lincoln qui avait une stature gigantesque, une force musculaire colossale et une énergie indomptable.

Les Trappistes ne mangent jamais de viande, mais ils travaillent au grand air et vivent très longtemps. Pendant 27 ans, on n'a pas observé à la grande Trappe un seul cas d'apoplexie, d'anévrisme au cœur, d'hydropisie, de goutte, de gravelle ou de cancer.

Tels sont les avantages de l'alimentation par les végétaux. Voyons maintenant les inconvénients de l'alimentation par la viande.

La trichine existe chez le porc. Ce parasite, introduit dans notre corps, s'y développe et tue presque toujours.

La viande de ce même animal et celle du bœuf peuvent donner chacune une espèce de tænia ou ver solitaire.

Toute viande peut communiquer la morve et le farcin, deux affections mortelles.

Il est probable que la chair des animaux tuberculeux engendre la phtisie. Le cancer résulterait peut-être aussi de l'absorption d'une viande malsaine.

La chair des animaux renferme de la créatine. Or, cette créatine, si on ne fait pas assez d'exercice, ou si on est dans une disposition maladive, se transforme en acide urique, corps peu soluble, au lieu de se changer en urée, corps très soluble. L'acide urique forme les urates et les urates donnent naissance aux *calculs urinaires*, à la *gravelle,* à la *goutte*, au *rhumatisme goutteux*.

Les végétaux, au contraire, forment très peu d'acide urique et beaucoup d'acide hippurique dont les sels sont très solubles. Donc, en se nourrissant avec des végétaux, on évitera toutes ces maladies redoutables.

Telles sont les raisons qui plaident en faveur de la réforme alimentaire prônée par les *végétariens*.

Voyons ce qu'il faut y répondre.

Les aliments dont se nourrissent les hommes sont *azotés* ou *non azotés*. Les premiers contribuent particulièrement à la réparation, à l'entretien et au développement de l'économie; les seconds servent à la respiration et à la calorification. Il est donc indispensable que l'homme se nourrisse et des uns et des autres.

Mais le règne animal et le règne végétal nous fournissent des aliments azotés et des aliments non azotés, et les aliments tirés du premier règne contiennent exactement les mêmes principes que ceux tirés du second. Il suffit de manger une plus grande quantité de ces derniers pour absorber la même quantité de principes nutritifs.

Dans les aliments fournis par le règne animal, on trouve : 1° de la gélatine; 2° de l'albumine; 3° de la fibrine; 4° de l'hématine ; 5° de la caséine; 6° de l'osmazôme; 7° de l'huile et de la graisse; 8° du sucre de lait; et 9° de l'acide lactique.

Dans les aliments tirés du règne végétal, on trouve : 1° du mucilage, analogue à l'albumine; 2° de la gomme répondant à la gélatine; 3° du gluten ressemblant à la fibrine; 4° de la caséine végétale; 5° de la légumine analogue à l'osmazôme; 6° du sucre; 7° de l'huile, et 8° des sucs acides.

Puisque tous ces aliments renferment les mêmes principes, devons-nous manger indistinctement des uns et des autres?

Non, disent les végétariens. Nous ne devons manger presque exclusivement que des seconds, car l'usage de la viande entraîne après lui de très graves dangers.

Nous ne sommes pas complètement de cet avis et voici pourquoi :

Les aliments tirés du règne végétal contiennent bien les mêmes principes que ceux tirés du règne animal, mais pas dans les mêmes proportions. Ainsi, dans une même quantité d'aliments des deux règnes, on trouve beaucoup plus de principes nutritifs dans les aliments animaux que dans les aliments végétaux : il faut donc absorber beaucoup plus de ces derniers que des premiers pour arriver au même résultat. Or, cela n'est pas toujours possible.

Les gens de la campagne font beaucoup d'exercice, ils respirent un air pur et sain, et tout cela leur donne un fort appétit, grâce auquel ils peuvent prendre une quantité énorme d'aliments végétaux, quantité qui leur permet de réparer les pertes que subit leur organisme et de conserver ainsi leur force et leur santé.

Mais les gens des villes, qui sont surmenés, qui ne font presque pas d'exercice et qui travaillent dans des appartements étroits ou dans de vastes ateliers où l'air est vicié, sont loin d'avoir un estomac susceptible d'absorber une grande quantité de végétaux ; ils sont donc dans l'impossibilité de se nourrir ainsi d'une manière suffisante.

Nous admettons néanmoins que beaucoup de personnes mangent trop de viande et que ces excès de nourriture animale peuvent leur procurer des maladies sérieuses, graves même.

Mais conclure de là qu'il faut s'abstenir complètement de ce genre de nourriture, c'est aller d'un excès dans un autre et tous les excès sont mauvais.

Horace l'a très bien dit :

Est modus in rebus, sunt certi denique fines
Quos ultra citraque nequit consistere rectum.

« Il y a un juste milieu en toutes choses en dehors duquel on ne peut trouver le vrai. »

Suivons donc ce précepte : mangeons de la viande, puisque sous un faible volume nous pouvons trouver tout ce qu'il nous faut pour réparer nos pertes; mais n'en mangeons pas avec excès, car la goutte, la gravelle pourraient nous frapper.

Prenons aussi des légumes, puisque tous les aliments que nous fournit le règne végétal sont excellents pour la santé. Que ces derniers même dominent un peu.

Mais mangeons de tous les aliments, des aliments animaux et des aliments végétaux, car, comme le dit Oré : « Tout, dans l'organisme de l'homme, démontre qu'il est destiné à user d'une alimentation mixte : le mode d'articulation temporo-maxillaire, la disposition des dents, celle de l'estomac et de l'intestin, comparée aux mêmes parties chez les carnivores et les herbivores. Il serait superflu d'insister sur ce point : l'*homme est omnivore.* »

Toute bonne alimentation doit donc être *mixte*, comprendre des substances animales et végétales, des substances azotées, grasses, sucrées et minérales.

B. — *DU RÉGIME*

Mais quelle quantité d'aliments ou de boissons faut-il prendre ? Combien de fois par jour doit-on manger et boire ? Que faut-il faire après les repas pour que la digestion s'opère à merveille et qu'on profite ainsi de la nourriture prise? Tout autant de questions auxquelles nous allons répondre.

Il est impossible de fixer pour tout le monde et d'une manière absolue la quantité d'aliments nécessaire. Telle personne doit manger beaucoup plus que telle autre pour se bien porter; telle autre doit manger très peu. Il est impossible aussi de fixer le nombre de repas, car ce nombre est subordonné à l'âge de l'individu et à sa faim. Mais il est des règles générales que l'on doit toujours suivre.

Ainsi, il ne faut manger et boire que lorsqu'on a faim ou soif, car alors seulement on a besoin de nouveaux matériaux pour réparer les pertes qu'a faites l'organisme. Nous ne parlons ici, bien entendu, que des personnes en bonne santé: car les malades doivent suivre évidemment un régime alimentaire autre que celui que nous indiquons.

On ne doit jamais se mettre à table tant que le repas précédent n'est pas complètement digéré. On évite ainsi non seulement une indigestion probable, mais encore toutes les nombreuses maladies de l'estomac qui ne tardent pas à se déclarer lorsqu'on le malmène ou lorsqu'on lui donne trop de travail.

Il est de la plus haute importance de régler les heures des repas. Si on peut tous les jours manger à heure fixe, à une minute près, on s'en trouve à merveille, car on mange mieux, et l'estomac, habitué à fonctionner à la même heure, digère beaucoup plus facilement quand il n'est pas dérangé de ses habitudes. Tout le monde a pu remarquer que lorsque l'heure ordinaire du repas a sonné, l'estomac réclame de la nourriture, on se sent faim. Si, pour une raison ou pour une autre, on est obligé d'attendre pendant un temps assez long, l'estomac ne réclame plus rien, on n'a plus faim, et, si l'on mange, c'est par force. Dans ces conditions, le repas ne peut pas être utile à la santé.

Il ne faut pas reprendre trop vite, après avoir mangé, un travail intellectuel ou un exercice violent. Tout cela peut interrompre le travail de la digestion et rendre plus ou moins malade. Il serait, au contraire, très utile de se reposer, ou mieux de faire une petite promenade de près d'une heure.

Il faut éviter aussi autant que possible les préoccupations de l'esprit, les émotions un peu vives. Il est beaucoup de personnes, en effet, qui ne peuvent pas conserver les aliments qu'elles ont pris si elles se trouvent assez fortement émotionnées au milieu de leur digestion. Elles ressentent soudainement comme une espèce de resserrement dans l'estomac, la digestion s'arrête et les aliments sont rejetés.

Les personnes très jeunes doivent faire quatre repas : le matin, à midi, à quatre heures et à sept heures. A l'âge adulte, et surtout quand on est homme fait, trois repas sont plus que suffisants, et encore le premier, celui du matin, doit être très léger, à moins qu'on n'ait à faire un travail très pénible. Quand les cheveux blanchissent, deux repas seulement sont nécessaires. Les personnes un peu âgées devraient toujours se contenter le soir d'un potage et d'un œuf ou d'un poisson.

D'une manière générale, pour les vieux comme pour les hommes faits, le repas de midi peut être très abondant parce que l'exercice qu'on fait toujours après en facilite la digestion ; mais le repas du soir doit être très frugal. On dort ainsi beaucoup mieux, et le matin on se lève plein de santé. Tout le monde a pu remarquer que, pendant la nuit qui suivait un trop bon dîner, le sommeil était pénible, agité et que le matin on se réveillait avec la bouche mauvaise, des nausées, etc. Donc, si on peut bien manger à midi, il est nécessaire de manger beaucoup moins le soir.

Quant à la boisson, on peut boire du vin, de la bière ou du cidre, selon les goûts. L'important est de ne pas avaler une trop grande quantité de liquide à la fois. Le vin doit toujours être étendu d'eau au moins par moitié. Ce n'est qu'exceptionnellement qu'on peut boire du vin pur et encore modérément.

Le corps humain étant composé de matériaux très différents, il faut le nourrir avec un grand nombre de principes alimentaires. On prendra donc des aliments dans le règne végétal et dans le règne animal ; on mangera de la viande et des végétaux et on variera les uns et les autres autant que possible.

La nature donne à l'homme les aliments dans l'état le plus simple. Pour en tirer le plus de profit il ne faut donc pas trop s'éloigner de la nature. Ainsi un morceau de bœuf rôti tout simplement devant le feu conserve toutes ses qualités nutritives et se digère bien mieux que lorsqu'on lui a fait subir les plus savantes préparations.

Toutes les sauces stimulent l'appétit, mais elles fatiguent et tourmentent l'estomac, il faut par conséquent les éviter autant que faire se peut.

Rion a dit que « le meilleur cuisinier n'est que le plus habile des empoisonneurs ».

C'est aller peut-être un peu loin, comme le faisait, du reste, Désaugiers quand il disait dans un sens tout contraire :

Un cuisinier, quand je dîne,
Me semble un être divin.

Mais il faut admettre que les bons cuisiniers rendent de très mauvais services à la santé parce qu'ils favorisent l'intempérance.

Nous terminerons en disant avec Tourtelle : « La simplicité et la tempérance sont des sources abondantes de santé et de vie, sans lesquelles on ne peut espérer la longue conservation ni de l'une ni de l'autre. »

DEUXIÈME SECTION

BOISSONS

Si les aliments sont nécessaires pour l'entretien de la vie, les boissons ne le sont pas moins. L'eau est, en effet, un des éléments les plus indispensables; ce qui le prouve c'est que le corps de l'homme en contient environ 63 °/₀. Mais il en perd tous les jours une quantité très grande par quatre voies différentes. Cette quantité varie suivant les individus et suivant la température extérieure; cependant on a admis qu'on élimine en moyenne par les poumons : 0 litre 300; par les reins, 1 litre 200; par la peau, 0 litre 800; par les fèces, 0 litre 200, ce qui donne un total de 2 litres 500. Il faut donc que ces pertes soient compensées d'une manière constante, et elles le sont, en réalité, par l'eau que renferment les aliments, par celle qui se forme à la suite de la combinaison de l'hydrogène avec l'oxygène, et par celle qu'on boit pure ou mélangée à d'autres substances sous forme de boissons. On arrive ainsi à près de 3 litres.

C'est surtout l'*eau potable,* dont nous avons déjà parlé, qui nous permet de réparer toutes les pertes en eau et en matières minérales que les aliments solides ne fournissent pas en quantité suffisante.

Mais l'eau n'est pas la seule boisson que nous ingérons, il y en a d'autres qui donnent à l'organisme une excitation passagère, en même temps qu'un léger apport nutritif, de manière à lui permettre d'attendre et, en outre, de mieux utiliser les véritables aliments.

C'est pourquoi on a divisé les boissons en *alimentaires* ou *aromatiques*, et en *alcooliques;* celles-ci se subdivisent en *boissons fermentées* et en *boissons distillées*.

§ 1. — Boissons alimentaires ou aromatiques.

Café. — Thé. — Maté. — Chocolat.

Café. — Le caféier (fig. 12) est un arbuste toujours vert; il peut s'élever de cinq à sept mètres. Son fruit est une baie rouge qui renferme deux graines (fig. 12), convexes d'un côté et planes de l'autre avec un sillon longitudinal. Les semences, qui ne sont autre chose que le café, ont la consistance de la corne et l'odeur du foin.

On distingue plusieurs sortes de café, mais les principales sont : le café Moka, qui possède l'arome le plus agréable; le café Bourbon, le café Martinique et le café Haïti ou Saint-Domingue.

L'arome du café ne se développe que par la torréfaction. Le Moka doit être moins brûlé, pour nous servir de l'expression usitée, que les autres espèces. On obtient un excellent café en employant parties égales des cafés Moka, Bourbon et Martinique, après les avoir torréfiés séparément.

On a dit beaucoup de mal du café. Certains médecins l'ont cru longtemps nuisible à la santé; ils l'ont considéré même comme un poison, ce qui a fait dire, paraît-il, à Voltaire : « poison lent, car voilà bientôt quatre-vingts ans que j'en bois sans qu'il ait produit d'effet. »

L'infusion de café est une boisson très agréable. Elle excite la digestion et procure un sentiment général de bien-être très prononcé. On peut donc en boire, surtout après un bon repas, mais toujours avec modération. En effet, le café n'est pas inoffensif.

S'il est des personnes qui peuvent en prendre sans inconvénient, il en est d'autres qui ne le peuvent pas. Et cela à cause d'un alcaloïde, la *caféine*, qu'il renferme, en plus de la cellulose, des matières grasses, sucrées et minérales. La caféine est une matière azotée qui, à faible dose (10 à 12 centigrammes, dose se trouvant généralement dans une tasse de café), stimule légèrement les battements du cœur, produit la diurèse, et qui provoque, au contraire, à haute dose, des palpitations, des vertiges, des tremblements et même des convulsions tétaniques. La torréfaction fait encore se développer une huile volatile, à laquelle on a donné le nom de *caféone* et qui donne à l'infusion du café, non seulement son arome, mais encore une puissance stimulante supérieure à celle de la caféine et portant son action sur la circulation, en même temps que sur l'exercice des fonctions cérébrales.

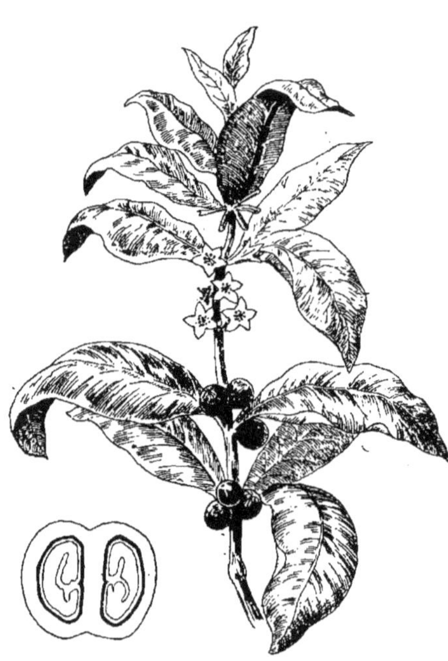

Fig. 12. — Caféier (*Cofea arabica*) — Coupe transversale du fruit faiblement grossi et laissant voir à l'intérieur les deux grains.

Il est certain, en effet, qu'il stimule doucement le cerveau. Grâce à lui, l'imagination devient plus vive et le travail plus facile; les idées se succèdent rapidement, parce que la mémoire a une plus grande activité. Il ne fait certes pas éclore la pensée de l'idiot, et Balzac a pu dire avec juste raison que « les sots étaient plus ennuyeux quand ils avaient pris du café », mais il ranime les facultés de l'homme sain, il épanouit l'imagination du poète et ravive la mémoire du professeur.

Le *café au lait* est un aliment agréable, de digestion facile et nutritif. Un litre comprenant moitié infusion de café, moitié lait et 80 grammes de sucre, renferme 50 grammes de substances azotées, et plus de 100 grammes de substances grasses et sucrées. Il a donc une valeur alimentaire certaine en plus de ses propriétés stimulantes et digestives (fig. 13).

On falsifie beaucoup le café, puisqu'on va jusqu'à fabriquer le grain lui-même de toute pièce en se servant de pâtes diverses. Il est facile de reconnaître les grains fabriqués; si on les met dans une dilution très faible d'acide nitrique, ils se dissolvent généralement, à moins qu'on n'ait employé des fèves colorées, mais alors ces grains perdent la coloration qu'on leur a donnée. Mais c'est surtout la poudre que l'on falsifie, parce que c'est plus facile, et on emploie de préférence la poudre de chicorée (fig. 15). Celle-ci n'a aucun des avantages du café, elle est simplement laxative. Elle n'est pas nuisible, mais il y a tromperie sur la marchandise que l'on vend. Le microscope fait reconnaître facilement les poudres diverses que l'on a ajoutées à la poudre de café (fig. 14 et 15).

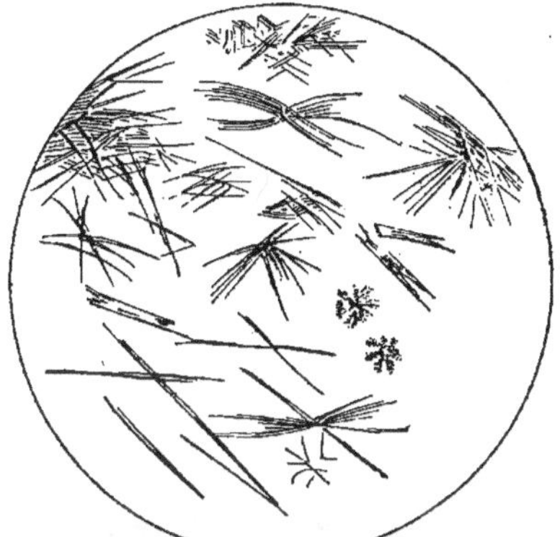

Fig. 13. — Café pur.

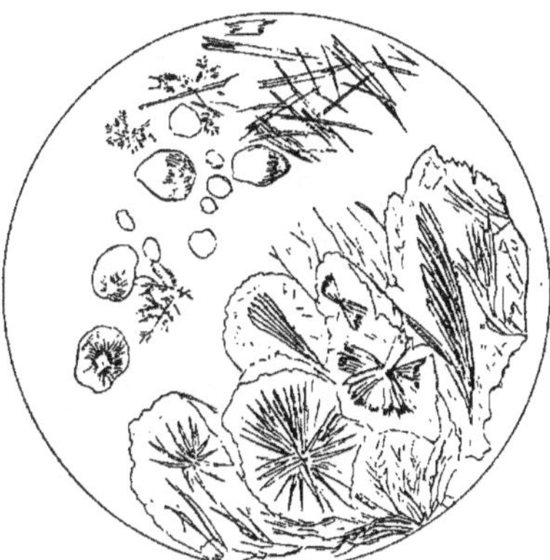

Fig. 14. — Café chicorée.

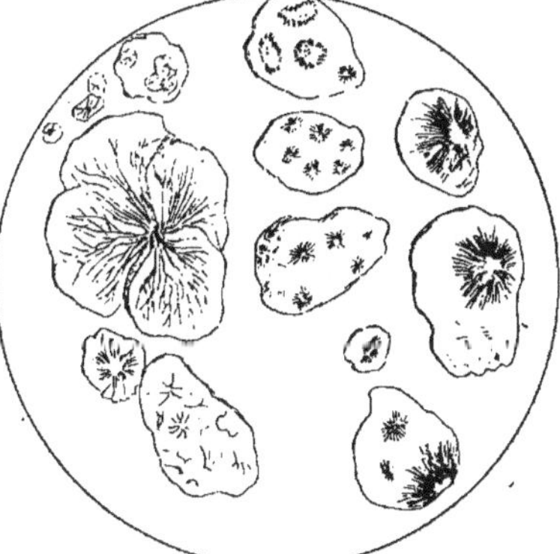

Fig. 15. — Chicorée.

Thé. — Le nombre des thés du commerce est considérable; on les a divisés en deux groupes : les *thés verts* et les *thés noirs*. Quoiqu'on ne connaisse pas très bien les procédés que l'on suit dans l'extrême Asie pour leur préparation, on a tout lieu de croire que cette différence de couleurs est due au genre spécial de préparation. Les thés verts seraient desséchés rapidement et conserveraient ainsi la couleur naturelle des feuilles, tandis que

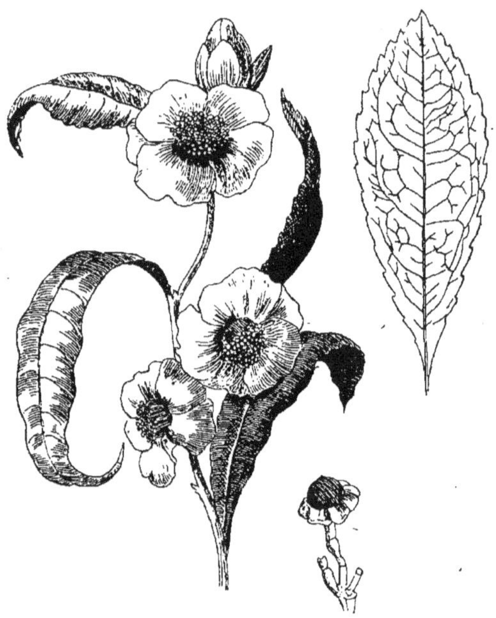

Fig. 16. — Thé *(Thea chinensis)*. — Feuille. — Fragment d'une petite branche avec son pédoncule de fruit se trouvant quelquefois mêlé aux feuilles.

la dessiccation serait lente pour les thés noirs, qui prendraient conséquemment une teinte foncée (fig. 16).

Les thés verts s'altèrent facilement en vieillissant; on ne doit cependant les employer qu'au bout d'un an. Les thés noirs, au contraire, s'améliorent à mesure qu'ils s'éloignent du moment de leur préparation; on peut s'en servir au bout de quinze à seize mois.

Le plus estimé des *thés verts* est l'*hyson*, ou *hiswin*, ou *he-chun* (heureuse fleur du printemps); on l'emploie beaucoup en France.

Le thé *poudre à canon* ou *chou-tcha* (thé perlé) est de l'hyson trié; il est plus fort et plus parfumé. L'*impérial* est encore de l'hyson trié en grains plus gros; sa couleur est vert argenté et son parfum très agréable. Le *tonkay* ou *tun-ke* (croissant au bord du ruisseau) provient de la troisième récolte; les feuilles sont larges, jaunâtres, mal roulées, il est très commun et son prix modique.

Les *thés noirs* fournissent le *pekoe* ou *puk-ko* (duvet blanc); il est fort cher et très recherché en France et en Russie; il l'emporte sur tous par sa finesse et son parfum. Sa couleur est noir argenté et son infusion rappelle le goût de la noisette fraîche. Il s'altère facilement à l'humidité. L'*orange pekoe* a une odeur agréable à cause des plantes aromatiques qu'on a ajoutées. Le *congo* est grisâtre; son infusion, très parfumée, est un peu amère. Il est très estimé en Chine et très recherché en Angleterre; c'est le *thé de famille* des Russes. Le *souchong* de la deuxième récolte est le plus fort des thés noirs. Le *pouchong* a un arome très fin, mais il est faible.

Tous les thés fins qui doivent être exportés sont mis dans des caisses vernissées, doublées de lames d'étain, de plomb, de feuilles sèches ou de papier peint. On appelle *thé de la caravane* celui qu'on envoie en Russie dans des caisses garnies de peaux et de nattes de bambou.

On falsifie quelquefois le thé par des colorations artificielles, avec le curcuma, le bleu de Prusse, etc., ou en mélangeant des feuilles de frêne, de saule, d'églantier, d'orme, etc. On ajoute souvent des plantes aromatiques.

Le thé contient un alcaloïde, la *théine,* absolument identique à la caféine, et une huile essentielle qui lui donne son arome. De même que le café c'est un stimulant et un antidéperditeur; mais il est moins nutritif et plus excitant. Parmi toutes les substances exotiques les plus estimées, il n'en est aucune, d'après M. Houssaye, qui ne réunisse autant de qualités précieuses que la feuille du thé. « Elle n'a pas seulement enrichi l'hygiène d'une boisson nutritive, toujours suave, toujours salubre, qui ne redoute aucune comparaison, sous ce rapport, avec le café ou le chocolat; elle n'a pas seulement accru la somme de nos jouissances domestiques, de nos plaisirs de famille et de société, elle a fait mieux; elle nous a procuré un moyen simple, économique et presque toujours souverain, de maintenir dans un état normal et régulier nos organes et même nos facultés intellectuelles. » Il y a sans doute de l'exagération dans tout cela, mais il faut bien que le thé soit une boisson vraiment utile et nécessaire pour être si universellement répandu. Les Anglais, les Hollandais et les Russes n'ont pas de vin, et ils trouvent dans le thé la stimulation nécessaire pour une bonne digestion. Grâce à lui, ils augmentent la chaleur intérieure qui leur est indispensable pour résister au froid extérieur.

Maté. — Le maté (fig. 17) est un arbrisseau du Paraguay. Les

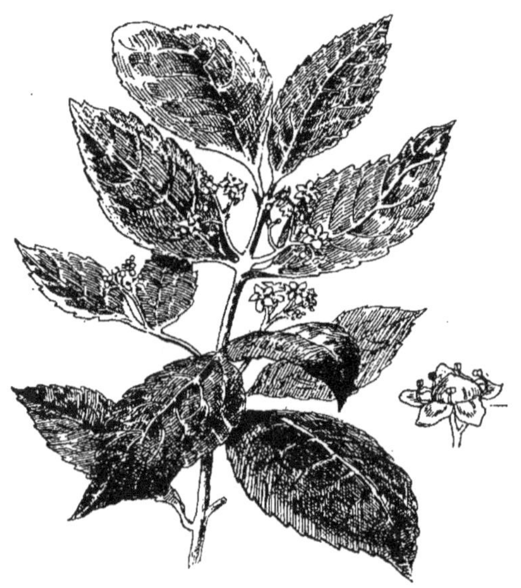

Fig. 17. — Maté *(Ilex Paraguiensis)*.

feuilles renferment un alcaloïde en tout semblable à la caféine, aussi leur infusion est-elle excitante comme celle du thé et du café.

Chocolat. — Le chocolat est une pâte alimentaire faite avec la graine du cacaotier, nommé *cacao*, à laquelle on ajoute du sucre broyé (fig. 18). Le cacao contient une matière grasse, onctueuse, le *beurre de cacao ;* de l'albumine ; un stimulant général, la *théobromine*, alcaloïde azoté se rapprochant beaucoup de la caféine et de la théine; un agent tonique par excellence qui reconstitue le muscle et le sang, la *caséine* et un peu de *fécule*. Le chocolat, qui généralement ne contient pas seulement du cacao et du sucre, mais encore de la cannelle ou de la vanille, constitue donc un aliment complet, très nourrissant. Il convient aux estomacs faibles, délicats, nerveux, aux hommes d'étude, aux femmes,

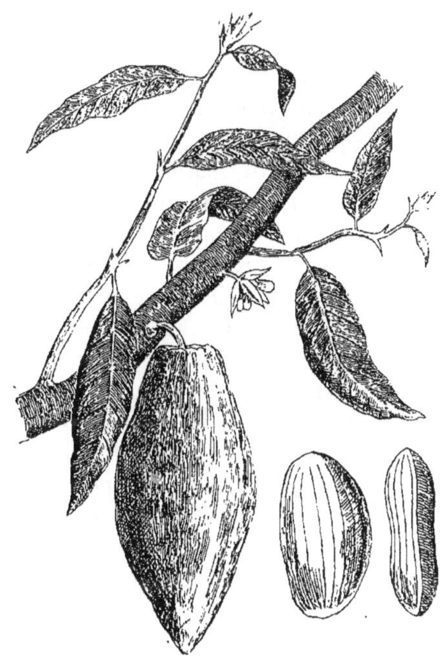

Fig. 18. — Cacao *(Theobroma cacao)*. Branche portant des feuilles, des fleurs et des fruits. — Graine de Cacaoyer vue de face et de côté.

aux enfants et aux convalescents. Il est cependant des personnes qui le digèrent avec difficulté ; elles doivent naturellement en prendre très rarement.

Comme on le falsifie très souvent, voici comment on peut reconnaître si un chocolat est bon ou s'il a été falsifié.

Un bon chocolat a une couleur brune. Il est lisse à sa surface et sa cassure ne doit présenter ni cavités ni rien de graveleux. Il fond dans la bouche et acquiert une consistance moyenne quand on l'a fait cuire dans l'eau ou le lait.

Laisse-t-il une saveur amère, ou marinée ou de moisi? le cacao employé était trop vert, trop grillé ou avarié.

La solution exhale-t-elle une odeur de colle ou de fromage; est-elle consistante au point de se prendre en gelée par le refroidissement? on a ajouté une matière farineuse, comme la fécule de pomme de terre, la farine de riz, de maïs, de blé, d'orge. L'addition de la fécule se reconnaît aussi par l'examen microscopique, car les dimensions linéaires de la fécule sont de quatre à douze fois plus grandes que celles du cacao.

La présence de la fécule d'amidon se reconnaît encore de la manière suivante : on prend une partie du chocolat et on la fait bouillir pendant une dizaine de minutes avec six parties d'eau distillée. On ajoute une quantité suffisante de chlore concentré pour décolorer le liquide; il se forme un précipité jaunâtre et on filtre après avoir laissé reposer. Le liquide filtré contient la fécule. Sa couleur jaunâtre devient d'un très beau bleu par l'addition d'une ou de deux gouttes de *teinture alcoolique d'iode*. Si le chocolat ne contient pas de farine, il devient brun au lieu de bleu.

La solution exhale-t-elle une odeur de rance? on a ajouté des matières grasses pour remplacer le beurre de cacao enlevé. L'odorat et le goût reconnaissent vite cette falsification si on étend la poudre du chocolat suspect en une mince couche sur une assiette placée dans un endroit chaud. On la reconnaît encore par le point de fusion des corps gras : le beurre de cacao fond à 25°; le suif de veau à 30°; celui du mouton à 36° et la moelle de bœuf à 37°.

A-t-on ajouté des matières insolubles, comme de la sciure de bois, du carbonate de chaux, des argiles ocreuses, du pain grillé en poudre, etc., etc.? toutes ces matières se déposent au fond du vase où on les recueille et on en détermine la nature avec le microscope.

§ 2. — Boissons alcooliques.

I. — Boissons fermentées.

Vin, ses falsifications. — Cidre. — Poiré. — Bière. — Koumyss.

Vin. — Le vin est une liqueur alcoolique obtenue par la fermentation du jus de raisin. C'est un tonique puissant qui, bu avec modération pendant les repas, soutient les forces et communique à tous les organes une grande énergie. Le laboureur qui peut emporter avec lui dans les champs une bouteille d'un vin franc et pur, travaille avec beaucoup plus d'ardeur que celui qui a dû se désaltérer avec de l'eau claire. Mais le vin n'agit pas seulement sur le physique, il agit aussi sur le moral. *Vinum bonum lætificat cor hominis,* le bon vin réjouit le cœur de l'homme. « J'affirme, écrivait Jules Guyot en 1864, que c'est à l'usage populaire des vins de ses vignes que la France doit sa supériorité de corps, d'esprit et de cœur à la fois. Elle perd et elle perdra de plus en plus ce précieux privilège, à mesure que le vin et la vigne se changeront en vins de grains. »

Mais le vin ne facilite pas seulement la digestion, il n'est pas seulement tonique et excitant, il peut encore, dans certains cas, suppléer au manque de nourriture : « *Famem vini potio solvit,* un peu de vin apaise la faim, » dit le grand Hippocrate dans ses Aphorismes. Le vin est donc un *aliment.*

Sa composition est très complexe. Il contient de l'eau, de l'alcool, de la glycérine, du tannin, des matières colorantes, des acides — tartrique, malique, racémique, acétique, carbonique, phosphorique, succinique, — des tartrates et des phosphates alcalino-terreux, enfin des éthers qui lui donnent son parfum ou *bouquet.* La *lie* se forme aux dépens du tartrate de potasse et des matières colorantes.

La proportion de ces nombreux principes varie dans les vins ; cette différence leur donne des qualités et des propriétés diverses qui permettent de les classer comme l'a fait Bouchardat :

A. — *VINS AVEC PRÉDOMINANCE D'UN PRINCIPE*

		Alcool pour 100
A. — Alcooliques. .	*Vins secs :* Madère, Marsala.	23 à 25
	Vins sucrés : Malaga, Frontignan, Lunel.	14 à 16
	Vins de paille : Artois, Ermitage blanc.	11
B. — Astringents. .	*Avec bouquet :* Ermitage rouge.	11
	Sans bouquet : Cahors.	
C. — Acides.	*Avec bouquet :* Vin du Rhin.	16
	Sans bouquet : Argenteuil.	
D. — Mousseux. . .	Champagne	11,60

B. — *VINS MIXTES OU COMPLETS*

A. — Avec bouquet.	*Bourgogne :* Clos-Vougeot, Montrachet.	11 à 14
	Médoc : Château-Laroze, Sauterne. . . .	10 à 13
	Midi : Langlade, Saint-George.	
B. — Sans bouquet.	Bourgogne et Bordeaux ordinaires.	
	Hérault, Aude, communs.	

On divise les vins en deux groupes distincts : les vins blancs et les vins rouges. Ces derniers se fabriquent avec tout le raisin qu'on laisse immerger dans le jus pendant la fermentation, et c'est la pulpe qui donne au liquide sa couleur rouge. Les vins blancs, au contraire, ne sont faits qu'avec le jus du raisin, auquel on a enlevé la pulpe. On peut donc fabriquer du vin blanc avec du raisin noir. Mais comme dans le vin rouge il entre des éléments qui ne se trouvent pas dans le blanc, il est facile de comprendre que le même vignoble peut fournir des vins rouges et des vins blancs de valeur différente.

Après cette classification commerciale, nous devons donner la classification scientifique. Celle-ci divise les vins en : vins secs, vins liquoreux et sucrés, et vins mousseux.

Les vins secs sont les vins vraiment naturels; ils comprennent les vins de Bourgogne, de Bordeaux, du Roussillon, etc. Ils sont un peu acides, astringents, limpides et légers.

Les vins liquoreux et sucrés sont alcooliques et doux par suite d'une assez grande quantité de sucre qu'on a ajoutée. Ce sont les vins de Malaga, de Frontignan, de Lunel, d'Alicante.

Les vins mousseux sont d'ordinaire blancs, et ils moussent parce qu'on y a ajouté du sucre qu'on a laissé fermenter ; ils contiennent donc une assez grande quantité d'acide carbonique libre. Ce sont les vins de Champagne, la blanquette de Limours, les vins de l'Est, etc. Tous stimulent le cerveau.

Les vins blancs sont diurétiques.

Cette excellente boisson est malheureusement sujette à s'altérer. Elle devient *malade,* grâce aux microorganismes qui s'y développent. Le vin est alors piqué, aigre, tourné, amer, filant, gras.

Dans le but de prévenir ces altérations, on a préconisé le *plâtrage.* Cette opération a l'avantage de clarifier le vin, d'aviver sa couleur, d'augmenter son acidité et, par conséquent, de faciliter sa conservation. Mais tout le monde ne supporte pas le vin plâtré, et lorsque la dose ajoutée est trop forte, le vin est légèrement purgatif. L'État tolère 2 grammes de sulfate de potasse par litre.

Déplâtrage. — « Quand les vins contiennent trop de ce dernier sel, dit Langlois, les viticulteurs coupent leurs vins avec des vins moins plâtrés, afin de rentrer dans les limites légales. Dans ceci rien de dangereux pour le consommateur, mais les falsificateurs ont imaginé de déplâtrer les vins plâtrés en y ajoutant certaines substances : soit du chlorure de baryum, soit en agitant les vins avec du tartrate de strontium. Dans le déplâtrage par le chlorure de baryum, il se forme du sulfate de baryte insoluble qui se dépose et il reste en dissolution dans le liquide du chlorure de potassium, sel purgatif et nuisible; de plus, le moindre excès de sels de baryte agit comme un véritable poison. Les sels de strontium sont moins vénéneux que ceux de baryum. Mais ils agissent évidemment aussi sur l'économie animale. Le tartrate de strontium a pour effet de rétablir la composition initiale du vin quant au tartrate de potasse, mais le déplâtrage par ce procédé n'est jamais parfait. Quant au premier procédé, il se reconnaît par le poids élevé des chlorures qu'on trouve dans le dosage du vin. »

Mais on falsifie ce liquide de bien d'autres façons, et ce n'est pas toujours facile de le savoir. Le meilleur moyen de découvrir la falsification d'un vin c'est de le comparer avec un autre échantillon du même cru, provenant d'un vin authentique. Si on ne peut se le procurer on se sert d'un vin analogue. La dégustation permet aussi de découvrir les fraudes, mais il faut être bien habile pour cela.

Mouillage. — On reconnaît qu'un vin a été étendu d'eau par les faibles quantités d'alcool, d'extrait sec et le peu d'acidité décelés par l'analyse.

Addition de vins ou de piquettes de raisins secs. — Cette addition donne aux vins un goût sucré tout particulier.

Vinage. — Le vinage est pratiqué pour élever le taux alcoolique d'un vin de raisins secs, ou pour faciliter les coupages lorsque le vin a franchi les limites de l'octroi. Si cette opération était faite avec de l'alcool éthylique et avec des alcools industriels riches en alcools supérieurs, il n'y aurait pas grand mal. Mais le danger réside dans ce fait qu'on emploie toujours un mauvais alcool, et c'est celui-ci qui est la cause des désordres graves qui surviennent chez tous les buveurs des grandes villes, désordres que l'on connaît sous le nom d'alcoolisme. Nos législateurs ont donc eu raison de faire, en 1894, une loi interdisant tout vinage.

Salicylage. — L'acide salicylique ajouté au vin arrête la fermentation, empêche le développement de certaines maladies et lui conserve sa saveur sucrée. Cette falsification est nuisible pour les personnes qui ont les reins malades. On reconnaît qu'un vin est salicylé en ajoutant un peu d'acide sulfurique à 50 centimètres cubes du vin et en agitant avec de l'éther. La couche supérieure ayant été décantée, on la filtre et on l'évapore au bain-marie; s'il existe de l'acide salicylique, le résidu donne une belle coloration violette après l'avoir repris par l'eau et ajouté quelques gouttes d'une solution de perchlorure de fer.

Coupage. — Le mélange de plusieurs vins de qualités différentes n'est mauvais que s'il dissimule de mauvais produits.

Colorations artificielles. — Cette falsification est peu répandue en France. Quand on a besoin de forcer la couleur d'un vin, on se contente de le couper avec un autre vin très foncé. Ce procédé n'est évidemment pas dangereux pour la santé. Quand on le colore artificiellement, on a recours soit à des matières végétales, comme la cochenille, le bois de campêche, le sureau, les pétales de rose, etc.; soit à des matières dérivées du goudron de houille, comme les dérivés de la fuchsine, du phénol. Dans ce dernier cas, il y a plus que tromperie sur la marchandise, puisque ces matières sont toxiques.

La recherche de la coloration des vins est une opération difficile. L'*Agenda du chimiste* indique les méthodes suivantes :

1° On dépose une goutte de vin sur un bâton de craie albuminée. Tout vin donnant une tache verdâtre, violacée ou rose, sera suspect;

2° On sature 30 centimètres cubes de vin avec de l'eau de baryte jusqu'à coloration verte et on agite avec 15 centimètres cubes d'éther acétique; on laisse reposer. Tout vin qui colore l'éther acétique doit être rejeté; il renferme un dérivé basique du goudron de houille;

3° On additionne 50 centimètres cubes de vin d'un excès d'ammoniaque et on agite avec 25 centimètres cubes d'alcool amylique pur; si l'alcool se colore, on a affaire à l'orseille ou à un dérivé du goudron de houille;

On peut encore dans ce cas s'assurer de la coloration frauduleuse en décantant l'alcool amylique dans un tube à essai, et en l'évaporant en présence d'un mouchet de soie écrue. Si la fibre a fixé de la couleur, c'est que le vin était coloré artificiellement.

Pasteurisation. — Pasteur ayant reconnu qu'un grand nombre de ferments nuisibles du vin ne résistaient pas à une température de 80 degrés, a conseillé le chauffage des vins jusqu'à cette température. L'opération n'est pas très facile à faire quand il s'agit d'une grande quantité de liquide, mais il n'en est pas de même quand il s'agit du vin en bouteilles. Nous la recommandons en ce cas, car elle n'enlève aucune des propriétés au liquide, et elle le vieillit.

Vins de raisins secs. — Ce vin fabriqué avec de bons raisins secs ne vaut certes pas le vin fait avec des raisins frais, mais il n'est pas malsain. Malheureusement, comme il est fort peu coloré, comme il n'a pas de bouquet, on a recours à toutes les pratiques frauduleuses nécessaires pour lui donner ce qui lui manque et on le rend ainsi mauvais.

Cidre. — Le cidre est une boisson alcoolique obtenue par la fermentation du jus des pommes. Il était connu dès la plus haute antiquité. Les Hébreux en buvaient, ainsi que les Égyptiens, les Grecs et les Romains. Nos aïeux en fabriquaient dès les premiers âges de l'ère chrétienne et on raconte que sainte Radegonde, reine de France, qui vivait vers la fin du sixième siècle, en buvait à sa table.

En France, on cultive aujourd'hui la pomme à cidre dans les départements suivants : l'Orne, le Calvados, la Manche, la Seine-Inférieure, l'Eure, la Somme, l'Oise, l'Aisne, dans quelques cantons des Ardennes, la Seine-et-Oise, la Sarthe, la Mayenne, l'Ille-et-Vilaine, les Côtes-du-Nord, le Morbihan.

La production totale du cidre peut être évaluée à neuf millions d'hectolitres; les cinq départements de l'ancienne Normandie fournissent seuls presque la moitié de cette quantité.

La qualité de cette boisson dépend de la nature des pommes employées. Celles-ci peuvent être *acides, douces, sucrées, amères* et *âcres.*

Les premières, c'est-à-dire les pommes *acides*, doivent être complètement rejetées. Si elles donnent un jus abondant, clair et léger, le cidre est sans force, il possède une saveur désagréable, noircit vite et fatigue rapidement l'estomac.

Les pommes *douces* donnent peu de jus. Le cidre est clair, peu coloré, agréable tant qu'il est sucré, mais il devient amer lorsque la fermentation s'avance; il contient seulement trois ou quatre pour cent d'alcool. Ce cidre, n'étant buvable que pendant quelques semaines après sa fabrication, tend à disparaître.

Les pommes *sucrées* offrent une boisson plus forte que la précédente, mais sans couleur.

Les pommes *amères* et *âcres* fournissent un jus coloré, fermentant longtemps. Le cidre est généreux et susceptible de se conserver pendant plusieurs années.

Ces deux dernières variétés, les pommes sucrées et les pommes amères, forment, mélangées, des cidres supérieurs; aussi ce sont les seules que l'on cultive dans les bons crus.

Les pommes précoces mûrissent dans le mois de septembre, les pommes de la seconde saison mûrissent en octobre, et les pommes tardives en novembre.

La fabrication du cidre est simple. Il suffit de prendre des pommes mûres, non pourries, de les piler et d'en exprimer le suc à l'aide de fortes presses. On abandonne ensuite le suc à une température de 10 à 15 degrés. Celui-ci entre en fermentation comme le jus du raisin et la matière sucrée qu'il contient se transforme en alcool et en acide carbonique.

Le cidre obtenu après la première pression est ce qu'on appelle le *gros cidre*. Les pommes en fournissent environ la moitié de leur poids.

Une fois le gros cidre fabriqué, on ajoute au marc broyé les deux tiers de son poids d'eau, on le soumet une seconde fois à la presse, et on obtient, après la fermentation, un *petit cidre* renfermant peu d'alcool et non susceptible de se conserver, mais très agréable au goût à cause de l'acide carbonique qu'il dégage peu après sa préparation. C'est ce petit cidre que l'on consomme dans les ménages. On peut le préparer plus facilement en remplissant d'eau un tonneau dans lequel on a mis une plus ou moins grande quantité de poires, de pommes ou de prunelles, préalablement écrasées.

On appelle *cidre royal* la liqueur que les propriétaires de quelques cantons du bocage normand fabriquent avec des soins tout spéciaux. Ils prennent des pommes de choix, bien mûries par le soleil et triées parmi les espèces les plus renommées, moitié fruits amers et moitié fruits sucrés, puis ils ajoutent de dix à vingt litres d'excellent miel par hectolitre de moût, avant la première fermentation. Mis plus tard avec soin en bouteilles, ce cidre ne garde du miel qu'un arome plus développé et plus moelleux. Il constitue une liqueur parfaite, comparable aux vins d'Espagne, mais il faut s'en méfier, car elle est traîtresse et roule bien vite le buveur sous la table.

Le *cidre mousseux* n'est que du cidre mis en bouteille avant la *paraison,* vers mi-mars, si la liqueur n'a été faite qu'à la fin de l'année.

Généralement, le cidre fait pendant l'été peut se boire du quatrième au sixième mois : celui qui a été préparé en automne se boit du sixième au dixième, et le cidre fait en hiver, du dixième au vingtième.

Cette boisson fermentée ne se conserve pas très longtemps, ainsi le meilleur cidre ne peut guère être gardé plus de trois ou quatre ans. Au fur et à mesure qu'il vieillit, il devient légèrement amer, acide, piquant, et laisse un arrière-goût variable suivant le terroir. A cet état, il constitue ce qu'on appelle le cidre *paré.*

Pour rehausser la couleur des cidres un peu trop pâles, on emploie diverses matières colorantes que l'on reconnaît avec assez de facilité. Ainsi le caramel donne un goût *sui generis.* La cochenille, les infusions de coquelicot, de roses trémières, le jus de betteraves, etc., ne procurent jamais la teinte ambrée des cidres purs et forts. En somme, la meilleure manière de leur donner de la couleur, c'est de faire cuire au four une certaine quantité de pommes, jusqu'à l'état voisin de la caramélisation. On obtient ainsi une substance colorante très dense et une matière sucrée qui augmente la force du cidre. Ce dernier plaît alors mieux à l'œil par sa bonne couleur, et il est, en outre, devenu plus agréable au goût à cause des principes aromatiques que la chaleur et la torréfaction ont développés.

Avantages du cidre. — Le cidre, vrai nectar pour les Neustriens, est une excellente boisson quand il a été bien fait et qu'il a parcouru toutes les périodes de la fermentation. Mais il ne plaît pas à tout le monde ; il faut, d'ordinaire, s'y habituer. Il est très rafraîchissant; aussi, étendu d'eau, il constitue une boisson d'un très bon usage, pendant les chaleurs de l'été, pour calmer la soif des faucheurs et des moissonneurs et modérer l'influence d'une chaleur exagérée.

Bu pendant les repas, il facilite la digestion des aliments, tout en excitant légèrement l'appétit; mais, bien entendu, il ne vaut pas le vin, et il arrive même fort loin derrière lui.

Ses dangers. — Le cidre peut déterminer de nombreux accidents ; seulement, règle générale, ils sont dus surtout à sa mauvaise conservation.

Quand on en abuse, il peut occasionner de la gastralgie aux personnes qui sont prédisposées aux douleurs d'estomac.

Le cidre doux est très agréable à boire, ce qui le fait rechercher par les femmes et les enfants, mais il est laxatif; il donne des coliques et souvent même il produit la dysenterie si on en boit avec excès.

On a la mauvaise habitude, en Normandie, de conserver le cidre dans de grands tonneaux, d'où on le tire au fur et à mesure des besoins, ce qui fait qu'il reste en vidange pendant longtemps. L'inconvénient n'est pas grand dans les premiers mois qui suivent la fabrication, car le froid de l'hiver et l'acide carbonique qui se dégage l'empêchent de s'altérer. Mais plus tard il s'altère, sa constitution change profondément et il peut devenir dangereux.

Le cidre contient alors presque toujours des mucédinées ou moisissures, et plus ou moins d'acide acétique. Les moisissures sont quelquefois inoffensives, mais elles sont aussi la plupart du temps dangereuses. Si elles sont la conséquence d'un état particulier de la maturité des fruits ou d'une continuité de température, le cidre peut être funeste à toute une région et causer des épidémies ravageant régulièrement certaines contrées. En tout cas, surtout lorsque l'acidification est assez prononcée, le cidre donne toujours de la gastralgie, de la diarrhée et cette variété de dysenterie appelée *colique végétale* qui règne dans les pays à cidre.

Afin d'enlever cette acidité on a quelquefois ajouté de la céruse au cidre, mais ce sel a occasionné d'assez graves empoisonnements plombiques.

Puisque l'acidification se produit principalement au contact de l'air, il suffit, pour l'empêcher, d'ajouter dans le tonneau une très légère couche d'huile d'amandes ou d'olives, ou bien encore de charger les pièces en vidange d'acide carbonique, comme cela se pratique aujourd'hui pour la bière dans un grand nombre de brasseries. C'est une bien faible dépense pour un excellent résultat.

En résumé, le cidre est une bonne boisson s'il est bien préparé et bien conservé. Malheureusement, il s'altère avec une très grande facilité et, dans ce cas, il peut devenir très dangereux si on en boit avec excès. Nous pensons que les personnes gastralgiques doivent en user avec la plus grande modération, et ne boire, comme du reste tout le monde, que celui qui est bien fait et qui n'est pas encore *paré*. C'est dans cet état seulement que le cidre est vraiment bon et hygiénique.

Poiré. — Le poiré est obtenu par la fermentation du jus des poires. Il est plus alcoolique que le cidre, plus excitant et moins nourrissant. Il est, du reste, bien moins répandu. Il ne convient pas à tous les tempéraments et beaucoup de personnes ne peuvent en boire sans être plus ou moins incommodées.

Bière. — La bière est une boisson fermentée faite avec le houblon et les graines céréales, mais particulièrement avec l'orge. Pour avoir une bonne bière, il faut mouiller l'orge et la laisser germer afin qu'un principe sucré s'y développe ; on la soumet ensuite à une température de 60 degrés, pour arrêter la germination et lui donner de l'amertume et de la couleur. Cela fait, on sépare les germes par le frottement et le grain desséché prend le nom de *malt*. Celui-ci, grossièrement moulu, constitue la *drèche* que l'on fait bouillir dans l'eau. On obtient ainsi un liquide fermentescible auquel on ajoute le houblon. Après l'avoir concentré par l'évaporation, on le fait promptement refroidir jusqu'à 12 degrés. Si on ajoute alors un peu de levûre de bière, la liqueur fermente, bouillonne, s'agite, écume, et constitue, au bout de quelques jours, après avoir été collée, la boisson qui fait les délices d'un grand nombre de personnes. Suivant que le moût est plus ou moins concentré et l'orge plus ou moins torréfiée, suivant les proportions plus ou moins considérables de houblon ou des substances aromatiques et amères qu'on lui a substituées, on a des *bières faibles* ou des *bières fortes*.

Dans les bières faibles ou douces, une partie seulement de

l'amidon a été transformée en alcool, comme dans les bières allemandes. Dans les bières fortes presque tout l'amidon a subi cette transformation, comme dans les bières anglaises.

Les principales bières sont les bières allemandes, anglaises, belges, françaises et russes. Suivant les pays et la nature des éléments qui entrent dans la préparation, elles prennent des noms différents.

Le *porter* est une grosse bière anglaise, aromatisée avec la coriandre et le genièvre ; elle contient quelquefois jusqu'à 9 °/₀ d'alcool. Le *stout* en est une variété. L'*ale* est blanc et plus alcoolique que houblonné, 6 à 7 °/₀ d'alcool.

Les bières allemandes sont des bières d'orge. La plus renommée est la bière de Bavière qui est très nourrissante. Les bières de Vienne et de Bohème le sont moins. La bière de Strasbourg est plus alcoolique. Le *faro* belge est préparé avec le froment ou l'avoine.

Les bières françaises se rapprochent des bières allemandes ; on les obtient par les mêmes procédés.

La bière russe ou *kwass* est fabriquée avec un mélange de seigle, d'orge et d'avoine.

La bière contient de l'eau, de l'alcool, du sucre, une matière albuminoïde, des substances grasses et amères, des chlorures et des phosphates alcalino-terreux, de l'acide acétique, de l'acide lactique et de l'acide succinique. Elle constitue, en somme, une boisson saine, stimulante par son alcool, tonique et assez nourrissante par ses matières albuminoïdes et hydrocarbonées, et diurétique par ses sels, surtout si on en prend une grande quantité. Mais elle est éminemment altérable, et, de plus, la bonne bière, celle qui ne peut pas faire du mal, est très rare, parce qu'on la falsifie beaucoup.

La falsification principale porte sur le houblon, par la raison que celui-ci est relativement cher. Et on le remplace par de la gomme-gutte, de l'acide picrique, de l'aloès, de la patience, de la rhubarbe, de la noix vomique, du lichen, de la coque du Levant, du quassia amara, de l'absinthe, de la coloquinte, du fiel de bœuf, du buis, etc. Presque tous ces produits sont des purgatifs énergiques ; ils rendent donc l'usage de la bière dangereux.

Voici un moyen de reconnaître si on a remplacé le houblon par une autre substance : comme le principe amer du houblon est précipité par le sous-acétate de plomb, si, après avoir débarrassé le liquide de l'excès du sel de plomb, il est encore amer, c'est qu'il y a une autre substance amère que du houblon.

On reconnaît la présence de l'acide picrique en plongeant un petit mouchet de laine dans de la bière concentrée; il se teint en jaune si celle-ci contient de l'acide.

On accuse la bière de pousser à l'embonpoint. Il est certain que les grands buveurs de ce liquide sont obèses, mais ils le sont surtout parce qu'ils en boivent des quantités énormes.

Koumyss. — Le koumyss est une liqueur vineuse que les Tartares obtiennent en faisant fermenter du lait de jument. Son goût mêlé de doux et d'acide est agréable. On agite la liqueur toutes les fois qu'on veut en boire. Elle est enivrante comme les autres boissons fermentées. On l'emploie beaucoup dans les steppes russes comme tisane rafraîchissante. Comme elle a des propriétés apéritives et nutritives on l'a recommandée contre la phtisie pulmonaire.

II. — Boissons distillées.

Alcool pur. Eaux-de-vie; cognac; eau-de-vie de marc; rhum; kirsch; eau-de-vie de grains; punch; cassis; absinthe; bitter; vermouth; chartreuse; anisette; curaçao; bénédictine. — Action de l'alcool sur l'organisme. — Alcoolisme; prophylaxie.

On obtient l'*alcool pur* en distillant tous les liquides sucrés et fermentés, comme le vin, la bière, les moûts d'orge, de betteraves, de pommes de terre, de grains.

C'est avec cet alcool qu'on fabrique les liqueurs fortes, que l'on peut diviser en trois catégories.

La 1re comprend les liqueurs constituées simplement avec de l'alcool et de l'eau, et ne contenant que quelques traces de matières étrangères; — la 2e, les liqueurs contenant à la fois beaucoup de sucre et un acide organique; — la 3e, les liqueurs sucrées avec essence.

Parmi les liqueurs de la première catégorie, il faut placer les *eaux-de-vie de vin*. Ce sont les plus estimées, et celles de France l'emportent sur celles de l'univers entier. En effet, l'*eau-de-vie de Cognac* est unique au monde. Viennent après les eaux-de-vie d'*Armagnac* et de *Montpellier*. La distillation du marc de raisin donne l'*eau-de-vie de marc;* elle possède un goût assez désagréable qui est loin de plaire à tout le monde. La fermentation et la distillation du sucre de canne produit le *rhum*. Le *tafia* est le résultat de la mélasse de canne fermentée et étendue d'eau. Le *kirsch* est de l'eau-de-vie de cerises noires; il contient de l'acide cyanhydrique, mais heureusement en quantité insignifiante, car c'est un poison d'une violence extrême. Viennent enfin les *eaux-de-vie* de *betteraves*, de *grains* (riz, maïs, sarrasin, blé, millet, seigle, orge, avoine, haricots, pois, lentilles) et de *pommes de terre*. Elles contiennent surtout des alcools amylique et butylique beaucoup plus toxiques que l'alcool éthylique qui se trouve dans les eaux-de-vie de vin. Ainsi la dose toxique, par kilogramme de chien, d'alcool éthylique est de 6 gr. 52; tandis qu'elle est seulement de 1 gr. 90 pour l'alcool butylique, et de 1 gr. 55 pour l'alcool amylique. En outre, l'eau-de-vie de pommes de terre renferme une huile volatile à odeur très désagréable et dangereuse.

La seconde catégorie comprend les liqueurs sucrées avec acide. Bouchardat cite en première ligne le *punch* qui se fait avec du rhum ou du kirsch, du citron, du thé et du sucre. C'est, quand on n'en abuse pas, une heureuse association de produits. Le sucre et le citron retardent l'absorption; le thé sert de correctif à l'alcool, par un véritable antagonisme. Le *cassis* est le suc du fruit appelé cassis mélangé à du sucre et de l'alcool. En Bourgogne on y ajoute du vin blanc. Cette liqueur, prise à dose modérée, est bonne et inoffensive.

La troisième catégorie comprend les liqueurs sucrées avec essence. Les principales sont l'absinthe, le bitter, le vermouth, la chartreuse, l'anisette, le curaçao, la bénédictine, etc.

Absinthe. — L'absinthe vulgaire, *artemisia absinthium*, connue encore sous les noms de *grande absinthe, armoise amère, aluyne, herbe sainte*, est une plante herbacée, vivace. Elle pousse naturellement dans les localités montueuses et incultes de l'Europe. On la rencontre surtout dans les fentes des rochers, dans la région méditerranéenne et le nord de l'Afrique. Mais on la cultive beaucoup dans plusieurs départements du Midi pour les usages médicaux et la fabrication de la liqueur de ce nom. Elle fleurit dans les mois de juillet ou d'août et on la récolte généralement dès que la floraison a commencé.

A l'état frais, toutes les parties de la plante ont, quand on les froisse, une odeur forte, aromatique, pénétrante, assez désagréable. La saveur est tellement amère qu'elle est devenue proverbiale, d'où son nom : ἀ, ψίνθος, sans douceur.

Son principe actif est une huile volatile verte, douée de propriétés toxiques très énergiques.

Par la dessiccation, cette huile essentielle s'évapore et l'absinthe perd ainsi beaucoup de son énergie. Mais il faut que l'évaporation soit lente. La dessiccation artificielle, hâtive, enlèverait seulement l'eau de végétation, et la plante n'aurait plus le temps de se débarrasser de son principe toxique.

Telle est la plante qui, suivant son emploi, peut être très utile, ou, au contraire, très pernicieuse, puisque, si on en abuse, elle amène l'*absinthisme*, maladie plus terrible que l'alcoolisme, car, aux effets désastreux de l'alcool se joignent les effets plus désastreux encore de l'essence.

La liqueur d'absinthe renferme des proportions variables d'alcool. L'absinthe commune en contient 40 0/0, l'absinthe suisse 70 0/0.

Plusieurs substances interviennent dans la composition de cette liqueur : feuilles d'absinthe majeure et mineure, racine d'angélique et calamus, feuilles de dictame de Crète ou origan, badiane, etc. On fait macérer dans de l'alcool ces différentes matières ; on distille, on ajoute de l'essence d'anis, et quelquefois d'autres aromates. Quant à la coloration émeraude, on l'obtient par une décoction d'ortie, d'hysope, d'épinard, de persil, etc. Mais le plus souvent, on l'obtient avec du bleu éteint (vert de gris), avec le curcuma, l'indigo, etc.

C'est surtout pour le peuple que l'on fabrique ces liqueurs falsifiées et si dangereuses. Les absinthes supérieures et de bonne qualité ne renferment aucun autre principe toxique que l'alcool et les essences. C'est déjà bien suffisant !

« Les ondulations bizarres de l'eau qui verdit et blanchit, dit Bouchardat, le parfum pénétrant de l'alcool et des essences déterminent immédiatement une sensation agréable, que double l'habitude. Cette boisson est le plus souvent prise avant le repas ; l'estomac étant vide, l'absorption est plus rapide ; l'action des alcools et des essences est alors plus instantanée et plus intense. A peine a-t-on savouré la perfide liqueur, que l'intelligence semble animée, surexcitée ; si le buveur se livre à des travaux d'imagination, surviennent des éclats heureux ; mais ce bien passager entraîne à sa suite une longue série de maux. »

Un des effets les plus pernicieux de l'absinthe, c'est de déterminer la sécheresse du gosier, ce qui produit naturellement un besoin pressant de boire encore. On comprend combien c'est dangereux, car, outre que l'on boit beaucoup, on augmente insensiblement la dose pour maintenir la sensation que l'habitude émousse. Et alors, comme l'a si bien dit M. E. Béguin, « à l'essor spontané de l'esprit succède la stupéfiante hébétude propre aux ivrognes ».

En effet, l'abus de l'absinthe amène tous les effets organiques de l'alcoolisme, mais plus intenses[1], sur le système nerveux notamment. « La passion tyrannique de l'absinthisme, dit E. Monin, réfractaire à toute morale comme à toute thérapeutique, conduit fatalement ses adeptes à la *manie,* au *ramollissement du cerveau,* à la *paralysie générale,* en passant par les troubles digestifs profonds, l'amaigrissement prononcé et la déchéance vitale extrême. »

Si donc, pour Alfred de Musset, l'absinthe était la « muse verte », il est plus naturel d'admettre qu'elle est « une grande vitesse pour Charenton ».

En conséquence, nous devons conclure que l'absinthe étant une liqueur dangereuse, il est prudent de ne pas en boire, ou, du moins, d'en user avec la plus grande modération. Qu'en tout cas, il faut toujours éviter le plus petit abus, si on ne veut pas tomber rapidement dans l'abîme.

1. Des nuances symptomatiques très accusées, dit Marcé, séparent l'intoxication alcoolique simple de l'intoxication à l'aide de la liqueur d'absinthe. Chez ceux qui font abus de ce dernier poison, on voit prédominer la stupeur, l'hébétude, les hallucinations terrifiantes, et l'affaiblissement intellectuel arrive avec une extrême rapidité. Ces différences cliniques permettent de supposer que l'absinthe exerce par elle-même une action spéciale. Afin de vérifier cette hypothèse, j'ai cherché à isoler, à l'aide d'expériences sur les animaux, les effets toxiques dus à l'absinthe de ceux qui dépendent de l'alcoolisme. Or, des faits déjà assez nombreux, observés sur des chiens et des lapins, auxquels on faisait avaler de l'essence d'absinthe pure, ne laissèrent aucun doute sur l'action toxique de cette dernière substance. L'essence d'absinthe, à la dose de 2 à 3 grammes, détermine des tremblements, de la stupeur, de l'hébétude, de l'insensibilité, et toutes les apparences d'une terreur profonde : à dose plus forte, 3 à 8 grammes, elle amène des convulsions cloniques, épileptiformes, avec évacuations involontaires, écume aux lèvres et respiration stertoreuse. Ces accidents sont passagers et n'entraînent pas la mort.

Bitter. — Le bitter devrait être une simple macération dans de l'eau-de-vie de genièvre d'un mélange de gentiane, d'orangette, de cannelle, de calamus, de quinquina, d'année, de coriandre et de sucre ajouté au macéré. Ce sont là des principes amers qui ne peuvent que donner à cette liqueur des propriétés apéritives. Malheureusement, on ne les trouve pas dans le bitter trop ordinaire, et alors il est très mauvais pour la santé, même si on en prend rarement.

Vermouth. — Le vermouth fait avec du bon vin blanc, dans lequel on a mis à macérer du quinquina, de l'aunée, de la tanaisie, de l'écorce d'orange, etc., et des condiments aromatiques, comme le girofle, la coriandre, la badiane, la muscade, constitue une boisson saine, apéritive, dont on peut user sans trop d'inconvénients. Mais un vermouth préparé avec du vin frelaté et des plantes mal choisies ne peut que produire des effets fâcheux, surtout si on a employé l'essence de reine-des-prés, souvent remplacée par l'aldéhyde salicylique, essence et aldéhyde possédant une action épileptisante.

Chartreuse. — Cette liqueur, que l'on croit fabriquée avec des plantes des Alpes dauphinoises, est un bon digestif. Mais il ne faut en boire qu'en très petite quantité. Les personnes nerveuses surtout doivent presque s'en abstenir, car, outre les accidents produits par l'alcool, il y a encore ceux qui sont dus à la présence des essences végétales aromatiques[1].

Anisette. — L'anisette est de l'eau-de-vie plus ou moins sucrée et aromatisée avec le fruit de l'anis vert. On fait une bonne anisette en mettant macérer dans deux litres de bonne eau-de-vie, pendant un mois, 60 grammes d'anis, 30 de coriandre, 2 de cannelle, et on ajoute 1 000 grammes de sucre. Les effets sont les mêmes que ceux de la chartreuse.

1. Voici, d'après Dorvault, la formule de l'élixir de la Grande-Chartreuse : mélisse fraîche, 640 gr.; hysope fraîche, 610 gr.; angélique fraîche, 320 gr.; cannelle, 160 gr.; safran, 40 gr.; macis (voir : muscade, page 233), 40 gr. Après huit jours de macération dans 10 litres d'alcool, on distille sur une certaine quantité de plantes fraîches : mélisse, hysope; au bout de quelque temps, on exprime, on ajoute 1250 gr. de sucre, et on filtre. Cet élixir est un médicament qui peut être utile contre les tranchées, les coliques, les indigestions, à la dose d'une cuillerée à café.

Curaçao. — Cette liqueur, fabriquée spécialement par les Hollandais, est faite avec des zestes secs d'oranges amères, du girofle, de la cannelle, de l'eau-de-vie, du sucre et de l'eau. C'est une bonne liqueur digestive.

Bénédictine, Trappistine, etc. — Toutes ces liqueurs se rapprochent plus ou moins de la chartreuse. On peut en user, mais jamais en abuser, et il vaut mieux s'en passer.

Action de l'alcool sur l'organisme. — D'après Liebig, Bouchardat, Sandras, l'alcool que l'on ingère est absorbé complètement par l'organisme, et il produit de la chaleur. D'après Lallemand, Perrin et Duroy, l'économie ne le brûle pas, il s'y accumule ou la traverse en nature. Ces deux opinions sont trop exclusives, et on admet généralement que si une partie de l'alcool est éliminée en nature par les poumons, les reins et la peau, l'autre partie est brûlée dans le corps, ce qui fait que l'alcool est une source dé force vive pour l'organisme.

Mais cette force vive est-elle employée utilement en contribuant à maintenir la température normale ou en empêchant l'usure des autres éléments, autrement dit, l'alcool est-il un aliment d'épargne? Bunge fait remarquer que si, d'un côté, il augmente la production de la chaleur, de l'autre, il en augmente aussi la déperdition, puisqu'il favorise la dilatation périphérique, et le résultat final est un abaissement de la température. Mais tout dépend de la dose. Si on boit peu d'alcool, celui-ci augmente réellement la température en accélérant la circulation et la respiration, tandis que si on en ingère une grande quantité, il l'abaisse par l'évaporation pulmonaire et l'anesthésie qu'il procure.

Quant à la question de savoir s'il est un aliment antidéperditeur, on admet généralement qu'oui, car si le ralentissement de la désassimilation qu'il produit n'est pas fort considérable, il n'en existe pas moins. Son rôle alimentaire est donc secondaire, mais réel.

A petite dose, 50 centimètres cubes en 24 heures, il excite l'appétit, stimule le système nerveux et l'imagination, facilite, par conséquent, le travail physique et intellectuel. Mais, à haute dose, il amène l'ivresse et l'alcoolisme avec toutes ses conséquences terribles.

Alcoolisme. — L'alcoolisme aigu est constitué par l'ivresse. Il n'est pas grave si le sujet ne se met pas souvent dans ce triste état. Il en est autrement quand il s'agit de l'alcoolisme chronique. « L'action de l'alcool, dit Langlois, s'exerce sur tous les organes, sur la muqueuse gastrique, où il détermine un catarrhe chronique (pituite des buveurs); sur les reins, où il entraîne des néphrites graves; sur le foie, déterminant une cirrhose hépatique; sur le système cardio-vasculaire, dégénérescence graisseuse du cœur, athérome, artério-sclérose; enfin, sur le système nerveux, où les désordres sont particulièrement remarquables. L'innervation est altérée, tremblement, sclérose en plaques, etc., etc., enfin, troubles psychiques des plus graves. Le plus grand nombre des cas de folie observés se rencontrent chez des alcooliques. La démence simple, la paralysie générale ont souvent pour cause unique l'alcoolisme, mais c'est principalement sur les prédisposés, sur les héréditaires, que cette action est des plus manifestes. »

On fait la même constatation au point de vue de la criminalité. Les alcooliques entrent dans la proportion de 33 0/0 pour les assassinats, de 37 0/0 pour les incendies, de 70 0/0 pour la mendicité, de 90 0/0 pour les coups et blessures (Motet).

L'alcoolisme prédispose aussi à la tuberculose. La plupart des décès phtisiques masculins sont le résultat de ce triste vice.

Et cependant, non seulement la consommation en alcool par tête d'habitant a beaucoup augmenté depuis une trentaine d'années, mais encore la toxicité des alcools s'est aggravée, par suite de la fabrication des alcools de grains, de mélasses, de betteraves.

Prophylaxie. — Jusqu'ici, la France n'avait pas été trop atteinte par les ravages de l'alcoolisme, parce qu'étant très riche en vin naturel, ses habitants n'avaient pas besoin de recourir aux mauvais alcools. Mais aujourd'hui, il est nécessaire de lutter, comme on le fait dans les autres pays. « En Angleterre, aux Etats-Unis, en Suède et Norvège, dit Langlois, l'initiative privée a devancé les mesures législatives ; les Sociétés de tempérance et d'abstinence ont pris une extension considérable et ont pu exercer une influence heureuse. Dans quelques États d'Amérique (Maine, Massachussets), la vente des boissons alcooliques est rigoureusement interdite, sous menace d'amende énorme. En Suède et Norvège, le système dit de Gothembourg a donné d'excellents résultats. Les distilleries particulières existantes ont été supprimées. De grandes compagnies ont seules été autorisées à distiller, mais sous un contrôle sévère, et elles n'ont aucun intérêt à favoriser l'accroissement de la consommation ; tout bénéfice dépassant 5 0/0 d'intérêt est employé par l'État pour des œuvres de moralisation ou d'utilité publique. Grâce à ces dispositions, on a réduit considérablement et le nombre des distilleries, et le nombre des débits, et la consommation de l'alcool. La diminution est de plus de 10 0/0.

« En Suisse, l'État fédéral a pris en main le monopole de la vente de l'alcool et la consommation a diminué de 10 0/0.

« En France, le monopole de la vente de l'alcool préconisé par Alglave, ou tout au moins le monopole de la rectification de l'alcool présenterait un double avantage : permettre la suppression de la fraude énorme et par suite amener une rentrée convenable au Trésor, un milliard d'après Alglave ; ne donner au public que de l'alcool bien rectifié, par suite moins toxique. Mais il faudrait encore prendre une autre mesure, il faudrait rétablir l'autorisation préalable pour l'ouverture des débits et en diminuer le nombre. Il est évident que c'est l'accroissement du nombre des cabarets qui a contribué à répandre l'alcoolisme. Enfin on devrait appliquer la loi de 1873 tendant à réprimer l'ivresse publique, ce qu'on ne fait pas, puisqu'en 1875 on relevait 90 000 procès-verbaux pour contravention, et que ce chiffre était tombé à 45 000 en 1885. »

CHAPITRE V

INFLUENCES DE CONTACT

Vêtements. — Lit. — Bains, hydrothérapie. — Cosmétiques. — Hygiène de la bouche.

§ I. — Vêtements.

Laine ; soie ; fourrures ; coton ; lin ; chanvre ; gilet de flanelle ; chemise ; caleçon ; bas ; jarretières ; jarretelles ; chaussettes ; corset ; gilet ; pantalons ; bretelles ; veste ; redingote ; blouse ; cravate ; foulard ; chapeaux ; chaussures.

La nature a donné aux animaux une peau suffisamment recouverte de poils pour qu'ils n'aient pas besoin de vêtements.

Mais l'homme a été créé nu, et, pour ne pas souffrir du chaud comme du froid, du sec comme de l'humide, il doit se vêtir. Pendant l'hiver il faut qu'il prenne un vêtement qui lui conserve la chaleur intérieure et qui le garantisse en même temps du froid et de l'humidité extérieure. Pendant l'été, il faut qu'il mette un vêtement qui laisse échapper au dehors la chaleur naturelle et qui n'absorbe pas les rayons chauds du soleil. Pour arriver facilement à ce but, il doit prendre un vêtement de telle ou telle substance et de telle ou telle couleur, car de la substance et de la couleur dépend surtout la propriété de conserver, de repousser ou de recevoir la chaleur et le froid.

Les substances qui servent généralement à la confection des vêtements sont la *laine*, la *soie*, les *fourrures*, le *coton*, le *lin* et le *chanvre*.

La *laine* du mouton, dont on fait le drap, la flanelle, est la plus usuelle des substances vestimentaires. Elle empêche la chaleur animale de s'échapper à l'extérieur, de plus, elle ne se laisse pas facilement pénétrer par l'humidité, et lorsqu'elle est chaude elle ne se refroidit pas rapidement. Il faut donc mettre pendant l'hiver des vêtements de laine et les choisir de couleur foncée, car le noir absorbe les rayons chauds, tandis que le blanc les réfléchit, les repousse.

La *soie* est plus souple et plus brillante que toute autre étoffe. Elle se rapproche assez de la laine, elle conserve bien la chaleur et absorbe difficilement l'humidité.

Les *fourrures* sont les peaux de divers animaux. Elles conservent très bien le calorique, parce qu'elles emprisonnent dans leurs poils, ainsi que, du reste, les vêtements de laine, une assez grande quantité d'air. Comme l'air a un pouvoir de conductibilité très faible, il constitue une enveloppe conservatrice de la chaleur.

Le *coton* est fabriqué avec les graines du cotonnier. Il sert à fabriquer le calicot, le madapolam et autres étoffes assez grossières, mais ayant une faible conductibilité.

Le *lin* fournit une toile très fine. — Celle de *chanvre* l'est moins, mais elle dure davantage. Ces tissus donnent facilement passage à la chaleur. Les vêtements qu'ils servent à faire conviennent donc pendant les temps chauds.

Nous avons dit que la conduction de la chaleur était influencée presque autant par la couleur du tissu que par sa matière. C'est le noir qui absorbe le plus, puis viennent le bleu, le vert, le rouge, le jaune. C'est le blanc qui absorbe le moins. Les vêtements de cette couleur conviennent donc pendant l'été, tandis que les vêtements noirs ou de couleur foncée conviennent en hiver.

Disons maintenant un mot de chaque vêtement en particulier.

Le premier, du moins pour un grand nombre de personnes, est le *gilet de flanelle*. La laine étant le tissu qui absorbe le plus l'humidité, on comprend qu'il soit très utile de porter de la flanelle sur la peau, puisqu'elle absorbe la sueur au fur et à mesure qu'elle se produit, qu'elle empêche ainsi son évaporation trop brusque et fait éviter les refroidissements qui s'ensuivraient. Seulement il faut en changer très souvent, car elle se charge vite de sueur et de matières organiques et alors elle irrite la peau.

La *chemise* est faite ordinairement en toile ou en coton. Cette dernière est préférable à la chemise de toile, parce qu'elle conduit moins le calorique et absorbe mieux la chaleur. Elle ne doit serrer ni le cou, ni les poignets. Comme elle s'imprègne de toutes les sécrétions de la peau, il est nécessaire d'en changer souvent. Nous conseillons même d'en avoir une pour la nuit et une pour le jour, celle de la nuit ayant besoin le matin d'être mise à l'air afin qu'elle se débarrasse de l'odeur et de l'humidité dont elle se trouve remplie.

Le *caleçon* est un vêtement très utile, car il contribue beaucoup à entretenir la propreté du corps. Il empêche, en effet, la poussière de pénétrer dans le pantalon et de se fixer sur la peau, de telle sorte que celle-ci peut toujours bien fonctionner. Il ne faut pas cependant qu'il serre trop les jambes. On doit en changer souvent.

Le *bas* est encore un des vêtements qui s'applique directement sur la peau. On le fait avec de la laine, du coton ou du fil. Les bas de laine tiennent les pieds et les jambes bien chauds. Ils conviennent donc pendant l'hiver, et les personnes qui sont obligées de rester dans des lieux humides ou qui transpirent beaucoup doivent en porter. Mais celles qui se portent bien doivent donner la préférence aux bas de fil ou de coton. — Pour maintenir le bas bien tiré sur la jambe on se sert de *jarretières*. Il est nécessaire que celles-ci soient suffisamment larges et très élastiques, de manière à ne pas gêner la circulation. Il faut les placer plutôt au-dessus du genou qu'au-dessous. Mais ce qui est encore mieux, c'est de les laisser de côté, et d'attacher les bas au corset ou à la ceinture, au moyen d'une lanière élastique appelée *jarretelle.* On évite ainsi les *varices* et les *ulcères* des jambes.

Les enfants et les hommes doivent porter des *chaussettes* et non des bas. Il ne faut mettre des bas que lorsqu'on est malade. Cette partie de nos vêtements, recevant la sécrétion très abondante des pieds, doit être changée très souvent.

Au-dessus de la chemise, tout autour du tronc, les femmes mettent le *corset.* On ne doit pas absolument repousser son usage. Le corset a l'avantage de faire tenir le buste droit et de soutenir des seins quelquefois trop volumineux, mais il ne faut pas qu'il comprime, qu'il serre le thorax outre mesure de manière à gêner la circulation et la respiration. Un bon corset, en somme, ne devrait être qu'une ceinture large et élastique, faite d'un tissu souple, sans acier, et avec aussi peu de baleines que possible; il doit se borner au simple rôle de soutien. Il ne faut pas qu'une jeune fille mette un corset avant le complet développement de son corps.

Les hommes mettent un *gilet* plus ou moins chaud et plus ou moins ouvert suivant la saison. Il doit toujours être assez large pour ne gêner ni la respiration ni la digestion.

Pour couvrir leurs jambes, ils mettent des *pantalons.* Ceux-ci sont en gros drap l'hiver, en drap très léger et clair l'été. Il vaut mieux qu'ils soient larges pour ne pas gêner la circulation. Les *bretelles* que beaucoup de personnes mettent sont très utiles parce qu'elles retiennent le pantalon sans obliger à serrer celui-ci outre mesure.

Les autres vêtements, *veste, habit, redingote,* varient aussi quant à l'étoffe et à la couleur suivant la saison; il faut veiller à ce qu'ils soient assez amples pour ne pas gêner les fonctions du corps.

La *blouse* que mettent les ouvriers est un excellent vêtement qui garantit du froid, du vent et de l'humidité, tout en laissant la liberté la plus complète des mouvements. Il a, en outre, l'avantage d'être peu coûteux.

La mode oblige les hommes à mettre une *cravate.* Que celle-ci soit légère, simple et peu serrée.

Le *foulard* est généralement inutile; il en est de même du cache-nez. Il ne faut donc pas s'y habituer.

La tête est, d'habitude, couverte de cheveux, mauvais conducteurs de la chaleur. A l'intérieur, il est préférable de rester nu-tête le jour et la nuit. A l'extérieur, il est nécessaire de la protéger contre les chocs, contre l'ardeur des rayons du soleil et contre la pluie. Pour cela il faut mettre un *chapeau* léger, assez large pour laisser la circulation libre, et perméable à l'air de manière à permettre l'évaporation de la sueur. Le chapeau haut de forme n'a aucune de ces qualités et il est très incommode. — Les chapeaux de paille ou de feutre blanc, à larges bords, sont préférables à tous les chapeaux que l'on porte, surtout pendant l'été. — La casquette est une coiffure très commode, mais il faut qu'elle soit légère, d'un tissu perméable à l'air et que sa visière soit assez grande pour préserver des rayons du soleil et garantir les yeux.

Enfin, les pieds ayant besoin, dans la marche, d'être garantis contre les corps extérieurs, on les met dans des *chaussures*. Celles-ci ont encore pour but de conserver la chaleur de cette partie extrême du corps. Une bonne chaussure ne doit être ni trop serrée ni trop large, elle doit seulement maintenir le pied. — Il y a plusieurs sortes de chaussures : les bottes, les bottines, les souliers, les galoches et les sabots. Les bottes préservent tout le bas de la jambe contre l'humidité. Les souliers garantissent seulement le pied, mais ils sont très légers et gênent moins la transpiration et l'évaporation que les bottes. Si aux souliers on joint des guêtres, ou si on met des bottines, l'articulation se trouve soutenue et la marche devient facile, plus assurée, moins fatigante. Les bottes conviennent pendant l'hiver et les temps humides. Les souliers et les bottines sont de saison d'été. Les sabots sont nécessaires aux personnes qui ont leurs pieds dans l'humidité. Avec des chaussons et des sabots on a toujours les pieds chauds et secs. Les galoches sont aux sabots ce que les bottines sont aux souliers. Elles constituent donc une excellente chaussure pendant l'hiver et dans les temps humides.

§ 2. — Lit.

On passe au moins la moitié de la vie dans le lit; il est par conséquent nécessaire de bien connaître toutes les nombreuses et minutieuses précautions hygiéniques qu'il faut prendre pour en faire un meuble sain où l'on trouve la force et la santé.

Peu importe qu'il soit fabriqué en noyer, en acajou, en palissandre, en thuya, en bois de rose, ou simplement en fer, pourvu qu'il soit tenu bien propre. Et comme cette condition est plus facile à obtenir avec un lit en fer, il faut en conclure que celui-ci est encore le meilleur.

Autrefois, et même encore aujourd'hui dans les campagnes, tous les lits avaient une énorme paillasse. On la remplace par un sommier élastique qui est très sain et qui n'a aucun des inconvénients de l'antique sac rempli de paille.

On met au-dessus du sommier un matelas ou deux. Dans ce dernier cas, que celui de dessous soit en varech et l'autre en laine, jamais en plumes. Les lits de plumes sont mous, chauds et entretiennent le corps dans une trop grande chaleur qu'ils concentrent en même temps qu'ils perdent difficilement l'humidité qui s'exhale par la respiration et la peau. Ils s'imprègnent ainsi très vite d'émanations malsaines, par conséquent nuisibles à la santé. Enfin, ils épuisent et débilitent rapidement.

Les draps de toile sont préférables aux draps de coton. Ces derniers excitent la peau, et cette excitation qui énerve rend le sommeil agité.

L'objectif des couvertures étant de conserver la chaleur et non de la développer, il faut en mettre le moins possible. On ne doit donc se servir d'un édredon que pendant les grands froids, lorsqu'on serait obligé de mettre trop de couvertures. Dans ce cas seulement l'édredon est utile parce qu'il tient chaud sans accabler par son poids comme le ferait une couverture. Toutefois une personne bien portante doit savoir s'en passer.

L'oreiller sera, autant que possible, en crin, puisque la plume est moins saine.

Mais où faut-il placer le lit?

Bien des personnes consacrent les plus belles pièces de leur appartement à toute autre chose qu'à leur chambre à coucher, et elles relèguent le lit dans une des plus mauvaises. C'est encore pire dans l'appartement de l'ouvrier où le lit est dans la cuisine ou dans une alcôve sombre et sans air. Il faut placer ce meuble si utile dans la pièce la moins humide et la plus saine de l'appartement. Que cette pièce ait au moins une fenêtre que l'on puisse ouvrir largement tous les jours. Qu'elle ait, en outre, autant que possible, une cheminée afin que le renouvellement de l'air se produise avec plus de facilité. Que les rideaux, surtout s'ils sont épais, soient grandement ouverts.

Le matin, dès qu'on est descendu du lit, il faut rejeter sur les pieds draps et couvertures, et ouvrir la fenêtre lorsque la toilette est terminée. On fait exposer en même temps les draps à l'air pur afin de les débarrasser de toutes les émanations dont ils se sont imprégnés pendant la nuit, et on ne refait le lit que quelques heures après, les matelas ayant été retournés.

Les draps doivent être renouvelés deux fois par mois, et plus souvent si on transpire.

On fera assainir le matelas une fois par an par le lavage de la toile et le cardage de la laine.

En se couchant on met une chemise de nuit que l'on garde huit jours au plus. Si on porte la flanelle on laisse également celle du jour pour en prendre une de nuit.

Une fois dans le lit on prend la position qui convient le mieux; il est préférable de s'habituer à dormir indistinctement dans la position horizontale et sur les deux côtés, car il n'y a aucun inconvénient à dormir sur le côté gauche quand on en a l'habitude.

Il ne faut conserver dans le lit aucun autre vêtement que la chemise et un bonnet léger si on craint le froid à la tête, mais il vaut mieux se passer de ce dernier.

On doit faire son possible pour se coucher tous les soirs à la même heure, entre neuf et onze heures, et ne rester dans le lit que sept heures si on n'a pas trop besoin de sommeil.

Septem horis dormire sat est, juvenique senique.

C'est assez de dormir sept heures, que l'on soit jeune ou que l'on soit vieux.

C'est une mauvaise habitude de chauffer le lit, mais il faut avoir soin de se coucher en ayant chaud, aux pieds surtout. La réaction produite par le froid des draps ne tarde pas à se faire, on s'endort vite inondé d'une douce chaleur et le matin on s'éveille dans un état de santé parfaite.

§ 3. — Bains. — Hydrothérapie.

A. — Bains. — La peau étant un organe d'émonction pour certains déchets organiques azotés et carbonés, il est nécessaire que ces déchets soient éliminés avec soin pour que la santé soit parfaite. Or, le principal effet des bains est de la laver, de la débarrasser de tous les résidus qui la recouvrent et de lui rendre ainsi son élasticité et sa souplesse afin qu'elle remplisse toutes ses fonctions.

Le mot bain vient du latin *balneum*, qui, lui-même, dérive du grec βαλανεῖον. Ce dernier mot, suivant quelques auteurs, se décompose de la manière suivante : βαλλω, je chasse ; ανιαῖα, la douleur.

Il y a un nombre infini de bains. M. Ossian Henry les divise en : liquides, solides et gazeux ou aériformes.

1° *Bains liquides*. — Ces bains comprennent les *bains simples* et les *bains composés et médicamenteux*.

Les *bains simples* sont pris dans de l'*eau douce*, et cette eau peut être une eau de pluie, de rivière, d'étang, de source ou de puits. Il sont encore pris dans de l'*eau chargée de sels*, comme l'eau de mer, ou dans des eaux minérales, naturelles ou artificielles, salines, alcalines, sulfureuses, ferrugineuses.

Les bains *composés et médicamenteux* sont *aromatiques* si on les prend avec des plantes possédant une odeur suave qu'elles doivent à des huiles essentielles ou aux acides benzoïque et cinnamique, avec du vin ou de l'alcool ; *excitants*, si on ajoute à l'eau de la farine de moutarde ; *émollients*, si l'on se sert du son, de l'amidon, de la fécule, du petit lait ou du lait que l'on mélange à l'eau ; *fortifiants* si l'on ajoute de la gélatine, de l'huile, des tripes, du sang, du bouillon, etc.

2° *Bains solides*. — Les bains solides proprement dits sont les bains de sable, de cendre et d'amidon. Il y a encore les bains demi-liquides que l'on prend dans les boues minérales, les marcs de raisin, les marcs d'olives et le fumier chaud.

3° *Bains gazeux ou aériformes*. — Ces bains sont secs et comprennent les bains à air chaud et à air comprimé, les bains mercuriels, sulfureux, iodés, résineux, etc. ; ils sont encore humides et comprennent les bains de vapeur proprement dits. Ces bains sont obtenus soit avec de l'eau simple, soit avec de l'eau chargée de principes aromatiques ou autres.

Nous allons dire quelques mots des principaux, en les distinguant sous le rapport de la température :

Les bains froids au-dessous de 20° ;

Les bains frais, de 20 à 25° ;

Les bains tièdes, de 27 à 32° ;

Les bains chauds, de 37 à 40°.

BAINS FROIDS

On prend un bain froid quand on se plonge dans de l'eau ayant une température de 10 à 15°; le bain, pris dans les conditions voulues, peut rendre les plus grands services. Voyons d'abord quels sont ses effets.

Effets immédiats. — Quand on entre dans un bain froid, on est vivement saisi et un frisson général parcourt tous les membres; la peau devient chair de poule, perd sa couleur, mais ne tarde pas à devenir rouge livide. Le pouls bat fort et la respiration est fréquente, pénible. On éprouve la sensation du refoulement de tous les liquides au centre du corps. La sensibilité des papilles nerveuses s'émousse, l'épiderme s'épaissit et le corps diminue de volume. Après le bain, qui doit durer plus ou moins longtemps, suivant que l'on est fort ou faible, qu'on peut le tolérer ou non, la réaction se produit assez vite et une chaleur brûlante générale se développe.

Effets consécutifs. — Ces effets varient. Si on est faible, le bain supprime les fonctions secrétoires de la peau et irrite ainsi les organes internes; résultat : coliques et diarrhées. Si l'on est robuste, la peau est, au contraire, stimulée, elle devient moins impressionnable et se trouve ainsi à l'abri des vicissitudes atmosphériques.

Les bains froids conviennent à tous ceux qui n'éprouvent pas dans ces bains une impression trop désagréable, à ceux qui souffrent de la chaleur de l'atmosphère et qui ont besoin de se débarrasser de cet excès de calorique.

Ils sont *toniques* et fortifiants quand ils sont de courte durée et que la température est près de 15°. Ils sont *sédatifs* s'ils sont plus prolongés et si l'eau est plus froide. C'est pour cette raison qu'on les emploie beaucoup aujourd'hui et avec succès dans certaines maladies à fièvre intense.

D'après Ch. Londe, le bain froid est fortifiant, et s'il n'apporte pas de matière animale dans les tissus vivants, il rend à ceux-ci, en les délivrant de leurs entraves, le pouvoir d'exécuter avec énergie des actes devenus languissants. Mis en usage l'été, quand les chaleurs sont considérables, il renouvelle l'action nerveuse épuisée, rétablit la contractilité musculaire, diminue la transpiration cutanée, s'oppose à la faiblesse qu'amènent des sueurs abondantes et surtout rétablit l'appétence de l'estomac.

BAINS FRAIS

Dans les bains frais, l'eau a généralement de 20 à 25°. Ce sont les bains de rivière et les bains de mer.

Bains de rivière. — Quand on plonge lentement son corps dans une eau qui a à peine 20°, on éprouve une sensation de froid assez désagréable; mais si on s'y jette, si surtout on fait quelques mouvements, dès que l'immersion du corps est entière, on n'a pas le temps d'éprouver cette sensation qu'il vaut mieux éviter puisqu'elle n'est point utile. Quand on craint de se jeter dans l'eau, il faut se laver fortement les bras et la poitrine, et se baisser rapidement jusqu'à ce que le liquide atteigne les épaules.

Quelques secondes après que le corps est entièrement plongé dans l'eau, la respiration est plus courte, plus fréquente et par conséquent un peu gênée; la circulation se ralentit et la chaleur du corps diminue.

Mais au bout de trois ou quatre minutes tout ce malaise disparaît et lorsque le baigneur sort du bain il éprouve un sentiment de bien-être et de fraîcheur fort agréable; il se sent plus fort, plus léger, plus dispos; ses membres accomplissent les mouvements avec plus de facilité et toutes les fonctions semblent se faire plus librement. L'appétit devient vif, la digestion facile et la contractilité musculaire s'accroît.

Les bains frais sont très salutaires et la santé ne peut qu'en retirer un très grand bien. Ils tempèrent, en effet, la chaleur qui, dans les climats chauds, est souvent si insupportable, et, de plus, ils calment la soif. Ils fortifient les constitutions faibles, délicates, molles, et guérissent même quelquefois certaines affections chroniques.

L'utilité de ces bains est si grande et si connue, que de tout temps les hommes en ont pris. Homère cite l'exemple de la princesse Nausicaa; on connaît celui de la fille de Pharaon; on sait aussi que les Spartiates se baignaient dans l'Eurotas, et les Romains dans le Tibre.

La durée d'un bain varie suivant le tempérament de la personne et suivant la plus ou moins grande sensibilité de celle-ci pour l'eau. Ainsi certaines personnes peuvent rester dans le bain 15, 20 minutes, une demi-heure même, tandis que d'autres doivent sortir au bout de 5 à 8 minutes.

Il est un précepte qu'il est très facile de suivre, c'est de sortir toujours de l'eau dès qu'on sent par tout le corps une légère sensation de froid. Il vaudrait même mieux sortir avant d'éprouver cette sensation.

Bains de mer. — *Effets que l'on éprouve en prenant un bain de mer.* — Les effets produits sont différents, suivant les individus. Les jeunes gens, ceux qui sont vigoureux, n'éprouvent aucune impression en entrant dans le bain, et ils peuvent y rester une demi-heure sans sentir de frisson, surtout s'ils nagent. Si on est jeune, mais pas trop robuste, un léger frisson parcourt tout le corps, mais pour se dissiper bientôt et ne reparaître qu'au bout d'un certain temps, lorsqu'on doit sortir du bain. Si on est malade ou trop affaibli, on ressent en entrant dans la mer une vive impression de froid, accompagnée d'un saisissement général et d'une suffocation assez grande. Le visage pâlit, les traits se contractent. Mais tout ce malaise disparaît assez vite, et, dès lors, on se sent bien jusqu'à ce que le second frisson arrive, au bout de dix à quinze minutes.

Effets consécutifs des bains de mer. — Lorsqu'on a pris un bain pendant plusieurs jours de suite, on éprouve une certaine fatigue : le corps et la pensée sont accablés ; on est paresseux pour marcher et on a toujours envie de dormir, surtout après les repas. L'appétit augmente d'ordinaire, mais le sommeil est souvent agité.

Quand on va aux bains de mer, il faut prendre le bain de 10 heures du matin à 5 heures du soir, et entrer bravement dans l'eau, en courant, pour ainsi dire. Lorsque l'eau arrive à mi-cuisse, on se met à genoux, et on attend courageusement une lame qui submerge tout le corps. Il ne faut pas sortir de l'eau et y rentrer à diverses reprises pendant le bain, cela affaiblit et contrarie la réaction. Le bain doit durer de 15 à 20 minutes, suivant le tempérament, et il est préférable de ne pas attendre le frisson secondaire. Pour les enfants, trois à six minutes suffisent.

Quelles sont les personnes qui ne doivent pas prendre de bains de mer et quelles sont celles qui peuvent en prendre ? — Les personnes nerveuses, très excitables, ne doivent prendre des bains de mer qu'avec la plus grande réserve. Celles qui sont atteintes d'une maladie organique du cœur, celles qui sont prédisposées à l'apoplexie ou qui ont un anévrisme ne doivent pas en prendre. Il en est de même de celles qui sont sujettes à des éruptions ou à des flux dont la suppression est toujours à craindre. Les femmes doivent aussi s'en abstenir lorsqu'elles sont indisposées.

Les bains de mer agissant sur toute la constitution de l'individu, on ne doit pas en prendre dans le cas d'une maladie aiguë. Ce n'est, en effet, que dans les maladies chroniques qu'ils peuvent être utiles.

Ils le sont aussi dans toutes les affections de l'enfance où la faiblesse et l'anémie dominent. Ces affections sont malheureusement trop nombreuses.

« Tous les médecins, dit Oré, ont dans leur clientèle de ces enfants au teint pâle, verdâtre, dont les yeux sont cernés, les paupières rouges et chassieuses. Ces enfants, qui sont d'une extrême maigreur, ont l'air ennuyé, la démarche languissante. D'autres, au contraire, ont la peau blanche et rose, des cils magnifiques, les chairs flasques, un peu bouffies ; leur aspect extérieur rappelle celui des chérubins. Malheureusement, ce teint frais et rose, dont les mères sont quelquefois si fières, ne cache que trop souvent une constitution lymphatique, qui se décèle aux yeux des praticiens par d'imperceptibles nodosités, que ces enfants présentent toujours sur les parties latérales du cou.

« La plupart de ces jeunes sujets ont au nez, aux lèvres, aux oreilles ou ailleurs, des éruptions dont la forme varie, mais qui sont toujours de nature strumeuse. L'affection scrofuleuse doit également être mise au premier rang des maladies qui trouvent un remède souvent efficace dans la médication maritime. C'est peut-être même la diathèse qui réclame le plus impérieusement l'usage des bains de mer chez les enfants et le séjour permanent de ces derniers sur les bords de l'Océan. La constitution scrofuleuse n'est autre chose que l'exagération de la constitution lymphatique. »

Les enfants scrofuleux, tout le monde le sait, se reconnaissent à leur constitution délicate, à la beauté, à la transparence de leur peau, à leur teint pâle et blafard, à leurs cils magnifiques.

Les bains de mer sont donc très utiles dans le lymphatisme et la scrofule, dans les maladies qui engendrent toutes les affections des muqueuses, dans les engorgements ganglionnaires simples ou suppurés, dans les maladies des yeux, dans les lésions des articulations et des os. Ils combattent très avantageusement la faiblesse qui survient à la suite d'une maladie aiguë ou de mauvaises habitudes chez les enfants. Ils sont très utiles contre tous les troubles qui surviennent à l'époque de la puberté chez les jeunes filles, et contre la chlorose. Ils font enfin beaucoup de bien aux personnes atteintes de maladies chroniques des appareils respiratoire et digestif.

BAINS TIÈDES OU TEMPÉRÉS

Il est un assez grand nombre de personnes qui ne peuvent prendre un bain frais dans l'eau courante d'une rivière ou au milieu des vagues de l'Océan. Ces personnes se voient donc obligées, été et hiver, de se plonger dans une quantité d'eau suffisante pour remplir une baignoire, lorsqu'elles veulent se rafraîchir et se débarrasser des excrétions qui recouvrent leur corps.

Un bain est tiède ou tempéré lorsque l'eau a une température de 27 à 32 degrés.

Ce bain présente quelques effets semblables à ceux du bain froid, mais bien atténués. En entrant dans l'eau, on sent, en effet, un léger resserrement, qui ne dure que quelques secondes. La respiration est un peu gênée, mais cette gêne n'est due qu'au poids du liquide qui comprime la poitrine. Le pouls devient plein et bat avec force. En sortant du bain, on jouit d'un sentiment inexprimable de bien-être et de fraîcheur ; on ressent de l'appétit et l'on digère parfaitement.

Le bain tiède est le *bain hygiénique* par excellence, car il agit surtout et très avantageusement en nettoyant toute la surface du corps. Les fonctions exhalantes de la peau peuvent ainsi se faire à merveille, et la santé générale n'en devient que meilleure. Il repose les membres fatigués par une longue course ou par un travail manuel excessif. Il produit un sentiment de fraîcheur très agréable, modère la circulation et tempère l'ardeur des sens ; c'est pourquoi il est très utile aux individus irritables.

Le bain tempéré est donc calmant, rafraîchissant, un peu apéritif, diurétique et diaphorétique, c'est-à-dire favorisant la transpiration.

Tout le monde peut le prendre et le supporter, et comme il produit toujours les bons résultats que nous venons d'énumérer, il faut y recourir souvent, très souvent même, surtout si on a un tempérament nerveux, si les sécrétions de la peau ne se font pas bien, si l'on sent le besoin de se rafraîchir.

Mais le bain tiède n'est pas seulement utile au point de vue hygiénique, il l'est encore dans le traitement de certaines maladies.

Il rend de très grands services dans toutes les affections de la peau lorsque l'éruption est à la période aiguë, dans la convalescence de la varioloïde, de la scarlatine, de la rougeole, et surtout de l'urticaire.

Un grand nombre de médecins le conseillent avec avantage dans les fortes fièvres, car il calme le malade et régularise les diverses fonctions en rétablissant celles de la peau.

Il est très utile dans la fièvre puerpérale, l'accouchement, l'inflammation des veines, des artères et des vaisseaux lymphatiques; l'invagination de l'intestin, l'étranglement d'une hernie, la métrite, la péritonite, l'inflammation des reins, etc.

Il est enfin indispensable dans le traitement des névroses : l'hystérie, l'hypocondrie, les palpitations du cœur, les convulsions, l'éclampsie, l'aliénation mentale.

« Les maladies dans lesquelles les bains tièdes ont le plus d'efficacité, ou du moins plus d'utilité, dit M. Rostan, sont sans contredit les névroses, si variées et si nombreuses, soit que ces affections paraissent avoir leur siège dans le principal organe de l'innervation, soit que les symptômes se manifestent exclusivement dans divers autres organes. C'est ainsi, pour commencer par l'état le moins grave, qu'aucun moyen n'est aussi puissant pour faire cesser cet état d'irritabilité, d'agitation nerveuse, ces insomnies qui se montrent particulièrement chez les femmes et chez les personnes dites nerveuses, parce qu'elles sont très susceptibles d'éprouver cet état. Ces bains sont un des principaux moyens pour calmer et guérir les affections hystériques, hypocondriaques, les gastralgies qui se rattachent si souvent à ces états nerveux généraux, les palpitations qui ne se rattachent pas à des maladies organiques du cœur. L'on sait tout le parti qu'en ont tiré Lorry, Pomme, Tissot, etc., dans le traitement des affections connues vulgairement sous le nom de *vapeurs*, d'*attaques de nerfs*. Ils sont le meilleur et quelquefois le seul moyen, surtout chez les enfants, auquel on doive avoir recours dans les cas de convulsions, soit qu'on en connaisse ou non le point de départ ou la cause. Dans les états spasmodiques qui accompagnent diverses maladies à cet âge, ou qui en forment un des caractères, dans le croup, la coqueluche, par exemple, les bains tièdes produisent les plus heureux effets. »

Les bains sont donc excellents au point de vue hygiénique et thérapeutique ; mais, pour en retirer tous les effets qu'on en attend, il faut avoir égard à la prédisposition individuelle pour fixer le degré de température que l'on doit donner à l'eau, aux effets immédiats pour en abréger ou en prolonger la durée, et aux effets consécutifs pour les continuer ou les cesser.

Il vaut mieux ne se plonger dans le bain que graduellement, mettre un pied d'abord, puis la jambe, afin d'apprécier la température de l'eau et voir si elle est trop chaude ou trop froide.

Comme pour tous les bains, on doit prendre évidemment les précautions nécessaires pour n'éprouver aucun refroidissement ni avant, ni après.

Le bain tempéré doit durer une demi-heure ; on peut le prolonger au delà de trois quarts d'heure et même d'une heure.

BAINS CHAUDS

Un bain est chaud lorsque la température de l'eau varie entre 35 et 40 degrés.

En se plongeant dans ce bain, on éprouve une chaleur vive, piquante et incommode ; la peau se contracte d'abord, puis elle rougit et se gonfle ; le pouls s'accélère et devient fort ; il s'affaiblit bientôt, tout en continuant de battre avec célérité, mais irrégulièrement. Le visage se congestionne et une sueur abondante en ruisselle. C'est à ce moment qu'on peut mourir d'apoplexie si on est disposé aux congestions cérébrales.

Cependant il survient de l'agitation ; une soif ardente et des palpitations tourmentent le baigneur. Celui-ci doit alors sortir rapidement du bain, car il ne peut y rester plus longtemps sans danger.

Dès qu'il est hors de l'eau, une sueur abondante l'inonde, et ce n'est que peu à peu que son cœur se remet à battre comme d'habitude et que la chaleur acquise par le bain se dissipe.

Le bain chaud est *débilitant;* il produit, en effet, trop de pertes pour qu'il puisse en être autrement. C'est pourquoi le baigneur éprouvè une grande faiblesse; il ne se sent plus d'appétit, il ne marche qu'avec peine; son intelligence même est alourdie.

Si on sort très rapidement, si on n'attend pas que la sueur dont nous avons parlé soit abondante, il est, au contraire, *tonique*, à cause de l'excitation, du violent *coup de fouet* qu'il donne à la peau.

Ces derniers mots donnent la véritable indication des bains chauds. On doit donc en prendre lorsqu'il faut déterminer une forte excitation à la peau, comme dans les rhumatismes chroniques, les coliques nerveuses, l'inflammation des intestins, la période algide du choléra, les fièvres éruptives, afin d'aider une éruption qui se fait mal, ou la rappeler, si elle a disparu.

Il ne faut jamais prendre un bain chaud si on a un tempérament sanguin, apoplectique, car une attaque est alors à peu près inévitable; il ne faut pas en prendre non plus si on a un ulcère ou un cancer de l'estomac, car il pourrait déterminer une hémorragie mortelle.

B. — Hydrothérapie. — L'*hydrothérapie*, ou traitement par l'eau froide, constitue une méthode essentiellement curative. Comme nous n'avons à nous en occuper ici qu'au point de vue hygiénique, il suffira d'en dire quelques mots.

Les *douches froides* ont non seulement l'avantage de nettoyer la peau, mais elles donnent encore aux muscles une grande vigueur, en même temps qu'elles les assouplissent; elles procurent, en outre, à tout l'organisme une activité générale, très utile pour le maintien de la santé.

Les *ablutions générales*, pratiquées avec une eau ayant la même température que celle des douches, c'est-à-dire de 6 à 12 degrés, se font soit en exprimant à plusieurs reprises une grosse éponge imbibée d'eau au-dessus de la tête, de manière à mouiller tout le corps, soit en se faisant renverser un seau contenant environ dix litres d'eau. Elles agissent moins énergiquement que les douches, mais elles n'en sont pas moins très salutaires, c'est pourquoi nous les recommandons fort.

Mais, pour en retirer le plus grand bien, il faut qu'elles soient faites rapidement, qu'on les répartisse bien sur tout le corps, et qu'on ait soin de se frictionner après avec un linge sec, ou de faire une promenade. La sueur n'empêche pas ces ablutions; l'important est que la réaction se produise aussitôt après. Il est bon cependant que la transpiration ne soit pas le résultat d'une fatigue ou d'un exercice trop violent ayant amené l'abaissement de la chaleur animale.

L'hydrothérapie hygiénique convient surtout aux personnes qui ont un tempérament lymphatique, qui sont faibles ou nerveuses. Celles-ci doivent commencer par les affusions avant d'arriver aux douches.

D'une manière générale, il faut être à jeun, quoiqu'il n'y ait pas grand inconvénient à prendre avant un potage léger. Le moment le plus favorable est l'heure du lever, heure, du reste, la plus convenable aux personnes qui font de l'hydrothérapie hygiénique chez elles.

§ 4. — Cosmétiques. — Fards. — Hygiène de la toilette.

I. — Cosmétiques.

Savons. — Cosmétiques acides : citrons, vinaigres de toilette. — Cosmétiques aromatiques : essences, eau de Cologne, eaux de toilette, baumes. — Parfums : musc, civette, ambre. — Cosmétiques gras : pommades, cold-cream. — Cosmétiques inertes : amidon, farine de riz, lycopode, pâte d'amandes.

Les *cosmétiques* — du grec κοσμεῖν, parer, orner — sont des préparations, dit Bouchardat, destinées à agir sur la peau ou sur ses dépendances, pour remédier aux altérations déterminées par l'âge, les accidents ou les maladies. Ils servent encore à entretenir, à modifier les fonctions de la peau, à accroître et à conserver la beauté, ou souvent, au moins, à en faire garder les apparences.

Donc, disons-le tout de suite : les cosmétiques bien choisis et convenablement employés sont utiles pour entretenir la beauté et la perfectionner. Mais ajoutons aussi que si le choix est mal fait, ou bien si on en abuse, non seulement les cosmétiques deviennent nuisibles en pervertissant les fonctions de la peau, mais encore en altérant profondément la santé, ce qui arrive toutes les fois qu'ils renferment un poison violent.

L'usage des cosmétiques remonte aux temps les plus reculés. Les femmes n'ayant qu'un désir dans leur vie, celui d'être belles afin de mieux plaire, ont toujours et de tout temps avidement recherché les moyens de conserver ou de perfectionner leur beauté. Plusieurs médecins même, depuis Hippocrate, Celse, etc., n'ont pas dédaigné de s'occuper de ces préparations. Il est donc incontestable qu'un usage aussi ancien et des pratiques aussi obstinées ont leur raison d'être, non seulement dans le véritable désir de plaire, mais aussi dans le but de conserver au corps son aspect de santé et de propreté absolument nécessaire.

Nous allons passer en revue les principaux cosmétiques et nous indiquerons s'ils sont nuisibles ou non.

Savons. — Les savons sont les cosmétiques les plus employés. Ils sont dus aux combinaisons des acides gras avec les oxydes métalliques ; il se produit des oléates, stéarates, palmitates de potasse et de soude. Les savons à base de potasse sont *mous*, ceux à base de soude sont *durs*. Le *savon de Marseille*, fabriqué avec une lessive de soude caustique et un mélange d'huile d'olive, a une célébrité assez ancienne.

Les savons sont absolument indispensables pour émulsionner et enlever les corps gras de la peau et les matières qui y adhèrent. Sans le savon, il n'est pas possible d'être propre. Nous croyons donc qu'on a eu raison de dire qu'on peut juger du degré de civilisation d'un peuple d'après la quantité de savon qu'il consomme.

Il ne faut cependant pas en abuser. Le savon, en effet, peut à la longue modifier l'état acide de la peau, la sécher et même contribuer à la rider. Cela arrive surtout avec les savons ordinaires qui irritent la peau par les bases impures ou l'excès d'alcali qu'ils renferment.

On évitera ces inconvénients en se servant de savons de qualité supérieure.

« Le savon français, dit M. Rimmel dans son *Livre des parfums*, est généralement bien fait et finement parfumé ; le savon anglais a toutefois la pâte plus douce, ce qui tient à l'onctuosité des graisses qui en forment la base ; étant d'une nature plus molle que le savon français, il se découpe et s'estampe sans exiger autant de main-d'œuvre que ce dernier, et peut se vendre conséquemment à meilleur marché. Les savons allemands sont presque tous très mauvais, se fabriquant avec de l'huile de coco, qui leur procure une surface marmoréenne et une mousse abondante, mais qui laisse sur la peau une odeur infecte. On s'étonnera peut-être que les Allemands persistent à employer une huile aussi fétide, mais c'est qu'elle a l'avantage d'absorber deux fois autant d'alcali qu'aucun autre corps gras, et on peut ainsi produire des savons à moitié prix des autres ; il est vrai qu'ils s'usent deux fois plus vite, ce qui revient absolument au même. »

Cosmétiques acides. — Les *citrons* sont d'excellents cosmétiques. Leur mucilage déterge la peau, leur acide la raffermit, leur essence la parfume. Nous connaissons bien des dames qui savent s'en servir à propos et qui ont, grâce à leur usage, de vraies mains de duchesse. Criton d'Athènes, cité par Galien, employait un mélange de jus de citron et d'huile.

L'*acide acétique* étendu d'eau et associé à des essences de lavande, de citron et à de l'alcool, sert à la préparation de beaucoup de cosmétiques, connus sous le nom de *vinaigres de toilette,* dont il faut user et non abuser. Ces vinaigres seraient plus utiles, d'après Bouchardat, si l'on y adjoignait des solutions astringentes contenant du tannin. Convenablement étendus d'eau, ils nettoient la peau, lui donnent de la fraîcheur, du ton, de la fermeté et peuvent combattre certaines éruptions légères. Leur emploi est donc très utile si l'on en use très modérément.

Les flacons de sels, si souvent employés pour faire revenir par leur odeur vive et pénétrante les personnes qui se trouvent ou vont se trouver mal, sont remplis de sulfate de potasse imbibé de *vinaigre radical.*

Voici la composition d'un *vinaigre aromatique fort* :

Acide acétique concentré.	200	gr.
Camphre.	20	—
Essence de lavande.	5	—
Essence de romarin.	5	—
Essence de girofle.	5	—
Cochenille pulvérisée. . . .	0 20	c. g.

Mettre quelques gouttes dans l'eau qui sert à la toilette.

Cosmétiques aromatiques et parfums. — Les parfums, en exhalant une odeur suave, réveillent, animent et charment nos sens. Les sensations qu'ils nous font éprouver sont des plus agréables, et il n'est pas surprenant que tous les peuples, et dès les temps les plus reculés, aient pensé à adorer les dieux en leur offrant en holocauste les plus suaves parfums.

Les anciens ne connaissaient point les essences, les eaux distillées, les alcoolats, les éthers odorants, mais ils possédaient tous les nombreux parfums tirés des plantes ou fournis par le règne animal. Tous ces parfums, ils les obtenaient avec la plus grande facilité ; ils n'avaient qu'à brûler des résines ou des bois aromatiques pour que la vapeur *(per fumum,* à l'aide de la fumée, d'où le mot *parfum)* répandît une odeur agréable en s'élevant dans les airs.

Les parfums de l'Égypte, de l'Arabie, de la Perse, de l'Assyrie, de l'Inde étaient fort renommés. L'Italie avait les roses de Pœstrum, l'iris, le lis, l'œnanthe, le narcisse, la marjolaine. Le jonc odorant fournissait un des parfums les plus communs, mais les courtisanes seules s'en servaient.

Martial, dans de nombreux passages, se moque de l'abus des parfums. Il parle d'un efféminé dont les cheveux exhalent l'odeur de tous les aromates que prépare Marcelianus :

Cujus olet tota pinguis coma Marceliano.

et de Gellia, qui porte sur elle toute la boutique de Cosmus, le parfumeur :

Quod qæcumque venis, Cosmum migraré putamus
Et fluore excurso cinnama fusa vitro.

Autre part, il lance l'épigramme suivante :

Hoc mihi suspectum est quod oles bene, Posthume, semper ;
Posthume, non bene olet, qui bene semper olet.

Je trouve fort suspect que tu sentes toujours bon, Posthumus;
Celui-là ne sent pas bon, Posthumus, qui sent toujours bon.

En effet, celui qui se parfume trop peut faire croire qu'il a à cacher quelque mauvaise odeur s'exhalant de son corps.

Martial avait raison de crier contre tous les abus. Il y a une limite en tout qu'il ne faut jamais dépasser, car si on va au delà, on transforme en mal ce qui était bien.

Certains cosmétiques, nous l'avons vu pour le savon, sont non seulement utiles, mais indispensables pour entretenir la propreté de notre corps. Il en est de même de la plupart des cosmétiques aromatiques qui, employés avec modération, tonifient la peau, tout en lui communiquant une odeur agréable. Du reste, la peau est le siège d'un grand nombre de sécrétions qui sentent plus ou moins mauvais suivant les personnes. Or, ces odeurs se trouvent rapidement détruites par l'emploi modéré des parfums.

On nous objectera que l'eau suffit, l'eau, le meilleur des cosmétiques. Nous répondrons : oui. Mais pourquoi rejeter impitoyablement tous les cosmétiques, s'il est prouvé que non seulement ils ne sont pas nuisibles, mais bien utiles à la santé, pourvu qu'on en use modérément ?

Au premier rang des cosmétiques aromatiques, nous devons placer les *essences* ou *huiles essentielles*. On les prépare par la distillation des parties végétales qui les contiennent. Pour l'usage de la cosmétique, on les associe à l'alcool. C'est ainsi qu'on obtient l'*eau de Cologne* et les eaux de toilette les plus variées. Voici la manière de préparer l'eau de violette :

Iris de Florence en poudre, 50 grammes.
Faites macérer dans :
Alcool à 36°, 500 grammes.
Distillez au bain-marie.

« Les alcoolats, dit Bouchardat, les essences, les eaux de toilette excitent, animent, font vivre le sens de l'odorat ; ces diverses préparations ont, en outre, une action sur l'ensemble du système nerveux, qui s'accentue davantage chez les personnes qui, par leur profession, inhalent continuellement ces substances. Appliquées extérieurement, elles déterminent à la peau une révulsion légère ; on les emploie ainsi, soit en frictions, soit associées à l'eau d'un bain. »

Les *baumes* sont des produits naturels liquides, semi-liquides ou solides, possédant une odeur agréable et se distinguant des résines par la présence de l'acide benzoïque ou de l'acide cinnamique. On s'en sert pour la confection de beaucoup de cosmétiques aromatiques et de cosmétiques gras. Le plus employé est le *benjoin*. Le *benjoin en larmes à odeur de vanille*, ou benjoin de Surinam, doit être préféré au *benjoin en masse*.

Le *lait virginal*, employé pour combattre les légères irritations de la peau, n'est que de l'eau avec de la teinture de benjoin : quelques gouttes de teinture pour un verre d'eau.

Parfums. — Il est un grand nombre de plantes qui exhalent une odeur douce, agréable, pénétrante, comme la violette, le jasmin, la tubéreuse, etc. Ces plantes doivent leurs propriétés à des principes odorants qui ne se comportent pas comme les essences et qu'on nomme *parfums*.

Mais il existe trois produits parfumés fournis par les animaux, ce sont : le *musc*, la *civette* et l'*ambre*. Ils entrent, le musc surtout, dans un très grand nombre de cosmétiques aromatiques.

On a dit beaucoup de mal des parfums, et, d'après certains auteurs, ils seraient très nuisibles à la santé. Il est évident qu'ils « entêtent » et qu'ils peuvent assez sérieusement incommoder, quand on les respire trop longtemps et en trop grande quantité dans une pièce plus ou moins étroite où l'air ne se renouvelle pas. Mais il n'en est pas de même dans des conditions différentes, c'est-à-dire lorsqu'on se trouve en plein air, ou dans une pièce ouverte où l'air se renouvelle suffisamment. Nous croyons même que, dans ce cas, les parfums, au lieu d'être nuisibles, peuvent être quelquefois très utiles.

« Pourquoi, lisons-nous dans le *Courrier des Sciences*, le parfum ne serait-il pas le contre-poison du miasme? Et, dès lors, l'*odeur* des fleurs ne serait-elle pas un agent antipestilentiel qui, par sa composition chimique spéciale, serait destiné, en parcourant l'atmosphère, à se combiner avec le miasme, le gaz délétère, et à amener la réduction immédiate de celui-ci?

« Et quand nous disons « l'*odeur* des fleurs », nous voulons dire « la cause de l'odeur », c'est-à-dire cette huile essentielle qui se dégage lentement du calice des fleurs en vapeurs parfumées. Or, cette huile essentielle, on l'isole, on l'obtient, on la condense par d'ingénieux procédés, et on peut la soumettre à l'analyse.

« Les huiles essentielles dissolvent le soufre et le phosphore, et il est certain que la *malaria* provient, en quelques pays, d'une certaine quantité d'hydrogène sulfuré qui se mélange à l'air ; il est probable que la fièvre jaune est imputable à des gaz phosphorés ; n'est-il pas naturel, dès lors, de se demander si la combinaison des vapeurs d'huile essentielle avec ces gaz délétères et avec d'autres encore, est susceptible d'en opérer la réduction ?

« Il faut prouver que le parfum n'est pas destiné seulement à *masquer* l'odeur désagréable du miasme, mais à le *réduire radicalement*, et qu'il est, non plus un objet de luxe, mais un objet d'utilité et un des vrais gardiens de la santé humaine. »

Souvent, du reste, des hommes ou des femmes *s'imaginent* que telle ou telle odeur leur fait du mal. Ainsi, le docteur Thomas Capellini rapporte qu'une dame qui ne pouvait, disait-elle, souffrir l'odeur de la rose, se trouva mal en recevant la visite d'une de ses amies qui en avait une, et pourtant cette fatale fleur n'était qu'*artificielle !*

Les parfums ont été employés dès l'antiquité la plus reculée. Les Égyptiens en connaissaient un nombre considérable. Il en était de même des Hébreux. La Judée était très fertile en fleurs odoriférantes et en plantes aromatiques. Le *baume de Galaad* était fort estimé. Citons encore l'encens, la myrrhe, l'aloès (qu'il ne faut pas confondre avec celui qui est employé en médecine), le nard, le safran, la canne odorante, le cinnamome, etc.

Les anciennes nations asiatiques, les Grecs, les Romains, les habitants de l'Orient, tous ont usé et même abusé des parfums.

Aussi Martial avait bien raison de dire à Galla :

> Pourquoi verser sur toi sans cesse maint flacon ?
> On croirait de Cosmus respirer la boutique...
> N'espère pas charmer par cet art exotique,
> Car un chien embaumé sentirait aussi bon !

Mais tout cela ne prouve qu'une chose : c'est que l'excès est mauvais, ici comme ailleurs. Martial avait donc d'autant plus beau jeu que l'excès était poussé jusqu'à ses plus extrêmes limites. Nous n'en sommes pas là aujourd'hui, heureusement, et nous ne voyons pas ce que l'on peut trouver à redire à une personne qui ajoute à l'eau de sa toilette quelques gouttes d'eau de Cologne ou d'un vinaigre composé comme celui dont nous avons donné la formule, ou bien qui met dans son mouchoir une ou deux gouttes du parfum qu'elle préfère. Il n'y a rien là qui puisse lui faire du mal, au contraire.

Cosmétiques gras. — Les cosmétiques gras ont toujours été employés. Dans les gymnases antiques, on pratiquait des onctions sur tout le corps avec des huiles, des graisses. Les athlètes ne manquaient pas de se faire frotter d'huile avant de se livrer à leurs exercices ; ils rendaient ainsi leurs muscles plus souples, et préservaient de l'engourdissement leurs cuisses et leurs jambes.

On n'emploie guère aujourd'hui les onctions générales. C'est cependant une excellente pratique de masser tout le corps avec les mains enduites de quelques gouttes d'huile d'olive parfumée, après s'être lotionné avec de l'eau froide et avoir fait des frictions assez énergiques. On assouplit ainsi la peau, on la préserve du froid, et on ne gêne pas la transpiration cutanée, la peau étant toujours tenue dans un excellent état de propreté.

Un soldat d'Auguste, interrogé sur la cause de sa longévité : « *Intus vino, extus oleo* », répondit-il, « A l'intérieur, du vin, à l'extérieur, de l'huile ». Nous n'avons rien à y redire, à condition qu'on use des deux modérément.

Les femmes du monde emploient beaucoup le *cold-cream* et la *pommade de concombre*. Cette dernière contient du baume de tolu, ce qui l'empêche de rancir trop vite. Ces deux cosmétiques gras ne sont pas nuisibles, et rien n'empêche que Madame ou Mademoiselle en passe, le soir, en se couchant, une légère couche sur ses lèvres qui se gercent ou sur un vilain bouton qui pousse au beau milieu du visage, ou sur les mains que le froid rend légèrement rugueuses. Nous ferons seulement la recommandation de ne se procurer qu'une petite quantité à la fois de l'une ou l'autre de ces pommades, afin de l'avoir toujours bien fraîche.

La *pommade rosat* s'emploie beaucoup aussi contre les gerçures des lèvres. On la prépare avec de la cire, de l'huile d'amandes douces, on la colore avec de la racine d'orcanette et on l'aromatise avec de l'essence de roses. Cette pommade ne peut qu'être utile.

Cosmétiques inertes. — Ce sont les meilleurs, ceux, par conséquent, dont on peut user sans crainte. Ils sont destinés à prévenir les excoriations de la peau ou à nettoyer les mains. Les plus employés sont les suivants :

L'*amidon*. — Cette substance blanche et sèche adoucit et rafraîchit la peau, lorsqu'elle a été réduite en poussière très fine et qu'elle a été préparée avec de la farine très saine. Il faut se méfier de l'amidon du commerce, qui est presque toujours préparé avec de la farine gâtée et qui ne peut, évidemment, avoir la même valeur. Employez de préférence l'amidon non parfumé.

La *farine de riz*. — Préparée avec des grains très sains, bien mondés et blancs, elle se présente sous l'aspect d'une poudre aussi ténue que possible. Elle a les mêmes propriétés que l'amidon. Il serait préférable de se servir de poudre de riz non parfumée ; mais si l'on tient absolument à ce qu'elle soit imprégnée d'une odeur agréable, demandez celle où les essences aromatiques entrent dans de très faibles proportions. Ces essences la rendent, en effet, un peu irritante. Il faut éviter, surtout, d'ajouter de la *poudre d'iris*, celle-ci ayant une action irritante assez marquée. Bien entendu on ne doit jamais ajouter de la *céruse*, ce que l'on fait cependant quelquefois. La céruse, ou carbonate de plomb, est un poison ; on mêle donc une substance toxique à une autre essentiellement inoffensive.

Le *lycopode*. — Cette poudre est employée surtout chez les enfants, et elle rend dans les premières années de la vie les plus grands services. Une application nouvelle après de fréquents lavages de propreté, prévient les excoriations, les crevasses, les gerçures auxquelles les enfants sont prédisposés à cause de la finesse de leur peau. La poudre de lycopode est aussi très utile aux grandes personnes qui sont trop grasses, surtout pendant l'été. Ces personnes, en effet, transpirent ordinairement beaucoup; la sécrétion cutanée étant très irritante développe sur certaines parties du corps un érythème fort gênant et à certains moments douloureux. Une grande propreté et beaucoup de poudre de lycopode suffisent pour se débarrasser de cette rougeur, ou, du moins, permettent de ne pas s'en trouver trop incommodé.

La poudre de lycopode est une poussière jaune, très fine, très légère, inodore et insipide, provenant des sporanges [1] de la plante nommée lycopode et qui appartient au genre des végétaux cryptogames. Cette poudre est très inflammable, ce qui lui a fait donner aussi le nom de *soufre végétal*; c'est à cause de cette propriété qu'on l'emploie dans les feux d'artifice. On s'en sert encore, en pharmacie, pour rouler les pilules et empêcher qu'elles n'adhèrent les unes aux autres.

La *pâte d'amandes*. — On fait surtout usage de cette pâte pour enlever des mains, lorsqu'on les lave, les dernières traces des matières étrangères. La pâte d'amandes la plus connue et la plus employée est celle que l'on obtient en mêlant à de la poudre d'amandes amères, du miel, de l'huile d'amandes douces ou d'olive et des essences. Elle rend la peau beaucoup plus douce et plus

1. Les sporanges sont des vésicules distinctes, séparables, dans lesquelles les spores ou corps reproducteurs des cryptogames sont contenus en nombre variable.

souple. Seulement il ne faut pas en abuser, car on l'accuse de jaunir un peu la peau.

On peut préparer une autre pâte d'amandes de la manière suivante :

Amandes douces pulvérisées.	1000 gr.
Farine de riz.	100 —
Iris de Florence	100 —
Acajou pulvérisé	20 —
Savon en poudre.	20 —
Essence de roses.	quant. suf.

Mêlez exactement.

Cette pâte très émolliente assouplit et rafraîchit non seulement les mains, mais encore toutes les autres parties du corps qui, pour une raison ou pour une autre, peuvent réclamer l'emploi des adoucissants.

II. — Fards; fards blancs; fards rouges; fards noirs.

Les *fards* sont des compositions destinées à être appliquées sur le visage, pour lui donner une coloration et un éclat artificiels, en cacher les défauts et simuler la fraîcheur de la jeunesse.

On peut les diviser, suivant leurs couleurs, en trois catégories distinctes : les *fards blancs*, les *fards rouges* et les *fards noirs*.

Fards blancs. — Les fards blancs contiennent soit du sous-nitrate de bismuth, soit de la céruse, de l'amidon, de la farine de riz, de la craie ou du talc de Briançon, réduits en poudre impalpable. Les quatre derniers sont à peu près inoffensifs s'ils proviennent de produits purs. Celui qui est obtenu au moyen du sous-nitrate de bismuth *(poudre de sultane)* irrite, à la longue, la peau, et, de plus, noircit sous l'influence de l'hydrogène sulfuré quand on le garde trop longtemps sur l'épiderme. Enfin, il adhère moins que la céruse et coûte plus cher.

Le fard à la céruse, connu sous la dénomination trompeuse, et mieux, fallacieuse de *blanc de Krème, blanc d'argent,* donne un très beau teint. La céruse, réduite en poudre impalpable, s'étale très bien et tient à merveille. Malheureusement, ce produit est un poison dangereux qui, outre les mauvais effets qu'il exerce sur la peau, peut déterminer l'intoxication saturnine.

On pourrait très facilement remplacer la céruse par l'oxyde de zinc. En mélangeant ce dernier, par parties égales, avec du talc ou de la craie de Briançon, on obtiendrait un fard blanc, sinon complètement inoffensif, du moins fort peu nuisible.

Fards rouges. — Les fards rouges se présentent sous forme de poudre, de pommade, de liquide, de crépons, etc.

Les plus employés sont : le *rouge végétal* ou *vermillon d'Espagne,* obtenu par dissolution du principe colorant du *Carthamus tinctorius,* de la famille des synanthérées, dans une solution alcaline et précipitation par l'acide citrique ou le jus de citron. Ce fard, très employé, présente peu d'inconvénients; cependant l'alumine qui a servi à fixer la couleur rose et le talc de Venise qu'on y ajoute peuvent irriter la peau et provoquer des rides précoces ;

Le *fard vermillon,* qui n'est que du cinabre ou sulfure rouge de mercure, réduit en poudre impalpable ;

Le fard à base de plomb, le *minium*, connu des anciens, comme l'atteste Tibulle :

Agricola et minio suffusus Bacche, rubenti,
Primus inexperta duxit ab arte choros.

(Tibulle, Élégie, I, liv. II.)

« Un laboureur rougi par le minium, essaye le premier, ô Bacchus! quelques danses en ton honneur. »

Ce fard est généralement aujourd'hui remplacé par le rose de Carthame ou le rose d'aniline, qui se rapproche bien plus de l'incarnat des joues ;

Le *vinaigre de rouge*, formé de carmin tenu en suspension dans du vinaigre au moyen d'un mucilage. Voici la formule du vinaigre connu sous le nom de *vinaigre de Vénus* :

Cochenille en poudre.	8 gr.
Laque en poudre.	12 —
Alcool.	24 —
Vinaigre de lavande distillée.	500 —

Laissez infuser pendant dix jours, en ayant soin d'agiter souvent la bouteille. Coulez ensuite et filtrez.

Pour colorer la peau en rouge on se sert encore quelquefois des crépons. Le *crépon* est de l'étamine très fine teinte sans mordant et assez chargée de couleur pour en laisser sur la peau que l'on frotte avec cette étoffe un peu humide.

Fards noirs. — Les fards noirs sont destinés à teindre les cils, les bords des paupières, les sourcils. Ils ont pour base le noir de fumée et se présentent sous forme de pâte, de poudre, de crayon. Ces fards son connus, en parfumerie, sous les noms de *fard indien* ou *henné de Sennaar,* de *crayons mystérieux,* de *pyrommée,* etc.

Le henné n'est autre chose que le *Lawsonia inermis* de la famille des salicariées. On fait sécher ses feuilles et on les pile ; puis avec de l'eau de chaux on forme une pâte que l'on applique sur la peau. On l'y laisse pendant deux ou trois heures ; au bout de ce temps, la couleur est assez imprimée pour se conserver pendant des semaines. Cette couleur est d'un jaune rougeâtre, mais en passant sur les endroits teints par le henné une composition de noir de fumée, de chaux et d'huile de lin, on obtient une couleur du plus bel ébène.

Tels sont les principaux fards : nous n'avons pas parlé de tous ceux qu'on emploie, la liste en serait trop longue et fastidieuse. Une telle énumération est, du reste, inutile, tous les fards ayant à peu près la même composition. Or, nous venons de voir que cette composition est mauvaise pour la santé. En effet, presque tous contiennent du plomb ou du mercure, et nous savons que ces deux métaux sont fort nuisibles. Le mercure exerce les plus grands ravages dans toute l'économie. Le plomb altère la peau, la gerce, la ride, la dessèche ; il favorise l'éruption de boutons, de dartres, l'érysipèle ; et s'il y a empoisonnement, il provoque des coliques, des tremblements, des convulsions, de la paralysie. Nous les condamnons donc impitoyablement et engageons celles de nos lectrices qui seraient tentées de s'en servir de les laisser de côté, se souvenant que :

Celle qui par la main de la nature est peinte
L'emportera toujours sur une beauté teinte.

III. — Hygiène de la toilette.

Hygiène de la face, de la bouche, des dents et de tout le corps.

La *face* est sujette à un grand nombre de souillures ; la poussière de l'air, les larmes, la transpiration, la salive, etc. Il est donc nécessaire de l'en débarrasser en se lavant aussi bien que possible tous les matins, et plus souvent si c'est nécessaire.

Les *oreilles* se chargent quelquefois d'une grande quantité de cérumen : il faut l'enlever, mais en ayant soin de ne pas irriter le conduit auditif externe.

La *barbe*, les *cheveux* sont sujets à beaucoup de maladies parasitaires, comme la teigne, la pelade, la mentagre, les poux. Une grande propreté est de rigueur, et on doit interdire l'échange des peignes, des rasoirs, des coiffures entre des personnes vivant ensemble.

L'*hygiène de la bouche* est très importante. Il est absolument nécessaire, pour jouir d'une bonne santé, que cette première partie du tube digestif soit tenue dans un excellent état de propreté. Du reste, l'état de la bouche reflète bien l'état de santé dans lequel une personne se trouve, et surtout l'état de la muqueuse digestive. Une bouche fraîche, des dents belles et blanches, des lèvres d'un rouge purpurin, des gencives fermes et uniformément découpées, une haleine pure et l'intégrité du jeu fonctionnel des diverses parties de l'appareil buccal, sont les signes les plus certains d'un bon état des voies digestives, d'une santé florissante et d'une excellente constitution. Au contraire, la décoloration des lèvres et de toute la muqueuse de la bouche, la teinte à peine rosée des gencives, la présence d'enduits fuligineux ou calcaires sur les dents, une langue sale, l'haleine mauvaise, une aberration de la sensation gustative, etc., indiquent toujours une mauvaise constitution, de l'anémie, du lymphatisme, de la scrofule, etc.

Si les *lèvres* sont pâles, il faut soigner la maladie qui a produit cette décoloration. Si elles sont un peu rudes, on y met, le soir en se couchant, une légère couche de cold-cream bien frais ou de la glycérine bien pure, Si elles présentent des gerçures, et si ces gerçures sont produites par le froid ou par un air trop vif, on commence par employer des substances adoucissantes, comme de l'huile d'amandes douces, du cold-cream, puis on passe une couche d'huile d'essence de roses et du carmin ou du cérat à la rose.

Les *gencives* sont très sujettes à s'enflammer, s'ulcérer, se ramollir. On évitera ces maladies en se gargarisant la bouche avec des toniques astringents. Ainsi, le ramollissement des gencives sera prévenu et guéri, si on en est atteint, en mettant 1 à 4 grammes de la préparation suivante dans un verre d'eau fraîche, dont on se servira pour se rincer la bouche matin et soir : alcool à 85°, 100 gr.; cachou pulvérisé, 10 gr.; benjoin pulvérisé, 2 gr.; essence de menthe, 1 goutte. Faites macérer 24 heures et filtrez.

Les *dents* sont de la plus grande utilité, puisqu'elles nous permettent de mastiquer les aliments et que la mastication est une opération absolument nécessaire pour pouvoir digérer. Or, les causes qui peuvent contribuer à les gâter sont nombreuses : variations brusques de température, tabac, usage d'eaux silicatées, créosotées, ferrugineuses, défaut de soins de la bouche, présence entre les dents de matières étrangères, etc. Pour les conserver bonnes et belles, il faut éviter de prendre des aliments ou de boire des liquides beaucoup trop chauds, ou, au contraire, glacés, et surtout de boire bien chaud après avoir bu très froid, et inversement. Il est bon de ne pas fumer, et, si on ne peut s'en passer, il faut se servir d'un porte-cigare ou d'un porte-cigarette, ou d'une pipe à long tuyau, et se rincer la bouche très souvent. Ordinairement, les eaux ferrugineuses ne contiennent pas assez de fer pour détériorer les dents ; en tout cas, on ne doit en boire que suivant l'avis du médecin. Tous les acides, ainsi que le sucre, exercent une action destructive sur les dents ; or, on trouve de l'acide malique dans presque tous les fruits, mais dans les pommes surtout, les prunes et les prunelles ; l'acide citrique dans le citron, l'orange, les groseilles, etc.; l'acide acétique dans le vinaigre ; l'acide oxalique dans l'oseille, les lichens, les rhubarbes, etc. Il faut donc user de tous ces aliments avec modération, et quand on en aura pris, se rincer soigneusement la bouche après le repas. S'il reste entre les dents quelques résidus d'aliments, il faut les enlever avec un cure-dents de plumes ou de bois. Comme il se dépose toujours une couche de tartre, et que celui-ci cause à lui tout seul la moitié des déchaussements et les trois quarts des inflammations de la bouche, il faut prendre toutes les précautions nécessaires pour prévenir, empêcher ou enlever ce dépôt tartrique. Dès le matin, en se levant, on prend une brosse plus ou moins dure, suivant la sensibilité des gencives, et on fait de bonnes frictions, après avoir eu soin de mouiller la brosse avec de l'eau tiède ou, mieux, avec un dentifrice liquide alcoolique, aromatique et légèrement astringent. On ne doit jamais employer des dentifrices acides, puisque les acides attaquent l'émail des dents. Comme dentifrice, nous conseillons le suivant, dont nous donnons la préparation : alcoolats de cochléaria, 50 gr., de lavande, 50 gr., de menthe, 25 gr., de citron, 25 gr. Dose : une cuillerée à café dans un verre d'eau. L'eau de Botot constitue aussi une bonne préparation. On peut se servir en même temps d'une poudre dentifrice ; la suivante ne sera jamais nuisible : charbon en poudre, 20 gr., quinquina gris en poudre, 10 gr., essence de menthe, 0 gr. 10. Mêler sur porphyre.

Les *pieds* possèdent un nombre infini de glandes sudoripares et sébacées. Non seulement la sécrétion de ces glandes donne naissance à une odeur plus ou moins désagréable, mais encore elle macère la peau et provoque des gerçures, des excoriations, des cors, des durillons. Pour éviter tout cela, il est nécessaire de prendre des bains de pieds très souvent.

Les *mains* sont découvertes, et comme on les porte un peu partout, comme elles touchent à peu près tout, ce qui est propre comme ce qui est sale, elles sont naturellement exposées à une foule de souillures. Heureusement il est facile de les tenir très propres en les lavant fréquemment. Cette précaution est surtout nécessaire aux ouvriers qui manient des substances toxiques.

CHAPITRE VI

EXERCICE ET REPOS

Influence de l'exercice sur l'économie. — Exercices divers : gymnastique, marche, course, saut, équitation, natation, exercice de la rame, escrime, danse, chasse, vélocipédie. — Repos et sommeil.

§ 1. — De l'exercice. Son influence sur la santé.

L'homme a des muscles pour mouvoir ses membres. Ainsi, quand il a besoin de saisir un objet, les muscles du bras se contractent de telle manière que la main va se poser sur l'objet désiré. Et si cet objet est trop éloigné pour qu'il puisse l'atteindre sans changer de place, les muscles des jambes se contractent aussitôt et transportent le corps assez près de l'objet pour que la main le saisisse. Tout cela constitue le *mouvement*, qui est une nécessité de la nature, une conséquence de l'organisation humaine, puisque le moindre acte de la vie oblige à faire une série de mouvements. Ainsi, quand a sonné l'heure de se mettre à table, on se lève, mouvement; on va dans la salle à manger, mouvement; on s'assied, mouvement; on prend un plat, mouvement; on mange, mouvement; etc., etc.

L'ensemble des mouvements constitue l'*exercice*, que l'on peut en conséquence définir : la *pratique volontaire* et *méthodique des mouvements*.

Le premier effet de celui-ci est la contraction musculaire. Que se passe-t-il pendant cette contraction? Si on examine le sang qui sort du muscle contracté, on voit qu'il est plus noir qu'au repos, plus riche en acide carbonique, et ce sang est aussitôt remplacé par du sang artériel qui répare les pertes que le muscle a subies. Il y a donc là une activité circulatoire locale qui modifie directement la circulation générale, mais qui agit en même temps indirectement sur la respiration et la nutrition comme nous allons le voir. Cela seul indique l'heureuse influence de l'exercice.

En se livrant à celui-ci avec modération, dans de justes limites :

On augmente le volume et la puissance des muscles. L'exercice attirant une grande quantité de sang dans les muscles et tout autour d'eux, leur nutrition est plus active et leur puissance augmentée, c'est pour cela que les muscles qui travaillent le plus se développent davantage. Tout le monde sait que les boulangers ont, proportionnellement, les bras plus gros que leurs jambes, et que c'est l'inverse chez les danseuses. Pourquoi? Parce que les premiers font travailler surtout les muscles des bras, tandis que les secondes font faire de l'exercice aux muscles des jambes. Il ne faut pas cependant exagérer l'exercice, car s'il est trop violent ou trop prolongé, les produits de désassimilation versés dans le sang veineux au moment de la contraction l'emportent sur les produits d'assimilation et il s'ensuit de la *fatigue*, du *surmenage* même.

On développe et on active la circulation. Un exercice violent ou auquel on n'est pas habitué accroît tout d'abord la fréquence des mouvements respiratoires et produit même l'essoufflement. Mais l'habitude fait disparaître ces inconvénients, surtout si on a soin de respirer la bouche fermée. Alors les mouvements respiratoires ne sont pas plus précipités, ils deviennent seulement plus amples, les poumons reçoivent une quantité plus grande d'oxygène, exhalent beaucoup plus d'acide carbonique, et, ainsi, cette grande fonction si importante devient plus salutaire encore et contribue à donner santé et vigueur.

On fortifie le cœur qui bat avec plus d'énergie. C'est là une conséquence inévitable de l'activité de la circulation des muscles qui travaillent. C'est pour cette raison que, si l'exercice est trop violent, le cœur bat toujours trop fort, les palpitations surviennent, le ventricule droit se distend, et l'oreillette et le ventricule gauches s'hypertrophient. Seulement, comme il est recommandé de faire un exercice modéré, comme on doit toujours suivre une progression sage et lente, non seulement il n'exerce sur le cœur aucune mauvaise influence, mais, au contraire, il régularise la circulation générale puisqu'il met en jeu très souvent les artères dont il augmente la souplesse et l'élasticité.

On favorise la nutrition. En effet, l'exercice modéré excite toujours l'appétit. Or, si on mange mieux, le corps profite d'autant plus du surcroît de nourriture que la digestion est plus facile; on utilise donc toutes les matières nutritives des aliments.

On excite la transpiration. La peau étant une véritable soupape de sûreté, il est nécessaire qu'elle fonctionne bien. C'est ce qui arrive, grâce à la transpiration qui la débarrasse des matières étrangères qui la recouvrent sans cesse.

Enfin on rend le corps moins sensible aux intempéries des saisons. Il est certain que tout homme qui se livre régulièrement à un exercice modéré résiste plus au froid, à la chaleur, à l'humidité qu'une personne sédentaire.

Les anciens reconnaissaient bien l'utilité, la nécessité même, des exercices du corps puisqu'ils en faisaient un des premiers objets de l'éducation publique. Socrate lui-même, le grand, le sage Socrate, n'a-t-il pas montré que le génie n'exclut point la bravoure du soldat? Au siège de Potidée, ne délivra-t-il pas le jeune Alcibiade qui avait été fait prisonnier? Ne regagna-t-il pas la bataille perdue sous les murs de Délium, et n'emporta-t-il pas sur ses épaules son disciple Xénophon? Les Romains n'ont-ils pas été invincibles tant qu'ils ont mené une vie rude et pénible? Et n'est-ce pas alors qu'ils ont été vaincus, lorsqu'ils se sont adonnés avec frénésie au luxe et à la mollesse?

Il est donc absolument nécessaire de faire de l'exercice si l'on tient à se bien porter. Mais il ne faut jamais s'y livrer avec excès, car alors on arrive à un but tout opposé à celui qu'on voulait atteindre, puisque l'excès trouble toutes les fonctions de l'organisme au lieu de les régler et de les perfectionner.

§ 2. — **Gymnastique.**

La gymnastique est le premier de tous les exercices, car si on s'y livre avec méthode, on obtient des résultats vraiment merveilleux. On l'a négligée pendant longtemps, surtout en France, mais aujourd'hui on y revient fort heureusement.

Le but de la gymnastique est d'augmenter le volume et la vigueur des muscles en général, et de certains muscles en particulier, lorsque c'est nécessaire; de donner au corps plus d'agilité, de souplesse et de rendre fortes et robustes les personnes qui s'y livrent. On obtient tous ces résultats en exécutant des mouvements d'une façon rationnelle, mouvements combinés de manière à développer tout le corps ou une de ses parties.

La gymnastique convient à toutes les personnes qui restent trop longtemps assises, aux sédentaires, mais elle convient surtout aux enfants de 7 à 20 ans. Des exercices raisonnés ne peuvent qu'être assurément de la plus grande utilité pendant cette première période de la vie où le corps prend tout son développement.

On peut considérer trois espèces de gymnastiques : la *gymnastique sans appareils*, celle *avec appareils* et la *gymnastique médicale.*

La *gymnastique sans appareils*, ou *gymnastique de chambre*, est très importante ; elle a, en outre, un grand avantage, on peut s'y livrer partout et à tout instant du jour. Elle se compose d'at-

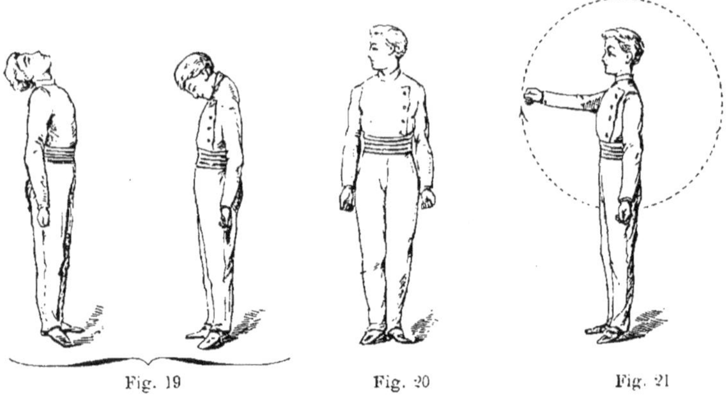

Fig. 19 Fig. 20 Fig. 21

titudes ou de mouvements raisonnés dans le but de faire agir successivement tous les muscles du corps.

Nous allons énumérer ici quelques-uns de ces mouvements qui constituent une gymnastique bien plus énergique que certains le supposent et qui donnent les meilleurs résultats, non seulement chez l'adulte, mais aussi chez l'enfant, même très jeune. Tous ces mouvements ou exercices doivent être faits posément, sans violence.

Baisser la tête, puis la rejeter en arrière (fig. 19).

La tourner à droite et à gauche (fig. 20).

Élever les épaules.

Exécuter avec les bras un mouvement circulaire (fig. 21).

Élever les bras en haut (fig. 22).

Les porter en arrière de manière à rapprocher les coudes.

Les étendre en avant, puis en dehors, en croix.

Pencher le corps en avant et en arrière, sans plier les jambes, tout en étendant les bras comme si on voulait atteindre les pieds avec les mains (fig 23). Le pencher aussi latéralement.

Exécuter avec le tronc un mouvement circulaire.

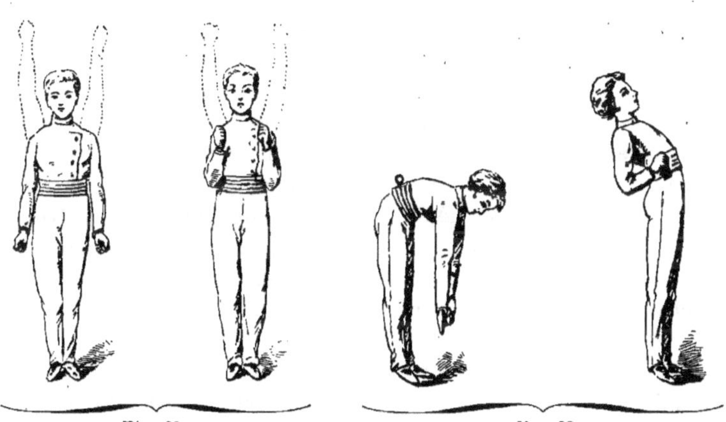

Fig. 22 Fig. 23

Faire le mouvement du scieur de bois, une quinzaine de fois avec chaque jambe.

Rapprocher celles-ci et les écarter.

Élever le genou en avant (fig. 24). Trotter sur place.

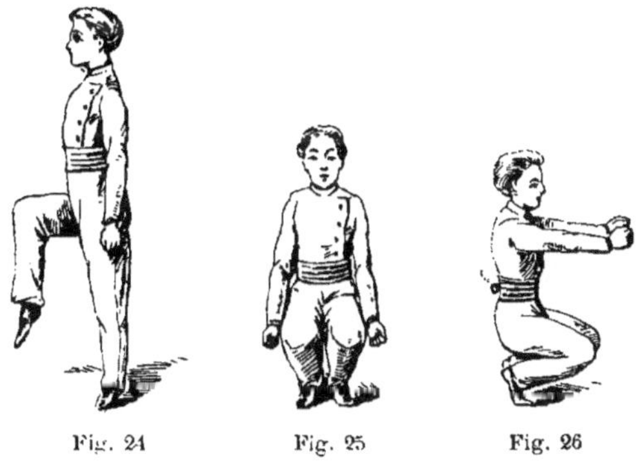

Fig. 24 Fig. 25 Fig. 26

Fléchir les jambes (fig. 25); étendre les bras parallèlement (fig. 26); se relever tout en faisant prendre aux bras les positions indiquées dans la figure 22.

Tous ces mouvements doivent être faits de 5 à 20, 30, 60 fois suivant leur difficulté. On doit s'arrêter dès qu'on sent un peu de fatigue ; du reste chaque exercice ne doit pas durer plus de 10 minutes matin et soir.

La *gymnastique avec appareils* comprend la manœuvre des bâtons, des haltères, des massues, les exercices sur les barres parallèles, les anneaux, le trapèze, les échelles, les perches, etc. Tous ces exercices doivent être faits dans un gymnase, toujours avec la plus grande modération, car si on s'échauffe trop, on risque de se refroidir. Dans presque tous les gymnases se trouve aujourd'hui une installation hydrothérapique complète, parce qu'on estime qu'une douche rapide en jet ne peut qu'être très utile à la fin de la séance pour enlever l'excès de chaleur et donner une plus grande tonicité aux muscles et à la peau. De fait cette douche ne peut que procurer de bons résultats si la réaction se fait bien.

La *gymnastique médicale* n'est pas précisément une gymnastique différente des précédentes ; son but seul diffère, puisqu'il s'agit ici de lutter contre certaines maladies, développer telle partie du corps qui en a besoin, corriger une attitude vicieuse, redresser les déviations de la colonne vertébrale. La *gymnastique suédoise* est une méthode spéciale de la gymnastique médicale. Elle est basée sur l'emploi de mouvements synergiques, c'est-à-dire que la personne qui exécute un mouvement a à lutter contre l'opposition d'une autre personne, et qu'elle, à son tour, oppose une résistance au mouvement de celle-ci.

§ 3. — **Marche.**

La *marche* est le plus simple des exercices ; « c'est le premier des plaisirs insipides, » comme disait Voltaire. Quand on marche ce sont surtout les membres inférieurs qui agissent, mais les bras présentent aussi un mouvement de va-et-vient et le tronc suit un peu ce mouvement. Il en résulte que tous les muscles se contractent plus ou moins modérément, à part ceux des jambes. Une marche lente, modérée, facilite la digestion des aliments, par suite des secousses légères qu'elle imprime aux organes internes. Elle favorise aussi toutes les autres fonctions de l'organisme.

§ 4. — Course.

La *course* n'est plus, comme la marche, un exercice doux ; aussi, beaucoup de personnes ne doivent y recourir qu'avec précaution. Elle est cependant de la plus grande utilité, parce qu'elle accélère en même temps la respiration et la circulation. Elle contribue ainsi au développement de tout le corps. On a bien compris son utilité dans l'armée, où l'on habitue les jeunes soldats à marcher au pas gymnastique, sur place d'abord, en les faisant sauter d'un pied sur l'autre, pour les faire marcher ensuite et même courir. Au pas gymnastique, un soldat fait juste le double de chemin qu'il ferait en marchant.

Quand on veut courir sans fatigue, il faut tenir les coudes appliqués au corps, rejetés un peu en arrière, les avant-bras fléchis, de manière à faciliter la dilatation thoracique ; il faut aussi tenir la bouche bien fermée et ne respirer que par le nez. La course ne peut être un exercice utile qu'à la condition de s'arrêter quand on est fatigué ; alors, elle contribue puissamment à développer les poumons. Les personnes emphysémateuses, les cardiaques doivent s'en abstenir complètement.

§ 5. — Saut.

Le *saut* est aussi un bon exercice, à la condition de bien sauter. Pour qu'il en soit ainsi, il faut tomber doucement sur la pointe des pieds et ne pas se raidir. De cette manière, on évite les chocs trop violents que pourraient subir les organes logés dans la cavité abdominale, la cage thoracique et le crâne.

Dans le saut en hauteur et en longueur, ce sont surtout les fléchisseurs et les extenseurs du pied, de la jambe et de la cuisse qui travaillent ; cet exercice développe la vigueur et la souplesse de tous ces muscles. Mais, dans certains cas, comme cela arrive quand on veut sauter un mur un peu élevé, tous les muscles du corps doivent se contracter, puisque, en outre du saut proprement dit, absolument nécessaire pour franchir le mur, on est obligé d'appuyer les mains sur ce dernier comme point d'appui, ce qui nécessite la contraction des muscles des bras et du thorax.

Mais si le saut est un bon exercice, il ne faut s'y livrer qu'avec précautions, car il faut bien peu de chose pour se donner une entorse, se contusionner et même faciliter l'apparition d'une hernie.

§ 6. — Équitation.

« L'équitation, dit notre savant confrère et ami le docteur E. Monin, est un exercice charmant, aristocratique, et que Sa Majesté la Mode devrait bien faire en sorte de généraliser. » Oui, mais ce sera toujours, malheureusement, un plaisir aristocratique, parce que les deux facteurs principaux, le temps et l'argent, ou bien l'un des deux, manquent presque toujours, surtout dans les grandes villes. Et c'est d'autant plus à regretter que l'équitation est un excellent exercice, très salutaire. En effet, il fait contracter, peu énergiquement, il est vrai, tous les muscles du corps ; il active la circulation, mais il agit surtout sur la respiration. Le cavalier, surtout quand il lance son cheval au galop, engouffre, pour ainsi dire, une grande quantité d'air ; celui-ci arrive jusqu'aux dernières ramifications bronchiques, et la revivification du sang s'opère d'une manière parfaite. C'est pour cela que Sydenham disait que l'équitation est un moyen héroïque de régénérer le sang. En même temps, la poitrine se dilate largement, toutes les sécrétions augmentent et le résultat final est un excellent appétit, un accroissement des forces et une santé générale bien meilleure.

L'équitation convient surtout aux personnes affaiblies, anémiques, à celles qui sont prédisposées à la phtisie pulmonaire, ou qui ont un tempérament trop nerveux. Elle réveille la vitalité qui faiblit de jour en jour, et tonifie les muscles.

Cet exercice n'est nuisible que si on en abuse. Il prédispose aux hémorrhoïdes, aux varicocèles, à l'hydrocèle, aux varices des jambes. Il peut occasionner des douleurs de reins, et il expose aux excoriations.

§ 7. — Natation.

Deux choses concordent à rendre la natation excellente pour la santé : l'exercice en lui-même, puisque tous les muscles doivent agir pour qu'on puisse nager, et l'action de l'eau qui, en frappant le corps, le fortifie et le rafraîchit. Précautions à prendre : n'entrer jamais dans l'eau tant que la digestion n'est pas faite, et en sortir avant de sentir le froid.

§ 8. — Exercice de la rame. — Escrime.

Cet exercice est nécessaire aux personnes qui ont la poitrine étroite, resserrée. En ramant, on la développe assez vite, et les poumons ne tardent pas à pouvoir se dilater à leur aise dans une cage qui ne les comprime plus. Ils permettent alors à l'hématose de se faire dans d'excellentes conditions, et tel homme qui était prédestiné à mourir phtisique se trouve bientôt en possession d'une santé presque parfaite.

L'*escrime* agit un peu de la même manière, mais plus énergiquement, puisque les muscles des jambes travaillent aussi.

§ 9. — Danse.

La *danse* répond à un besoin réel, et ce besoin est d'autant plus prononcé que l'on est plus jeune, plus gai et en meilleure santé. Aussi le goût de la danse est tellement inné chez l'homme qu'il lui suffit d'entendre quelques notes de musique jouées en cadence, pour qu'aussitôt il ne tienne plus sur ses jambes, celles-ci se trouvant toutes disposées à suivre le rythme musical.

La danse, quand on s'y livre avec modération, est un des meilleurs exercices. Elle active et facilite toutes les fonctions nutritives et digestives, développe la respiration, augmente certaines sécrétions et détermine l'afflux du sang vers les extrémités. Elle repose le cerveau fatigué par une longue application et rend la vigueur aux muscles engourdis par une profession sédentaire.

« Par ses mouvements variés, accélérés, dit Bouchardat, la danse développe à la fois la santé et la grâce. C'est l'exercice bien-aimé de la jeunesse, et cela se comprend. On le néglige en avançant dans la vie, malgré l'exemple qu'en a laissé Socrate, qui s'exerçait à la danse dans un âge avancé. Les cours de danse, suivis journellement, avec persévérance, comme lorsqu'il s'agit d'un travail professionnel, peuvent remplacer pour la jeune fille débile, dont la taille se dévie, la plupart des exercices de gymnastique. »

« La danse, dit Michel Lévy, force les danseurs à tenir la tête droite et les jambes effacées, et à agrandir ainsi leur thorax ; ils répètent avec vivacité les extensions et les flexions ; ils se trouvent à tout instant détachés du sol et flottant dans l'air par le redressement subit des articulations; le choc qu'ils ressentent à chaque retombée se répercute dans leurs organes. La circulation et la respiration se précipitent, la chaleur s'accroît, la sueur coule, toute l'économie éprouve une utile et agréable excitation. »

Mais pour procurer tous ces avantages, cet exercice doit être pris dans de justes mesures et dans des conditions déterminées, car sans cela on s'expose à de nombreux inconvénients.

Les principaux sont : la gène de la respiration, une transpiration trop abondante, quelquefois une indigestion, de la courbature, une fatigue extrême des membres, une bronchite, une pneumonie, des palpitations, de la fièvre, etc.

Tous ces accidents sont dus à de nombreuses causes : presque toujours, on danse dans une salle où l'atmosphère est surchauffée et où l'air ne tarde pas à être corrompu. Les dames et les demoiselles serrent trop leur corset : leur poitrine ne peut plus ainsi se dilater suffisamment et inhaler tout l'air nécessaire. Elles sont presque toujours trop décolletées, ce qui les expose à prendre de gros rhumes, des bronchites ou même des fluxions de poitrine, des pleurésies, par suite des nombreux courants d'air qui les environnent. Elles dansent trop longtemps sans se reposer d'une manière suffisante. Elles se retirent beaucoup trop tard, ce qui fait qu'elles ne peuvent se livrer au sommeil qu'au moment où elles devraient songer à se lever, et le sommeil, au lieu d'être réparateur, est agité, pénible, parce qu'il y a eu excès de fatigue. Elles ont, la plupart du temps, des chaussures trop étroites qui fatiguent leurs pieds et ne leur permettent de se tenir que difficilement en équilibre. Elles boivent trop souvent des boissons glacées et elles s'exposent ainsi à arrêter brusquement la transpiration produite par la danse, transpiration utile, nécessaire même, en ce qu'elle laisse échapper l'excès de chaleur interne occasionnée par cet exercice violent. L'indigestion ne se produit guère que lorsqu'on se livre trop tôt à la danse et avec trop d'énergie. On ne doit jamais se mettre à danser qu'au moins deux heures après avoir mangé. Enfin, il faut s'abstenir de cet exercice quand on a les voies respiratoires malades.

§ 10. — **Chasse.**

Xénophon, disciple de Socrate, et Platon considéraient la chasse comme une institution divine, car, pour eux, il n'existait pas d'exercice plus propre à fortifier le corps et à développer le courage. En effet, la chasse constitue un des exercices les plus hygiéniques et les plus salutaires, mais à la condition, cependant, de prendre beaucoup de précautions, afin d'éviter les bronchites, les fluxions de poitrine, les rhumatismes, les insolations, les dérangements du corps produits par l'ingestion d'une boisson glacée, les blessures, les piqûres, les foulures, les fractures, etc. Il faut s'habiller plus ou moins chaudement, suivant le temps, et ne partir qu'après avoir pris un peu de nourriture. Une fois en chasse, il faut savoir modérer son ardeur et ne jamais rester tête nue au soleil. Pour le déjeuner en pleine campagne, on doit choisir un endroit ni trop froid, ni trop humide. Si on est mouillé par une forte averse, il est préférable de rentrer pour changer de linge. Si on est trempé par la sueur, il ne faut pas rester immobile, mais bien marcher et éviter la fraîcheur des bois ou l'humidité trop grande de certaines plaines. Il est bon de boire le moins possible pendant la chasse. Quand on ne peut résister au besoin, on boit un peu de café très étendu d'eau, sucré et auquel on a ajouté une petite quantité de cognac ou de rhum, ou simplement de l'eau sucrée avec de l'eau-de-vie.

§ 11. — Vélocipédie.

BICYCLE — BICYCLETTE — TRICYCLE

Le vélocipède est connu depuis longtemps. Les Anglais, gens pratiques, ont bien vite compris tous les avantages, physiques et matériels, qu'ils pouvaient retirer de cette machine légère, et ils se sont empressés de s'en servir. Nous n'avons pas fait la même chose en France. Après une courte période d'engouement, il y a une vingtaine d'années, on ne voyait plus par-ci par-là que quelques rares vélocipédistes, osant à peine se montrer, pour ainsi dire. Il nous semble même qu'à un moment donné parut un arrêté quelconque interdisant la libre circulation des vélocipèdes dans Paris, ou à peu près, et reléguant à la campagne tous les amateurs de cet exercice.

Aujourd'hui, heureusement, il n'en est plus de même. On voit partout sur les boulevards et dans toutes les rues de nombreux velocemen passer presque comme des éclairs au milieu de toutes les voitures, et cela sans qu'il arrive le moindre accident.

Faut-il s'en réjouir? Oui, certes, car la vélocipédie est utile non seulement à cause des grands services qu'elle rend à tout le monde, qu'elle pourra rendre à l'armée, mais encore parce qu'elle constitue un excellent exercice qui ne peut qu'exercer une heureuse influence sur la santé.

L'hygiéniste doit donc recommander les courses de vélocipède, à la condition, bien entendu, que ces courses ne soient pas exagérées, qu'on ne les pousse pas à l'excès.

Mais avant d'indiquer les avantages, les bons effets de cet exercice, disons un mot des machines dont se servent ordinairement les vélocipédistes.

Elles sont au nombre de 3 : le *bicycle*, la *bicyclette* et le *tricycle*.

Le bicycle est très léger. Avec lui on va vite, très vite ; mais on ne peut développer ses qualités de vitesse que sur un terrain uni. Et le moindre obstacle, la plus petite pierre peuvent occasionner des chutes plus ou moins graves.

La bicyclette comprend deux roues d'égale grandeur, c'est pourquoi le centre de gravité peut être placé entre les deux roues et cette disposition la rend plus stable que le bicycle. La bicyclette permet aussi de faire beaucoup de chemin ; mais elle fatigue outre mesure quand on est obligé de marcher lentement. En outre, la personne qui la monte est obligée de descendre toutes les fois qu'elle doit s'arrêter. Il en est de même quand elle se sert du bicycle. Tout cela ne peut qu'augmenter sa fatigue.

Le tricycle, lui, est très stable ; aussi tout le monde peut s'en servir, sans avoir fait une étude préalable. On peut marcher à toute allure, vite, lentement, sans fatigue, et s'arrêter en restant assis. Son inconvénient, c'est qu'avec une vitesse moindre, il fatigue plus que les deux précédents.

Avantages de la vélocipédie. — Ils sont très nombreux. En effet, elle active les deux principales fonctions de l'organisme, la respiration et la circulation.

Elle développe tous les muscles en général, ceux du tronc et des membres inférieurs en particulier.

Elle assouplit les articulations.

Elle fait disparaître la graisse chez l'obèse.

Elle développe le sang-froid et l'énergie morale.

Elle augmente la vigueur et la précision du sens musculaire.

Elle habitue l'enfant et le jeune homme aux lois de l'équilibre corporel.

Comme elle constitue un exercice fortifiant pour le corps et amusant pour l'esprit, les Anglais ne manquent pas de la recommander aux anémiques et aux personnes portées au spleen. Ils ont raison. Mais ils la conseillent aussi aux femmes hystériques. Nous ne sommes pas trop de cet avis. En effet, le vélocipède peut exciter chez ces femmes les fonctions génitales; il y a donc des inconvénients assez sérieux à leur recommander cet exercice quoique, d'autre part, les bons effets généraux et la distraction qu'il procure exercent une heureuse influence sur cette triste maladie.

La vélocipédie doit être recommandée dans toutes les maladies provenant d'un ralentissement de la nutrition, dans le diabète, la goutte, les coliques hépatiques.

Jennings vante le tricycle dans la phtisie au début et dans les impotences rhumatismales et goutteuses, raideurs articulaires et semi-ankyloses des arthritiques, etc.

Plus on est habitué au vélocipède, moins on se fatigue; du reste, la fatigue qui se produit n'est pas plus grande que celle que procure la marche et elle se dissipe plus rapidement.

C'est l'exercice des jeunes gens par excellence. S'ils s'y livrent modérément, leur santé ne peut qu'en retirer le plus grand bien. Plus on avance en âge, moins on doit se servir du vélocipède.

Inconvénients. — Ils ne sont pas nombreux, mais ils existent. « Les inconvénients, trop réels, de la vélocipédie, dit notre confrère et ami le docteur E. Monin, ne s'appliquent, il est vrai, qu'à l'usage immodéré de cet exercice, pratiqué en l'absence d'un entraînement progressif suffisant. C'est ainsi que le vélocipède, et surtout le bicycle provoque des vibrations spinales capables d'ébranler le système nerveux : ces vibrations ont lieu sur les mauvais terrains, avec les appareils mal suspendus. Les congestions répétées des organes respiratoires peuvent également entraîner des bronchites et des affections du cœur, chez les sujets prédisposés; il faut leur épargner le sport cycliste, trop énergique pour leurs organes délicats. »

Le danger principal réside dans le cœur. Celui-ci bat jusqu'à 150 fois par minute dans des courses forcées, et on a observé 250 pulsations. Aussi a-t-on constaté déjà plusieurs cas de mort subite, conséquence de paralysie du cœur. Il est donc bien certain que beaucoup d'affections graves de cet organe proviennent de ce sport.

Les enfants, dont l'ossification n'est pas suffisamment achevée, ne doivent se livrer à l'exercice du vélocipède qu'avec la plus grande modération.

« L'action continue de l'air froid sur l'émail des dents, dit encore le docteur Monin, peut, ainsi qu'on l'a fréquemment remarqué, provoquer la carie dentaire chez les cyclistes qui respirent par la bouche. » La pression vive, constante de l'air et du vent sur les parties antérieures du globe de l'œil et sur ses annexes, occasionne souvent des lésions inflammatoires, surtout lorsqu'on marche à trop grande vitesse. Enfin, comme tous les exercices violents, le sport vélocipédique abusif entraîne la congestion du foie et cause des sudations très abondantes.

Hygiène du vélocipédiste. — Mais tous ces accidents seront facilement évités si le cycliste prend les précautions que nous allons indiquer :

Il ne dépassera pas 12 à 15 kilomètres à l'heure; il n'arrivera même à ce chiffre qu'à la suite d'un sage entraînement. Il est important qu'il sache que, lorsqu'il voudra accélérer la vitesse, il ne le fera qu'au détriment de ses muscles et de sa santé. Il faudra surtout qu'il n'active pas sa marche quand il doit faire un trajet de longue haleine.

Il se couvrira de vêtements de laine qui le préserveront des refroidissements. Il mettra une vareuse ample laissant toute liberté aux mouvements. Ses jambes seront dégagées. Des bas de laine les recouvriront et des culottes maintiendront ces derniers, attachées au-dessous du genou sans trop le serrer. Enfin le cycliste mettra des souliers à lacets.

Autant que possible, il aura la position droite sur sa machine.

Il évitera de passer brusquement de la chaleur que lui a procurée une course à un repos complet et dans un endroit trop frais.

Il apprendra à savoir respirer et, comme le Dr Tissié le recommande, il fera bien d'inspirer par le nez et d'expirer par la bouche.

Il prendra fréquemment des bains, et fera faire de bonnes frictions sur tout le corps.

Son alimentation sera aussi azotée que possible. Il mangera beaucoup de viande, des œufs, du laitage, du pain, du beurre. Il laissera autant que possible de côté les épices.

Il s'abstiendra complètement d'alcool. Mais il pourra prendre du thé, cette boisson agissant sur le système musculaire et nerveux sans déprimer les forces.

En résumé, la vélocipédie constitue un exercice agréable,

hygiénique et salutaire. Nous ne pouvons donc que le recommander surtout aux jeunes gens, qui développeront ainsi rapidement toutes leurs forces physiques.

Nous ne le défendons pas non plus aux femmes. Celles-ci en retireront les mêmes avantages, à condition qu'elles s'en abstiennent pendant les époques, et qu'elles n'aient aucune maladie utérine.

§ 12. — **Repos et sommeil.**

Quand l'homme s'est livré pendant un certain temps à un des exercices dont nous venons de parler, il sent qu'il a besoin de repos. Le muscle doit, en effet, réparer les pertes de substance qu'il a faites en travaillant, et le système nerveux doit faire une provision nouvelle d'influx.

On peut se reposer simplement en cessant de se livrer à tout exercice, ou bien en passant à une autre occupation. Mais, dans ces cas, le repos n'est pas complet, car il n'y a que le *sommeil* qui puisse le procurer.

Pendant le sommeil, toutes les fonctions de la vie de relations cessent d'une manière à peu près complète, tandis que les actes de la vie organique persistent et se font même mieux que dans la veille. Les pertes se réparent donc facilement.

La durée du sommeil nécessaire varie suivant l'âge, le sexe, les habitudes, etc. D'une manière générale un adulte qui jouit d'une bonne santé, n'a pas besoin de plus de six à huit heures de sommeil. Le meilleur moment pour dormir, le moment physiologique, est la nuit. Il n'y a rien de plus mauvais pour la santé que de se coucher très tard et de se lever tard.

DEUXIÈME PARTIE

MODIFICATEURS SIMPLES INTRINSÈQUES

CHAPITRE I

PRÉDISPOSITIONS BIOLOGIQUES

Constitution. — Idiosyncrasies. — Hérédité. — Imminences morbides. — Tempéraments.

§ 1. — Constitution.

« Tout homme, dit Bouchardat, est doué d'une constitution propre, distincte du tempérament, et à l'étude de laquelle se rattache celle de l'hérédité dans la santé et dans la maladie et dans la durée de la vie. La constitution est le fond de la nature individuelle, le tempérament en est la forme plus ou moins durable. »

« La constitution, dit M. Fleury, représente l'ensemble des conditions statiques et dynamiques qui donnent à chaque être procréé une individualité propre, et elle a pour mesure le rapport, la coordination, l'harmonie, qui rattachent les unes aux autres les différentes parties de ce tout; la meilleure constitution étant celle qui accorde à l'individu, considéré soit en lui-même, soit relativement aux agents extérieurs, les chances les plus considérables de santé et de longévité. »

Michel Lévy a envisagé les choses de la même manière en disant : « L'idiosyncrasie compare entre eux les organes; le tempérament, les systèmes généraux, la constitution, les individus. »

« A quels caractères, ajoute Bouchardat, à quels signes l'hygiéniste et le médecin peuvent-ils reconnaître si la constitution d'un individu est bonne, mauvaise ou médiocre? » Il n'est pas facile de répondre à cette question. Il n'existe aucun rapport constant entre la constitution et la taille, la force musculaire, le tempérament. « Les médecins qui pratiquent dans les hôpitaux de l'armée, dit Michel Lévy, ont appris à ne pas compter sur ces organisations massives, qui supportent presque sans douleur la torture des scarifications et des révulsifs les plus aigus de la peau; elles possèdent une force d'inertie, elles opposent aux influences extérieures une résistance passive; mais celle-ci vaincue, elles s'affaissent et croulent. » — « On se trompe, dit à son tour Réveillé-Parise, quand on croit que les gens robustes en apparence ont le plus de chance de vivre longtemps. Nullement : de gros os, de gros membres, beaucoup de chair, beaucoup de sang, un tempérament athlétique, ne préjugent rien sous ce rapport, et l'on voit parvenir à l'âge le plus avancé des hommes auxquels, pendant quatre-vingts ans et plus, on n'a pas donné six mois de vie. » C'est un fait bien constaté que les personnes maigres se portent mieux et vivent généralement plus longtemps que les personnes obèses.

« L'homme robuste, dit Rostan, est celui dont les chairs sont fermes, l'embonpoint médiocre, la coloration légèrement animée, les membres bien développés, les cavités larges, contenant des organes volumineux, d'un tissu solide et sain, dont toutes les fonctions s'exécutent avec aisance, facilité et énergie. Le sujet faible se reconnaît à la difficulté, à la lenteur de toutes les fonctions; chez lui la peau sera décolorée, le visage pâle, les membres grêles et décharnés, les chairs flasques et molles, la digestion pénible, l'appétit peu prononcé, les intestins paresseux, la respiration lente et gênée, le pouls petit; l'exercice le plus léger sera suivi d'une lassitude profonde. » Il faut cependant tenir compte en même temps de l'innervation générale, car on voit quelquefois des individus présenter les apparences extérieures dont nous venons de parler, et néanmoins ne pas être doués de cette force de résistance, tandis que d'autres, plus faibles au premier aspect, sont néanmoins plus robustes. Ces derniers sont essentiellement nerveux et c'est pour cela qu'ils résistent davantage.

§ 2. — Idiosyncrasies.

L'*idiosyncrasie* (de ἴδιος, propre, spécial, et σύνκρασις, constitution) consiste dans une disposition individuelle de l'économie, dans une manière particulière et insolite de percevoir certaines sensations internes ou externes.

C'est bien là la signification qu'il faut attacher à ce mot, car il ne faut pas traiter d'idiosyncrasiques les symptômes de l'hystérie, de la folie, de la grossesse, ou bien des anomalies dues à des vices de conformation, comme les défauts des organes des sens, de l'ouïe et de la vision surtout. Pour tous ces faits on n'a pas besoin d'invoquer une disposition originelle et spéciale. Mais il en est d'autres qui entrent bien dans le cadre des idiosyncrasies proprement dites. Ainsi, ces antipathies natives, ces répugnances instinctives et invincibles pour certaines odeurs, pour certaines substances alimentaires, comme les crustacés, les fromages, les fraises, etc., dont l'action, même ignorée de ceux qui la subissent, produit des troubles divers et constants : la syncope, les vomissements, les convulsions, les éruptions diverses, l'urticaire surtout consécutif d'ordinaire à l'ingestion du poisson de mer ; ou encore ces effets inattendus de certains médicaments produisant des accidents même à des doses très faibles, ou étant sans effet à des doses élevées.

Tout ceci permet de ne pas confondre cette disposition le plus souvent originelle, mais quelquefois acquise, avec la constitution qui est le fond même de la nature individuelle, et le tempérament qui en est la forme générale, comme nous le verrons un peu plus loin.

§ 3. — Hérédité.

Traitement préventif. — Du mariage des individus héréditaires.
Du traitement de l'enfant dans le sein de sa mère.

L'*hérédité* est cette disposition qui fait que certains états anatomiques, physiologiques et pathologiques se transmettent des parents aux enfants. L'hérédité est *directe* quand elle dérive du père et de la mère, *indirecte* si la ressemblance a lieu avec des parents de la ligne collatérale, *en retour* lorsque l'enfant ressemble au grand-père ou à la grand'mère.

On comprend que l'hérédité joue un grand rôle dans l'hygiène, puisque, en héritant souvent des traits de ses parents, on hérite aussi de leurs dispositions morbides. Le but de l'hygiène doit donc être de résister à ces influences nuisibles et de les réformer.

Nous allons indiquer, avec Auguste Voisin, ce qu'il faut faire pour prévenir autant que possible les funestes effets des nombreuses maladies dont on peut hériter de ses parents, et les mesures à prendre pour ne pas transmettre ces mêmes maladies à ses enfants.

Le *traitement préventif* comprend : 1° les précautions individuelles hygiéniques conseillées à tout individu en puissance d'hérédité morbide, et 2° les mesures nécessaires pour empêcher la transmission de sa diathèse à ses descendants.

I. — Les *précautions individuelles* sont évidemment variables, suivant la maladie constitutionnelle. Ainsi, dans les familles prédisposées à la tuberculisation, la prophylaxie doit commencer aux premiers temps de la grossesse, et l'hygiène peut déjà quelque chose à ce moment, surtout lorsque l'hérédité est maternelle. On comprend aisément qu'il ne soit pas indifférent que le sang qui nourrit le fœtus soit dans les meilleures conditions d'élaboration et de richesse.

Fonssagrives a formulé, à l'égard de la grossesse et de l'allaitement, les conseils les plus pratiques. Le rôle de l'hygiène devient surtout important lorsque l'enfant est né. Jamais une mère prédisposée aux tubercules ne doit allaiter, aussi bien dans son intérêt que dans celui de son enfant. L'enfant prédisposé doit avoir une excellente nourrice. Il faudrait qu'il eût à un degré bien avancé les attributs de la diathèse pour qu'on le soumît à un traitement médical; ordinairement, un régime et une hygiène bien entendus sont suffisants.

Fonssagrives conseille de ne pas prolonger outre mesure l'allaitement de ces enfants, et de ne pas le pousser au delà du moment qui sépare l'apparition des premières molaires de celle des canines.

Chez les individus prédisposés à la *phtisie,* l'usage de la viande doit être modéré ; il faut employer des viandes tendres, des aliments maigres, et ne pas leur donner du gibier, des viandes faisandées, des pâtisseries. Le vin doit être permis aux enfants moins étiolés, lymphatiques, mais presque interdit aux enfants forts, vifs, ardents, comme le sont plusieurs de ceux qui sont susceptibles d'avoir la méningite tuberculeuse.

Les enfants prédisposés au tubercule doivent user largement des influences du soleil et de l'air libre, être aguerris dans la mesure des précautions indispensables, non pas dans le sens excessif du système de Locke, fait pour les individus non prédisposés à la phtisie, mais dans des idées d'éclectisme qui aguerriront sans danger leur chétive organisation.

Plus tard, lorsqu'il s'agira du choix d'une profession, l'individu prédisposé à la phtisie devra éviter celles qui l'exposeraient à inspirer des poussières, à subir des alternatives de chaud et de froid, à se livrer à un exercice exagéré de la voix. Le séjour dans les stations maritimes du Midi et dans les pays reconnus indemnes de phtisie, tels que l'Algérie, la vallée de Davos, et d'autres stations alpestres situées au moins à 1000 mètres d'élévation au-dessus du niveau de la mer, est le meilleur traitement prophylactique.

Pour les individus prédisposés à la *scrofule*, l'hygiène est la chose la plus importante. Il leur faut le séjour dans un air pur, une nourriture substantielle, animale, tonique. L'atmosphère maritime du nord-ouest de l'Europe leur est très favorable.

Les individus prédisposés à la *goutte* doivent être sobres, ne manger qu'à des heures régulières, suivre un régime plutôt végétal qu'animal, s'abstenir de gibier, de crustacés, de café, de thé, et se livrer à des exercices physiques en plein air.

Ceux qui ont du *gravier* agiront de même.

L'hygiène des *dartreux* est identique.

L'individu prédisposé au *cancer* doit éviter les excès, et, en général, tout ce qui exagère le fonctionnement de ses viscères, et tout ce qui peut y déterminer des maladies inflammatoires. La régularité et l'uniformité dans la vie doivent être la règle de tous ceux qui avaient des parents cancéreux.

L'individu prédisposé à l'*épilepsie* sera l'objet de soins dès son enfance. Il faut surveiller l'évolution des dents; l'alimentation doit être des plus régulières et des plus modérées, une simple indigestion pouvant produire chez eux des convulsions.

Il faut s'efforcer d'éviter les fièvres éruptives, les maladies inflammatoires les plus simples, telles que des angines. Un simple mal de gorge et, à plus forte raison, une fièvre éruptive, peuvent produire, au début, chez ces prédisposés, une convulsion.

Les mauvaises habitudes, plus fréquentes que les parents ne le croient, constituent un très grand danger chez ces enfants ; il faut donc les empêcher à tout prix.

Devenus hommes, ils doivent éviter tous les excès, les excès alcooliques et génésiques surtout, les fatigues cérébrales, les veillées épuisantes, l'usage excessif du tabac à fumer.

La vie des prédisposés à l'épilepsie doit être organisée dans le sens le plus calme et le plus uniforme et être mise, dans la limite du possible, à l'abri des émotions.

Pareille conduite sera tenue pour l'*hystérie*.

L'individu prédisposé à la *folie* doit être, dans son enfance, traité avec douceur.

Il faut se garder d'irriter son caractère, de provoquer chez lui la peur, les mauvaises passions ; il faut modérer une trop grande ardeur pour l'étude ; empêcher les mauvaises habitudes, la satisfaction effrénée des instincts.

Ces individus doivent être détournés des carrières où l'ambition est trop excitée, où l'on est exposé aux vicissitudes de la fortune, où il faut déployer une grande activité intellectuelle, où l'on est exposé à subir des entraînements vers les excès de boissons, la débauche. Au contraire, les professions qui ne demandent pas d'initiative, de grande intelligence, et les occupations de la campagne leur conviennent.

II. — Les *mesures à prendre* pour empêcher la transmission de la diathèse héréditaire aux descendants consistent : A. En précautions et avis à donner pour les mariages ; B. En traitement de l'enfant dans le sein de sa mère.

A. — *Du mariage des individus héréditaires.* — Le médecin doit s'attacher à faire l'élection des personnes, du temps, du lieu, de l'état, lorsqu'il est consulté sur l'opportunité d'une union.

L'élection des personnes implique l'empêchement au mariage entre consanguins non parfaitement sains ; entre individus de famille différente qui ont une santé mauvaise ou dont les ascendants ont été frappés d'affections constitutionnelles.

D'un autre côté, si la maladie ou l'anomalie d'un individu n'est pas incompatible avec le mariage, la règle à suivre est de rechercher dans l'autre famille et dans l'autre conjoint une des conditions contraires, et de faire, en un mot, du croisement. Les règles de celui-ci sont de croiser les tempéraments : le bilieux avec le sanguin, le sanguin avec le nerveux ou avec le lymphatique. Ainsi on mariera le vif avec le calme, etc., etc.

Le médecin doit donc défendre l'union de deux lymphatiques, de deux nerveux, de deux individus prédisposés aux affections de poitrine, à la scrofule et à la phtisie, ou frappés de débilité générale, et il doit, dans la mesure du possible, donner la plus grande publicité aux dangers de ces unions, et à la fatalité de certaines maladies constitutionnelles, telles que la tuberculisation.

En conséquence il faut que le médecin, dans ses conseils, insiste sur l'avantage des croisements et sur la nécessité de donner comme conjoint à l'individu qui a des antécédents héréditaires morbides un époux ou une épouse d'une constitution irréprochable, d'un état de santé parfait, d'un tempérament contraire, d'une force supérieure, afin que celui des deux dont la constitution et le tempérament sont entachés d'une diathèse puisse moins facilement transmettre son principe maladif.

C'est en observant cette règle qu'on voit des femmes, par exemple, sur lesquelles est accumulée l'hérédité tuberculeuse à sa plus haute puissance, donner le jour à des enfants qui restent indemnes, que des épileptiques ont des enfants sains, et ainsi de suite pour toutes les diathèses.

Les observations que l'on possède à cet égard rendent bien difficile l'interdiction absolue du mariage des tuberculeux, des épileptiques.

Parmi les mesures prophylactiques, il faut recommander le moins possible les mariages précoces et les mariages tardifs.

B. — *Du traitement de l'enfant dans le sein de sa mère.* — Cette question partage les esprits ; ainsi, pour la *syphilis*, Doublet veut qu'on s'abstienne de tout traitement ; Huguenin pense que le traitement provoque l'accouchement prématuré des femmes plus que la maladie elle-même. Colson a cité six faits d'avortement chez des femmes soumises au traitement mercuriel pendant leur grossesse. Masson, au contraire, ainsi que Garnier, Moriceau, Petit-Radel, Robert Pée, Ricord conseillent le traitement mercuriel dans tous les cas de syphilis constitutionnelle. Hunter est aussi d'avis que la grossesse est loin d'être une contre-indication au traitement, mais qu'il prévient le plus souvent la syphilis chez l'enfant et empêche, quand il est sagement administré, les avortements si fréquents que détermine cette maladie.

Pour l'*épilepsie*, il est absolument nécessaire de traiter, pendant sa grossesse, une mère atteinte de cette affection. Les médications par l'oxyde de zinc, le bromure de potassium sont parfaitement supportées, même à de hautes doses; l'enfant n'en souffre pas. Dans trois cas, traités ainsi par Auguste Voisin, les enfants, arrivés à l'âge de six ans, n'avaient eu aucune manifesfestation épileptique.

§ 4. — Habitudes.

On distingue, dit Bouchardat, au point de vue de l'hygiène, les habitudes vicieuses et les habitudes morbides.

Habitudes vicieuses. — Il faut citer en premier lieu les *mauvaises attitudes*, qui peuvent, surtout dans l'enfance, amener les déformations de certaines parties du corps. Mais les habitudes vicieuses les plus préjudiciables à la santé sont les excès dans le boire et le manger, le recours quotidien et d'une manière exagérée aux excitants du système nerveux, comme l'alcool, le tabac, le baschisch, l'opium, la morphine, etc. Toutes ces habitudes deviennent de vrais besoins artificiels et détruisent plus ou moins la santé.

Habitudes morbides. — Elles sont nombreuses; citons les saignements de nez, les leucorrhées, les irritations de la peau, le diabète, etc.

L'hygiène doit tendre à combattre toutes ces mauvaises habitudes et à les redresser.

§ 5. — Imminences morbides.

L'expression *imminence morbide* veut dire qu'on a une prédisposition toute spéciale aux maladies. La maladie n'est pas prête à se déclarer, il n'y aucun symptôme apparent, il n'y a qu'un état favorable à son développement. Ces prédispositions varient suivant les individus, l'âge, le sexe. Certaines professions constituent de véritables imminences morbides; nous y reviendrons plus loin.

§ 6. — Tempéraments.

Le *tempérament* est le résultat général, pour l'organisme, de la prédominance d'action d'un *organe*, d'un *système*. Donc, suivant que tel organe du corps, ou surtout que tel ou tel système (artériel, veineux, nerveux, etc.) prédomine, on a tel ou tel tempérament.

On n'admet guère, aujourd'hui, la division classique des tempéraments. Nous croyons cependant devoir la conserver et indiquer toutes les précautions hygiéniques à prendre. Nous allons donc dire un mot du tempérament nerveux, du tempérament sanguin, du tempérament bilieux et du tempérament lymphatique.

A. — **Tempérament nerveux.** — « Le tempérament nerveux dit M. Fleury, est caractérisé par l'irrégularité de toutes les fonctions, la mobilité et l'excitabilité excessives du système nerveux. »

En effet, lorsque ce système est fort développé, très irritable, cette irritabilité produit une grande surexcitation de tous les organes qui sont sous sa dépendance, et l'homme qui possède ce tempérament subit dans tout son être un long ébranlement pour les impressions les plus fugitives et les plus légères. Chez lui, tout est plaisir ou souffrance. Un rien le chagrine au plus haut degré, un rien lui fait éprouver la joie la plus grande. L'impressionnabilité, l'excitabilité, la mobilité et l'irrégularité dominent tous ses actes, toutes ses fonctions et toutes ses sensations.

Ce tempérament expose à un grand nombre d'affections plus ou moins graves. Ainsi, le nerveux est très sujet aux *névralgies*, à la *gastralgie*, à l'*entéralgie*, aux *palpitations nerveuses*, aux *névroses*, à l'*épilepsie*, à l'*hystérie*, à l'*hypocondrie*, à la *monomanie*, aux *hallucinations*, et enfin à la *folie*.

Les noms, que l'histoire a transmis, des hommes ayant un tempérament nerveux, nous indiquent que ceux qui en sont affligés peuvent avoir des idées nobles, grandes, magnanimes, mais ils peuvent, le plus souvent, être haineux, cruels, sauvages. Ces noms sont : Tibère, Louis XI, Pascal, Jean-Jacques Rousseau, Zimmermann, Robespierre.

Que faut-il faire pour *corriger* ce tempérament ?

Il faut d'abord le vouloir. Quand on se connaît bien, il est facile de se modérer ; on n'a besoin, pour cela, que de s'observer soigneusement, de se raisonner un peu, et on s'apaise bien vite dès qu'on s'aperçoit qu'on se laisse emporter par son caractère.

Il faut ensuite éviter tout ce qui peut exciter le système nerveux, soit intellectuellement, soit physiquement; intellectuellement, par des impressions vives ou des lectures passionnées qui troublent l'organisme d'une manière profonde; physiquement, par des aliments qui échauffent ou par des boissons excitantes et alcooliques. Ces dernières surtout doivent être évitées, parce qu'elles portent directement leur action sur le système nerveux et augmentent son activité, qui est déjà trop grande.

Le régime ne doit pas être débilitant, mais bien tonique.

Il faut substituer l'activité physique à l'activité intellectuelle, et mener, autant que possible, à la campagne, une vie active et laborieuse.

Enfin, il faut prendre souvent de grands bains prolongés, aussi frais que possible, ou, mieux, suivre un traitement hydrothérapique.

B. — **Tempérament sanguin.** — Ce tempérament est caractérisé par une trop grande activité de la circulation, par un accroissement de la masse du sang et du nombre proportionnel des globules, par un développement considérable des vaisseaux sanguins, surtout des vaisseaux capillaires, à tel point que le sang pénètre dans les vaisseaux les plus fins, donnant à la peau et aux membranes muqueuses une coloration animée.

Cette activité capillaire exerce une grande influence sur toutes les fonctions de l'organisme, comme l'innervation, la nutrition, la calorification, l'absorption, les sécrétions, les phénomènes de composition et de décomposition organiques, ainsi que sur le développement des muscles.

L'accomplissement absolu de toutes ces grandes fonctions étant indispensable pour que l'homme jouisse d'une santé parfaite, le tempérament sanguin donne cette bonne santé, puisque, grâce à lui, tout fonctionne à merveille. Il est donc le plus *hygiénique* des tempéraments. Il forme, de plus, le type de l'homme aux formes athlétiques.

On cite dans l'histoire, comme ayant eu un tempérament sanguin : Platon, aux larges épaules, Marc-Antoine, Henri IV, le duc de Richelieu, Buffon, le maréchal de Saxe, Mirabeau.

Non seulement le tempérament sanguin est l'expression la plus complète de la santé, mais il exerce encore une action sur l'état morbide. En effet, le sujet sanguin n'a guère que des maladies à invasion franche, à symptômes bien nets, bien déterminés, à marche aiguë, mais régulière et rapide. Si la rapidité entraîne quelquefois une catastrophe, elle aboutit le plus souvent à une guérison complète.

Ce tempérament prédispose, cependant, à un grand nombre de maladies : les congestions sthéniques (de σθένος, force), les hémorragies, les maladies du cœur comme l'hypertrophie, les altérations de l'aorte et des autres vaisseaux, et enfin aux *coups de sang*, qui peuvent emporter un homme en quelques secondes ou le laisser paralysé.

Pour éviter ces accidents, il faut suivre un régime très doux ; que l'alimentation soit saine, peu abondante et surtout peu excitante. On doit manger beaucoup de légumes et de fruits, boire du lait, prendre des boissons aqueuses et ne jamais faire usage d'alcool. Il faut se livrer à un exercice fréquent, mais sans violence ; éviter la trop grande chaleur, les appartements étroits et peu aérés ; veiller avec beaucoup de soin à maintenir la liberté du ventre, enfin, tâcher toujours d'avoir les jambes et les pieds bien chauds.

C. — **Tempérament bilieux.** — Ce tempérament est caractérisé par un commencement d'état pathologique du foie. La peau d'une personne qui le possède est presque complètement recouverte de poils noirs ; sa couleur est brune et parfois même jaunâtre. Les traits du visage sont fort accusés ; les cheveux ont la couleur de l'ébène, et les yeux, noirs aussi, brillent d'un grand éclat. Le foie est très développé et le système bilieux abondant. Les muscles sont vigoureux. La physionomie prononcée du visage annonce une certaine fermeté de l'intelligence. Les personnes bilieuses ont, en effet, un caractère ferme, persévérant, décidé. Leurs passions sont intenses, durables et leur intelligence est ordinairement très développée.

Les principaux noms que l'histoire nous a transmis de personnes ayant eu ce tempérament sont : Alexandre le Grand, Jules César, Brutus, Mahomet, Sixte-Quint, Cromwell, Pierre le Grand, Napoléon Ier.

Le tempérament bilieux prédispose à toutes les maladies du foie, à l'hépatite, à la cirrhose, à la congestion de ce viscère, à l'hypertrophie, aux abcès, à la dégénérescence, à la jaunisse simple ou grave, à l'hépatalgie, etc.

Pour éviter ces maladies, pour vivre en bonne intelligence

avec ce tempérament, il faut être de la plus grande sobriété ; éviter, par conséquent, tous les excès de table, et suivre un régime aussi rafraîchissant que possible. Comme nourriture, pas de salures, pas de plantes âcres, pas d'artichauts, d'asperges, et très peu de viandes noires. Comme boissons, jamais d'alcool. Manger surtout des viandes blanches, des volailles bouillies ou rôties, des herbages, des farineux et des fruits bien mûrs. Il faut faire beaucoup d'exercice, fuir les émotions morales trop vives, éviter avec le plus grand soin la constipation.

D. — **Tempérament lymphatique.** — Une personne qui a ce tempérament est caractérisée par une peau blanche et fine, et un teint, qui peut n'être que pâle, mais qui devient quelquefois blafard et verdâtre. Les muqueuses, et, par conséquent, les lèvres sont décolorées. Les cheveux sont presque toujours blonds, quelquefois roux, mais rarement noirs ; ils tombent facilement. Les lèvres sont grosses et saillantes, les ailes du nez épaisses et écartées, et les yeux ordinairement d'une belle couleur bleue. Les muscles, peu développés, se contractent sans énergie ; les mouvements sont lents, les chairs molles et flasques. Les tissus graisseux et cellulaire sont très abondants, mais lâches, infiltrés, ce qui produit une certaine *bouffissure* caractéristique de la face et de tout le corps.

La personne lymphatique est grande, ou, au contraire, très petite. Presque toujours, les bras sont trop longs ; les jointures sont grosses, la poitrine étroite ; la colonne vertébrale paraît déviée. La puberté est tardive.

Les facultés intellectuelles sont souvent assez bornées, et l'imagination est sans vivacité. Au contraire du nerveux, rien ne l'effraie, rien ne l'inquiète ; rebelle aux grandes passions, aux émotions violentes, il vit dans la plus parfaite insouciance. Il peut avoir cependant une volonté ferme, qui dégénère souvent en entêtement ; dans ce cas, il est tenace, opiniâtre, persévérant.

Le tempérament lymphatique prédispose à trois maladies vraiment redoutables : la *scrofule*, le *rachitisme* et la *phtisie pulmonaire*.

Que doit-on faire pour les prévenir ? Suivre un régime excitant ; que l'alimentation soit saine, abondante, composée de viande et de peu de végétaux. Respirer un air pur et renouvelé. Faire un exercice régulier suffisant, en rapport avec les forces.

Chez l'enfant, stimuler l'intelligence qui ne demande qu'à rester inactive ; réveiller son système nerveux engourdi ; fouetter son sang.

Tels sont les quatre types de tempérament. Mais ils n'existent pas toujours chez une personne d'une manière absolue, et si l'un d'entre eux prédomine, cela n'empêche pas qu'un autre puisse exister en même temps. C'est une bonne chose, parce qu'ils se tempèrent les uns les autres. En effet, ils ont tous, le dernier excepté, quelque chose de bon, et ils se corrigent réciproquement. Il serait donc à désirer que l'homme possédât à la fois les quatre tempéraments pour jouir d'une santé parfaite. Peut-on y arriver? Oui, plus ou moins, en mettant en pratique les préceptes que nous avons indiqués dans le but de modérer, de modifier celui que l'on possède, et en suivant en même temps les règles nécessaires pour développer les autres, qui ne tarderont pas à pouvoir contrebalancer l'action trop énergique du premier.

CHAPITRE II

§ 1. — Hygiène des organes des sens.

A. — **Organe du toucher.** — Le toucher nous fait connaître toutes les qualités palpables des corps, telles que la forme, la pesanteur, la consistance, la température, la sécheresse, l'humidité. Son organe le plus spécial est la *main*, mais ce sens est disséminé sur toute la surface de la peau et une partie des muqueuses. Il est d'autant plus développé que les parties que l'on considère sont plus riches en nerfs et en corpuscules tactiles.

La sensation de température se produit sur tout le corps, cependant, c'est surtout par les lèvres, les joues et le dos de la main que l'on juge de la chaleur.

La sensation de pression est irrégulièrement développée sur le corps, mais elle a son siège principal au bout des doigts. La plante des pieds est aussi un organe permanent du toucher.

Grâce à toutes les sensations que procure ce sens, par suite des renseignements précis qu'il donne sur la nature des corps, on évite de se brûler, de se faire écraser, de marcher sur ce qui ne peut soutenir. En un mot, il fournit la plupart des notions nécessaires pour que les choses de l'extérieur ne nous soient pas nuisibles. Il faut donc tâcher de le conserver intact, et prendre tous les soins que nous indiquerons bientôt en parlant des excrétions et de la propreté du corps, soins tendant à conserver à la peau ses propriétés tactiles.

B. — **De l'odorat.** — Ce sens nous sert à percevoir les odeurs. S'il ne joue pas un des premiers rôles dans la vie sociale, il n'en est pas moins très utile pour la conservation de la santé. « L'olfaction, disent Küss et Duval, semble destinée à veiller sur la pureté de l'air de la respiration. La plupart des substances qui pourraient le corrompre étant odorantes, sont naturellement soumises au contrôle de ce sens. Il nous avertit donc quand nous entrons dans une atmosphère viciée, lorsque nous respirons des émanations malsaines. C'est un fait certain que presque toutes les substances ayant une odeur désagréable sont nuisibles à l'organisme. Certains gaz présentant ce caractère, comme l'hydrogène sulfuré par exemple, peuvent même amener la mort rapidement lorsqu'ils sont respirés en certaine proportion. »

Il donne encore des notions sur la nature des aliments. Il indique s'ils sont de bonne ou de mauvaise qualité. « C'est la sentinelle avancée des organes de la digestion, dit Bérard, et, pour un aliment inconnu, c'est elle qui fait la première connaissance. Les aliments en putréfaction, que l'odorat repousse, peuvent rendre très malade si on les mange, tandis que ceux qui l'impressionnent agréablement, provoquent la salivation, excitent l'appétit et facilitent la digestion. »

Les animaux ont ce sens plus développé que l'homme. Le chien, le cheval, le mouton, le daim, etc., ont les nerfs olfactifs plus gros et plus sensitifs, ce qui fait qu'ils peuvent distinguer des odeurs que nous ne percevons pour ainsi dire pas.

Les rhumes de cerveau anéantissent momentanément l'olfaction ; les ulcérations peuvent la faire disparaître pour toujours si on ne les soigne pas énergiquement dès le début. Les fortes odeurs, agissant d'une manière continuelle sur la muqueuse du nez, émoussent beaucoup sa sensibilité. L'usage du tabac à priser la détruit aussi. Il faut donc soigner toutes les maladies du nez et éviter tout ce qui peut exercer une mauvaise influence sur ce sens.

C. — **Du goût.** — Le sens du goût transmet les impressions produites par les substances qui ont de la *saveur*. Il nous fait connaître les propriétés des corps qui doivent nous nourrir, et nous permet de distinguer l'aliment sain de l'aliment nuisible. Que de fois il arrive de mettre dans la bouche un aliment que nous rejetons avec dégoût dès que ce sens nous en a fait connaître la saveur? Il est encore utile pour exciter le flux de la salive et d'autres sécrétions qui sont nécessaires pour que l'aliment reçoive dans la bouche la préparation qui lui convient.

Pour le conserver intact, il ne faut pas *chiquer*, puisque, outre de nombreux accidents, comme la corrodation des dents, la sécrétion exagérée de la salive, l'affaiblissement, l'inflammation de l'estomac, etc., le tabac mâché amoindrit ce sens d'une manière très prononcée. Il ne faut pas trop *fumer* non plus, car le tabac fumé a à peu près autant d'inconvénients que le tabac mâché. Il ne faut pas aussi manger des mets trop relevés, parce que ces aliments n'entraînent pas seulement la dyspepsie, mais émoussent encore rapidement le goût. Enfin il ne faut pas boire trop chaud, et éviter tout ce qui peut procurer de la stomatite ou inflammation de la bouche.

D. — **De l'ouïe.** — *Hygiène de l'oreille.* — Ce sens nous fait entendre tout ce qui se passe autour de nous. Grâce à lui, nous pouvons donc éviter ce qui, dans notre entourage, peut nous être nuisible, puisqu'il nous avertit, dans certains cas, du danger que nous allons courir. De plus, par la musique, il nous procure des émotions douces qui ne peuvent qu'être très salutaires et qui nous mettent dans un état de bien-être très prononcé. Nous devons donc faire notre possible pour le maintenir dans toute son intégrité. Pour cela il faut tenir très propre le pavillon de l'oreille, et surtout le sillon qui sépare l'oreille de la tête. Chez l'enfant, le défaut de propreté peut amener, principalement pendant l'été, des dermatites ou inflammations de la peau, comme l'eczéma intertrigineux qui fait souvent beaucoup souffrir.

« Il est prudent, dit le docteur Cozzolino, de ne pas exposer les oreilles des enfants à des vibrations sonores ou bruits intenses et continus, qui peuvent fatiguer le nerf acoustique par des excitations trop vives et répétées. Il faut proscrire également l'habitude vulgaire de certaines nourrices de battre des mains à proximité du pavillon, de parler dans l'oreille des enfants et surtout de les embrasser sur le pavillon, ce qui donne lieu à de fortes vibrations et à une aspiration de l'air du méat, d'où peuvent résulter des déchirures de la membrane du tympan et plus souvent des congestions de la caisse. »

Cela est vrai aussi pour les adultes, et le savant professeur de Naples cite le cas d'un homme distingué qui, à la suite de baisers sur le pavillon, eut une transsudation séreuse dans la caisse, d'où résulta une sensation de plénitude, d'obstruction, des bourdonnements et une légère surdité, symptômes qui disparurent immédiatement à la suite d'un traitement approprié.

La trop grande quantité de la sécrétion cérumineuse peut amener l'obstruction du méat, ou bien en irriter les parois, ou encore déterminer de la tension dans la caisse et occasionner ainsi des troubles nerveux. Il est donc utile de débarrasser le conduit du cérumen en faisant simplement des injections d'eau tiède. On ne doit pas recourir à l'huile d'amandes douces, au lait de nourrice, etc., que le vulgaire emploie si souvent. Les corps gras étant trop sujets à rancir, irritent l'oreille en même temps qu'ils deviennent le réceptacle de micro-organismes donnant lieu à des inflammations spéciales, appelées *otomycoses*.

Il ne faut jamais employer les cure-oreilles en os ou en métal. Ils enlèvent très mal le cérumen, irritent le conduit, provoquent des dermatites et perforent même quelquefois le tympan quand ils se trouvent dans des mains inexpérimentées et maladroites. On doit recourir de préférence aux cure-oreilles qui portent à leur extrémité une petite éponge, et il faut même ne se servir que de celle-ci, qui, imbibée d'eau tiède, nettoiera bien et enlèvera tout le cérumen par de légers mouvements de rotation.

Certains auteurs conseillent d'enlever cette sécrétion du conduit auditif externe avec de l'éther, ou d'autres liquides injectés dans le méat. Nous venons de dire qu'il ne fallait recourir qu'à l'eau tiède. Montegazza est de cet avis. Mais il va beaucoup trop loin quand il écrit la phrase suivante : « La meilleure hygiène conservatrice de l'ouïe consiste à ne s'en occuper que peu, très peu. C'est la seule partie du corps qui demande un peu de malpropreté. » Non, car les moisissures et les insectes trouvent un terrain trop favorable quand le méat est plus ou moins rempli de cérumen.

Les enfants s'introduisent quelquefois, volontairement ou non, des corps étrangers dans l'oreille externe : grains de blé, petits pois, haricots, morceaux de papier, perles, brins d'herbe, bouts de crayon, etc. Il ne faut jamais chercher à retirer soi-même ces corps étrangers, mais bien conduire l'enfant *sans retard* chez le médecin qui agira en conséquence. Règle générale : de fortes injections d'eau tiède suffisent pour faire sortir le corps.

On ne doit jamais tirer les oreilles aux enfants, ces tractions pouvant donner lieu à des hémorragies et à des inflammations.

Les taloches sont encore plus dangereuses parce qu'elles peuvent ébranler le labyrinthe.

Il se produit quelquefois chez les enfants une surdidé vermineuse par suite d'une action réflexe du grand sympathique sur la sphère nerveuse de l'oreille. Il est évident qu'on n'a qu'à administrer des vermifuges pour faire disparaître cette surdité.

Certaines maladies comme la rougeole, la fièvre scarlatine, la variole, l'érysipèle, la fièvre typhoïde, peuvent rendre sourd.

Le froid, surtout le froid humide, prédispose aux affections de l'oreille, engelures du pavillon, myringite ou inflammation du tympan. Mais il est assez facile de préserver les oreilles du froid. Il n'en est pas de même des fosses nasales. Or, le catarrhe de celles-ci se transmet facilement à la trompe d'Eustache, de là à la caisse et à la membrane du tympan, d'où sténoses tubaires et otites catarrhales. Il ne faut donc pas négliger les rhumes et les catarrhes du nez.

Le docteur Cozzolino affirme que tous les individus atteints de maladies d'oreille doivent se méfier des bains de mer, qui peuvent produire des otites externes, de la furonculose, de la myringite, des otites moyennes secondaires, des otites moyennes primitives, par l'introduction de l'eau de mer à travers la trompe d'Eustache, ou à travers la membrane du tympan quand il existe une solution de continuité.

Si l'eau de mer pénètre dans le conduit auditif, on cherche à l'absorber à l'aide de coton enroulé sur un petit crayon ou un cure-dent que l'on introduit à deux centimètres au plus, puis on insuffle de l'acide borique pulvérisé. Cet acide combat aussi l'otite externe, la furonculose et la myringite.

On doit éviter avec beaucoup de soin d'introduire de l'eau froide dans le conduit auditif en faisant la toilette du matin.

Les ouvriers qui se trouvent continuellement en contact avec des poussières plus ou moins irritantes, comme les meuniers, les charbonniers, les cantonniers, etc., doivent tenir leur conduit auriculaire très propre.

La fabrication du plomb et de ses sels amène la surdité.

Les chaudronniers, les machinistes, les mineurs, les canonniers, tous ceux, en un mot, qui exercent des métiers bruyants, voient souvent leur nerf auditif se fatiguer et même se paralyser.

Tous les métiers exposant les ouvriers au froid humide peuvent amener des maladies de l'ouïe entraînant tôt ou tard la surdité. M. Cozzolino cite parmi les ouvriers les plus exposés aux maladies de l'oreille, soit par l'action humide, soit par les bruits, les mécaniciens et les employés de la voie sur les chemins de fer. Et il ajoute que les employés atteints de ces lésions de l'oreille peuvent être la cause de grands désastres, par suite de la perte de l'audition des sons aigus (sifflet). M. Cozzolino exagère ici. Il est évident qu'il est préférable que les employés des chemins de fer aient le sens de l'ouïe intact, mais ce n'est pas absolument nécessaire, puisque c'est surtout par les couleurs que la marche des trains est indiquée.

Le tabac à priser prédispose aux catarrhes de la trompe et de la caisse, suite du catarrhe naso-pharygien engendré par son usage.

Il ne faut pas trop enfoncer les chapeaux ou les casquettes des enfants pour éviter de rabaisser le pavillon.

Les enfants ont souvent les oreilles qui s'écartent beaucoup de la tête ; on peut les maintenir appliquées à l'aide d'un ruban.

Il ne faut pas mettre des bonnets trop étroits aux jeunes filles qui ont les oreilles trop plates, et surtout il ne faut pas les déformer en leur mettant des boucles d'oreille trop lourdes.

Certains médicaments exercent une action nocive sur l'appareil auditif nerveux, comme la quinine et ses préparations, l'acide salicylique et ses sels. Comme ces remèdes sont d'une absolue nécessité, il faut y recourir quand il n'est pas possible de faire autrement, mais on doit éviter de forcer les doses, afin de ne pas produire l'hyperhémie du labyrinthe.

E. — **De la vue. — Hygiène du myope.** — Il n'est pas nécessaire de s'appesantir sur l'utilité du sens merveilleux de la vue; mais il est très important d'exposer en quelques mots les préceptes et les conseils à l'aide desquels on assurera le bon fonctionnement de ce sens et on évitera les maladies nombreuses qui peuvent l'affaiblir ou le détruire.

L'œil se fatigue rapidement. On sent surtout cette fatigue quand on a exposé cet organe pendant un temps assez long à une lumière brillante, et il a alors un grand besoin de se reposer, soit à la lumière douce d'une chambre peu éclairée, soit par le sommeil, qui est aussi nécessaire à la vue qu'aux muscles. Du reste, n'est-ce pas ce sens si délicat qui est le plus fatigué lorsqu'on a passé une nuit sans sommeil?

Si l'on fixe un objet trop brillant, le soleil par exemple, on ne voit plus rien pendant quelques secondes après, et cet effet aveuglant peut persister longtemps, si on a eu l'imprudence de le fixer plus longtemps qu'il ne fallait.

On ne doit pas non plus regarder pendant un temps trop long le même objet, surtout s'il est très petit. Il faut éviter de lire un livre mal imprimé, ou en caractères trop fins. Quand on écrit, une lumière suffisante est indispensable, car si elle est insuffisante, elle devient aussi nuisible que lorsqu'elle éblouit. Quand on lit avec une lumière artificielle, il est nécessaire que celle-ci ne varie ni ne vacille. Il est prudent, du reste, de ne travailler que modérément le soir à la lumière du gaz et de la lampe.

Hygiène du myope. — Le rôle de l'Hygiène, dit le docteur Changarnier, est considérable, dans la myopie. C'est à elle, plus encore qu'à la médecine, qu'il appartient de ralentir les progrès de la maladie, de prévenir les complications dangereuses et de conserver des yeux qui se perdraient irrévocablement avant un âge avancé. Ces règles d'hygiène que les myopes à un degré moyen et, à plus forte raison, à un degré fort, doivent s'imposer, sont d'ailleurs simples et faciles à suivre.

Pendant le jeune âge, dès que l'enfant montrera une tendance à la myopie, il faudra éviter de le soumettre à un travail fatigant; il ne faudra lui permettre de lire ou d'écrire que par intervalles, lui défendre le travail le soir à la lumière, et lui installer de bonne heure un pupitre qui l'oblige à ne pas travailler la tête baissée. Dans ces conditions, la myopie ne se développera pas, ou du moins n'arrivera pas à un degré très prononcé. Si, malgré ces mesures, on s'aperçoit que l'enfant s'incline de plus en plus sur ses livres, il convient de le présenter à un oculiste.

A un âge plus avancé, les myopes éviteront toutes les causes qui amènent vers la tête un afflux sanguin exagéré, tout ce qui augmente l'action du cœur, les excès de table, l'usage excessif du tabac; ils s'arrêteront cinq ou dix minutes après un travail d'une demi-heure; enfin, ils éviteront soigneusement le froid aux pieds, la constipation et les grandes secousses du corps et de la tête. Ils ne travailleront qu'avec un éclairage parfait, le jour venant de gauche.

Les personnes qui présentent de l'hypermétropie, de l'astigmatisme, de la presbytie, n'ont pour toute hygiène qu'à ne pas trop fatiguer leurs yeux, et de porter des lunettes avec des verres irréprochables, convenant parfaitement à l'état. Quand les lunettes sont bien choisies, on voit facilement, sans fatigue et on n'épuise pas les forces musculaires de l'œil.

§ 2. — Hygiène des âges.

On peut diviser la vie de l'homme en deux périodes bien distinctes. La première se passe dans le sein de la mère, c'est la *vie intra-utérine*. Nous en parlerons dans le dernier volume. La seconde, c'est la *vie extra-utérine*, la vie proprement dite. Afin d'être plus clair dans l'exposition des principes hygiéniques qu'il est bon, urgent même de connaître, nous considérerons, comme on le fait communément, plusieurs âges. Nous parlerons donc : I. de la *première enfance*, qui part du moment même de la naissance et finit vers deux ans et demi, aussitôt après la première dentition; — II. de la *seconde enfance*, qui succède à la première et se prolonge jusqu'au commencement de la seconde dentition, c'est-à-dire sept ans; — III. de l'*adolescence*, qui commence à cette époque, se poursuit pendant que se fait la deuxième dentition, de 7 à 14 ans, et pendant qu'apparaissent les premiers symptômes de la puberté, de 14 à 20 ans; — IV. de l'*âge adulte*, qui dure pendant l'achèvement complet du développement de l'homme, c'est-à-dire de 20 à 30 ans, pendant qu'il est dans toute sa force, c'est-à-dire de 30 à 45 ans, et lorsqu'il commence à décroître, c'est-à-dire de 45 à 60 ans; — V. enfin de la *vieillesse*.

I. — Première enfance.

Soins à donner au nouveau-né. — Allaitement maternel. — Allaitement mercenaire. — Allaitement artificiel. — Allaitement mixte. — Alimentation. — Soins de propreté. — Bains. — Vêtements. — Coucher. — Promenade. — Dentition et revaccination. — Sevrage.

a). — **Soins à donner au nouveau-né.** — Quand l'enfant sort du sein maternel, une transition brusque se produit chez ce frêle petit être. Naguère, il y a une minute à peine, il ne faisait qu'un avec sa mère. Il vivait d'elle, il puisait dans son sein le meilleur de son sang. Maintenant il est complètement séparé de celle qui lui a donné la vie. Il forme un être nouveau, un être destiné à grandir et à prospérer, pourvu qu'on lui donne les mille soins qui lui sont nécessaires. Indiquons donc brièvement tous ces soins nombreux et d'une importance extrême.

Dès que le nouveau-né est complètement séparé de sa mère, on s'empresse de le débarrasser de l'enduit onctueux et gras qui le recouvre. Cet enduit, plus ou moins épais et plus ou moins abondant, s'oppose au fonctionnement de la peau. Or, comme la respiration est le premier acte fonctionnel de la vie, comme il faut que l'enfant respire et respire bien, non seulement par le nez et la bouche, mais encore par la peau, il importe que cet enduit soit parfaitement enlevé. Seulement il ne se dissout ni dans l'eau simple, ni dans l'eau légèrement savonneuse, il faut donc se servir d'un corps gras quelconque, comme l'huile, le beurre ou la vaseline; le jaune d'œuf est aussi excellent. Tous ces corps étendent la couche cérumineuse, et il suffit, pour bien l'enlever, d'essuyer avec un linge sec ou même avec un morceau de flanelle douce.

L'enfant ayant été ainsi nettoyé, on le plonge dans un bain général, ou on le lave simplement avec de l'eau tiède afin d'enlever aussi toutes les autres impuretés qui le recouvrent.

Pendant qu'on le nettoie, il faut prendre toutes les précautions nécessaires pour lui éviter la plus légère sensation de froid, car tout rhume contracté à ce moment — et ce n'est pas rare — peut dégénérer en une bronchite ou en une fluxion de poitrine.

Parmi les maladies que l'on croit héréditaires, il y en a un très grand nombre qui ont pour origine la première ablution.

L'opération terminée, on place l'enfant dans un lange de laine, moelleux et chaud, et on se hâte de lui couvrir la tête et la poitrine, car ces parties sont, chez lui, les plus sensibles au froid. Pendant l'été, cependant, il n'est pas nécessaire de couvrir la tête.

Ce n'est qu'après tous ces soins que l'on s'occupe du pansement du cordon.

Pour cela on prend un petit linge auquel on a donné grossièrement la forme d'un T; on le recouvre de cérat, ou mieux, de vaseline boriquée, et on place sur le côté cératé le bout du cordon que l'on a soin de coucher un peu sur le côté gauche et en haut. On met ensuite un petit gâteau d'ouate et par-dessus une bande assez longue pour embrasser plusieurs fois le corps de l'enfant et maintenir le tout. Il faut éviter de trop serrer cette bande, afin que le nouveau-né puisse respirer à l'aise.

On ne doit toucher à cet appareil que vers le cinquième jour, parce que ce n'est habituellement qu'à cette époque que le cordon se détache complètement. Une fois celui-ci tombé, on se contente de mettre sur la petite plaie un linge fin recouvert de cérat ou de vaseline, et on renouvelle ce pansement tous les jours jusqu'à ce que la cicatrisation soit complète, ce qui ne tarde pas à arriver.

Les vêtements du nouveau-né se composent, en France, de plusieurs pièces, telles que chemise, brassières, couches et langes. En Angleterre, on se contente d'une longue robe ou bien d'un sac de flanelle. Tout cela est peu important. La seule chose nécessaire c'est que le vêtement soit chaud, souple, modérément serré, car il ne faut gêner ni la respiration, ni la circulation, et l'enfant doit pouvoir se remuer un peu, faire quelques mouvements. Rejetez donc l'usage du maillot complet, puisqu'il enveloppe et serre trop les membres et le corps. Sachez que plus l'enfant a de liberté dans ses mouvements, plus il devient robuste et bien conformé.

Dès que la première toilette est complètement terminée, que l'enfant est chaudement habillé, il faut veiller à ce qu'il se débarrasse sans retard des glaires qui tapissent sa bouche et l'arrière-gorge. Pour cela on le tient un instant la face en bas, puis on le couche dans son berceau, *sur l'un ou l'autre côté du corps et non pas sur le dos*, afin qu'il puisse rendre plus facilement ces glaires. On peut aussi lui donner quelques cuillerées à café d'eau tiède légèrement sucrée et salée.

Mais à quel moment faut-il le mettre au sein? Peu après la naissance, c'est-à-dire lorsque la mère a pris quelque repos. C'est donc environ quatre ou cinq heures après l'accouchement que l'on doit donner à l'enfant le lait maternel.

C'est, du reste, une très mauvaise pratique d'attendre la fièvre de lait, puisqu'il en résulte de très graves inconvénients.

En effet, quand le lait est monté, les seins sont gros et durs; le mamelon s'est un peu effacé, la succion est devenue par là-même difficile et l'allaitement pénible et douloureux. Ces difficultés, ces douleurs rebutent la jeune mère, qui ne peut plus dégorger ses seins, et bientôt elle voit apparaître des crevasses, un engorgement laiteux ou des abcès. Les mères qui ont éprouvé ces accidents connaissent les souffrances qu'ils procurent.

L'enfant, de son côté, se fatigue inutilement; il s'épuise et sa santé dépérit.

Donnez-lui donc à téter peu de temps après qu'il a vu le jour, pour toutes ces raisons majeures.

Mais il est encore une autre raison qui doit engager à lui donner bientôt le sein. Le nouveau-né doit expulser, en effet, dix à douze heures au plus après sa naissance, ce qu'on appelle le *méconium*. Celui-ci est constitué par des matières visqueuses, verdâtres ou brunâtres, qui s'accumulent dans les intestins du fœtus pendant sa formation dans le sein de sa mère. Or, le premier lait qui sort du sein d'une femme qui vient d'accoucher et qui a reçu le nom de *colostrum* est légèrement laxatif. Le lait facilite donc l'expulsion du méconium.

Si cette expulsion se faisait attendre plus de vingt-quatre heures, s'il en était de même de l'excrétion des urines, on donnerait un bain tiède, et si ce bain ne produisait aucun effet, on ferait boire de 8 à 15 grammes de sirop de chicorée. Il est très rare que ce sirop ne donne pas lieu à l'évacuation désirée.

Lorsque l'enfant doit téter une nourrice déjà formée, il ne faut pas trop tarder à lui administrer le sirop, si les intestins ne se débarrassent pas rapidement.

b). — **L'allaitement maternel.** — Le meilleur mode d'allaitement, celui qui permet d'une manière presque sûre d'élever l'enfant, c'est l'allaitement maternel.

Bonne mère qui venez de donner la vie à un gentil bébé rose, offrez-lui donc votre sein. Un grand nombre de raisons vous y invitent, du reste.

1° *Votre santé.* — En effet, la mère qui ne nourrit pas transgresse les lois naturelles, et sa santé en souffre comme celle de l'enfant. Sa vie même est souvent en péril.

Si la plupart du temps les couches ont des suites si redoutables, ce n'est que parce que la nature a été interrompue dans son œuvre.

La majeure partie des maladies de femmes provient de ce que l'on a supprimé la dernière phase de la maternité, la plus essentielle au point de vue du dégagement des organes spéciaux, c'est-à-dire l'allaitement. La sécrétion du lait ôte en effet, à l'utérus, le poids de sa turgescence sanguine et lui ménage le retour graduel à son état ordinaire. Elle prolonge pendant toute sa durée le bienfait d'une salutaire dérivation.

Les tranchées ou coliques sont moins violentes; les hémorragies, supprimées.

La fièvre puerpérale est prévenue, ou guérit vite, si elle s'est déclarée.

La péritonite, cette maladie si cruelle et si grave, ne se produit presque jamais.

La métrite est inconnue.

Les engorgements du sein et tous les abcès qui en sont la conséquence sont plus que rares. En effet, ce n'est pas le lait qui coule du sein qui produit les abcès, c'est le lait qui y séjourne.

Les cheveux tombent beaucoup moins.

Et, grâce à tout cela, la jeune femme qui était faible et délicate, fortifie son tempérament.

Si, quelquefois, elle semble s'épuiser en nourrissant, ce n'est pas parce qu'elle nourrit, mais bien parce qu'elle n'observe pas toutes les lois de l'hygiène, parce qu'elle pratique l'allaitement d'une façon immodérée. Il suffira de rentrer dans les règles, et aussitôt sa santé redeviendra florissante.

« Heureuses sont les femmes, dit le savant Bouchut dans son excellent ouvrage sur l'*Hygiène de la première enfance*[1], à qui leur santé permet d'allaiter elles-mêmes leurs enfants, et de

1. Librairie Baillière et fils, rue Hautefeuille.

continuer au dehors la création commencée dans leur sein. Elles sont doublement mères. Après avoir donné la vie à un enfant, elles prennent le parti de la lui rendre plus facile pour en faire des êtres robustes et vigoureux. Promptement oublieuses des douleurs de l'enfantement, elles couvrent de caresses ce nouveau-né qui, bientôt, leur répondra par un sourire de reconnaissance. Elles trouvent en elles un aliment tout préparé, extrait de leur sang, et elles le donnent avec bonheur, sans crainte qu'aucune mauvaise maladie ne l'altère.

« Fières de leur ouvrage qui grandit sous leurs yeux, elles sacrifient tout à cette tâche nouvelle qui les fait mères une seconde fois et qui est souvent pour elles la source d'une sensation de plaisir intérieur caractérisé par des tressaillements inconnus. Un sentiment d'orgueil, qui jamais n'éclate sur la figure des nourrices mercenaires, se peint sur leur visage, et tout leur être s'épanouit en offrant, pour quelques mois, un aspect de santé qui fait plaisir à voir et qui ne tombe que si, dans un excès de zèle et n'étant pas dirigées, elles se fatiguent plus qu'il ne convient. »

A part quelques exceptions plus que rares, toute femme qui est mère peut être nourrice.

L'animal allaite toujours ses petits. La femme, à l'état sauvage, partage ce privilège. Si donc une mère allègue l'impossibilité de nourrir, ce n'est pas parce qu'elle est réellement dans cette impossibilité, mais bien parce que cela la gêne.

N'est-ce pas dérisoire de prétendre qu'on ne peut nourrir lorsqu'on a pu suffire aux labeurs de la grossesse et de l'accouchement ?

Et ne nous dites pas : « Je n'ai pas assez de lait. » Il est avéré que la femme a toujours un lait suffisant pour bien nourrir l'enfant qui est né d'elle.

En effet, aussitôt après l'accouchement, le sang qui nourrissait le fœtus afflue aux mamelles et s'y transforme en lait.

Mais si ce sang pouvait nourrir le fœtus dans le sein de sa mère, pourquoi ne pourrait-il pas le nourrir après sa naissance, lorsqu'il a été transformé en lait ? Sang ou lait, n'est-ce pas ici la même chose ?

Cette vérité prouve clairement que toute mère peut être une bonne nourrice. Si, par hasard, il existe une exception, on n'a qu'à aider la nature pour faire rentrer cette exception dans la règle.

Un régime alimentaire bien calculé et l'observation sévère des lois de l'hygiène conserveront toujours le lait et l'amélioreront selon les besoins de l'enfant.

Mais une mère ne doit pas nourrir non seulement dans l'intérêt de sa santé, elle le doit encore dans :

2° *L'intérêt de l'enfant.* — « Heureux l'enfant, dit un auteur célèbre, qui puise sa première nourriture au sein de sa mère ! La santé et la vigueur deviennent son partage pour le reste de sa vie. »

Il y a une telle affinité entre les besoins du nouveau-né et les facultés de la mère, qu'on a vu des femmes faire leur nourrisson vigoureux avec un lait appauvri, tandis que l'enfant étranger dépérissait en suçant le même lait.

Mais ce n'est pas seulement le physique qui est modifié chez l'enfant, le moral l'est aussi. La qualité du lait influe sur l'organisation du corps et sur la trempe de l'âme, et les modifications importantes qu'il produit s'observent chez les animaux comme chez l'homme.

« Faites téter, dit le philosophe Favorin à un sénateur romain du temps des Césars, faites téter une brebis par un chevreau, faites allaiter un agneau par une chèvre, la toison de l'un sera plus forte, et le poil de l'autre beaucoup plus fin. »

La nourrice laisse donc sur l'enfant une empreinte indélébile, et il n'est pas surprenant que celui qui est livré entre les mains d'une mercenaire puise dans le lait que celle-ci lui donne le germe de toutes les bonnes ou mauvaises passions qu'il y trouvera, et qu'il ajoute aux vices qu'il peut tenir de ses parents tous ceux de sa nourrice.

L'influence du lait est si grande que l'on voit très souvent le type familial s'altérer jusqu'à laisser percer une ressemblance très nette avec la nourrice, tandis que le caractère reproduit fidèlement ses inclinations et ses défauts.

Enfin, la mère doit nourrir, parce qu'il est à peu près impossible de trouver une bonne nourrice.

Presque toutes ont un vice constitutionnel qui peut être fort préjudiciable au nourrisson. Presque toutes ont des passions plus ou moins honteuses, qu'elles transmettent peu à peu par leur lait à l'enfant. Le plus grand nombre sont atteintes de cette maladie redoutable qui infecte tout l'organisme et qui porte le nom de *syphilis*.

Quel lait feront-elles donc sucer à votre enfant, bonnes mères, ces femmes corrompues, tarées et gâtées jusqu'à la moelle de leurs os?

De plus, tout enfant qu'on envoie en nourrice loin de sa mère est, pour ainsi dire, un enfant qu'on envoie à la mort. Ainsi, d'après de nombreuses statistiques, la mortalité des enfants nourris au loin, au biberon ou par une nourrice étrangère, est en moyenne de 51 pour 100, tandis qu'elle est cinq fois moindre quand les enfants sont nourris par leur mère.

c). — **Allaitement mercenaire.** — Nous avons dit qu'il était très rare qu'une mère ne pût pas nourrir son enfant; c'est une règle générale qui ne souffre pas beaucoup d'exceptions. Il y en a cependant, et, dans certains cas, il est matériellement impossible à la mère de remplir ce devoir sacré. Celle-ci peut être, en effet, atteinte de tuberculose pulmonaire, de folie, d'épilepsie, de scrofulose, de syphilis. Faut-il que, dans ce cas, la mère donne à son enfant un lait formé d'un sang véreux? Certes, non. Il est alors nécessaire de chercher à purifier, par un autre lait pur et sain, ce pauvre petit être déjà maculé par la diathèse maternelle, il faut chercher une nourrice.

Une nourrice sera bonne, préférable à toute autre, d'après Bouchut, si elle est expérimentée, c'est-à-dire si elle a allaité déjà d'autres enfants. Règle générale, le savant professeur a raison, surtout lorsque la mère est complètement inexpérimentée. Mais lorsque celle-ci a eu plusieurs enfants, elle est à même de bien diriger l'allaitement et, dans ce cas, il est préférable de prendre une nourrice qui n'a pas encore nourri, parce qu'elle est plus docile et n'est pas imbue de mille préjugés contraires à l'hygiène qu'il est à peu près impossible de déraciner.

Choisissez une femme entre vingt et trente-cinq ans, et ne la prenez pas si son lait a plus de six mois. Sachez que plus le lait est récent, plus il convient au nouveau-né. A un mois, la nourrice est parfaitement relevée de ses couches; prenez-la donc un mois après l'accouchement, si vous le pouvez.

Portez votre choix sur une nourrice bien faite; une bonne conformation du corps est un indice d'une excellente constitution.

Il n'est pas nécessaire qu'elle soit belle de figure, car il est à craindre que dans ce cas elle prenne plus soin de sa beauté que de son nourrisson. Que ses dents soient blanches; une mauvaise dentition, si elle ne l'est pas trop, n'est cependant pas une raison suffisante pour refuser une nourrice qui présente toutes les autres qualités, l'important est que les gencives soient fermes et rouges, ce qui dénote une bonne santé. La couleur des cheveux n'a pas une valeur bien grande, quoique beaucoup d'auteurs admettent que le lait est plus séreux chez les femmes qui ont la chevelure blonde ou rousse.

Ce qui importe le plus, c'est le caractère de la nourrice. Ne prenez pas une femme irritable, se mettant en colère pour des riens et s'émouvant de même. Qu'elle ait, au contraire, un caractère égal, qu'elle soit douce et toujours de bonne humeur, du moins autant que possible, le caractère de la nourrice ayant une influence notable sur la santé du nourrisson. Les passions violentes troublent, en effet, la lactation et exposent l'enfant à de mauvais traitements; celui-ci a, de plus, besoin d'être aimé et amusé.

Le lait, dit Richard, doit être d'une couleur blanche et légèrement bleuâtre, à saveur douce et sucrée, ressemblant à l'odeur du lait de vache. Par le repos plus ou moins prolongé dans un vase, apparaîtra à sa surface une couche de crème. Il devra être assez consistant pour ne pas s'écouler des mamelles trop facilement.

Pouvez-vous choisir une fille-mère? Oui, si la faute est imputable à la faiblesse et non au vice; mais il est toujours bon de surveiller sa conduite. La fille-mère s'attache plus facilement à son nourrisson qu'une femme mariée en raison de causes morales faciles à saisir. Ne prenez jamais une fille-mère qui aurait eu plusieurs enfants.

N'acceptez pas également une nourrice qui présente des traces d'une maladie scrofuleuse ou bien qui est rachitique, syphilitique ou couverte de dartres.

Préférez une nourrice normande, picarde ou bourguignonne, parce que ces personnes habitent des pays secs et non marécageux. Ne prenez pas celles qui sont originaires de l'Orléanais, de la Sologne ou du Berry, surtout si elles doivent emmener l'enfant dans leur pays, car les nouveau-nés ne tardent pas à être atteints de fièvre intermittente.

Enfin il est préférable, quand on le peut, de garder la nourrice chez soi.

d). — **Allaitement artificiel.** — *Lait stérilisé. Lait maternisé.* — Dans quelques circonstances, on ne peut donner à l'enfant ni le lait de la mère ni celui d'une nourrrice. Que faire dans ce cas? Il faut évidemment avoir recours à un autre lait que celui de la femme et le faire absorber par l'enfant au moyen d'un biberon. C'est ce qu'on appelle l'allaitement artificiel. Malheureusement ce mode d'alimentation est très mauvais et il constitue une pratique on ne peut plus dangereuse, à laquelle il ne faut avoir recours que lorsqu'il est impossible de faire autrement.

Dans les campagnes, où l'on peut se procurer du bon lait, où l'on respire un air excellent, la mère réussit quelquefois à élever son enfant.

Mais il en est autrement dans les villes. « Presque tous les enfants, dit Bouchut, sont petits, faibles, et le plus grand nombre finit dans un état de gastro-entérite, de rachitisme, de phtisie pulmonaire, ou au milieu de maladies intestinales tuberculeuses et inflammatoires qui amènent la mort. En peut-il être autrement? Comment suppléer aux qualités d'un bon lait de femme, qui est, en définitive, l'élément naturel de l'enfant? Comment obtenir cette température douce, toujours égale, de ce liquide, et de quelle manière espère-t-on remplacer la couvée de la mère par le nourrisson qui est suspendu à son sein? C'est assurément impossible. De plus, le lait qui ne sort pas du sein et qui a séjourné dans un vase s'altère très rapidement; car, ainsi que l'a montré V. Hessling, quelles que soient les précautions qu'on mette en usage, la nourriture artificielle sera toujours inférieure à l'allaitement naturel, à l'allaitement par une bonne nourrice. Or, si l'on accepte qu'à Paris ce mode d'alimentation réussit moins que les autres, c'est déclarer qu'il est nuisible; il faut donc le bannir sans réserve. »

Mais ce qui prouve le plus que ce mode d'allaitement est très vicieux, ce sont les statistiques. En effet, d'après celles-ci, la proportion des décès chez les enfants nourris au sein est de 10.63 pour cent, tandis qu'elle est de 51 pour ceux élevés au biberon.

Cependant, si nous rejetons complètement l'allaitement artificiel chez le nouveau-né, il n'en est pas de même lorsque l'enfant a déjà plusieurs mois. Alors, s'il existe des raisons majeures, comme : l'impossibilité de trouver une nourrice, disparition du lait chez la mère, etc., nous engageons à donner le biberon, parce que l'enfant étant plus robuste, peut mieux digérer un lait étranger.

Si on adopte l'allaitement artificiel, il faut, d'après Bouchut, pour réussir, prendre du lait coupé d'un tiers d'eau panée, d'eau de gruau faible, ou du lait condensé délayé dans l'eau chaude et donner à boire tiède toutes les deux heures, dans un verre ou dans un biberon bien propre.

Le premier jour de la vie, on donne deux cuillerées de lait et une cuillerée d'eau sucrée dans les vingt-quatre heures.

Le second jour, huit cuillerées de lait et deux d'eau sucrée.

Le troisième jour, vingt-cinq cuillerées de lait et neuf d'eau sucrée pour les vingt-quatre heures et en dix tétées.

Le quatrième jour, on donne trente cuillerées de lait et dix d'eau sucrée.

A la fin du premier mois, environ 600 grammes de lait et 100 grammes d'eau pour vingt-quatre heures.

Au deuxième mois, 650 grammes de lait et 50 grammes d'eau.

Au troisième mois, 750 grammes de lait et toujours 50 grammes d'eau.

Au quatrième mois, 850 grammes de lait et 50 grammes d'eau.

De même, au cinquième mois; puis on arrive, au sixième, à 950 grammes et un peu d'eau. C'est alors qu'on commence à donner des potages.

On peut cependant, dès le cinquième mois, faire prendre à l'enfant une nourriture plus substantielle lorsqu'il en manifeste le besoin, comme des bouillies claires faites avec de la farine de froment ou de la mie de pain desséchée. Mais on doit retarder le plus possible le tapioca, la semoule, la fécule de pommes de terre, les biscottes de Bruxelles, le gruau d'avoine, etc.

Certaines personnes, ayant adopté l'allaitement artificiel, nourrissent l'enfant à la cuiller ou au petit pot, et d'autres au biberon. Le dernier mode est de beaucoup préférable, et il ne faut nourrir le nouveau-né à la cuiller que lorsqu'il est dans un état de faiblesse tel qu'il lui est impossible de faire monter le lait.

Avec le biberon, il est obligé de sucer fortement et pour cela il doit faire agir les muscles de la respiration qui se développent ainsi davantage.

De plus, le lait n'est plus dégluti à pleines gorgées comme

avec la cuiller, mais bien par petites quantités, et il peut bien s'imprégner de salive et de suc gastrique nécessaires pour une bonne digestion.

Le biberon ne doit être formé que de verre blanc, de caoutchouc noir et n'avoir jamais mauvais goût. Il doit être muni d'une soupape qui permette à l'air de remplacer le lait qui a été pris.

Pour l'empêcher de surir, il faut le plonger sous l'eau tant qu'il ne sert pas.

Rappelez-vous que l'excellence d'un biberon est en raison directe de la facilité avec laquelle on le nettoie. Il faut, de plus, qu'il se vide très facilement et complètement. Celui que l'on fait aujourd'hui et qui n'est composé que du flacon et de la tétine remplit presque tous les desiderata.

Ne le préparez qu'au moment même où l'enfant va le prendre.

Ayez du lait de vache auquel vous ajoutez un peu de sucre et de sel. La femme mangeant surtout de cette dernière substance pour aider à sa digestion, son lait en contient, il faut donc en ajouter à celui que l'on donne dans l'alimentation artificielle, afin de se rapprocher le plus possible de la nature. Pour la même raison, et pour obtenir autant que faire se peut la température normale du lait de la femme, faites-le chauffer seulement jusqu'à près de 40°. Le lait bouilli n'est pas naturel, il lui manque de l'albumine.

La mode est en ce moment au *lait stérilisé*. Cet aliment n'a plus le même goût que le lait naturel, mais il réussit tout de même, et il paraît, qu'à Paris surtout, il est plus facile d'élever un enfant quand on le nourrit avec ce lait. Étant stérilisé, il ne contient aucun microbe; on est ainsi certain de ne lui communiquer aucune maladie.

Lait maternisé. — C'est du lait de vache auquel on a donné une composition chimique à peu près semblable à celle du lait de femme. Ce dernier contient beaucoup moins de beurre, de caséine et de sels que le lait de vache, et plus de sucre.

LAIT DE FEMME. — Beurre : 35 gr. 10; — caséine : 22 gr. 10; — sucre : 60 gr. 09; — sels : 2 gr. 90.

LAIT DE VACHE. — Beurre : 45 gr. 02; — caséine : 44 gr. 06; — sucre : 46 gr. 07; — sels : 7 gr. 09.

Il faut donc enlever au lait de vache son excès en beurre, caséine et sels, et lui donner ce qui lui manque en sucre. On y arrive industriellement au moyen d'appareils spéciaux, et on obtient ainsi un lait humanisé, maternisé, se rapprochant autant que possible, comme composition, du lait de la femme. En effet, le lait de vache transformé renferme : 35 grammes de beurre, 22 grammes de caséine, 60 grammes de sucre et 3 gr. 95 de sels. Il est évident que ce lait, même stérilisé, n'a pas la valeur du lait maternel, mais il vaut mieux que le lait de vache ordinaire stérilisé et il faut y recourir toutes les fois que l'enfant est au biberon, surtout s'il est délicat et s'il ne digère pas facilement.

Malheureusement le lait maternisé coûte relativement cher, et il n'est pas possible de se le procurer partout. Pour remédier à ces inconvénients, le docteur Léon Dufour a imaginé deux procédés, l'un applicable chez les particuliers, l'autre permettant d'opérer sur de grandes quantités de lait, pour une crèche, par exemple. Comme ces deux procédés peuvent rendre les plus grands services nous allons les indiquer ici.

Quand on opère chez des particuliers, on prend un vase en verre d'une capacité de deux litres environ.

A la partie inférieure est un trou fermé par un bouchon de caoutchouc, et, sur le vase, on met un capuchon de même substance.

Dans le récipient, on verse la quantité de lait appropriée à l'âge de l'enfant pour un jour et que l'auteur établit comme il suit :

3ᵉ jour	480	grammes
4ᵉ jour et un mois	600	—
2ᵉ et 3ᵉ mois	729	—
4ᵉ mois	800	—
5ᵉ mois	900	—
6ᵉ, 7ᵉ et 8ᵉ mois	1.020	—
9ᵉ et 10ᵉ mois	1.140	—
11ᵉ et 12ᵉ mois	1.200	—

Le lait est aussi frais que possible et pris aussi près qu'on le peut de l'heure de la traite. Si on est à même de le faire, il est préférable, après avoir soigneusement lavé le pis de la vache, de recueillir la fin de la traite directement dans le vase.

Une fois fermé, le bocal est placé au repos, dans un endroit frais, au printemps et à l'automne, tiède en hiver. En été, le docteur Dufour fait plonger le vase dans un seau d'eau froide sous un robinet d'eau courante, quand cela se peut; on doit en renouveler plusieurs fois l'eau si on n'a pas cette facilité.

On laisse les choses ainsi pendant 4 heures.

Au bout de ce temps, on prend, sans l'agiter, le flacon de la main gauche. On constate alors que deux couches se sont formées dans le liquide au repos : une supérieure, la crème; une inférieure, le lait bleu.

Après avoir enlevé le bouchon, on soutire un tiers de lait bleu dans un récipient quelconque et l'on rebouche.

En agissant ainsi on diminue les matières protéiques et azotées d'un tiers, c'est ce qu'il fallait. Mais on a aussi diminué le sucre qui était déjà en quantité insuffisante. Pour ramener les choses au point, on prend autant d'eau fraîche qu'on a soustrait de lait bleu, et on y fait fondre 35 grammes de lactose par litre. Cette quantité représente : 20 grammes équivalant à la différence entre les 50 grammes de lait de vache et les 70 grammes de lait de femme, plus le tiers soustrait, soit 15 grammes en chiffres ronds.

A la lactose on ajoute 1 gramme de chlorure de sodium par litre, c'est un élément indispensable à notre organisme et que ne renferme pas le lait de vache.

On agite le tout pour refaire le mélange et il ne reste plus qu'à répartir le même liquide dans les flacons stérilisateurs.

Enfin, certains enfants se trouveraient bien de l'addition de une à deux cuillerées à café de crème fraîche à leur ration quotidienne (toujours avant la stérilisation). On est averti de cette nécessité quand la courbe des pesées ne se maintient pas suffisamment élevée.

Le procédé est tout différent quand on opère sur une grande masse de liquide.

Le lait est alors coupé en bloc d'un tiers d'eau, et on ajoute par litre de liquide de 15 à 20 grammes de crème fraîche, 35 grammes de lactose et 1 gramme de chlorure de sodium.

Ces procédés faciles de maternisation du lait de vache ont donné d'excellents résultats entre les mains de notre confrère de Fécamp et méritent d'être recommandés.

e). — **Allaitement mixte.** — Dans certains cas, la mère ne peut donner à téter que la nuit ou le jour, soit à cause de ses travaux, soit parce qu'elle n'a pas une quantité suffisante de lait. C'est l'allaitement mixte qui constitue une assez bonne méthode et qui permet d'élever beaucoup d'enfants qui n'auraient peut-être pas pu vivre s'ils n'avaient été nourris qu'au biberon.

f). — **De l'alimentation de l'enfant.** — L'enfant, en venant au monde, ne peut prospérer qu'à la condition de recevoir une nourriture saine, réglée, progressive et très facile à digérer.

Cette nourriture est le lait, surtout le lait de la mère, qui s'élabore tous les jours exprès pour lui, et qui se transforme même, suivant ses besoins. Ne lui donnez donc que du lait pendant les premières semaines de la vie, si vous ne voulez pas compromettre son existence. Laissez aussi dans les premiers temps l'eau panée, l'eau de gruau et d'autres, parce qu'elles sont plus difficiles à digérer que le lait. Que la seule alimentation de l'enfant soit exclusivement lactée, au moins jusqu'à l'évolution de ses premières dents.

Mais quelle quantité de lait doit-il prendre par jour, et combien de fois faut-il lui donner le sein ?

Donnez-lui dix à douze tétées par jour pendant les quatre premiers jours. Que dans les premières vingt-quatre heures il prenne seulement 40 grammes de lait, 150 dans les secondes, 450 dans les troisièmes et 600 dans les quatrièmes.

Pendant le premier mois, faites-le téter dix fois par jour, et que dans ces dix tétées il boive à peu près 650 grammes de lait.

Depuis le deuxième mois jusqu'au neuvième inclusivement, donnez-lui six ou sept tétées par jour, et augmentez graduellement tous les mois la quantité de lait, de telle sorte qu'en partant de 700 grammes, vous arriviez à la fin à un peu plus d'un litre.

Ne donnez la première tétée à l'enfant que plusieurs heures après sa naissance. Qu'il prenne le sein dès la quatrième heure, si c'est possible. Si toutefois il témoignait, par ses cris, de son besoin de nourriture, et si la mère n'était pas assez reposée, on pourrait, pour le faire attendre, lui donner quelques cuillerées à café d'eau tiède sucrée ou miellée.

Ne le mettez jamais au sein pour apaiser ses cris, mais seulement pour calmer sa faim. Il vous sera facile de voir si les cris sont causés par le besoin de nourriture, car l'enfant cherche alors de la bouche, il fait les contractions de succion et saisit le doigt qu'on lui tend.

Habituez-le, dès les premiers jours, à ne pas téter entre dix heures du soir et cinq heures du matin. Le nouveau-né n'a nullement besoin de nourriture pendant ces sept heures; aussi, s'en passe-t-il très facilement dès qu'on ne lui cède pas.

Rappelez-vous qu'en venant au monde il est déjà despote, et que si vous êtes faible avec lui il se montrera aussitôt tyran. S'il crie et qu'il n'ait besoin de rien, laissez-le crier. La première nuit, il se fâchera ; la seconde, il commencera à comprendre que c'est à ses dépens qu'il se fatigue ; c'est pourquoi il dormira la troisième.

Divisez donc régulièrement le nombre des tétées entre cinq heures du matin et dix heures du soir, et ne cédez jamais pendant la nuit.

C'est de la régularité que dépend surtout la perfection de la digestion. Cette régularité ne doit pas aller cependant jusqu'à interrompre le sommeil de l'enfant pour lui donner son repas.

S'il ne sait pas au début prendre le sein, faites-lui couler le lait dans la bouche; stimulé par la faim, il ne tardera pas alors à le saisir. Veillez à ce qu'il ne colle pas trop sa figure contre la poitrine et retirez-le dès qu'il cesse de téter.

Il ne faut pas lui laisser faire le moindre excès de nourriture, pas plus en le mettant trop souvent au sein qu'en l'y laissant trop longtemps.

Dans l'intervalle des tétées, s'il a soif, on peut lui donner un peu d'eau pure légèrement sucrée. L'eau pure est, dans l'état normal, la meilleure boisson, et l'enfant qui la boit se porte à merveille; l'eau rougie ne doit lui être donnée au plus tôt qu'au sixième mois.

L'enfant ainsi nourri se développera avec la plus grande régularité. On le constatera facilement en le pesant chaque jour. On pourrait aussi le peser avant et après chaque tétée, pour s'assurer qu'on ne lui a donné que le nombre de grammes indiqués. La différence de poids après la tétée indiquerait exactement la quantité de lait qui a été prise.

La pesée de l'enfant est très facile, elle est aussi très importante. En effet, la diminution du poids précédant toujours une maladie plus ou moins grave, par la pesée on constate le mal tout de suite, et on prend aussitôt les précautions voulues.

Tout stationnement et, à plus forte raison, toute diminution dans le poids indique un défaut de nutrition. Dès que vous le remarquez, cherchez la cause, soit dans la qualité, soit dans la quantité de lait ingéré.

Un enfant d'un poids moyen pèse, le jour de sa naissance, 3250 grammes. Dans les deux premiers jours, il perd environ cent grammes de son poids ; mais dès le troisième, l'accroissement commence pour ne plus se ralentir. Au septième jour, le bébé pèse comme le jour de sa naissance, et dès lors, l'augmentation normale et quotidienne doit être de 20 à 30 grammes, selon la vigueur de la constitution, pendant les six premiers mois ; à partir de cette époque, il augmente un peu moins, mais cependant il augmente toujours, de telle sorte qu'à la fin du douzième mois, il pèse à peu près 9000 grammes.

Il est donc de toute nécessité de peser l'enfant, surtout dès qu'il semble dépérir, puisque la pesée est le seul moyen de s'assurer mathématiquement qu'il ne jeûne pas et qu'il augmente progressivement et normalement de poids.

Alimentation du nourrisson avant le sevrage. — Ce n'est que vers l'âge de six mois que l'on peut commencer à donner à l'enfant autre chose que du lait.

Cependant, si c'est la mère qui nourrit et si elle a besoin de ménager son lait, elle peut, dès le quatrième mois, donner à son bébé, pourvu que son état de santé soit satisfaisant, une bouillie très légère. Au cinquième mois, elle lui fait sucer une croûte de pain, et elle lui fait boire un peu d'eau rougie sucrée.

Pendant le septième mois, on donnera une bouillie bien claire, et une seule suffira par jour. Il vaut mieux la lui faire prendre vers midi et se contenter de cinq ou six cuillerées.

A partir du huitième mois, on en donnera deux, une le matin, l'autre le soir. Au commencement du dixième, trois : le matin, à midi et le soir, et, au fur et à mesure qu'il grandira et se fortifiera, on les fera moins claires.

Il est bon de commencer par des bouillies préparées avec de la fécule de pommes de terre, de la crème de riz, de l'arrow-root, puis avec de la farine de froment, d'orge ou d'avoine.

La semoule, le tapioca, le vermicelle et les autres pâtes alimentaires ne doivent venir que plus tard. On donnera aussi des biscottes de Bruxelles, des croûtes de pain bien cuites et tamisées.

Tous ces potages seront variés dans le but d'éviter la satiété.

On les préparera d'abord au lait, afin d'accoutumer mieux et peu à peu l'estomac à une nourriture plus substantielle; puis on aura recours au bouillon de poulet et de bœuf.

Si l'enfant préfère un bouillon plutôt qu'un autre, il n'y a, règle générale, aucun inconvénient à le satisfaire.

Quant au sucre, on peut en mettre un peu, mais très peu. L'excès de sucre occasionne des aigreurs d'estomac; de plus, il éveille la gourmandise de l'enfant et le fait trop manger.

Il faut aussi, comme chez l'adulte, lui faire prendre ses repas à des heures très régulières. Si vous retardez, l'enfant aura faim et mangera gloutonnement. Si vous devancez l'heure, il n'aura pas faim et ne mangera pas assez.

Parmi les farines ou fécules qui servent à faire les bouillies, il en est qui ont certaines indications bien déterminées.

Ainsi la fécule de pommes de terre est rafraîchissante, il en est de même de la farine d'orge. La crème de riz et le café de glands doux sont légèrement astringents. On doit donc donner de préférence les premières si l'enfant est constipé, et les secondes s'il est relâché.

Voici, d'après Bouchut, la manière de préparer une bouillie avec de la farine d'orge :

On moud une cuillerée à thé d'orge dans un moulin à café ordinaire; on fait bouillir pendant un quart d'heure dans 125 grammes d'eau et on jette une pincée de sel; puis on filtre et on ajoute moitié lait de vache. On fait tiédir et on met un peu de sucre après avoir versé dans une bouteille ordinaire.

Pour faire une bouillie avec de la farine d'avoine, il suffit de prendre deux cuillerées à café pour un verre de lait; de délayer d'abord dans un peu d'eau froide pour éviter les grumeaux, puis jeter dans le lait bouillant. On ajoute du sucre et du sel et on fait cuire jusqu'à consistance de gelée.

On augmente la quantité de bouillie au fur et à mesure que l'enfant avance en âge.

Les mouillettes de pain trempées dans de l'eau rougie et légèrement sucrée pourront être très utiles quand l'enfant aura faim pendant sa promenade.

Toutes les pâtisseries doivent être sévèrement proscrites. Ces préparations sont presque toujours mauvaises pour les grandes personnes, à plus forte raison pour les enfants.

A un an, on commencera à donner une croûte de pain trempée dans du jus de viande, ou bien on lui fera sucer un os de côtelette ou de poulet. On lui fera manger aussi des œufs cuits à point ou brouillés, ainsi que de la purée de pommes de terre.

Un ou deux mois après, il faudra l'habituer à manger à peu près de tout. L'essentiel est de ne pas vouloir aller trop vite, car il n'y a rien de plus mauvais que de donner à un enfant une alimentation trop substantielle. Celle-ci, ne s'accommodant pas avec la faiblesse des organes digestifs du bébé, produit bientôt de la dyspepsie, puis de la constipation, qui ne tarde pas à être remplacée par de la diarrhée. L'enfant ne peut plus se développer et il devient rachitique, si on réussit à le conserver.

g). — **Soins de propreté.** — La propreté tient la première place en hygiène; il en est ainsi surtout chez les enfants. S'il est absolument nécessaire de bien les nettoyer, au moment de leur naissance, de toutes les nombreuses souillures qui les couvrent, il est tout aussi indispensable de les maintenir toujours dans un excellent état de propreté. Nous savons, en effet, que le bon fonctionnement de la peau exerce une influence très salutaire sur notre santé, et que la malpropreté empêche la transpiration et, par suite, l'évacuation des humeurs dont le corps se débarrasse par cette voie; il faut donc tenir votre enfant très propre pour que la peau puisse bien fonctionner et que le corps se débarrasse de ses humeurs.

La première des choses à lui faire est une toilette sérieuse, car il résistera bien mieux à toutes les causes de maladies qui l'assiègent sans cesse.

Lavez tous les matins son petit corps et surtout les organes génitaux. Servez-vous d'eau tiède et tenez-vous près du feu dans une chambre bien chaude. A mesure qu'il grandira, prenez de l'eau à une température graduellement inférieure, de manière à pouvoir vous servir d'eau froide pendant l'été, et d'eau à peine dégourdie pendant l'hiver.

Nettoyez-lui bien la tête, afin que la crasse et les croûtes ne s'y accumulent pas, et, pour cela, humectez-la avec un peu d'huile et brossez-la légèrement tous les matins.

Il faut avoir l'esprit encrassé par les préjugés de bonnes femmes pour conseiller de laisser un enfant dans sa crasse native et admettre qu'une pareille calotte lui est utile. La malpropreté de la tête débilite le cuir chevelu et amène souvent des calvities précoces.

Changez enfin de linge et renouvelez les langes dès qu'ils sont mouillés.

L'enfant a, de temps en temps, quelques excoriations dans certaines parties du corps. Elles ont plusieurs causes : le principe âcre qui se trouve dans la sueur, ou le principe mordant renfermé dans ses excréments, et dont l'action corrosive enlève l'épiderme. La cause peut résider encore dans un essuyage incomplet, dans un excès d'embonpoint ou un excès de maigreur.

Dans les deux premiers cas, on n'aura qu'à laver bien souvent et à renouveler les linges mouillés.

L'emploi de poudres absorbantes suffira dans le cas d'essuyage incomplet.

Si l'excoriation est due à l'état de maigreur ou d'embonpoint, on modifiera le régime alimentaire, on nourrira plus ou moins, selon le cas.

On peut appliquer aussi sur les parties excoriées des linges fins imbibés de glycérine.

La malpropreté des yeux et des oreilles chez un petit enfant amène souvent des accidents très graves. Elle peut produire un affaiblissement de la vue, de l'ouïe, sans compter les ophtalmies (affections inflammatoires du globe de l'œil) et les otorrhées (écoulements par les oreilles) qui compromettent fortement les organes dont nous parlons.

Si on laisse accumuler l'enduit épais et graisseux qui se forme dans le conduit auditif et que l'on nomme *cérumen*, l'enfant peut perdre complètement le sens de l'ouïe ; il arrive ainsi qu'il présente toutes les apparences de la surdité de naissance, quoique son oreille soit parfaitement organisée. Ne laissez donc pas le cérumen s'entasser, mais enlevez-le au moyen d'un linge humide et tordu sur lui-même, et non pas avec un cure-oreille ou tout autre instrument résistant qui pourrait blesser l'oreille si délicate encore.

Il faut aussi avoir bien soin de débarrasser les yeux, par des lavages à l'eau pure, des matières qui sont sécrétées en plus ou moins grande quantité, et qui déterminent l'inflammation des paupières et du globe de l'œil. Beaucoup d'ophtalmies n'ont d'autre point de départ que le manque de propreté.

Il est indispensable de veiller à ce que les fosses nasales ne soient pas oblitérées. Souvent l'enfant refuse le sein parce que, son nez étant bouché, il s'asphyxie en contractant la bouche pour la succion, ce qui le met évidemment dans l'impossibilité de téter.

Maintenez donc le nez dans un état de propreté extrême en le débarassant de ses mucosités au moyen d'un linge mouillé. Et, si cela ne suffit pas, servez-vous d'un cure-oreille, ou simplement d'une tête d'épingle, que vous manierez avec beaucoup de précaution.

h). — **Des bains.** — Les soins de propreté que nous venons d'indiquer ne sont pas suffisants pour que l'enfant soit tenu très propre, il faut encore lui donner de temps en temps des bains.

Il est un grand nombre de personnes qui pensent qu'on ne doit jamais baigner un enfant tant qu'il n'est pas sevré. Ce préjugé, — car c'est un préjugé, — a malheureusement cours un peu partout, et il faut le détruire, puisqu'il n'y a rien de meilleur pour un enfant qui tète, et même pour un nouveau-né.

Il est évident que le bain n'est pas indispensable et qu'un enfant peut se bien porter, devenir grand et fort, sans que ses parents le plongent dans l'eau d'une baignoire... Aussi, ne dirons-nous pas : « Hors des bains, point de santé ! » Mais il est certain qu'un enfant qui prendra souvent un bain se portera mieux qu'un autre qui n'en prendra pas et qui aura le même tempérament et la même santé.

Il ne faut cependant pas les donner en toute circonstance, et leur durée comme leur température doivent être différentes suivant l'état de santé de l'enfant et suivant la saison. On les répétera aussi plus ou moins fréquemment, selon que le bébé sera plus ou moins robuste.

Donnez-en un tous les jours, ou au moins deux par semaine.

Si vous le donnez à un nouveau-né, laissez-le dans l'eau seulement cinq minutes. Pendant la première année ne dépassez pas dix minutes et quinze pendant la seconde.

Quant à la température de l'eau, veillez à ce qu'elle soit de trente-trois ou trente-quatre degrés centigrades l'hiver et de trente degrés pendant la saison chaude. Nous vous engagerons à vous servir d'un thermomètre pour vous assurer que l'eau du bain a cette température et pour la maintenir au même degré pendant tout le temps que l'enfant y séjournera.

Vous veillerez aussi à la température de la chambre, qui doit se rapprocher le plus possible de celle de l'eau, car il ne faut pas que l'enfant prenne un refroidissement à sa sortie du bain, ce qui arriverait s'il y avait une trop grande différence entre la température de l'eau et celle de la chambre.

Dans ces conditions les bains lui seront très salutaires, et sa santé deviendra de plus en plus florissante.

L'eau le surprendra peut-être tout d'abord, mais il s'y habituera vite et bientôt vous le verrez tout joyeux et content barboter dans son bain.

Il est bien entendu que vous ne le perdrez pas une seule minute de vue tant qu'il sera dans la baignoire, et vous le maintiendrez doucement dans l'eau avec les mains afin de lui éviter la sensation de l'air et pour l'empêcher de se noyer.

A sa sortie du bain veillez surtout à ce qu'il ne se refroidisse pas. Essuyez-le très vite avec des linges spongieux et bien secs afin qu'il ne reste aucune trace d'humidité sur le corps, puis saupoudrez-le avec une poudre ou une fécule quelconque, mais de préférence avec l'amidon bien pur. Vous rafraîchirez ainsi la peau, et vous atténuerez l'action mordante des matières évacuées.

Après l'avoir bien essuyé et saupoudré, tout cela dans l'espace d'une minute, vous pourrez le garder un instant dans un linge de laine bien chaud, si la réaction ne s'opère pas vite. Mais si celle-ci se fait bien, rhabillez-le sans retard.

Ne le baignez pas, ne le lavez pas non plus lorsqu'il sort du lit; attendez que la moiteur qui le recouvre alors naturellement soit dissipée.

Donnez-lui rarement le bain le matin, parce que, comme vous pouvez sortir l'enfant aussitôt après, il peut se faire que la réaction ne soit pas complètement effectuée, et c'est dangereux pour sa santé.

Préférez les bains du soir, immédiatement avant de lui faire prendre le sein, car, en le couchant aussitôt après, la réaction se fait pleine et entière, ses nerfs sont plus calmes et le sommeil plus réparateur.

N'employez les bains salés, de vin ou d'aromates que s'il a besoin d'être fortifié. S'il a des coliques, vous pourrez ajouter aux bains d'eau simple des bains de son ou d'amidon.

Faut-il le plonger dans l'eau froide? Non, d'une manière générale.

L'eau froide donne de la force, rend capable de résister aux intempéries des saisons, mais il faut que l'individu qui s'y soumet puisse réagir contre ses effets; or, l'enfant ne le peut pas, il n'est pas assez robuste. Il faudrait qu'il produisît, par un excès de nourriture, un excès de calorique pour rétablir l'équilibre; mais le petit enfant mange trop peu pour cela. Si les peuples qui pratiquent l'immersion passent pour être plus vigoureux que les autres, c'est par la raison toute simple qu'il n'y a que les enfants robustes qui survivent à ce régime.

Vous pouvez cependant, sans qu'il y ait un inconvénient quelconque, habituer un peu votre bébé à l'eau froide avant qu'il soit sevré, à la condition d'agir de la manière suivante :

Prenez, *pendant la saison chaude*, de l'eau à la température ordinaire, car rappelez-vous bien que l'eau réputée froide est l'eau prise à la température de la chambre l'hiver, et de l'air extérieur l'été.

Prenez donc de l'eau ayant cette dernière température, puisque vous commencerez pendant l'été, imbibez-en une éponge que vous exprimez un peu, passez rapidement sur une partie du corps et essuyez aussitôt avec un linge bien sec.

En opérant par portion et en faisant suivre le lavage d'une sorte de friction qui ramènera la chaleur à la surface, l'enfant n'aura pas le temps d'éprouver une sensation de malaise, et il s'habituera à ces lotions froides sans qu'il y ait un inconvénient pour sa santé.

i). — **De l'action du froid. — Des vêtements.** — « Entre tous les animaux, dit Pline, il en est un que la nature semble avoir traité en marâtre. Tous les autres ont en naissant les moyens de se garantir des injures des éléments et de pourvoir à leur subsistance. L'homme vient au monde tout nu, et ce n'est que longtemps après sa naissance que l'éducation de ses organes est complète. »

Plus l'enfant est petit, plus il a besoin de chaleur, car il en perd beaucoup et il ne *vit* pas suffisamment. Il ne fait pas assez de mouvements, il prend trop peu de nourriture, il ne peut pas ainsi produire à l'intérieur la quantité de chaleur nécessaire pour maintenir l'équilibre et avoir la température voulue.

Aussi le refroidissement est, chez les enfants, une des plus grandes causes de mortalité. A deux mois, une bronchite est très grave; à huit jours, il est rare qu'elle ne soit pas mortelle.

La chaleur est donc un des plus indispensables besoins du nouveau-né et des enfants qui tètent.

L'air qu'ils respirent dans la chambre est toujours au-dessous de leur température, qui est de 38 degrés, tandis que celle d'une chambre varie de 12 à 20 seulement. Or, il existe une loi physique qui fait que les corps harmonisent leur température réciproque : ainsi, si vous mettez une boule de fer bien chauffée à côté, mais sans qu'elle la touche, d'une autre boule froide et si vous appliquez sur chacune d'elles un thermomètre, vous verrez le liquide de celui qui est sur la boule chaude descendre, tandis que le liquide du thermomètre qui est sur la boule froide montera dans les mêmes proportions que celui du premier descendra, et cela jusqu'à ce que la température des deux boules soit égale ; alors le thermomètre ne bougera plus.

Il en est de même pour l'enfant : il cède une partie de sa chaleur et, comme la boule chaude, il se refroidit lorsqu'il se trouve dans un milieu plus froid que lui. Il faut donc le mettre dans les conditions nécessaires pour qu'il n'en perde pas trop afin qu'il ait toujours une chaleur naturelle suffisante.

Pour cela, vous devez non seulement le couvrir, mais encore le réchauffer.

Quand la température de l'appartement est trop basse, faites du feu, mais ne dépassez jamais 18 degrés. Toute chaleur factice qui irait au delà aurait de très grands inconvénients : malaise, mal de tête, vertiges, etc.

Ne faites jamais du feu dans la chambre à coucher pendant la nuit, à moins que l'enfant ne soit malade.

Maintenez-le dans une atmosphère douce durant les premières semaines. Puis, quand vous sortirez, prenez les plus grandes précautions s'il fait froid, car l'action de l'air dont la température est trop basse présente tous les dangers de l'eau froide et n'a aucun de ses avantages. S'il est absolument indispensable de le sortir, tenez-le dans les bras afin de lui communiquer une partie de votre chaleur, et couvrez-le bien.

Ceci nous amène à vous parler des vêtements.

Au point de vue hygiénique, un vêtement doit conserver la chaleur produite par le corps et protéger celui-ci contre les nombreuses variations de la température.

Pour arriver à ces deux buts, il est un certain nombre de conditions qu'il faut remplir, conditions de la plus haute importance, car les premiers vêtements de l'enfant ont une influence très grande sur le reste de la vie. Il y a, en effet, beaucoup de difformités qui sont la conséquence d'un vêtement mal fait, et des maillots trop serrés ont produit la plupart des claudications, ou bien, si ce triste résultat n'a pas été obtenu, ils ont empêché la croissance et le développement des membres inférieurs.

Mais si le maillot trop serré a tous ces graves inconvénients, la méthode anglaise qui, au contraire, n'admet que des vêtements flottants, n'est guère meilleure. L'enfant se découvre et se refroidit dès qu'il bouge ; il est ainsi exposé aux rhumes, aux bronchites et même aux fluxions de poitrine.

Que faut-il faire, puisque ces deux méthodes sont mauvaises ? C'est bien simple, suivez le précepte d'Horace, toujours juste en toutes choses, et prenez un terme moyen. Servez-vous d'un maillot assez lâche qui permette quelques mouvements aux membres inférieurs. Vous réunirez ainsi les avantages des deux méthodes sans en avoir les inconvénients. Ce vêtement n'entravera ni les fonctions des organes, ni l'exercice des membres. Il maintiendra la chaleur naturelle du bébé, tout en le mettant à l'abri du froid extérieur.

Malheureusement, comme dit M. Fonssagrives, les vêtements des enfants semblent moins faits pour leur bien que pour la coquetterie de leurs mères. Ainsi, elles ne se contentent pas toujours de noyer le nouveau-né dans un flot de dentelles, mais elles l'emprisonnent dans des collerettes empesées, des bonnets à mentonnières et des couches à cordons. « Nos promenades fourmillent de ces nouveau-nés qui, coiffés de chapeaux incommodes, transformés en étalages de lingerie luxueuse, font de bonne heure la douloureuse épreuve de la vanité humaine (Fonssagrives). »

« Quant au pauvre bambin, dit le docteur Brémond, qui marche et qui parle, qui est avide de mouvement et de liberté, on le déguise en « petit homme ». J'en ai vu un, que l'on avait conduit au théâtre : il portait un pantalon collant, des gants de peau très justes et un col roide, comme celui de M. de Girardin. Je me suis inquiété de son âge ; j'ai appris qu'il devait avoir quatre ans pour Pâques. »

Cette mascarade est insensée.

Le costume moderne, aussi bien celui des hommes que celui des femmes, est conçu en dépit de l'hygiène. Nous le subissons pour ne pas nous singulariser; soit. Rien ne nous force à le faire subir à nos enfants.

Mais revenons au maillot. Celui-ci ne sera donc ni trop serré, ni trop lâche, ce qui permettra de prendre avec facilité l'enfant, qui aura ainsi son corps maintenu dans une douce température, et qui ne se refroidira pas. Vous ne vous servirez jamais, pour l'assujettir, d'épingles ordinaires, car, malgré toutes les précautions, l'enfant pourrait se piquer, et la piqûre peut très bien provoquer des convulsions. Employez les épingles dites « de nourrice ».

Faites les langes avec des toiles assouplies par un précédent usage, parce que, s'ils étaient trop neufs ou trop roides, ils léseraient la peau si tendre de l'enfant. La meilleure étoffe pour le linge de corps du nouveau-né et du nourrisson est de la toile de lin ou de coton très fine, ou bien usée à demi.

Outre les langes de toile, servez-vous d'un lange de laine souple et chaud pendant l'hiver, et d'un lange de coton épais pendant l'été.

Lavez tous ces langes souvent et purifiez-les bien avant de vous en servir de nouveau. Agissez de même pour les vêtements supérieurs, c'est-à-dire pour la chemise, la brassière et le mouchoir de cou.

Comme il est absolument nécessaire d'éviter tout point de contact avec la peau, enveloppez séparément chacune des deux jambes de l'enfant avec le premier lange.

Emmaillottez-le nuit et jour pendant les trois premiers mois, et continuez l'usage du maillot pendant la nuit jusqu'à un an. Il est même plus prudent d'attendre dix-huit mois avant de le soumettre à une autre toilette de nuit.

Pour les vêtements de jour, choisissez des étoffes souples et souvenez-vous que celles qui conviennent le mieux sont les étoffes qui joignent la souplesse, la légèreté, la chaleur et l'élasticité à l'avantage de se laver facilement.

Vous fermerez tous les corsages par derrière, parce qu'ainsi vous n'aurez pas besoin de contourner les bras de votre bébé et vous ne vous exposerez à aucun accident. De plus, ces corsages préservent mieux sa poitrine. Vous les ferez faire amples, afin qu'ils ne gênent ni la digestion, ni la circulation, ni la respiration, et les entournures seront larges, pour que les membres ne prennent pas de mauvaises positions. Les manches laisseront à ses bras toute liberté d'action, tout en les préservant du froid.

Ne le couvrez pas trop, parce que les vêtements trop chauds épuisent sa constitution par les sueurs abondantes qu'ils provoquent.

Couvrez surtout très peu la tête, si vous ne voulez pas l'exposer aux congestions et aux maladies si nombreuses du cerveau. Ne vous servez d'un bonnet double que pendant les premières semaines. Si la chevelure est épaisse et si la saison n'est pas trop rigoureuse, laissez même la tête nue pendant le jour. En tout cas, évitez tout ce qui peut la déformer ou entraver son développement, comme les bandelettes usitées dans certains pays et qui la compriment, et les coiffures trop serrées.

Quant à la flanelle, il ne faut s'en servir que pour les enfants très débiles, car elle expose celui qui se porte bien à de graves inconvénients. Elle le rend trop sensible aux impressions du froid en le maintenant dans une température plus élevée que la température normale. Elle provoque une transpiration trop abondante, transpiration qui occasionne souvent des éruptions sudorales et quelquefois même des maladies de la peau, peu graves cependant. Elle atrophie les forces vitales par l'état continuel de moiteur dans lequel elle maintient l'enfant. Si on n'en change pas *très souvent*, elle exhale bien vite des miasmes pernicieux, grâce à ses propriétés absorbantes. Elle s'imprègne, de plus, de tous les matériaux devenus impropres, dont l'économie se débarrasse par la peau et en impose le contact permanent au corps.

Il n'y a pas le moindre inconvénient à se servir de la flanelle pour faire des vestons, des gilets, des robes, des jupons, des mantelets. Ces vêtements sont même très utiles portés *sur le linge*, mais, appliqués sur la poitrine nue d'un enfant qui se porte à merveille, ils sont toujours dangereux.

j). — **Du coucher.** — Pour le coucher, il faut choisir un berceau de fer, à filet suspendu. Les mauvaises odeurs ne s'attacheront que très difficilement à lui, ce qui est le contraire pour les berceaux de bois. La paillasse sera faite avec des matières végétales, comme de la balle d'avoine, du maïs, des feuilles de fougère, du varech; elle sera ainsi très saine, fort hygiénique, et n'emmagasinera qu'une chaleur modérée. Il sera même utile d'en avoir deux, afin de pouvoir les aérer un jour entre autre.

Peut-on mettre sur cette paillasse un matelas de duvet ou de plume?

Non. Il ne faut pas mettre même de la laine. Tous ces matelas sont, en effet, trop difficiles à nettoyer, or ils ont besoin de l'être très souvent, puisque, dès qu'ils sont mouillés, ils dégagent une odeur nauséabonde et donnent naissance à des miasmes très dangereux. En outre, ils s'échauffent très vite et procurent une température très élevée qui peut devenir nuisible. Si l'enfant est trop nerveux, il faut remplacer le varech par le crin.

Quand la literie est mouillée, on la fait sécher au grand air de préférence, au soleil, ou devant un feu vif, si l'air est trop humide.

Il ne faut jamais recourir aux toiles cirées ou gommées, car elles constituent des plaques imperméables qui se moulent dans le creux de la paillasse, forment un récipient où se ramasse tout le liquide et l'enfant se trouve dans un véritable bain. L'emploi de feutres absorbants n'est pas aussi pernicieux, on peut donc en user à condition de les faire sécher à l'air vif ou même de les laver chaque fois. En tout cas, que tout le berceau soit maintenu dans un état de propreté extrême, car la propreté est une condition *sine qua non* de la bonne santé de l'enfant. « J'ai connu, dit Galien, un enfant qui criait jour et nuit, sans que le mouvement, ni la musique, ni le sein pussent l'apaiser un instant. Après bien des recherches, je trouvai que le lit, les langes et le corps de l'enfant étaient entièrement sales; je le fis laver, on lui donna du linge blanc, et le moment d'après il tomba dans un doux sommeil qui continua plusieurs heures. »

Les rideaux ont deux buts : ils doivent garantir l'enfant des courants d'air et de la trop vive lumière. Comme étoffe, prenez de la soie ou de la perse; comme couleur, choisissez la bleue ou la rose, ou une couleur assez foncée. Laissez les couleurs blanches ou trop pâles, parce que la lumière passe en trop grande quantité. Ne les prenez pas non plus avec des dessins, car ceux-ci fatiguent la vue et donnent lieu à des jeux bizarres de lumière qui pourraient faire loucher l'enfant.

Il ne faut pas les fermer complètement, parce qu'on emprisonne ainsi l'enfant dans un espace trop restreint, où l'air est bientôt vicié par sa respiration.

Il n'y a pas d'inconvénient à capitonner toutes les parties solides du berceau.

Maintenant comment doit-on y placer l'enfant?

On doit l'y placer de telle sorte que les organes intérieurs soient maintenus dans une position normale, c'est-à-dire en le couchant sur le dos. Mis sur le côté, son petit corps n'est pas en équilibre, il peut retomber la face contre l'oreiller, et sa respiration devient alors impossible. De plus, les organes intérieurs, le cœur surtout, sont gênés dans leur fonction.

Quand il est placé dans son berceau, il faut se contenter d'ajouter aux draps une couverture de coton l'été, et une couverture de laine l'hiver. Un petit édredon pourra être quelquefois utile.

Ne le balancez jamais, car vous amenez ainsi une trop grande affluence de sang au cerveau et vous troublez sa digestion.

Mais si le bercement est une mauvaise habitude qu'il faut abandonner, en est-il de même de ces chants lents et monotones que les mères et les nourrices s'empressent de chanter pour endormir plus vite leur enfant?

Non. Seulement rappelez-vous qu'il vaut toujours mieux qu'il dorme sans que rien ne l'y incite, car alors seulement il retire du sommeil tous les avantages que celui-ci doit lui procurer. Ne le laissez jamais s'endormir sur les genoux ou sur les bras, parce qu'il peut se mettre dans des positions vicieuses qui agitent son sommeil et nuisent au développement de son corps.

Jusqu'à vingt-cinq mois, il peut dormir pendant toute la nuit et une grande partie de la journée. Mais à mesure qu'il prend de la force et qu'il grandit, le sommeil ne lui est plus si nécessaire. Dès qu'il est sevré complètement, il est préférable de ne pas le laisser dormir le jour, car il a alors besoin d'air et de mouvement, et autant le sommeil lui profitait lorsqu'il était au sein, autant l'exercice lui fait du bien lorsqu'il est sevré.

L'enfant doit être couché à sept heures jusqu'à l'âge de trois ou quatre ans, et à huit heures jusqu'à ce qu'il en ait sept. Qu'aucune raison, ni les devoirs de société, ni les réunions, ni les fêtes de famille ne fassent déroger à cette règle.

Dans quelques rares pays, on emploie l'*élevage au son*, qui consiste à enfouir complètement l'enfant, auquel on ne laisse qu'une chemise courte, dans du son dont le berceau est rempli, et par-dessus lequel on met une simple couverture de laine ou de coton. Quand on lève l'enfant, on le débarrasse du son qui est resté attaché à la peau, et on l'enveloppe dans la couche et le lange qu'on a eu soin de chauffer. On les fixe sous les aisselles avec une épingle de nourrice, et on laisse pendre la partie inférieure, sauf le cas d'une longue promenade.

Dès que la toilette est terminée, on soulève et on remue le son avec les deux mains, afin de retirer soigneusement toutes les parties souillées. Quand la quantité du son a diminué d'un tiers, on remplace ce qui manque, et de temps en temps on expose le tout au soleil ou à la chaleur du four.

On peut traiter ainsi les enfants pendant près de deux ans. On constate qu'ils se développent mieux et que leur santé est plus prospère.

k). — **De la promenade.** — C'est de l'air et dans l'air que nous vivons, et de même que les poissons ne peuvent se maintenir en vie hors de l'eau ou dans une eau corrompue, de même nous ne pouvons vivre sans air ou dans un air vicié. On connaît, du reste, l'histoire de ces épidémies affreuses provenant de la viciation de l'air, épidémies qui ont fait dire à Pringle avec juste raison : *Plus occidit aer quam gladius* : l'air tue plus de personnes que le glaive.

Il est donc de la plus grande nécessité de respirer un air pur. Or, comme celui qui est confiné dans un appartement se vicie avec rapidité, comme, quoiqu'on le renouvelle aussi bien que possible, il ne vaut jamais autant que l'air extérieur, il est nécessaire de sortir l'enfant le plus longtemps possible.

Mais où le conduire ?

Dans la province, on trouve d'habitude, à deux pas, l'air pur de la campagne. Il en est autrement à Paris. Il y a cependant les jardins et les squares publics, où l'enfant peut jouir de la promenade dans des conditions suffisamment hygiéniques. Amenez-le donc dans ces squares et restez-y avec lui le plus longtemps que vous pourrez.

Il est des mères qui tiennent à ne le laisser sortir qu'au moins un mois après sa naissance. Elles ont tort, car on peut le promener dès l'âge de huit jours sans le moindre inconvénient. Il faut seulement prendre la précaution de lui couvrir, les premières fois, la figure et de ne le promener que pendant très peu de temps, afin de l'habituer à l'impression de l'air extérieur.

Pendant l'été, sortez-le quand il ne fait pas trop chaud et cherchez l'ombre.

Pendant l'hiver, attendez que les brouillards soient dissipés et que le soleil ait réchauffé la température. Promenez-le alors aux rayons vivifiants du roi des astres; mais ne restez jamais stationnaire, car il faut préserver sa tête contre l'action du soleil.

Suffisamment couvert, il peut affronter sans inconvénient un froid assez intense, lorsqu'il est au monde depuis plusieurs semaines. Mais il ne faut pas, dans ce cas, le laisser trop longtemps dehors.

On peut le porter sur les bras, en ayant soin de le changer souvent de côté et en veillant à ce qu'il ne soit pas dans une position vicieuse. — Mais on peut le mettre aussi dans une petite voiture, surtout lorsque celle-ci est construite de telle sorte que l'enfant soit tourné vers la personne qui le conduit. Si l'enfant se trouve mal, ou s'il prend une position mauvaise, on s'en aperçoit aussitôt et on agit en conséquence.

Pendant les premiers mois on le couche complètement dans la voiture. En l'asseyant trop tôt on risque d'amener des déviations de la colonne vertébrale.

Plus tard, quand on peut l'asseoir sans inconvénient, il est bon de l'attacher avec des courroies élastiques afin qu'il puisse s'agiter librement sans courir le risque de tomber.

Il faut enfin veiller à ce qu'il ait toujours les pieds bien chauds.

l). — **De la dentition et de la vaccination.** — Les dents constituant la première dentition sont appelées : dents de lait, elles sont au nombre de vingt.

Les deux du milieu de la mâchoire inférieure apparaissent ordinairement du sixième au huitième mois.

Les deux supérieures du milieu, du onzième au douzième ; et deux autres sortent quelques jours après, tout à fait à côté, pour former les quatre incisives supérieures.

Les deux incisives latérales inférieures sortent du quinzième au seizième mois.

Les quatre premières petites molaires apparaissent du dix-septième au vingtième.

Les quatre canines ou œillères du vingt-quatrième au vingt-sixième.

Les quatre autres petites molaires du vingt-huitième au trentième.

Lorsque les dents vont sortir, leur apparition s'annonce habituellement par des symptômes spéciaux, comme de l'excitation, une diarrhée plus ou moins forte, des urines laiteuses, etc. Si la sortie des premières dents est laborieuse, il est bien rare que les autres sortent sans douleur.

La poussée des dents canines, vulgairement appelées œillères, est la plus difficile et la plus dangereuse. Ces dents doivent, en effet, sortir dans un espace limité par d'autres, et quelquefois l'espace laissé n'est pas assez large.

L'enfant souffre donc plus ou moins pendant toute la dentition. C'est pourquoi il devient hargneux, crie sans cesse et pleure à tout propos. Mais comme ces cris et ces pleurs soulagent ses nerfs, vous devez vous armer de patience et laisser passer l'orage.

Vous faciliterez la dentition en lui faisant mordiller des hochets. Ne lui en donnez jamais en corail ou en verre si vous ne voulez pas lui procurer le moyen de se crever un œil plutôt que de faciliter la sortie de la dent. Le meilleur hochet est un bâton de racine de guimauve dont le suc émollient calme l'irritation des gencives. Avec lui, l'enfant ne risque pas de se blesser ou de blesser les autres.

Le travail de la dentition amène des troubles locaux. Quand les dents sortent, les gencives se *gonflent*, et quelquefois d'une manière si considérable que l'enfant doit rester la bouche ouverte, laissant la salive s'écouler sur toute sa poitrine. La bouche s'enflamme, une stomatite se déclare et assez souvent apparaissent de petites ulcérations grisâtres, douloureuses appelées *aphtes*. Les glandes du cou peuvent même s'engorger et donner lieu, mais rarement, à des abcès.

Vous combattrez tous ces symptômes locaux en faisant machonner un bâton de racine de guimauve, en frottant les gencives avec du miel laudanisé, ou avec un sirop de dentition; en touchant les aphtes avec du miel rosat, en donnant un peu de sirop antiscorbutique et en frottant les glandes tuméfiées du cou avec de la pommade à l'iodure de plomb ou de potassium.

Mais la dentition procure aussi des accidents généraux. Par suite des souffrances, l'état général devient moins bon. Il survient de la fièvre ; l'estomac digère mal; aussi les vomissements ne tardent pas à paraître, et ils sont bientôt accompagnés de diarrhée. C'est l'accident le plus ordinaire, le plus fréquent. Il faut, dans ce cas, supprimer les bouillies et même donner moins à téter, surtout si l'enfant a de violentes coliques. De plus on administre des lavements avec une demi-goutte ou une goutte de laudanum, avec de l'eau de son, de riz, de gomme ; et on applique quelques cataplasmes sur le ventre.

Enfin l'enfant est quelquefois atteint de convulsions, et celles-ci peuvent être fortes au point de faire craindre une issue fatale. Le dénouement n'est cependant pas toujours mortel.

Vaccination. — Au moins avant que la première dent pousse, vous devez faire *vacciner* votre enfant. Si, pour des raisons majeures, vous ne l'avez pas fait alors, choisissez le moment où l'évolution dentaire le laisse un peu tranquille ; mais sachez que vous êtes très coupable de retarder cette petite opération, puisque vous l'exposez volontairement, par votre négligence, à une maladie terrible et presque toujours mortelle.

Vous pouvez le faire vacciner en toute saison ; il est bon cependant d'éviter les températures extrêmes.

Aujourd'hui, et on a grandement raison, on ne vaccine plus qu'avec du vaccin de génisse.

m). — **Du sevrage.** — Le sevrage consiste à enlever complètement le lait maternel à l'enfant pour lui donner une nourriture plus solide.

Ce passage de l'alimentation naturelle à une alimentation plus forte ne doit pas être brusque. Nous avons dit à propos de l'alimentation des nourrissons, qu'il fallait commencer vers le sixième mois à donner des bouillies légères, puis des potages et enfin de la mie de pain trempée dans du jus de viande.

La transition étant ainsi bien ménagée, l'enfant s'habitue à se passer du sein et le sevrage est très facile, pourvu que le moment soit bien choisi.

Les saisons tempérées sont les plus favorables.

A moins de circonstances tout à fait spéciales, par exemple une maladie de la nourrice ou de la mère, il ne faut sevrer l'enfant qu'à l'âge de douze à dix-huit mois.

Dans cet espace de six mois, vous choisirez le moment où il sera laissé en repos par l'évolution dentaire. Si le nombre des dents est impair, vous attendrez la dent retardataire. Il sera bon aussi d'attendre que les canines soient sorties.

« S'il est préjudiciable, dit Richard, à la santé de l'enfant, de lui donner trop tôt des aliments solides, il ne l'est pas moins de prolonger outre mesure l'allaitement maternel. »

Ne laissez donc pas dépasser le dix-huitième mois. Ne faites pas comme cette dame, qui, redoutant beaucoup l'époque du sevrage pour son fils, continuait toujours de l'allaiter. Mais, vers l'âge de trois ans, un jour qu'elle l'appelait pour lui donner le sein : « Ma foi, maman, je n'en veux plus, » répondit-il.

Quand vous avez décidé de sevrer l'enfant et qu'il est dans les conditions que nous venons d'énumérer, vous cessez tout d'un coup de lui donner le sein. S'il crie, laissez-le crier. Si, malgré tout, il veut téter, mettez autour du mamelon une solution de sulfate de quinine, d'aloës ou de gentiane. L'amertume de ces solutions le dégoûtera vite.

Dès qu'il sera sevré, vous pourrez lui donner de tout immédiatement. Vous commencerez cependant par les aliments les plus tendres, les plus délicats et les plus digestibles, et vous passerez insensiblement à une nourriture plus forte. En tout cas, vous mettrez tout à fait de côté les plats relevés. Si les mets épicés sont nuisibles pour l'homme, ils le sont, à plus forte raison, pour l'enfant.

Faites-lui faire plusieurs repas par jour et laissez-le manger peu chaque fois. Le matin, dès qu'il se lève, il a besoin de prendre quelque chose, donnez la préférence à des aliments demi-liquides.

Qu'il mange d'abord très peu de viande ; donnez-lui-en seulement à de longs intervalles et choisissez toujours des viandes légères et de mastication facile. Les œufs la remplaceront souvent d'une manière très avantageuse; enfin le laitage gardera une place prépondérante dans son régime.

Admettez l'enfant à votre table. Son instinct imitateur initiera son estomac à la vie commune. Le meilleur régime sera celui qu'il trouvera à la table de famille si votre ordinaire est frugal et sain. L'eau naturelle ou légèrement teintée avec du vin sera sa meilleure boisson.

Vous ne le laisserez pas manger entre ses repas et vous ne lui donnerez jamais ni gâteaux, ni sucreries, si vous ne voulez pas vous exposer à le perdre bientôt.

Vous ne le forcerez jamais non plus à manger. Son instinct le sauvegardera bien souvent des abus que vous voudriez lui faire commettre. Et puis, c'est un bien grand tort de croire qu'on fortifie un enfant en le bourrant littéralement de tout et surtout de viande. Il est certain que l'homme profite beaucoup quand il mange peu, mais avec plaisir, et dépérit quand il mange copieusement, mais avec dégoût.

Vous éviterez toujours les viandes noires, parce qu'elles sont trop échauffantes. Pour cette raison, elles ne tarderaient pas à donner à l'enfant de la diarrhée et une inflammation intestinale. Or, sachez que la gastro-entérite, favorisée par une nourriture trop forte, tue plus d'enfants que les guerres et les épidémies réunies ne tuent d'adultes.

II. — Seconde enfance.

La plupart des soins hygiéniques que nous venons d'indiquer sont tout aussi nécessaires pendant la seconde enfance. Les bains peuvent être donnés moins fréquemment, mais assez régulièrement pour que le corps soit toujours maintenu dans un état de propreté parfaite. Que les vêtements soient en rapport avec la saison, et assez amples pour ne pas gêner les fonctions de l'organisme ainsi que les mouvements qui sont de toute nécessité à cet âge. Le sommeil de la journée sera supprimé, car il vaut mieux que l'enfant ait plus d'exercice.

Son alimentation se rapprochera petit à petit de celle de l'adulte. Elle sera, par conséquent, aussi complète que possible. Il ne faut pas seulement, en effet, qu'il répare les pertes que subit l'organisme, mais encore qu'il subvienne aux besoins de la croissance. Le lait, les œufs, les poissons de digestion facile, la viande grillée ou rôtie, le fromage frais, les bons fruits bien mûrs sont les aliments qui lui conviennent le mieux. Pendant l'hiver, l'huile de foie de morue est, neuf fois sur dix, de la plus grande utilité. Le vin ne peut qu'exercer une bonne influence, mais à la condition de le donner toujours fortement étendu d'eau, au moins des deux tiers.

A cet âge on comble généralement les enfants de jouets. C'est une excellente chose, surtout si on choisit bien ces derniers, puisque la plupart ne peuvent que contribuer à stimuler l'intelligence qui s'éveille. Mais il est nécessaire de les surveiller au point de vue de leur coloration, car, quoique ce soit interdit, certaines de ces couleurs sont obtenues au moyen de poisons redoutables comme l'arsenic ou le plomb.

III. — Adolescence.

C'est à cette période de la vie que l'enfant se développe surtout au point de vue physique et intellectuel. Une bonne hygiène doit donc tendre à ces deux buts.

« Dès le moment, dit Platon, dans son second livre des *Lois*, où l'enfant devient le maître de ses mouvements, il les multiplie. Ce n'est pas la qualité qu'il recherche, mais la quantité, et tout l'y convie. » La nature le pousse à se remuer constamment, il faut, par conséquent, lui faire faire de l'exercice sous toutes ses formes. Mais comme l'exercice fait subir à l'organisme beaucoup de pertes, comme, d'un autre côté, la croissance fatigue l'enfant, il est nécessaire de donner à celui-ci une alimentation aussi azotée que possible. Du reste, l'appétit est, à ce moment, assez fort pour que l'adolescent puisse prendre la quantité d'aliments qui lui est indispensable.

Quant au développement des facultés intellectuelles, on l'obtient dans les écoles, les collèges, les lycées; cela rentre dans l'*hygiène scolaire* dont nous parlerons plus loin.

Dès le début de l'adolescence se fait la seconde dentition. Il faut que les parents surveillent alors avec beaucoup de soin la bouche de leurs enfants. Souvent les secondes dents poussent à tort et à travers, en avant, en arrière, etc. Il suffit de quelques soins donnés par un dentiste expérimenté pour remettre tout en ordre. Et qu'on ne croie pas que ceci est de peu d'importance. Que l'enfant ait de belles dents, bien alignées, bien placées, ce n'est certes pas à dédaigner, mais c'est dans un but un peu plus sérieux et plus important que nous engageons les parents à surveiller la seconde dentition. Celle-ci, lorsqu'elle est parfaite, permet une mastication parfaite aussi. Or, nous savons que la mastication est une des opérations les plus indispensables pour que la digestion s'opère bien. On digère d'autant mieux un aliment que celui-ci a été mieux mastiqué. En veillant à ce que les enfants aient une dentition excellente, on leur procure aussi un bon estomac, et consécutivement on leur donne une bonne santé.

Dans la seconde période de l'adolescence apparaissent les premiers symptômes de la virilité. Nous traiterons cette question dans le quatrième volume.

IV. — Age adulte.

Toutes les règles générales de l'hygiène s'appliquent spécialement à cet âge. Nous n'avons donc rien de particulier à en dire ici. C'est à l'âge adulte que se rapporte l'*hygiène des professions;* nous traiterons cette question très importante dans la troisième partie, quand nous étudierons l'influence des modificateurs composés.

V. — Vieillesse.

A quel âge commence la vieillesse? Il est impossible de le préciser. Tel est, en effet, plus vieux à 40 ans que tel autre à 70. Généralement cependant, on admet que la vieillesse commence à 60 ans. La peau se met alors à se sécher et à se rider; la taille diminue, la tête et le tronc se penchent; les dents disparaissent assez vite et rendent les digestions très pénibles; le cœur s'affaiblit; la respiration devient plus courte; l'intelligence baisse plus ou moins, quelquefois elle disparaît même, le vieillard *tombe en enfance*, suivant l'expression reçue. Tels sont les tristes attributs de la vieillesse, attributs annonçant l'usure de l'organisme. Pour en atténuer les conséquences, il est nécessaire de suivre une hygiène tout à fait spéciale. La personne âgée évitera ainsi en même temps un très grand nombre de maladies adynamiques qui peuvent l'emporter en quelques jours ou en quelques heures même.

Et tout d'abord, il faut que le vieillard prenne une nourriture aussi substantielle que possible. Ce n'est que grâce à une *aisance* complète qu'il obtiendra la satisfaction des besoins qu'il a réellement et qu'il résistera aux maladies qui le guettent. Mais comme les digestions sont beaucoup plus difficiles à son âge, il sera nécessaire qu'il s'alimente avec des mets réconfortants sous un petit volume, comme le lait, les œufs, les poissons, la viande grillée, rôtie et hachée ou coupée en très menus morceaux. Il boira du bon vin, puisqu'on dit que cette liqueur fermentée est le lait des vieillards, mais il fera bien de mettre moitié eau. Quant aux liqueurs alcooliques, il les laissera complètement de côté, parce qu'elles ne peuvent que lui être très préjudiciables. Ses repas seront plus nombreux et moins copieux ; celui du soir, surtout, sera très frugal. Après chaque repas, il fera un peu d'exercice et une petite promenade en plein air combattra avantageusement la tendance au sommeil qui l'accable aussitôt après qu'il a mangé.

Un point sur lequel il faut veiller beaucoup, c'est que les deux principales excrétions se produisent régulièrement. Le vieillard doit aller tous les jours aux cabinets; en outre, la sécrétion urinaire doit s'effectuer aussi abondamment que possible, car on ne vit pas longtemps quand les reins fonctionnent mal. Un sommeil de 5 ou 6 heures suffit d'ordinaire, surtout lorsqu'il est naturel; en tout cas, il ne faut jamais le procurer au moyen de l'opium, parce que ce médicament, qui est très nuisible à l'enfant, l'est tout autant au vieillard. Comme il a d'autant plus besoin d'un air pur que sa respiration est plus difficile, il n'ira ni au théâtre, ni dans tout autre lieu où l'air est trop confiné. Enfin, il craindra surtout les refroidissements, et plus il avancera en âge, plus il prendra des précautions. Par conséquent, pendant les grands froids de l'hiver, s'il ne peut aller dans les pays chauds, à Nice, à Cannes, à Menton, etc., il restera dans son appartement bien chauffé en même temps que bien aéré. Il se lavera le matin avec de l'eau tiède et mettra des vêtements aussi chauds que possible.

§ 3. — Hygiène intellectuelle.

L'homme est doué de ce qu'on appelle une *intelligence*, c'est-à-dire de cette faculté de l'âme à laquelle on rapporte toutes les pensées, tous les faits de conscience, les plus simples et les plus naturels comme les plus complexes et les plus réfléchis, savoir : 1° la sensation et la perception, la conscience de nous-mêmes, le souvenir, les images, et 2° toutes les opérations de l'entendement.

Cette faculté est très importante, c'est pourquoi, il faut tout faire pour la perfectionner. Tout le monde est loin de la posséder au même degré. Certaines personnes ont une intelligence supérieure, tandis que d'autres l'ont plus que médiocre. Cela tient souvent à ce que les premiers sont nés intelligents et les seconds pas. Mais il faut savoir que par un travail assidu, incessant, l'homme le plus borné peut arriver à avoir une intelligence moyenne. Celle-ci, en effet, se cultive comme toute chose, et la culture la développe. Il est donc nécessaire de faire travailler le cerveau dès l'enfance, afin de développer et de perfectionner cet admirable instrument.

Nous manifestons surtout notre intelligence grâce aux facultés suivantes :

1° L'*entendement*, qui nous permet d'apprécier l'importance des faits d'après les circonstances dans lesquelles ils ont eu lieu, et qui nous pousse à agir suivant les conséquences. On comprend facilement la nécessité d'une faculté semblable, puisque, grâce à elle, on sait si les conséquences qui découlent de tel ou tel fait seront nuisibles ou utiles, si elles feront du bien ou du mal à la santé. Il faut donc développer l'entendement par le travail. Seulement, comme l'excès est nuisible en toutes choses, il est prudent de ne pas travailler outre mesure et de ne pas surmener le cerveau.

2° L'*esprit*, qui réside dans la propriété de faire connaître le vrai et le faux. Cette connaissance est indispensable à l'homme à tous les points de vue, même au point de vue de la santé, car la vérité, comme la fausseté, exerce une influence assez grande sur l'organisme. Par le travail on arrive à développer l'esprit, on distingue alors facilement le vrai du faux et on peut suivre ce qui sera utile au bon fonctionnement de la machine humaine.

3° L'*expression*, qui nous permet de manifester extérieurement nos besoins et de faire connaître ce qui se passe en nous. Grâce à elle, nous pouvons apprendre aux personnes qui nous entourent les sentiments, les passions ou les projets qui nous occupent, avant que nous agissions ; nous pouvons manifester la douleur que nous éprouvons s'il ne nous est pas possible d'agir, ou bien la joie et le bien-être que nous ressentons si, au contraire, nous pouvons accomplir notre volonté.

On peut traduire au dehors de trois manières la faculté d'expression : 1° par la *voix*, qui comprend non seulement la parole et le langage, mais encore le chant et le cri ; 2° par la *mimique*, qui nous permet d'imiter ou de faire connaître ce que nous pensons au moyen de gestes ou de l'expression de la physionomie ; 3° par l'*écriture*, grâce à laquelle nous gravons ce que nous pensons, soit par l'écriture proprement dite, soit par la peinture ou le dessin.

4° Le *caractère*, qui réside dans la manière d'être habituelle de toutes les facultés cérébrales chez les différents individus, manière d'être qui fait que l'on agit différemment suivant l'influence du physique sur le moral, suivant celle de l'état normal ou morbide des viscères sur le caractère. Les modifications de ce dernier sont surtout prononcées chez les choréiques, les hystériques, les épileptiques et les femmes. Dans ces cas, il faut combattre la maladie dont on est atteint et agir sur le tempérament que l'on possède.

5° L'*instinct*, qui pousse l'homme et les animaux à un acte déterminé à la suite d'une sollicitation interne. Cet acte a lieu sans la participation de l'intelligence et de la volonté, et cependant l'œuvre est *intelligente*, parce qu'elle approprie le moyen au but. En effet, les *désirs* fournis par l'instinct viennent à peu près toujours d'un stimulus qui se produit d'après un but utile. Il y a cependant des instincts mauvais, comme ceux de la domination, de la destruction, de la vanité, de l'orgueil, etc. Il est tout naturel qu'il faut perfectionner, développer les bons et lutter contre les mauvais. Nous allons voir tout à l'heure l'influence des mauvais instincts et des passions sur la santé.

Nous avons donc des idées, nous pouvons comprendre si les choses qui nous entourent peuvent nous être utiles ou nuisibles, et il nous est possible de *vouloir* telle ou telle chose. Concluons qu'il faut chercher à développer notre intelligence de manière à mieux comprendre les choses, afin que nous ne voulions jamais que ce qui peut être utile à notre santé.

§ 4. — Hygiène morale.

Facultés morales ; sens moral.

Les *facultés intellectuelles* permettent de nous mettre en rapport avec les propriétés physiques, matérielles des corps, de manière à les étudier, à les analyser et à en tirer après notre profit. Grâce aux *facultés morales*, nous sommes impressionnés par ce qui touche à une sensibilité qui nous est spéciale et qu'il ne faut pas confondre avec la sensibilité animale qui n'est qu'instinctive. Cette sensibilité, connue aussi sous le nom de *sens moral*, nous fait agir selon les impressions reçues. Elle nous permet d'apprécier ce qui est bien et de le distinguer d'avec ce qui est mal. Cette opération a sa source dans la *conscience*, qui agit selon qu'elle est bien ou mal éclairée, ou même selon l'éducation qu'ont reçue les facultés morales.

A tout instant, le sens moral est mis en action dans nos rapports avec les autres hommes. Voyons-nous faire une bonne action, entendons-nous quelqu'un exhorter au bien? Il est agréablement impressionné. Voyons-nous commettre un crime, entendons-nous des paroles perverses? Il est péniblement affecté, s'il n'a pas été altéré par une mauvaise éducation.

Nous pouvons donc distinguer le bien d'avec le mal, et comme nous sommes libres, c'est-à-dire que nous pouvons faire le mal ou le bien à notre guise, nous nous conduisons d'autant mieux que notre sens moral a été bien dirigé. Or, nous devons nous bien conduire, si nous voulons que notre santé ne s'ébranle pas. En effet, si nous agissons mal, nos facultés se troublent; la conscience, poussée par le sens moral, se révolte; le cerveau reçoit directement le trouble et imprime des secousses plus ou moins violentes à l'organisme, secousses qui déterminent d'abord des maladies plus ou moins graves, mais qui, plus tard, peuvent procurer la manie, la démence ou la folie. En conséquence, il est très important de donner aux enfants une bonne éducation morale pour qu'ils puissent toujours rester honnêtes et bons, et avoir ainsi une chance de plus de bien se porter.

§ 5. — Influence du physique sur le moral.

De tout temps on a admis l'influence des agents physiques sur le moral. « De longues expériences, dit Volney[1], avaient appris aux anciens que la science diététique composait une grande partie de la science morale : chez les Egyptiens, chez les anciens Perses, chez les Grecs même, à l'aréopage, on ne traitait les affaires graves qu'à jeun ; et l'on a remarqué que chez les peuples où l'on délibère dans la chaleur des repas ou dans la fièvre de la digestion, les délibérations étaient fougueuses, turbulentes, et leurs résultats fréquemment déraisonnables et perturbateurs. » Que de personnes douces de caractère, affables, polies, deviennent acariâtres, méchantes, impolies, insupportables dès que la maladie s'est emparée d'elles ! Tout le monde a pu remarquer qu'une personne qui a un mauvais estomac, qui digère mal, est toujours plus ou moins triste. Tandis qu'on voit, au contraire, sur la figure du bon vivant, de celui chez lequel toutes les fonctions de l'organisme se font avec une régularité parfaite, briller cette gaieté franche qui indique la santé la plus prospère.

« Quand, pour une cause ou pour une autre, dit Bouchardat, la santé physique est vacillante, combien de fois le moral en est

1. Volney, *La loi naturelle*, 1 vol. gr. in-8°, Paris, Devès.

influencé! Dès que le corps est dans l'abattement, l'âme est sans vigueur, a dit avec vérité une femme aussi distinguée par la finesse que par l'élévation de son jugement, quand elle ne se mêlait ni de politique ni des choses de la religion [1]. » « L'esprit dépend si fort du tempérament et de la disposition des organes du corps, dit Descartes [2], que s'il est possible de trouver quelque moyen qui rende communément les hommes plus sages et plus habiles qu'ils n'ont été jusqu'ici, je crois que c'est dans la médecine qu'il faut le chercher. »

Mais la maladie seule n'agit pas sur le moral. L'abus de l'alcool et des nombreuses boissons alcooliques que l'on vend à foison, l'abus du tabac, exercent une influence plus pernicieuse encore. Les eaux potables, mais mauvaises puisqu'elles donnent le goitre, conduisent la deuxième ou troisième génération au crétinisme ou à la surdi-mutité. L'usage du maïs altéré peut faire apparaître la folie pellagreuse. L'absorption lente de certains poisons, comme le plomb, le mercure, etc., produit de funestes effets sur l'intelligence de celui qui les absorbe directement, et, dans bien des cas, ces effets s'étendent sur les enfants. L'abus des boissons alcooliques surtout est désastreux pour les enfants qui naissent de parents s'étant livrés à ces excès.

§ 6. — Influence du moral sur le physique. — Les passions. Leur influence sur la santé.

Elige potius castigare cupiditates quam propter ipsas castigari. (Epictète.)

La passion est une inclination devenue si violente et si impérieuse qu'elle étouffe ou ramène à elle tous les autres sentiments de l'âme.

Il est nécessaire que les passions existent, car elles sont de l'essence même de notre nature.

« Les passions, dit Voltaire, sont les vents qui gonflent les voiles du navire; elles le submergent quelquefois, mais sans elles il ne pourrait voguer. Nous ne pouvons, en effet, vivre sans aimer ou haïr, sans désirer ou sentir, car il nous faut jouer notre

1. Lettres de Mme de Maintenon à Charles d'Aubigné.

2. Descartes, *Discours sur la méthode*, 6e partie, éd. Desvez, p. 52.

rôle dans la société, et sans ambitions, sans espérances, nous ne pouvons pas agir. »

Les passions sont donc nécessaires ; elles sont, en outre, très nombreuses, si nombreuses que saint Augustin a pu dire que les cheveux de notre tête sont plus faciles à compter que les mouvements et les passions de notre cœur.

Sont-elles bonnes, sont-elles mauvaises ? « Toutes nos passions sont bonnes, dit Jean-Jacques Rousseau, quand on en est le maître, toutes sont mauvaises quand on s'y laisse assujettir. » « Les passions, dit Gœthe, sont des défauts ou des vertus, mais seulement quand elles sont exaltées. »

Nous n'avons à étudier ici que l'influence qu'elles exercent sur la santé. Disons d'abord un mot de l'influence des passions en général, nous parlerons ensuite des sept grandes passions que, dans le catéchisme, on nomme péchés capitaux.

I. — Influence des passions sur la santé de l'homme.

Le grand Bichat écrit, dans un de ses ouvrages : « Rapprochez le temps où toutes les passions sombres, la crainte, la tristesse, le désir de la vengeance, semblaient planer sur la France, de celui où la sûreté, l'abondance y appelaient les passions gaies, si naturelles aux Français ; rappelez-vous comparativement l'habitude extérieure de tous les corps dans ces deux temps si différents, et vous verrez si la nutrition ne reçoit pas l'influence des passions. Les expressions : « Sécher d'envie, être rongé par le chagrin, être consumé par la tristesse, etc. », n'annoncent-elles pas combien les passions ont d'influence sur la santé du corps ? »

Les passions agissent, en effet, très profondément sur le corps humain, et plus généralement sur les organes les plus faibles, qui en ressentent vivement le choc. Le cerveau, fortement impressionné par une passion quelconque, transmet, suivant les cas, cette impression à tel ou tel organe, dont la fonction est aussitôt troublée. Ainsi, toute impression vive de joie ou de chagrin, de plaisir ou de douleur, fait éprouver un sentiment d'anxiété dans la région précordiale, un trouble qui semble le produit d'une commotion plus ou moins vive.

Un souvenir éveille-t-il en nous une douleur qui affecte directement le cerveau ? Sous l'influence de cette vive impression, notre cœur s'arrête, le sang n'arrive plus au cerveau, et il peut survenir des syncopes ou des crises nerveuses. On a donc raison de dire que, dans ce cas, *le cœur est brisé par la douleur*.

Le souvenir est-il agréable ? Le cerveau fait arriver au cœur une excitation plus ou moins forte ; il bat plus rapidement et plus fort, d'où : *la joie fait palpiter le cœur*.

Voici trois personnes ; la première a un tempérament sanguin ; la seconde, un tempérament nerveux, et la troisième, un tempérament bilieux. Supposons que toutes les trois se livrent, dans les mêmes conditions, à un violent accès de colère, qu'arrivera-t-il ? La première aura très probablement une congestion ou une hémorragie cérébrale ; la seconde éprouvera des spasmes nerveux accompagnés de mouvements convulsifs, et la troisième aura de la jaunisse ou un flux bilieux précédé de coliques plus ou moins aiguës.

C'est pour cette raison que les anciens avaient placé le siège des passions dans les viscères. Selon eux, le courage était dans le cœur, la colère dans le foie, la joie dans la rate, etc. Certes, le siège de toutes les passions est dans le cerveau, mais les anciens n'avaient pas tout à fait tort, puisque les passions exercent une action très grande sur tel ou tel viscère, suivant la prédisposition de chacun.

Elles agissent tellement sur l'homme que leur effet altère presque constamment la pureté des formes et surtout la beauté du corps. Il n'est pas difficile de voir par les traits du visage d'une personne si elle est en colère. On reconnaît facilement de la même façon si elle est sournoise ou taciturne, gaie et heureuse, pétrie d'envie ou portée à la haine.

Plus elles sont mises en jeu, et plus elles usent la vie ; leurs ravages sont d'autant plus grands qu'elles réagissent sur des sujets plus sensibles, plus irritables. Elles agissent aussi sur les sujets bien portants, sur ceux qui n'ont aucun organe malade ou faible, ce qui est très rare.

Voici quelques indications qui feront mieux comprendre combien il est nécessaire de réfréner les passions mauvaises.

La moitié des personnes qui meurent de la poitrine meurent ainsi parce qu'elles se sont livrées à toutes sortes d'excès, surtout au libertinage.

La goutte, les inflammations aiguës des intestins, sont le fruit de l'intempérance et surtout de la gourmandise.

Les maladies chroniques de l'estomac, du foie, du pancréas,

de la rate, sont dues surtout à l'ambition, à la jalousie, à l'envie, à un long chagrin.

Les quatre cinquièmes des tumeurs cancéreuses proviennent surtout des affections morales tristes.

Les dartres rebelles, l'épilepsie, la danse de Saint-Guy, les tremblements nerveux, les convulsions, sont souvent la conséquence d'une vive frayeur, ou d'un violent accès de colère.

La mort par une fièvre lente, nerveuse, par le marasme, est quelquefois due à la jalousie.

Les trois quarts des morts subites sont la conséquence de l'ivrognerie, de la gourmandise, de la colère, du libertinage.

Les passions fougueuses, un chagrin secret, l'abus des liqueurs alcooliques, les chagrins domestiques, l'inconduite, l'ambition, la frayeur, etc., poussent trop souvent, hélas! au suicide.

La folie est fréquemment aussi le résultat des passions violentes ou des chagrins vivement sentis.

Et les crimes ne sont-ils pas la conséquence des passions? Pourquoi empoisonne-t-on? Pourquoi assassine-t-on? Pourquoi met-on le feu? N'est-ce pas par haine, vengeance, cupidité, jalousie, etc.?

Les mauvaises passions détruisent donc la santé, abrègent l'existence et souvent conduisent au crime, si on ne les modère pas, si on ne s'en rend pas maître.

Ce n'est pas toujours facile, surtout avec certains tempéraments. La *raison* est cependant un excellent frein, et s'il est quelquefois impuissant, il est souvent efficace. C'est donc surtout par la raison qu'on doit les modérer, ce à quoi on parviendra toujours si on le *veut* bien. « Les passions[1] sont comme des plaies intérieures, parfois héréditaires, le plus souvent accidentelles, qui s'irritent d'autant plus qu'on y porte plus souvent la main. Elles sont en partie, du moins, le produit de l'habitude. Si donc le médecin a raison d'y voir des états pathologiques, il ne doit pas méconnaître que, sauf de rares exceptions, l'homme qui se livre à sa passion, qui ne résiste pas aux sollicitations de ce prurit, n'est pas plus excusable que le serait un malade acharné à agrandir chaque jour son ulcère. Il doit surtout considérer que ce qui a été fait par l'habitude peut être défait par l'habitude, et

1. *Dictionnaire usuel des Sciences médicales*, par Dechambre, Mathias Duval et Lereboullet. — Paris, G. Masson, éditeur.

faire servir chez les familles son autorité à la bonne direction de l'éducation intellectuelle et morale des enfants. »

C'est grâce à cette éducation qu'on obtiendra d'excellents résultats. Dès le plus jeune âge, l'enfant montre ses aptitudes, ses penchants, ses mauvais instincts, et, de même qu'il est très facile de redresser une jeune plante qui prend une position vicieuse, de même il est très aisé aux parents de diriger leurs enfants dans le droit chemin et de les y ramener si leurs mauvais penchants les en écartent.

II. — Des sept principales passions.

A. — *L'ORGUEIL*

Tant que l'orgueil ne franchit pas les limites d'une ambition légitime, il constitue « une passion primitive et nécessaire, une passion véritablement sociale, qui doit se transmettre religieusement dans les familles, pour y maintenir l'ordre et l'exemple des plus hautes vertus, pour y être la sauvegarde des mœurs, le préservatif de toute souillure, le garant des bonnes actions, pour y conserver dans tout son éclat cette pureté héréditaire sans laquelle le don de la vie serait sans charme et sans attrait[1] ». Dans ce cas, l'orgueil est une qualité, et il ne peut exercer aucune influence mauvaise sur la santé, au contraire, puisqu'il procure la joie que l'on ressent toujours quand on a fait son devoir.

Mais, dès qu'il est poussé trop loin, il peut exercer les plus grands ravages et produire la folie. Le *délire des grandeurs* ou *mégalomanie* est toujours la conséquence d'un orgueil démesuré. Dans ce cas, celui-ci agit plutôt sur le moral que sur le physique, et c'est la raison qui est presque toujours pervertie. L'orgueilleux possède seul le don de l'invention, seul il a du génie, seul il peut gouverner et sauver la société; il possède les plus grandes richesses, il est roi, empereur, Dieu même, etc.

Peut on éviter d'en arriver là? Oui, souvent, si les personnes qui entourent l'orgueilleux ont le courage de lui dire la vérité, et d'y revenir sans cesse; surtout s'il a reçu dans son enfance une bonne éducation morale qui le retiendra sûrement sur les bords du précipice.

1. Alibert, *Physiologie des passions*, 1828.

B. — *L'ENVIE*

L'*envie* est une des passions les plus mauvaises qui existent. Dans un défilé macabre de sept chars portant les sept péchés capitaux, Jean Richepin décrit ainsi celui de l'envie :

« Ce char était un hideux foie, hypertrophié, suppurant et blafard. Il n'avait point de roues et marchait à même le sol, visqueusement, grâce aux vers dont il fourmillait et aux nœuds de vipères, qui, sous lui, se roulaient et se déroulaient, dans une glu de sanie vivante. Comme dans une baignoire, dans le fiel de ce foie infect, l'envie se tordait de coliques. Sa peau avait le brûlant de l'ortie et le froid de la ciguë ; ses yeux, portés au bout de deux longues cornes mobiles, inquiètes, semblables à celles des escargots, distillaient des larmes de chassie vénéneuse ; ses dents vert-de-grisées mordaient et rongeaient ses lèvres minces, sèches, fendillées, hérissées d'ulcérations qu'avait séchées le noir baiser de la pierre infernale. Elle soufflait une haleine de poison, dont se mouraient les scolopendres qui lui servaient de chevelure. Sa chair n'était qu'un cancer, elle suait la bile. »

« Dans sa violence voulue, dit le docteur F. Brémond[1], cette allégorie poétique est admirable de réalisme pathologique. Elle montre, en effet, ce vice dans toute sa hideur. »

Mais quelle est son influence sur la santé ?

La vie de la chair, c'est la santé du cœur ; l'envie est la pourriture des os, lisons-nous dans le *Livre des Proverbes : Vita carnium, sanitas cordis ; putredo ossium, invidia*[2]. Le cœur est pris ici, comme on l'a fait du reste bien longtemps, comme le centre de la vie. Or, quand le cœur est sain, au moral comme au physique, la santé est très bonne. Mais lorsqu'il est tourmenté, dévoré, desséché par l'envie, l'homme en ressent les effets les plus funestes. Le *putredo ossium* de Salomon exprime donc bien le résultat physique de ce vice, comme aussi l'expression française *sécher d'envie*, et le vers d'Horace :

Invidus alterius macrescit rebus opimis[3].
Le bonheur d'autrui fait maigrir l'envieux.

1. *Les passions et la santé*, par le docteur F. Brémond. — J.-B. Baillière et fils, 1893.
2. *Livre des Proverbes*, XIV, 30.
3. Horace, 1, ép. II, 57.

Mais les effets de cette passion ne s'arrêtent pas là. Elle fait perdre le sommeil, l'appétit; elle dispose à la fièvre et à un certain nombre de maladies. J. Virey voyait dans l'envie une cause de phtisie. Hippocrate, Galien, Celse, Arétée et la plupart des anciens pensaient, comme le père de la médecine, que la mélancolie pouvait faire germer le cancer. Mais la maladie la plus fréquente, produite par l'envie, c'est l'*ictère* ou *jaunisse* qui, bien entendu, peut être la conséquence de beaucoup d'autres causes, de la peur par exemple, et généralement de toutes les émotions morales tristes.

C. — *L'AVARICE*

C'est une des passions les plus mauvaises et les plus nuisibles à l'homme. En effet, tout ce que fait un avare conspire contre sa santé. Afin de satisfaire son insatiable soif de l'or, il s'impose des privations continuelles, en même temps qu'il se livre à un travail excessif. Il habite une chambre malsaine au milieu de loques sordides. Il mange peu et le peu qu'il se décide à prendre est toujours de mauvaise qualité, parce que cela coûte moins cher. Il se désaltère avec une boisson qui ne peut que dégrader son estomac. Il grelotte l'hiver parce qu'il ne veut pas faire du feu, et ne se soigne pas quand il tombe malade. Enfin, il est rongé sans cesse par l'inquiétude de perdre ou de quitter sa fortune, et ces tourments continuels provoquent des insomnies qui réagissent vivement sur sa santé et finissent par la détruire.

Et encore si l'avare ne se faisait du mal qu'à lui-même? Mais s'il est marié, s'il a des enfants, il rend malheureux son épouse, il rend malheureux ses enfants. Il les fait, en outre, travailler au delà de toute mesure tout en les privant de ce qui leur est nécessaire.

Une telle passion est fort difficile à déraciner. On le peut néanmoins si on s'y prend de bonne heure, grâce à l'heureuse influence que le moral peut exercer sur le physique. Tout le monde sait le bonheur que l'on éprouve à soulager les misères, eh bien, l'avare, quoique étranger à tous les sentiments, pourra apprécier quand même ce bonheur, si on le pousse, si on le stimule à faire le bien.

D. — *LA LUXURE*

L'instinct et le plaisir poussent l'homme, comme les animaux, aux rapprochements sexuels. C'est un besoin naturel qu'il est utile de satisfaire et qui exerce une heureuse influence sur la santé. Malheureusement l'homme est porté à en abuser, et cet abus constitue un des vices les plus dégradants et les plus pernicieux qui existent. Sont bien nombreuses, en effet, et bien terribles les maladies engendrées par l'excès des plaisirs du corps; qu'il nous suffise de citer : l'ataxie, l'adynamie, la névrose, les défaillances, l'anéantissement ou l'aberration des facultés intellectuelles, les congestions, l'apoplexie, la paralysie, la syphilis, etc. « *Sanguinem exhaurit et inficit, itaque mortem advocat et accelerat*, il tarit le sang et l'empoisonne, c'est pourquoi il appelle et hâte la mort. »

Boèce avait donc bien raison de dire : « *Quid de corporis voluptatibus loquar? Quantos illæ morbos, quam intolerabiles dolores, quasi quemdam fructum nequitiæ fruentium solent referre corporibus.* Que vous dirai-je des plaisirs du corps? Vous savez combien sont graves ces maladies, combien sont intolérables ces douleurs — juste récompense des dérèglements — qui affligent ceux qui s'y livrent. »

Le meilleur moyen de résister à cette passion, c'est d'abord de le vouloir; puis de se marier.

Enfin, il est évident qu'il faut, dès le jeune âge, prendre toutes les précautions prophylactiques nécessaires. L'enfant recevra une éducation aussi bonne que possible; on le surveillera avec réserve et habileté ainsi que les domestiques qui vivent avec lui, les nourrices, les camarades, etc.; on lui donnera une nourriture substantielle, mais non excitante; son lit sera plutôt dur, enfin on lui fera faire de l'exercice en plein air, de la gymnastique, de l'escrime.

E. — *LA GOURMANDISE*

Plures occidit gula quam gladius.

Quand notre organisme a besoin de réparer ses pertes, nous éprouvons aussitôt la sensation de la faim et de la soif. Mais dès que ces sensations sont satisfaites, il faut nous arrêter. Si nous continuons malgré tout, si nous mangeons sans faim, si nous buvons sans soif, nous tombons dans ce vice qu'on appelle la gourmandise, vice qui fait une guerre acharnée à notre santé. En effet, il entraîne après lui un très grand nombre de maladies, dont voici les principales : le pyrosis, la dilatation de l'estomac, la gastrite, la gastralgie, l'entérite, l'entéralgie, la tympanite, la cirrhose, l'hépatite, l'engorgement de la rate, la gravelle, le rhumatisme, la goutte, l'eczéma, l'apoplexie qui emporte souvent en quelques heures.

Le gourmand est, en outre, soumis à l'insomnie : « Le sommeil est doux à l'ouvrier qui travaille, soit qu'il ait peu ou beaucoup mangé ; mais le riche est si rempli de viande qu'il ne peut dormir... L'insomnie, les coliques et les tranchées sont le partage de l'homme intempérant [1]. »

Enfin l'excès de nourriture lui procure un excès de graisse qui le rend inhabile à l'exercice et qui le prédispose aux hydropisies, aux ulcères des jambes, et à la plupart des maladies que nous venons d'indiquer, à la goutte, à la gravelle et à l'apoplexie. « Le gastronome, dit le docteur L. Bergeret, finit par tomber dans un état de pléthore, de polysarcie, d'exubérance de sang, de graisse et d'humeur. Cet empâtement général n'est pas compatible longtemps avec le jeu régulier des organes. »

Mais l'intempérance ne pousse pas seulement l'homme à trop manger, elle le pousse aussi à trop boire. Or « le vin est une source d'impureté, et l'ivresse engendre le désordre ; quiconque s'y complaît ne sera point sage. *Luxuriosa res vinum, et tumultuosa ebrietas ; quicumque his delectatur, non erit sapiens* [2] ».

Et l'ivresse qui, d'après saint Cyrille, *spumat luxuriam* « bave la luxure », qui est, d'après saint Ambroise, *naufragium castitatis* « le naufrage de la chasteté », ne rend pas seulement l'homme insensé, elle le rend encore pauvre, car celui qui boit trop et mange outre mesure, ne peut se livrer à aucun travail ; il tombe nécessairement dans la misère. « Celui qui se plaît dans les festins sera dans l'indigence ; celui qui aime le vin et la bonne chère ne s'enrichira point. — *Qui diligit epulas, in egestate erit ; qui amat vinum et pinguia non ditabitur* [3]. »

Mais ce vice engendre des accidents bien plus graves, puisqu'il conduit à l'ivrognerie, ce vice honteux qui dégrade l'homme qui

1. *Ecclésiaste*, chapitre V, v. 2.
2. *Le livre des Proverbes*, chap. XX, v. 1.
3. *Le livre des Proverbes*, chap. XXI, v. 17.

s'y adonne, et qui mine non seulement sa santé, mais encore celle de ses enfants.

Dès qu'une personne tombe dans l'ivrognerie, elle présente aussitôt un ensemble de troubles et une perturbation matérielle et morale qui amènent son abrutissement tout en lui faisant perdre toutes les belles facultés qui l'élèvent au-dessus de la brute et l'ennoblissent. Sa figure devient bouffie; ses paupières et ses yeux se colorent en rouge; ses lèvres sont grosses, pendantes; son nez prend une couleur rouge foncé, et sur son visage apparaissent un grand nombre d'excroissances. La peau est flasque, l'haleine fétide; les mains sont tremblantes, la démarche incertaine. Enfin il balbutie.

En outre les facultés mentales dépérissent rapidement. Non seulement il perd la mémoire, mais il ne sait plus ce qu'il dit. Il ressemble à un fou et ne tarde pas à le devenir. L'ivresse, dit Plutarque, loge avec elle la folie et la fureur. Sa tenue est plus que négligée; crapuleux dans ses manières et ses propos, il se transforme vite en un être dégoûtant et repoussant. Toutes les fonctions se troublent. Il perd l'appétit et ne digère pas le peu qu'il mange. Il a des coliques, de l'oppression. Le sommeil a fui pour toujours. Il ne peut plus avoir d'enfants, et, s'il en a, ils sont chétifs, faibles, prédisposés à la folie. Toutes les maladies qui peuvent survenir sont très graves chez lui; la guérison est presque impossible. Il traîne ainsi une vie misérable pour mourir bientôt dans le marasme, ou bien à la suite d'une attaque d'apoplexie, ou bien encore dans un accès affreux de *delirium tremens*.

L'ivrognerie est donc une passion fort terrible, et elle l'est d'autant plus qu'il est très difficile de s'en débarrasser, lorsqu'on s'est livré à elle. Il suffit cependant quelquefois de peu de chose pour en guérir. Ainsi la mère de saint Augustin se corrigea complètement de sa passion de boire parce que sa servante la qualifia un jour d'ivrognesse. Un mouvement généreux suffit aussi pour guérir le général Cambronne, qui s'adonnait à la boisson lorsqu'il était simple soldat.

F. — *LA COLÈRE*

Ira furor brevis est. (OVIDE.)

La colère est une folie momentanée. (SÉNÈQUE.)

Les anciens appelaient la colère : *une démence passagère*, et la définissaient : un état d'exaspération pendant lequel l'homme perd momentanément sa raison.

C'est une passion du genre de la *haine*, mais plus violente, plus emportée et plus courte.

La colère, dit Bacon, est une passion basse et qui dénote la faiblesse. C'est de quoi l'on peut se convaincre en considérant que les êtres les plus coléreux sont les femmes, les enfants, les malades et les vieillards.

Elle se présente sous différentes formes. On la désigne sous le nom d'*impatience* quand elle est causée par une disposition habituelle qui fait prendre de l'humeur pour une légère contrariété. Elle contribue à rendre la vie intime triste et pénible, puisqu'un rien met en mauvaise humeur la personne prédisposée aux *impatiences*.

Quand elle est plus prononcée, quand elle provoque de violents éclats de voix et des gestes menaçants, elle constitue l'*emportement*, la *violence*.

Enfin, quand elle acquiert son plus haut degré d'intensité, elle constitue un véritable délire, une vraie folie qui fait la plupart du temps commettre des crimes de toute nature.

Ordinairement, on distingue la *colère rouge* et la *colère pâle* ou *blanche*. Dans cette dernière, le sang est refoulé vers les organes intérieurs ; tandis que, dans la colère rouge, le sang se porte à la périphérie. Ce qui fait que, dans le premier cas, l'homme en colère est pâle, blanc, tandis que dans le second, il est rouge comme une cerise.

La colère blanche peut se transformer rapidement en colère rouge. Cette réaction doit même se produire sans trop de retard, sinon la personne en colère court les plus grands dangers, témoins Sylla, Vinceslas, Isabeau de Bavière et tant d'autres qui moururent subitement dans un accès de colère pâle.

Les personnes bilieuses sont plus sujettes à la colère que les lymphatiques. Les enfants, les vieillards, les femmes y sont plus portés. Nous lisons dans la Bible : « Il n'y a point de colère plus aigre que celle de la femme ; cette passion lui change tout le visage, lui donne un regard sombre, farouche, et rend son teint noirâtre comme un vieux sac. » Enfin, tout ce qui énerve, excite le système nerveux, prédispose à la colère. Nous devons citer encore parmi les causes prédisposantes : l'*alcoolisme* et la *faim*. Tout le monde sait que c'est à la fin d'une orgie qu'Alexandre transperça Clitus, Clitus ce vieil officier qui lui avait sauvé la vie dans un combat et qu'il chérissait avec juste raison.

Effets de la colère sur la santé. — La colère agit profondément sur l'organisme et, par conséquent, sur la santé.

Si elle éclate chez une personne faible, la circulation et la respiration se ralentissent ; écrasée sous le poids de la colère, cette personne ne peut ni parler ni se remuer, et il s'ensuit un abattement qui ne tarde pas à devenir sérieux.

« Des accès violents de colère, dit Bouchardat dans son *Traité d'hygiène*, ont déterminé des congestions cérébrales, des ruptures de vaisseaux ; mais ces accidents sont si rares, qu'ils n'établissent pas avec netteté l'influence nuisible de ce fâcheux état de l'âme sur la santé. Voici une observation que j'ai vérifiée si souvent que je la considère comme une loi : *toutes les fois qu'un glycosurique* (diabétique) *se laisse aller à un violent accès de colère, la quantité de sucre augmente dans ses urines, toutes choses étant égales pour son régime, son travail corporel*, etc. Par une très curieuse coïncidence, beaucoup de glycosuriques deviennent, par le fait de leur maladie, enclins à de fréquents accès de colère, ou à de nuisibles impatiences, qu'ils contiennent par la raison. Le sucre peut apparaître également dans les urines d'une personne en santé, par suite d'un violent accès de colère, quand les matériaux glycogéniques dominent dans les liquides et les organes d'un homme, par suite d'une alimentation trop abondante et d'une dépense insuffisante. Je suis convaincu que souvent un accès violent de colère a déterminé les premiers accidents glycosuriques qui ont continué par le fait qu'ils avaient déjà commencé. »

Donc, l'homme qui est habituellement dominé par la colère est non seulement malheureux parce qu'il croit avoir à se plaindre de tout le monde, mais encore parce qu'il est dans un état d'agitation et de malaise qui lui cause de l'insomnie et trouble toutes ses fonctions organiques. Ainsi prennent naissance les maladies nombreuses dont nous avons parlé et qui ont un caractère aigu quand elles sont provoquées par des accès de fureur, et une forme chronique quand la colère est froide et habituelle.

Outre qu'un accès de colère peut être cause de malheurs irréparables, outre qu'il peut détruire tout un avenir, il peut donc encore faire mourir subitement, par suite d'une congestion cérébrale ou de la rupture d'un anévrisme ; il peut faire apparaître l'épilepsie, ou mal caduc, la danse de Saint-Guy, des troubles nerveux, des convulsions, le diabète, des dartres rebelles, des maladies du foie, du cœur, etc., etc.

Enfin, cette passion rend l'homme désagréable, insupportable même, qu'il soit simplement impatient ou coléreux au suprême degré.

« Un toit d'où l'eau dégoutte sans cesse durant l'hiver et une femme querelleuse sont choses semblables, » lisons-nous dans le *Livre des Proverbes*. Et, dans un chapitre précédent :

« Un fils insensé est la douleur de son père, et une femme querelleuse est comme un toit qui dégoutte toujours. » (Chap. XIX, vers. 13[1].)

Le traitement de la colère est bien simple : il suffit de savoir et vouloir réprimer les premiers mouvements d'impatience ou de colère. Nous savons que ce n'est pas toujours facile, mais, si l'on a de la bonne volonté, on peut y arriver. « Il faut, a dit Sénèque, réprimer le premier mouvement de la colère, comme, sur la frontière, on repousse l'ennemi. »

Un esclave ayant, par sa mauvaise conduite, surexcité Socrate : « Je te frapperais, lui dit-il, si je n'étais pas en colère ! » Tout le monde, assurément, n'a pas la sagesse de Socrate, mais tout le monde a une volonté, et cette volonté suffit pour vaincre ses passions et, par conséquent, la colère, qui cause tant de maux.

A la volonté de guérir, il faut joindre encore le régime. Celui-

1. En Palestine, le toit des maisons est en forme de terrasse. Sur des poutres transversales sont appuyées des dalles de pierre ou de longues tuiles simplement juxtaposées. La toiture étant horizontale, et les eaux n'ayant presque point de pente pour s'écouler, la pluie dégouttait dans la maison à travers les interstices des dalles quand on n'avait pas eu soin de les sceller avant la mauvaise saison. Si ce désagrément durait toute l'année, il est facile de comprendre qu'il est une fidèle image de celui que causent les discussions conjugales, amenées par les impatiences et les tracasseries d'une femme qui n'est jamais contente et qui crie sans cesse après tout le monde.

ci est d'une importance capitale, et quand on le considère sous le rapport de son influence sur les facultés intellectuelles et sur les passions, on comprend fort bien pourquoi les anciens y donnaient le plus grand soin. Tels ou tels aliments sont excitants, ils ne peuvent donc que surexciter les personnes coléreuses ; que celles-ci les suppriment complètement, et elles ne tarderont pas à être moins irritables. Il est certain, en effet, qu'un très grand nombre ont été guéries de violents accès de colère par la diète pythagorique. Elles n'ont eu, pour arriver à cet excellent résultat, qu'à prendre une nourriture douce, végétale, entremêlée de viandes blanches et de substances grasses, à se priver de vin pur, de liqueurs, de café, et à boire surtout du lait.

Quelques petites doses de bromure conviennent aux coléreux, mais ce qui leur est préférable, c'est encore l'eau, intra et extra. « Quelques verres d'eau fraîche, bus aux bons moments, et des affusions froides fréquentes calment généralement les tempéraments les plus irritables. Joignez-y un travail physique sérieux allant jusqu'à la fatigue, et vous aurez l'alpha et l'oméga de la thérapeutique à opposer à la colère[1]. »

G. — *LA PARESSE*

La paresse est un bien vilain défaut.

Dès le chapitre VI du *Livre des Proverbes*, Salomon prend à partie le paresseux, et, dans les reproches qu'il lui adresse, après l'avoir envoyé à l'école d'un être sans raison, la fourmi[2], il lui apprend que, si l'abondance est la suite du travail, la misère est la conséquence de la paresse. Or, y a-t-il rien de plus préjudiciable à la santé que la misère ? Celle-ci n'engendre-t-elle pas une foule de maladies plus ou moins redoutables ?

« Va à la fourmi, ô paresseux, examine sa conduite et apprends la sagesse ;

« Elle n'a ni chef, ni maître, ni prince ;

1. *Les Passions et la Santé*, par le Dr F. Brémond. — Paris, Librairie J.-B. Baillière et fils, 1893.

2. Des naturalistes ont traité les affirmations de l'auteur sacré d'« erreurs populaires ». M. F. Vigouroux, professeur d'hébreu au séminaire de Saint-Sulpice, démontre, preuves scientifiques en mains, que le roi Salomon avait absolument raison. (*La Cosmogonie mosaïque*, par F. Vigouroux, seconde édition. — Paris, Berche et Tralin, éditeurs, 69, rue de Rennes.)

« Et pourtant, en été, elle prépare sa subsistance, et recueille sa nourriture durant la moisson ;

« Jusqu'à quand dormiras-tu, paresseux ? Quand sortiras-tu de ton sommeil ?

« Tu veux dormir un peu, sommeiller un peu, croiser un peu les mains pour dormir ;

« La misère viendra à toi comme un voyageur, et la pauvreté comme un homme armé. »

La même idée est exprimée plus loin :

« La main paresseuse produit l'indigence, mais la main des courageux acquiert les richesses. »

En outre, le paresseux est l'être le plus détestable que l'on puisse trouver :

« Ce qu'est le vinaigre aux dents et la fumée aux yeux, le paresseux l'est à ceux qui l'ont envoyé. »

Afin de ne pas mourir de faim il voudra bien mendier, mais personne ne lui fera l'aumône :

« Le paresseux n'a pas voulu labourer à cause du mauvais temps, aussi il mendiera en été, mais personne ne lui donnera. »

Ainsi, à force de privations, il finira par mourir dans l'indigence et la misère la plus affreuse. En effet, ne voulant pas travailler, il manquera de tout, et n'aura plus la nourriture nécessaire pour se maintenir en bonne santé. Il voudra, il désirera tout, mais il ne pourra rien avoir, et comme pour se procurer les choses qui lui sont le plus indispensables pour vivre, il n'aura pas la force de travailler, il mourra d'inanition ou de toute autre maladie engendrée par la misère.

« Les désirs tuent le paresseux, car ses mains ne veulent rien faire. »

« Agir, c'est vivre, point de longévité sans exercice. La dyspepsie, la constipation, l'obésité, le diabète, la goutte, les engorgements viscéraux, les hémorroïdes, les calculs biliaires et vésicaux, l'albuminurie : voilà les épées de Damoclès de l'homme inactif[1]. »

Travaillez donc si vous voulez vous bien porter et vivre longtemps.

1. Dr E. Monin, *Hygiène des riches*.

CHAPITRE III

EXCRÉTIONS

Excrétions des reins, de la peau, du canal digestif, des poumons. — Propreté.

« Les excrétions, dit Bouchardat, sont des produits de décompositions qui s'opèrent dans l'organisme vivant, aux dépens soit des matériaux introduits dans l'appareil digestif ou les poumons, soit des organes eux-mêmes. Les excrétions sont donc des déchets, des résidus qu'il faut éliminer de l'économie. Ces résidus sont très nombreux. Les plus considérables par la quantité sont des produits d'oxydation. Cela se comprend sans peine, si on réfléchit qu'ils constituent les résidus de cette oxydation lente qui s'effectue continuellement dans l'économie.

« Parmi ces produits immédiats on en distingue d'acides, de neutres, de basiques; parmi les premiers, qui sont les plus nombreux, nous signalerons les acides carbonique, urique, hippurique, benzoïque, inosique, choléique, cholique. Parmi les gaz, nous noterons l'oxygène en excès et l'azote; parmi les matières basiques ou neutres : l'urée, la créatinine; notons encore : l'eau, le mucus, l'épiderme et les matières épidermoïdales; parmi les sels, tout d'abord les sels des aliments à acides inorganiques, ou tels qu'ils ont été ingérés ou transformés par les décompositions qui s'opèrent dans l'organisme; la plupart des sels à acide organique qui ont été ingérés sont éliminés sous une autre forme; l'acide est détruit ou modifié dans l'économie et la base entre dans de nouvelles combinaisons. »

Tous ces nombreux produits, devenant des causes puissantes de maladie quand ils restent trop longtemps dans l'organisme, doivent donc être éliminés le plus tôt possible. Et ils le sont par quatre voies principales : les *reins*, la *peau*, le *canal digestif* et les *poumons*.

§ 1. — Excrétions des reins.

Quantité moyenne du liquide urinaire. — Gravelle, calculs, goutte. — Uricémie; Traitement hygiénique. — Oxalurie. — Phosphaturie.

L'excrétion urinaire intéresse beaucoup l'hygiène, puisqu'il ne tarde pas à survenir des désordres plus ou moins graves dans les autres appareils, lorsqu'elle ne se fait pas normalement.

La quantité moyenne du liquide urinaire qui doit être rejetée au dehors tous les jours est de 1 litre 250 à 1 litre 400. Mais cette quantité peut varier dans des proportions assez grandes, soit en deçà, soit au delà, et sans préjudice pour la santé, sous l'influence de certains agents. Ainsi, la chaleur, la transpiration, l'exercice, l'ingestion de boissons alcooliques et d'une faible quantité de boissons aqueuses, la diarrhée la diminuent d'une manière notable; tandis que le froid, le défaut d'exercice, les boissons aqueuses, la constipation l'augmentent beaucoup.

Quand la diminution est momentanée, passagère, elle ne présente aucun inconvénient, mais si elle persiste, elle prédispose à la gravelle, à la goutte, à l'hydropisie.

La persistance de l'augmentation entraîne aussi après elle de graves inconvénients, en tête desquels il faut mettre la diminution des forces. En outre, comme on résiste naturellement aux besoins incessants de se débarrasser du liquide en question, on finit par dilater la vessie à un tel point qu'elle ne tarde pas à perdre sa contractilité, ce qui amène plus tard cette terrible infirmité qu'on appelle l'incontinence. Il ne faut donc jamais résister trop longtemps à l'envie d'uriner, d'autant plus qu'en conservant le liquide urinaire dans la vessie, il se concentre, et, par suite d'actions plus ou moins compliquées, la plupart des principes, qui devaient être rejetés, sont de nouveau introduits dans la circulation, occasionnant des désordres plus ou moins graves. Enfin le liquide est dans les meilleures conditions pour fabriquer les calculs urinaires qui exercent une si funeste influence sur la santé. En conséquence, il est de toute nécessité de vider régulièrement et complètement la vessie, afin de rejeter au dehors, sans aucun retard, tout ce que les reins ont éliminé du sang et éviter ainsi les maladies fort nombreuses qui surviennent si on ne prend pas cette précaution.

Les trois maladies principales qui affligent dans ce cas l'humanité sont : la *gravelle,* les *calculs* et la *goutte.*

Les graviers et les calculs sont beaucoup plus fréquents qu'on ne le pense. Nous devons en indiquer ici les causes puisqu'en connaissant celles-ci on pourra les éviter et éviter par là-même les maladies.

Quelquefois la présence d'un corps étranger dans la vessie, comme un morceau de sonde, une épingle, une perle, etc., ont déterminé une excrétion anormale de mucus et servi de noyau au calcul. Mais, le plus souvent, ce sont des substances alimentaires qui, introduites dans le tube digestif, en déterminent la formation, parce qu'elles donnent naissance à des dépôts peu solubles, comme les oxalates de chaux, l'acide urique, les urates: ou bien parce qu'elles irritent les reins qui produisent alors une plus grande quantité de mucus. La rareté des urines est souvent la cause de la gravelle urique, car si la quantité du liquide diminue, il n'en est pas de même de l'acide urique et des urates qui restent dans les mêmes proportions. Dans ce cas on urine moins souvent, et la gravelle survient d'abord, puis les calculs[1].

Ces deux maladies et, souvent aussi, la goutte apparaissent donc principalement quand il y a dans l'économie un excès d'acide urique, d'oxalate de chaux ou de phosphates.

Uricémie. — La quantité d'*acide urique* varie d'un jour à l'autre chez le même homme. Elle peut s'élever de 20 centigrammes à 1 gr. 50. La moyenne des variations est de 50 centigrammes chez une personne qui se porte bien. Mais cet acide peut diminuer beaucoup plus dans la chloro-anémie et augmenter dans de fortes proportions dans un grand nombre de cas. On a alors la *polyurie* ou *uricémie.* Les causes de cette augmentation résident : 1° dans l'*alimentation;* dès qu'on mange plus qu'il ne faut on est exposé à devenir polyurique, surtout si on se nourrit

1. Voici, d'après Bouchardat, les personnages célèbres qui ont eu à souffrir de la pierre. On y trouve toutes les classes de la société. Jacques Amyot; Michel Montaigne; Barthez Paul; de Beaumont, archevêque de Paris, qui fut opéré et guéri par le frère Côme; Jean Calvin; Bossuet; Buffon; Newton; Fagon, médecin du roi Louis XIV; Colbert (les beaux esprits du temps dirent qu'il avait la pierre philosophale); George IV, roi d'Angleterre; Benjamin Franklin; Dubois, ministre du Régent; Antoine Dubois, guéri par la lithotritie; Désaugiers (un des premiers opérés par la lithotritie; il chantait pendant l'opération); Nysten et Hallé. Enfin Napoléon III.

de viande, de poissons, d'œufs, de fromages avancés; si on fait des excès de vin, de liqueurs alcooliques, de champagne; si on prend trop de sucre et de pain; 2° dans le *défaut d'exercice;* ce qui le prouve, c'est que cette affection est très fréquente chez les gens sédentaires, tandis qu'elle est très rare chez les campagnards; 3° dans l'*insuffisance de la respiration;* ce qui arrive toutes les fois qu'on se trouve dans un air vicié ou insuffisant, ou que les fonctions pulmonaires ne s'effectuent qu'avec peine par suite d'une constriction de la poitrine ou d'une maladie chronique des poumons; 4° dans les *maladies de l'appareil digestif*, du foie de l'estomac, du pancréas.

La *gravelle* occasionnée par l'*uricémie* ne doit pas être négligée, si on ne veut pas s'exposer à de redoutables accidents. Il en est de même des *calculs* et de la *goutte* qui arrive avec son triste cortège : douleurs violentes, gonflements articulaires, fièvre, dépôts tophacés, marche pénible, ankylose, etc.

Voici, d'après Bouchardat, le meilleur traitement hygiénique à opposer à ces maladies. Il se rapporte à l'alimentation, à l'exercice et aux soins de la peau.

1° *Alimentation.* — Manger modérément, bien diviser par le couteau, bien mâcher tous les aliments; s'abstenir d'oseille, de soupe à l'oseille, de tomates; s'abstenir d'asperges, de haricots verts, si leur usage détermine des douleurs rénales ou de légers dépôts dans les urines.

Les viandes de toute nature (viandes de boucherie, volailles) conviennent; mais on devra en user modérément; il faut être encore plus réservé pour les œufs, les poissons, les écrevisses, les crevettes, les moules et autres coquillages, les fromages avancés. Le lait est bien indiqué, surtout dans les formes chroniques de la polyurie.

Les légumes de saison conviennent presque tous; ils doivent intervenir chaque jour dans l'alimentation. Je citerai particulièrement les épinards, les laitues, la chicorée, les artichauts, les topinambours, les salsifis, les cardons, le céleri, les carottes, les panais, les patates. Les pommes de terre sont utiles : elles doivent remplacer une partie du pain aux repas. Les radis ordinaires, le radis noir, peuvent être servis journellement avec avantage. Les choux, les choux-fleurs, les choux de Bruxelles, la choucroute, les champignons, les truffes, les marrons, les chataignes, les haricots, pois, lentilles, fèves ne sont pas défendus;

mais il en faut régler l'emploi d'après leur influence sur l'appareil digestif et toujours en user modérément.

L'usage journalier du cresson ou d'une salade de feuilles (laitue, romaine, escarole, chicorée, barbe de capucin, pissenlit, mâche, scorsonère, céleri) convient.

Tous les fruits, si l'estomac les supporte, peuvent être journellement servis (fraises, pêches, ananas, groseilles, cerises, framboises, figues fraîches ou sèches, les pommes, les poires, les prunes, les pruneaux, les abricots, les melons, les potirons, les concombres, les raisins frais ou secs, etc.). Une saison de raisins est bien indiquée.

Les olives, amandes, noix, noisettes, pistaches, en quantité modérée.

S'abstenir d'eau-de-vie et liqueurs; très peu de bière; pour toute boisson alcoolique, un vin rouge ou blanc léger, étendu de deux fois son volume d'eau. On peut prendre, dans les formes chroniques, à chaque repas, soit un petit verre de quinium de Labarraque, soit de Saint-Raphaël. Les vins blancs mousseux sont contre-indiqués, de même que les boissons très gazeuses, comme l'eau de Seltz.

Prendre au réveil, en se couchant et aux repas, assez de boissons aqueuses pour rendre en vingt-quatre heures environ un litre et demi d'urine. Ces boissons aqueuses seront : l'eau pure, l'eau de Vals, faiblement minéralisée, les décoctions de chiendent fin, de queues de cerises, de lin, de feuilles de frêne, ou même une infusion de stigmates de maïs.

2° *Excrétions.* — Vider régulièrement et complètement la vessie, toutes les six heures au moins. Profiter, pour atteindre ce but, d'une bonne promenade après chaque repas.

Obtenir une garde-robe au moins chaque jour, par la régularité des heures. Si cela est nécessaire pour arriver à ce résultat, prendre au repas du matin une ou deux cuillerés à bouche de graines de moutarde blanche ou de lin. Si cela ne suffit pas, prendre au réveil, depuis une cuillerée à café jusqu'à une cuillerée à soupe, suivant l'effet, d'un mélange à parties égales de sulfate de soude et de tartrate de potasse et de soude pulvérisés, dans un verre de macération de racine de réglisse, de limonade ou d'orangeade. Continuer jusqu'à régularisation.

3° *Exercice.* — Exercer le plus possible les forces, en évitant avec le plus grand soin les refroidissements non suivis de réaction. L'exercice des bras, qui anime la respiration, est surtout utile. Je conseille généralement de faire disposer dans l'appartement des appareils élastiques qui permettent d'exercer facilement les bras. Parmi tous les exercices, le malade choisira celui qui lui est le plus agréable, le pratiquera chaque jour et le rendra assez énergique pour obtenir une bonne chaleur de tout le corps. Si la sueur arrive abondante, changer, se frictionner vivement et longuement avec des linges secs, des brosses de chiendent fin, de laine ou de caoutchouc. Prendre les précautions nécessaires afin d'éviter les refroidissements, que l'on doit absolument redouter.

4° *Soins de la peau.* — Si cela est possible, au lever, lotions rapides avec une éponge imbibée d'eau, suivies de longues et vives frictions avec des linges secs, des brosses de chiendent fin et de caoutchouc; puis massage avec la main enduite de quelques gouttes d'huile d'olive parfumée. Si l'exercice ne peut être adopté, rendre les frictions sèches et le massage assez énergiques pour réchauffer tout le corps; y suppléer encore par de longues et larges inspirations pulmonaires.

Chaque semaine de un à trois bains hygiéniques avec 100 gr. de carbonate de potasse, 2 grammes d'essence de lavande et 5 grammes de teinture de benjoin-vanillé. Ces bains seront suivis de longues frictions et de massage.

Médication pharmaceutique. — Quand les urines déposeront, prendre le matin, le soir et avant chaque repas, une pilule contenant un décigramme de tartrate de potasse et de lithine. Chaque pilule sera avalée à l'aide d'un verre d'eau. Continuer dix jours; après ce temps, boire pendant dix jours un litre d'eau dans lequel on aura dissous 5 grammes de bicarbonate de potasse; pendant dix autres jours, dissoudre dans le litre d'eau journalier 10 grammes de tartrate de potasse et de soude. Revenir au moyen qui aura le mieux réussi.

Le *traitement hygiénique* pour prévenir la production des *calculs biliaires*, est à peu près le même; il faut le continuer très longtemps. A la *médication pharmaceutique* précédente il faut ajouter une saison aux eaux de Pougues, ou de Vals. N'aller à Vichy que si on est très vigoureux.

Oxalurie. — Quand le sang renferme une trop grande quantité d'oxalate de chaux, l'excès de ce sel donne lieu à des graviers plus redoutables que les précédents, parce qu'ils sont d'une dureté exceptionnelle, et parce qu'ils présentent de nombreuses aspérités qui procurent, au moment où ils sont expulsés, des douleurs affreuses. Les personnes qui sont portées à avoir une certaine quantité de ce sel doivent suivre le régime que nous venons d'indiquer, mais s'abstenir surtout de tout aliment contenant un oxalate acide, comme l'oseille et les tomates. Il faut même qu'elles usent modérément des fruits acides parce que les citrates et les malates qu'ils renferment peuvent se transformer partiellement dans l'économie en acide oxalique. Les eaux de Contrexéville ou de Vittel sont très utiles. Bouchardat recommande les prunes reine-Claude, qui contiennent, soit de l'acide benzoïque, soit un acide, comme le quinique, qui fournit de l'acide benzoïque par son dédoublement.

Phosphaturie. — Si le liquide urinaire devient alcalin dans la vessie, plusieurs sels, comme les phosphates de chaux, de magnésie, le phosphate ammoniaco-magnésien peuvent se déposer en excès, d'où graviers et calculs très nuisibles à la santé. Le dépôt des phosphates dans la vessie est favorisé par l'abus des eaux alcalines, comme les eaux de Vichy et de Vals, et par une nourriture renfermant trop de fruits, de fraises, de pommes de terre, de légumes herbacés. Alors, si la vessie se vide mal, les phosphates ne tardent pas à se déposer.

§. 2. — Excrétions de la peau.

I. — Sueur. — Matière sébacée. — Productions épidermiques.

Non seulement la peau protège et défend les organes qui sont placés au-dessous d'elle, mais encore elle permet à l'organisme de rejeter au dehors, par un nombre considérable de petites ouvertures dont elle est percée, des liquides ou humeurs dont la sortie est utile à la santé. De plus, elle est en corrélation de fonction avec les membranes muqueuses, surtout avec les muqueuses intestinales et pulmonaires, et elle les supplée souvent. Enfin elle est le siège de la sensibilité tactile, de la sensibilité à la température et de la sensibilité à la pression. Mais pour qu'il en soit ainsi, il faut qu'elle fonctionne bien et que les principales excrétions dont elle est le siège s'effectuent avec la plus grande régularité. Ces excrétions sont : la sueur et la transpiration insensible; la matière sébacée; les matières épidermoïdales (cellules épidermiques, ongles, poils, etc.).

a) La *sueur* varie beaucoup en quantité. Elle s'accroît par l'exercice, l'élévation de la température extérieure, la fièvre. Elle diminue par le froid, le repos, l'inanition, la glycosurie, l'albuminurie chronique.

Elle contient un peu plus de 4 grammes pour 1000 de principes immédiats solides. Sur ces 4 grammes il y en a 2 de sels divers; les 2 autres sont formés par l'urée, les graisses, un acide volatil analogue à l'acide valérique, les matières épithéliales.

La suppression subite indique souvent l'apparition de certaines maladies; mais celles-ci ne sont pas dues spécialement au défaut d'élimination des substances nuisibles.

Son excès affaiblit.

La transpiration insensible, c'est-à-dire, celle qui ne se voit pas à l'état normal, est un indice d'une excellente santé, parce que, dans ce cas, la peau fonctionne à merveille.

b) La *matière sébacée* est constituée par un corps gras, onctueux, renfermant des acides oléique, stéarique, de la potasse, de la cholestérine et de l'albumine. Elle sert à oindre la peau et les poils. L'élimination amyloïde, qui a été démontrée par Luiz et Ch. Rouget, a pour but d'absorber l'excès de graisse et de conserver les poils.

c) Les *productions épidermiques*, par suite de leur insolubilité relative, protégent la peau d'une manière très efficace.

Telles sont les principales excrétions qui doivent se produire d'une manière très régulière. Toutes les fois qu'elles se font insuffisamment, soit parce qu'on n'a pas pris tous les soins que la peau réclame, soit pour toute autre cause, il peut survenir un très grand nombre de maladies. En effet, la diminution, la perversion ou la suspension des fonctions cutanées prédisposent à la congestion des séreuses, des muqueuses, c'est-à-dire aux bronchites, aux fluxions de poitrine, aux pleurésies, aux angines, aux laryngites, etc. ; à la congestion des reins, ce qui peut amener l'albuminurie, la polydipsie ; à l'appauvrissement général de l'organisme; à la congestion des lympatiques; à l'accumulation des résidus insolubles qui provoquent la scrofule, les tubercules, les cancers; à l'altération du sang à la périphérie, altération qui favorise le scorbut; enfin aux nombreuses maladies de la peau.

II. — Frictions. — Leur utilité.

Pour éviter tous ces accidents et maladies, il faut donner à la peau tous les nombreux soins qui lui sont nécessaires. Et en première ligne nous plaçons les *frictions*.

Celles-ci ont été employées de tout temps. Moïse les recommandait ainsi que les ablutions. En Grèce, les athlètes se faisaient frotter et oindre avant de combattre dans les jeux de leur pays. Les Romains en abusaient presque.

Si les frictions ont été employées dès la plus haute antiquité, et si on a persisté à y avoir recours, c'est apparemment parce qu'on en a reconnu l'utilité. Du reste, on frotte les animaux pour les maintenir en bonne santé. Le même effet ne doit-il pas être obtenu de la même manière chez l'homme?

Les frictions débarrassent mécaniquement la peau de tous les déchets organiques qui l'encombrent. Or, tous ces déchets épidermiques sont une cause de troubles fonctionnels très importants, et ce n'est que lorsque la peau est bien nettoyée, qu'elle rejette au dehors les produits sécréteurs dont elle ne pourrait se débarrasser que difficilement.

Si la matière sébacée, huileuse, qui s'échappe continuellement des pores de la peau n'est pas suffisamment enlevée au fur et à mesure qu'elle se produit, si surtout elle se mêle avec les poussières extérieures, il se forme une espèce de croûte qui bouche toutes les ouvertures dont la peau est percée, et la transpiration ne peut plus se produire. Comme la transpiration dépure le sang en entraînant au dehors les impuretés qui le vicient, il faut donc bien frictionner la peau pour ne pas l'entraver. « Les glandes sudoripares, dit Estradère, se débarrassent ainsi de leurs produits d'excrétion, et la moiteur si veloutée, si douce d'une peau dont les fonctions sont en parfaite harmonie, devient la source d'une satisfaction personnelle des plus agréables. »

Les frictions accroissent donc les fonctions et la vitalité générale de la peau. Mais elles agissent encore sur le système circulatoire.

Elles entretiennent l'énergie des vaisseaux capillaires cutanés et ravivent la calorification, surtout quand l'appareil respiratoire fonctionne bien. Elles augmentent ainsi la nutrition générale et, par là même, la vigueur de l'individu.

Elles conservent la sensibilité tactile et calment le système nerveux, surtout si on les fait doucement et longtemps.

Elles régularisent, par conséquent, toutes les fonctions principales de l'économie, circulation, respiration, digestion, et il s'ensuit un sentiment de bien-être général qui ne peut qu'être très salutaire.

Il est donc indispensable de faire tous les jours, le matin, en se levant, des frictions légères sur tout le corps, soit avec un gant de crin, soit avec un gant de flanelle, si on veut conserver à la peau toute sa souplesse, sa beauté et se porter à merveille.

Le docteur G. Descourtis les recommande chez les névropathes pour combattre l'éréthisme nerveux et l'insomnie. Elles doivent être faites lentement et méthodiquement. On prend un gant de flanelle ou de crin et on exécute sur tout le corps une série de frottements dans la direction centrifuge. On insiste en particulier sur la colonne vertébrale, que l'on frictionne de haut en bas, suivant toute sa longueur. Enfin, on termine par les extrémités des membres, les pieds et les mains, que l'on frictionne dans la direction centripète. Les frictions ainsi pratiquées provoquent une détente générale sur le système nerveux. Elles sont sédatives au plus haut degré et déterminent un état de bien-être tout particulier. Elles modifient l'état mental, chassent les idées noires et rendent à l'esprit la plénitude de son activité. Lorsqu'elles sont faites le soir, avant de se mettre au lit, elles procurent un sommeil calme et réparateur.

Après les frictions viennent les *bains*. Nous en avons déjà parlé (v. p. 282 et suiv.).

Il ne nous reste plus qu'à indiquer les soins hygiéniques qu'il faut donner à la chevelure.

III. — Hygiène des cheveux et du système pileux.

Épilatoires. — Faux cheveux. — Perruques. — Teintures. — Modifications des cheveux par le régime.

Les cheveux ne sont pas seulement un ornement de la figure humaine, ils sont aussi et surtout les protecteurs naturels de la tête contre les impressions extrêmes de l'atmosphère, contre le froid excessif ou contre la chaleur intense. Ils nous préservent encore contre les chocs extérieurs. Leur utilité est donc très grande, c'est pourquoi il faut tout faire pour les conserver le plus longtemps possible.

Y a-t-il avantage à les porter courts? Oui, parce qu'ainsi les cheveux poussent mieux, la transpiration de la tête se fait plus facilement, et il est aisé de maintenir le cuir chevelu très propre. Mais il faut éviter de les faire couper trop ras quand le froid est rigoureux.

Les individus faibles, ceux qui s'enrhument pour un rien, doivent les porter un peu longs parce qu'ils ont besoin que la chevelure les protège contre le froid.

En tous cas, il est nécessaire de donner à celle-ci les plus grands soins de propreté, surtout lorsqu'elle est longue. Moins les cheveux sont courts et plus difficilement s'exhalent les sécrétions; il se forme alors une couche de crasse qui empêche les fonctions du cuir chevelu et qui, outre l'inconvénient de rendre rapidement chauve, peut provoquer de nombreuses maladies.

Il faut donc se peigner tous les matins, après avoir passé une brosse assez rude, et se laver souvent la tête avec de l'eau de son. Si les cheveux sont trop secs, on peut mettre un peu d'huile de ricin aromatisée une fois par semaine; s'ils sont trop humides, on les lave avec du rhum et de l'eau. On ne doit recourir aux pommades que très rarement. Celles-ci n'ont guère d'inconvénient lorsqu'elles n'agissent que par la graisse qui en est la base, mais elles peuvent produire des accidents lorsqu'elles renferment des médicaments énergiques.

La barbe doit être lavée, brossée et peignée tous les matins.

L'hygiène du système pileux est une des parties les plus importantes de la cosmétique. Si l'on en suit tous les bons préceptes, on s'en trouve à merveille. Si, au contraire, on les dédaigne, ce que, malheureusement, on fait d'ordinaire, la santé en subit un contre-coup très fâcheux.

Les Grecs et les Romains connaissaient toutes les ressources de cette partie de la cosmétique, vieille comme le monde, mais elle n'a jamais été aussi perfectionnée qu'aujourd'hui.

Nous allons dire quelques mots sur l'*épilation*, les *faux cheveux*, les *perruques*, les *teintures*, et nous donnerons en même temps notre opinion sur ces opérations presque toujours fort peu hygiéniques.

Épilation. — L'épilation est une pratique très utile dans certaines maladies, mais elle est absolument condamnée par l'hygiène toutes les fois qu'une maladie bien caractérisée n'oblige pas à y avoir recours. La raison en est bien simple : grâce à l'accroissement continu des poils, les résidus de l'épiderme s'éliminent sans difficulté, ce qui est absolument indispensable pour jouir d'une bonne santé. Si l'on empêche cet accroissement continu, la santé en souffre.

Gardez-vous donc bien d'imiter les Romains, qui poussaient l'abus jusqu'à l'épilation des aisselles et des jambes.

Les moyens employés étaient la poix, — moyen peu agréable et douloureux, — la pierre ponce, et de petites pinces nommées *valselles*.

La pâte épilatoire la plus anciennement connue est celle dont Hippocrate donne la recette et qui est employée encore aujourd'hui. C'est le *rusma*, qu'on a attribué à tort aux Turcs.

On prépare cette pâte en mêlant du sulfure d'arsenic impur, de la chaux vive et de l'eau. Il se forme de l'arsénite de chaux et du sulfhydrate de chaux naissant ; c'est ce dernier corps qui agit comme épilatoire.

Le meilleur mode d'épilation, — d'épilation thérapeutique, bien entendu, puisque nous condamnons l'autre absolument, — consiste dans l'enlèvement, à l'aide d'une pince, des cheveux malades et de quelques cheveux sains tout à l'entour ; on rase ensuite la tête et on la nettoye avec des pommades appropriées au traitement de chacune des maladies du cuir chevelu considérée en particulier. On recommence l'épilation aussi souvent que les cheveux repoussent malades.

Règle générale : toutes les pâtes épilatoires, dont on se sert par coquetterie, altèrent, à cause de leur composition, le tissu de la peau et ont très souvent une action vénéneuse. En outre, elles attaquent le poil et non le bulbe, ce qui fait que, si le duvet détesté s'évanouit comme par enchantement, il repousse le lendemain avec une vigueur et une vitalité nouvelles.

Faux cheveux, perruques. — Les cheveux sont une des plus belles parures de l'homme et de la femme surtout. Un crâne dénudé n'est beau qu'à la condition d'appartenir à une personne avancée en âge, et encore faut-il que cette personne soit un homme plutôt qu'une femme. Il n'y a rien, en effet, de plus laid qu'une femme complètement chauve. Chez cette dernière, la chevelure est beaucoup sinon tout. « Si vous coupez les cheveux d'une femme, si belle qu'elle soit, lisons-nous dans Apulée, et si vous dépouillez son visage de cet ornement naturel, fût-elle engendrée par le ciel, enfantée par la mer et nourrie au sein des ondes, fût-elle, en un mot, Vénus elle-même, accompagnée des Grâces et des Amours, parée de sa ceinture et parfumée des odeurs les plus exquises, elle ne vous plaira pas avec une tête tondue, et tous, jusqu'au hideux Vulcain, la trouveront désagréable. Mais y a-t-il rien de plus charmant que les cheveux d'une riche nuance, dont les éclats chatoyants éblouissent l'œil, les uns d'un blond plus pur que l'or, les autres d'un noir d'aile de corbeau, à reflets gorge de pigeon ? »

Nous comprenons donc que la femme donne les plus grands soins à sa chevelure, afin d'en tirer tout le parti possible, et nous ne la blâmons même pas d'avoir recours à de faux cheveux, pourvu qu'elle n'en abuse pas. En effet, les faux cheveux en excès, les chignons constituent non seulement un poids énorme, fort gênant par lui-même et pouvant produire des maux de tête parfois intolérables, mais encore arrachent les cheveux qui restent et obligent bientôt à porter une perruque.

Dans certaines conditions, les perruques offrent d'incontestables avantages. Elles garantissent la tête des refroidissements, préviennent les névralgies, les rhumes de cerveau, etc. Mais il est clair qu'il ne faut pas en abuser, comme on le faisait à la fin du règne de Louis XIV.

Teintures. — Quand l'âge commence à émailler la chevelure de fils d'argent, quand, un peu plus tard, il la blanchit complètement, on regrette la beauté perdue, et, pour la ramener, on croit qu'il suffit de recourir aux teintures. Celles-ci ne trompent que ceux qui s'en servent.

Ne vous faites donc pas lancer l'épigramme de Martial :

Quelle métamorphose insigne !
Tu fais un singulier oiseau ;
Hier, tu me semblais un cygne,
Aujourd'hui, te voilà corbeau.

Mais les teintures ont de bien plus graves inconvénients. Outre qu'elles amènent souvent une calvitie rapide, elles altèrent plus ou moins profondément la santé par suite des poisons énergiques qu'elles renferment : solutions de plomb, d'argent et de mercure [1].

Bouchardat qui, dans son *Traité d'Hygiène*, est doux, beaucoup trop doux sur cette question, puisqu'il ne demande pas des mesures de rigueur contre les débitants de ces cosmétiques, conseille cependant à ceux qui les emploient de s'en abstenir. « On n'obtient, dit-il, par ces procédés les mieux réussis, qu'un simulacre bien trompeur de la jeunesse ; il n'est pas impossible qu'on n'avance pas ainsi la durée de sa vie. »

Modification des cheveux par le régime. — On peut perdre les cheveux à la suite de causes bien diverses.

Si la chute est due à la syphilis ou aux années, il n'y a rien à faire : les cheveux sont irrévocablement perdus.

Si la chute survient à la suite d'une maladie grave, on

1. Les teintures pour les cheveux, dites *progressives*, sont des solutions ammoniacales de nitrate d'argent, dont le moindre danger est de provoquer des ophtalmies. Les teintures instantanées se composent d'une solution de litharge dans de l'eau de chaux. La litharge est un oxyde de plomb. Or, les sels de plomb sont des poisons violents qui font les plus grands ravages dans l'économie.

Les teintures sont si nuisibles que M. Rimmel, un des parfumeurs des plus connus, s'exprime ainsi dans son ouvrage *Le Livre des parfums* : « Les préparations vendues pour changer *progressivement* la couleur des cheveux offrent de grands dangers, et elles ont toutes pour base le sucre de plomb, poison des plus subtils. Bien plus à craindre que de véritables teintures, elles introduisent dans le sang le principe vénéneux du plomb, par l'absorption cutanée résultant d'un usage journalier, et peuvent amener des maladies sérieuses. »

L'*Eau des Fées* est une solution de sulfate de plomb dans l'hyposulfite de soude. Cette préparation teint, en effet, mais empoisonne.

L'*Eau Figaro* se vend en trois flacons : 1° solution de nitrate d'argent et de sulfate de cuivre ; 2° solution de sulfure de sodium ; 3° solution de cyanure de potassium, qui jouit de la propriété d'enlever les taches des sels d'argent qui noircissent la peau. Or, le sulfate de cuivre, le sel d'argent, et surtout le cyanure de potassium, sont des substances toxiques.

L'*Eau de la Floride* est, selon le prospectus, uniquement composée de sucs de plantes exotiques bienfaisantes. Voulez-vous savoir le nom de ces plantes bienfaisantes ? *Fleur de soufre, acétate de plomb !!* Le soufre agit sur l'acétate et il se forme du sulfure de plomb noir. Il paraît qu'on ajoute un peu d'essence de rose, mais il y a des roses partout chez nous et pas n'est besoin d'aller dans le golfe du Mexique pour s'en procurer. Du reste, l'effet produit par l'*Eau de la Floride* est dû au sulfure de plomb, et celui-ci est un poison.

Le *Lait antéphélique* possède, grâce aux annonces de journaux, une réputation qui remonte à plus de vingt-cinq années. Il enlève les taches rousses, etc. Or, ce fameux lait se compose de : sublimé corrosif, 1, 7 ; oxyde de plomb hydraté, 4 ; eau, 122 ; acide sulfurique et camphre, traces. Du sublimé corrosif, de l'oxyde de plomb ! Rien que cela ! En voilà du lait bien doux !

Le *Lait Mamilla*, aux propriétés exubérantes, n'est pas trop méchant ;

hâtera le retour des cheveux en animant les fonctions du cuir chevelu par des frictions aromatiques stimulantes : alcool, tannin, essences, teinture de cantharides, etc. On suivra un bon régime, on emploiera les ferrugineux et les aliments qui contiennent un excès de soufre, comme les œufs, les crucifères et l'huile de foie de morue.

§ 3. — Excrétions du canal digestif.

Quantité moyenne à rejeter. — Constipation. — Traitement hygiénique.

Tout le monde sait, du moins les personnes qui ont élevé des enfants, que, par l'examen de leurs couches, on voit avec une facilité extrême s'ils digèrent comme il faut et s'ils se portent

mais il est formé de biborate de soude, de cuivre, d'alcoolature de benjoin et d'essence d'amandes amères.

Le *Lait de Ninon* n'est pas trop méchant non plus ; seulement quelles sont ses propriétés ? Il est composé de bismuth et de zinc.

L'*Eau Magique* est plus dangereuse, elle contient, en effet, de l'oxyde de plomb et de l'hyposulfite de soude.

L'*Eau de Lys* n'est pas aussi pure que l'indique son nom, puisqu'elle a pour base le protochlorure de mercure.

L'*Eau royale Windsor* est préparée avec de la glycérine et de l'oxyde de plomb.

L'*Eau de Castille*, avec de l'hyposulfite de soude et de l'acétate de plomb. — Toujours, toujours du plomb !

La célèbre poudre épilatoire de Laforest renferme : mercure, 60 grammes : sulfure d'arsenic, 30 grammes ; litharge et amidon, même quantité.

L'*Épiléine* se prépare avec du sulfure de sodium.

L'*Antibolbos* pour enlever les points noirs du nez et de la peau, n'est pas autre chose que de l'hyposulfite de soude.

Dans les poudres et cosmétiques du visage, on a dosé jusqu'à 300, 400 et même 900 grammes de céruse (carbonate de plomb) pour 1,000 grammes de poudre. Toutes les poudres usitées, non dangereuses, comme les poudres de riz, d'amidon, de talc, de bismuth, d'albâtre, ne tiennent pas suffisamment ; la céruse seule résiste à la chaleur de la transpiration, mais aussi, alors, le plomb pénètre dans l'économie et empoisonne.

Seulement on ne pense pas à tout cela : tout ce qu'on sait, c'est que l'on trouve le fard d'autant meilleur qu'il contient plus de plomb.

Tous ces produits sont nuisibles à la santé ; ils sont justiciables de la police correctionnelle. Il y a en effet, quelque part, dans le Code pénal, plusieurs articles qui sont loin de tolérer, et pour cause, comme on vient de le voir, la vente d'une substance vénéneuse ou d'un remède secret.

Eh bien ! Qu'on applique sévèrement la loi à tous les parfumeurs qui exploitent la crédulité humaine et s'enrichissent d'autant plus rapidement qu'ils ruinent plus vite la santé de leurs clients et clientes.

Nous savons bien qu'on arrivera difficilement à un bon résultat, mais c'est notre devoir, comme médecin hygiéniste, de crier bien haut, tout en montrant le danger de se servir de ces eaux ou teintures merveilleuses qui ne donnent jamais que des résultats fugitifs, et détruisent plus ou moins profondément la santé.

bien. Cela seul montre combien il est nécessaire de faire attention aux excrétions alvines, puisqu'elles sont un signe de bonne ou de mauvaise santé, suivant qu'elles se font bien ou mal.

La *quantité* des matières qui doivent être expulsées tous les jours varie chez la même personne selon son régime et son état de santé. Le chiffre moyen généralement adopté est 150 grammes. Cette quantité doit être rejetée tous les jours avec la plus grande régularité. C'est là un signe sûr que les fonctions digestives se font bien, et que par conséquent la santé est bonne. Si, par suite d'un régime un peu plus échauffant que d'habitude, l'opération n'est pas quotidienne, il est nécessaire de suivre sans retard un régime hygiénique de manière à prévenir la *constipation* qui ne tarderait pas à se produire ; or celle-ci exercerait, à la longue, une mauvaise influence sur la santé ; elle produirait les *hémorroïdes* qui constituent une infirmité fort douloureuse et les *fissures* qui sont plus redoutables encore.

Le meilleur moyen hygiénique de combattre la constipation c'est de s'habituer à débarrasser l'intestin tous les jours à la même heure. Il vaut mieux choisir le matin pour cette opération. Presque toujours ce moyen réussit, surtout si on se soumet au régime suivant : manger le moins possible de la viande et principalement des viandes noires ; laisser de côté la charcuterie et tous les mets ou condiments échauffants ; par contre, faire une grande consommation d'aliments tirés du règne végétal, des végétaux herbacés de préférence qui laissent des résidus insolubles qu'il faut par conséquent rejeter ; manger des fruits acidulés et sucrés comme les fraises, les raisins, les poires, les pommes, les prunes, les figues, les oranges ; boire du lait, de la bière, du cidre, et si on n'aime pas ces boissons, du vin coupé avec au moins moitié eau. Un verre d'eau froide prise le matin à jeun, oblige un assez grand nombre de personnes à aller immédiatement à la garde-robe.

Si tout cela ne suffit pas, on a alors recours à quelques pilules laxatives, ou à des eaux purgatives prises à faible dose.

§ 1. Excrétions pulmonaires.

L'air expiré n'a pas la même composition que l'air inspiré (V. *Physiologie*, page 321). Il contient trois à quatre pour cent d'acide carbonique, de l'azote, de l'oxygène, des vapeurs diverses, des cellules épithéliales, du mucus et des poussières.

L'acide carbonique étant un gaz nuisible, il est nécessaire qu'il soit expulsé au fur et à mesure qu'il se produit; il faut donc veiller à respirer aussi bien que possible. L'homme adulte en exhale environ 1 000 grammes dans les 24 heures. Mais cette quantité varie selon l'âge, le sexe, l'alimentation, l'exercice, la santé.

Sur les deux ou trois kilos d'eau éliminés dans les 24 heures par les poumons, la peau et les reins, les poumons n'en exhalent que 2 ou 300 grammes; la quantité varie suivant le nombre et l'étendue des mouvements respiratoires. Elle diminue dans d'assez fortes proportions dans le diabète, la polydipsie, l'albuminurie chronique.

Les poumons exhalent encore accidentellement d'autres vapeurs, comme l'éther, l'alcool, l'aldéhyde, l'acétone.

L'excrétion du *mucus bronchique* est très importante, car si elle est trop abondante, elle diminue la capacité respiratoire. Ce qui le prouve c'est que la mort survient quelquefois chez les vieillards à la suite de l'asphyxie produite par l'accumulation des mucosités dans les bronches. Mais quand elles sont rejetées, elles n'en sont pas moins nuisibles si l'excrétion est exagérée d'une manière trop continue; elles produisent un affaiblissement général qui devient de plus en plus grand au fur et à mesure qu'au mucus proprement dit s'associent des matières utiles, comme l'albumine, la graisse. Alors les fonctions organiques se font très mal, l'appétit diminue, et on se trouve dans d'excellentes conditions pour contracter toutes sortes de maladies. Les causes les plus communes de l'exagération du mucus pulmonaire sont les bronchites réitérées, et l'irritation continuelle provoquée par l'introduction des poussières dans les poumons. Nous reviendrons sur ce sujet en parlant des *Professions*.

Mais si l'exagération de l'excrétion des mucosités est très préjudiciable à la santé, cette excrétion n'en est pas moins utile lorsqu'elle se produit en petite quantité. Elle résulte, en effet, de la transformation des cellules épithéliales formant un déchet qui doit être rejeté. En outre le mucus est nécessaire pour retenir les poussières qui viennent du dehors et qui gêneraient la respiration si elles tardaient trop à être expulsées.

TROISIÈME PARTIE

HYGIÈNE GÉNÉRALE. — MODIFICATEURS COMPOSÉS

Dans cette dernière partie nous allons étudier les *climats*, les *saisons*, l'*hygiène des villes et des campagnes*, l'*hygiène des habitations*, l'*hygiène professionnelle*, l'*hygiène militaire*, l'*hygiène navale* et l'*hygiène scolaire*. Nous parlerons ensuite de l'*étiologie* et de la *prophylaxie des maladies infectieuses et contagieuses;* nous terminerons enfin par quelques mots sur l'*organisation sanitaire française et internationale*.

CHAPITRE Ier

CLIMATS

Un climat est l'ensemble des conditions atmosphériques caractérisant un pays, à savoir la latitude, l'altitude, la température, l'état de sécheresse ou d'humidité, les vents, l'électricité. Mais généralement on ne considère que la température quand on veut classer les climats; et, au point de vue qui nous occupe, il vaut mieux accepter la définition suivante : le climat est l'ensemble des conditions propres à chaque localité, envisagées dans leurs rapports avec les êtres organisés vivants. En effet nous ne devons pas étudier seulement le climat en lui-même, mais examiner aussi l'influence qu'il exerce sur la santé de l'homme. Cette influence est énorme comme nous allons le voir.

Beaucoup d'auteurs, entre autres Jules Rochard, dont le

travail sur cette question nous servira beaucoup, admettent cinq espèces de climats :

1° Les *climats torrides* qui s'étendent de l'équateur à la ligne isotherme de + 25°;

2° Les *climats chauds* qui vont de + 25° à la ligne + 15°;

3° Les *climats tempérés* qui sont compris entre les lignes isothermes + 15° et + 5°;

4° Les *climats froids* qui s'étendent entre les lignes + 5° et — 5°;

5° Les *climats polaires* qui sont compris entre les lignes — 5 et — 15°.

Nous allons dire un mot de chacun de ces climats et énumérer les maladies principales auxquelles ils prédisposent.

§ 1. — Climats torrides.

La zone où ces climats existent représente plus d'un tiers de la surface du globe. On y trouve une température très élevée, ne variant pour ainsi dire jamais; il en est de même de la pression barométrique et de l'humidité. Au point de vue hygiénique ces climats sont absolument insalubres. Ceux qui les habitent ont un tempérament mou ; énervés par la chaleur, ils ne peuvent se livrer à aucun travail pénible. Leur organisme se débilite à tel point qu'une anémie grave, souvent mortelle, ne tarde pas à naître.

a) **La région africaine** qui comprend le Sénégal, la Guinée, le Congo, le Sahara, le Soudan, l'Abyssinie, Mozambique, Madagascar, est de la plus grande insalubrité, aussi toutes les maladies endémiques des climats torrides s'y rencontrent et présentent la plus extrême gravité. Les *fièvres intermittentes*, la *fièvre pernicieuse*, la *cachexie palustre* y font des ravages incroyables. La *dysenterie* y est très fréquente et emporte rapidement le malade. L'*hépatite*, ou inflammation du foie, entre pour un quart environ dans la statistique des décès au Sénégal, la plus malsaine de nos colonies. La *fièvre jaune* n'appartient pas à cette région ; elle y est importée, elle apparaît alors sous forme épidémique et frappe même les indigènes. La *fièvre rouge*, qui n'est autre chose que la *dengue* des Indes occidentales, y sévit aussi épidémiquement, à de longs intervalles. La *fièvre typhoïde* est très rare ; il en est de même des affections aiguës des voies respiratoires.

Dans l'Afrique centrale on trouve les mêmes maladies, plus la variole, les maladies cutanées, le pian, les ulcères phagédéniques, les ophtalmies, etc.

A *Madagascar*, on ne rencontre guère que les fièvres intermittentes. L'hépatite et la dysenterie y sont rares.

Les îles de la Réunion, de Maurice et des Seychelles ont un climat doux et salubre. On y trouve les mêmes maladies qu'en France, et, en plus, la lèpre, surtout à Maurice, ainsi qu'une espèce d'hématurie endémique connue sous le nom d'hématurie de l'île de France et de Bourbon.

b) **La région asiatique** comprend l'Arabie, l'Hindoustan et l'Indo-Chine. Les maladies qui y sévissent le plus sont les ophtalmies, les ulcères et les affections cutanées, conséquence de la chaleur intolérable, de la poussière dont l'air est chargé et de la malpropreté des habitants. Mais c'est le choléra qui fait les plus grands ravages; il est même en permanence dans l'Inde et au Bengale. Le foyer ne s'éteint jamais; par intervalles il se ranime, et alors il fauche sans pitié. Après le choléra, c'est la dysenterie, s'accompagnant d'hépatite, qui fait le plus de victimes parmi les Européens. La pneumonie est très fréquente chez les indigènes. La fièvre jaune est inconnue. Enfin l'Inde est la patrie du béribéri. Nos possessions de la Cochinchine sont moins insalubres que celles de la côte d'Afrique et de Madagascar. Les fièvres paludéennes y prédominent et la dysenterie y fait un grand nombre de victimes. L'ulcère de Cochinchine n'épargne aucune race, cette cruelle affection nécessite quelquefois l'amputation du membre et occasionne souvent la mort.

c) La **région océanienne** comprend la Malaisie, les Philippines, les Moluques, la Nouvelle-Guinée, les Carolines, les Marquises, les îles de la Sonde. La Malaisie est assez insalubre; les Philippines seules présentent aujourd'hui de bonnes conditions de salubrité. La phtisie fait partout beaucoup de ravages. Le choléra et la dysenterie sévissent surtout chez les indigènes, et la fièvre chez les Européens. La Polynésie est assez salubre.

d) La **région américaine** comprend le Mexique, l'Amérique centrale, les Antilles, la Colombie, la Guyane et le nord du Brésil. C'est dans cette région que se trouve le foyer de la *fièvre jaune*. Cette maladie s'attaque de préférence aux Européens, mais elle n'épargne ni les indigènes ni les Chinois ; les nègres seuls sont rarement atteints. On y trouve ensuite les fièvres pernicieuses, le typhus, le tétanos et les ulcères gangréneux. Il y a peu de cas de dysenterie et d'hépatite. La dysenterie fait cependant beaucoup de ravages dans les Antilles, ainsi que les fièvres paludéennes, l'hépatite et le choléra. Dans les Guyanes et à Cayenne, il n'y a guère que les fièvres des marais qui sévissent endémiquement. Mais la fièvre jaune y fait de temps en temps pas mal de ravages, ainsi que la fièvre typhoïde, la dysenterie, la bronchite et la pneumonie.

§ 2. — Climats chauds.

Les climats chauds comprennent deux zones séparées par les climats torrides ; l'une dans l'hémisphère nord, et l'autre dans l'hémisphère sud. La température moyenne annuelle est entre 16 et 20°. Mais elle varie beaucoup suivant les *saisons*, dont nous allons parler bientôt.

A. — **Zone septentrionale.** — Cette zone comprend le midi de l'Europe, le nord de l'Afrique, le centre et le quart environ de l'Amérique du Nord.

a) Au *Maroc*, en *Algérie*, à *Tunis*, le climat est d'une salubrité parfaite pendant les mois de mars, avril, mai et juin. Pendant les trois mois suivants, la chaleur est très élevée, la sécheresse arrive accompagnée des fièvres intermittentes, des fièvres pernicieuses, des hépatites et des dysenteries. D'octobre à décembre les pluies tombent et les maladies deviennent plus graves. Enfin, du mois de janvier au mois de mars, le froid survient avec les pluies, le nombre des maladies diminue, mais on voit beaucoup de diarrhées et de dysenteries chroniques, des engorgements du foie et de la rate, ainsi que des bronchites et des rhumatismes. Tunis n'est pas insalubre ; il n'y a pas de fièvres intermittentes, mais les fièvres éruptives, la variole surtout, les ophtalmies et les maladies de la peau sévissent principalement sur les noirs. La peste y a fait de temps en temps son apparition.

L'*Egypte* n'est pas aussi insalubre qu'on pourrait le croire. La maladie la plus répandue est l'ophtalmie purulente, aussi y voit-on beaucoup de borgnes et d'aveugles. Viennent ensuite la dysenterie, qui enleva bien plus de nos soldats que la peste ; la fièvre typhoïde, qui y est moins grave que dans nos pays. Par contre la syphilis et les maladies cutanées y sont très communes.

b) Région méridionale. — En *Espagne*, les pneumonies et les bronchites capillaires sont très graves. On y voit beaucoup d'apoplexies, de congestions cérébrales et pulmonaires, et la phtisie prend presque toujours la forme galopante. Les fièvres intermittentes y sont inconnues.

En *France*, à Hyères, Cannes, Nice, Menton et Villefranche, la température est douce, uniforme. Le ciel y est pur et l'atmosphère sereine. Aussi les malades y accourent de tous les pays. Nice et même Hyères ne valent pas les trois autres stations.

En *Italie*, on rencontre les fièvres intermittentes, les affections aiguës des bronches et des poumons, le rhumatisme articulaire aigu. Les flux intestinaux et la fièvre typhoïde y sont aussi redoutables.

En *Grèce* le climat est à peu près semblable à celui du nord de l'Afrique, et les maladies y sont les mêmes, peut-être sont-elles moins graves.

c) Région asiatique. — Elle comprend la Syrie, l'Asie mineure, l'Arménie, la Perse, l'Afganistan, le royaume de Lahore et l'empire chinois. Les maladies qui y dominent sont la diarrhée, la dysenterie et les fièvres paludéennes. Les bronchites et les angines sévissent en hiver et au printemps.

d) Région océanienne. — Il y meurt presque le double de personnes qui y naissent à cause des abus de toute sorte auxquels se livrent les indigènes. Les Européens s'y portent assez bien.

e) Région américaine. — La mortalité y est très grande aussi par diarrhée, dysenterie, phtisie pulmonaire et fièvre jaune.

B. — **Zone australe.** — Les pays chauds situés dans l'hémisphère sud sont peut-être plus salubres. Le *Cap* a presque toutes les maladies des pays chauds, mais elles sont relativement bénignes. Le climat de l'*Australie* est très favorable aux Européens, seulement les enfants y meurent beaucoup. La *Nouvelle-Calédonie* est salubre. On y observe surtout la fièvre typhoïde, la diarrhée, des embarras gastriques et la phtisie. La scrofule y est aussi beaucoup répandue. Le *Pérou* n'est pas aussi salubre qu'on le croit.

Les fièvres intermittentes sont souvent compliquées d'accès pernicieux. La dysenterie y tue beaucoup de monde et la variole fait de grands ravages. On rencontre surtout la syphilis, la scrofule et les maladies cutanées dans les classes pauvres. Au *Brésil*, la maladie la plus répandue est la phtisie; le pian et la lèpre viennent ensuite.

§ 3. — Climats tempérés.

Les deux zones qui forment les climats tempérés sont comprises dans l'hémisphère nord et dans l'hémisphère sud, entre les lignes isothermes de + 15° et de + 5°. La mer recouvre presque complètement la zone australe, tandis que dans la zone septentrionale il y a à peu près autant de terre que de mer. Les contrées qui s'y trouvent marchent à la tête de la civilisation. « Ces beaux pays, dit Jules Richard, placés à égale distance des pôles et de l'équateur, ne connaissent ni les chaleurs énervantes de la zone torride, ni l'action dépressive des froids polaires, et leurs populations unissent à l'intelligence vive et brillante des méridionaux, l'énergie patiente et la constance des hommes du Nord. »

A. — **Hémisphère nord.** — *a) Région européenne.* — Le groupe occidental de cette région comprend les Iles Britanniques, la Suède et la Norvège, le Danemark, la Belgique, la Hollande, la France, moins le littoral de la Méditerranée, et l'Italie continentale. Il est remarquable par sa salubrité. La mortalité devient moindre à mesure qu'on se rapproche des pays du Nord. Les maladies les plus meurtrières sont celles des voies respiratoires et la fièvre typhoïde; les fièvres éruptives viennent après. On rencontre, mais rarement, quelques cas de fièvre intermittente, de dysenterie et d'hépatite. — Le groupe oriental comprend l'Allemagne, la Suisse, la Turquie d'Europe et la Russie. Ces pays sont beaucoup moins salubres.

b) Région asiatique. — Le nord de la Chine est moins malsain que le sud. On y rencontre les fièvres paludéennes, la diarrhée et la dysenterie. La syphilis y est plus que commune. Le Japon est d'une grande salubrité, parce qu'il n'y a ni marais ni eaux stagnantes. La syphilis y est aussi fort répandue et très grave; il en est de même de l'ophtalmie purulente.

c) Région américaine. — La mortalité dans les villes du nord, comme Boston, Philadelphie, Baltimore, New-York, est moins élevée que dans les capitales de l'Europe. La Californie est très salubre.

B. — **Hémisphère sud.** — *a) Région américaine.* — Le Chili, les Etats de la Plata (Confédération argentine, Etat de Buenos-Ayres et République de l'Uruguay), la Patagonie sont d'une salubrité parfaite. On y observe les mêmes maladies que dans les régions tempérées.

b) Région océanienne. — Cette région comprend la Tasmanie et la Nouvelle-Zélande. La population, en grande partie européenne, y jouit d'une bonne santé.

§ 4. — Climats froids.

Ces climats sont situés entre les lignes isothermes de + 5° et de — 5°. Dans l'hémisphère austral on ne voit que des mers, d'immenses champs de glace et des terres désertes. Dans l'autre hémisphère, il y a de vastes contrées très importantes.

a) Région européenne. — Le climat de l'Islande, de la Suède, de la Norvège et de la Russie est fort rigoureux. On n'y rencontre aucune maladie des pays chauds, mais il y a, en revanche, la maladie hydatique, le spedalskhed et le tétanos des nouveau-nés, affections y vivant endémiquement. La Russie est la moins salubre; c'est le pays où il meurt le plus d'enfants.

b) Région asiatique. — La Sibérie est remarquable par la rigueur de son climat. On y trouve le scorbut, l'ophtalmie des neiges, la grippe, la scrofule et les affections de la peau.

c) Région américaine. — Cette région comprend l'Amérique russe, la Nouvelle-Bretagne, le Labrador, le Canada et les îles qui s'y rattachent. Ces contrées ne sont pas insalubres comme la plupart des pays froids. Les maladies de l'appareil respiratoire fournissent la moitié des décès.

§ 5. — Climats polaires.

Les pays de ces climats ne sont habités que par quelques Esquimaux; ils ne sont pas insalubres malgré la rigueur excessive du froid. La phtisie pulmonaire y est inconnue. Les Esquimaux sont, paraît-il, enlevés rapidement par des pleurésies aiguës. Les congélations et les ophtalmies font plus souffrir qu'elles ne sont dangereuses.

Telles sont, bien résumées, les principales maladies que l'on rencontre dans les différents pays du globe. Mais, comme le fait très bien remarquer M. Rey, en citant Leroy de Méricourt, la notion de maladie est absolument inhérente à la présence de l'homme sur tel ou tel point de la terre. Ainsi, une terre pourra être couverte de la plus riche végétation, tant qu'un premier homme n'y a pas abordé, aucune maladie n'y préexiste. Suivant les aptitudes morbides que ce premier habitant portera en lui-même, suivant sa race, son hérédité, sa constitution, etc., il ressentira d'une manière différente les influences du sol et du climat de cette île, déserte avant son arrivée; il pourra ultérieurement offrir un ou plusieurs ensembles d'actes anormaux qui constitueront ce que nous appelons des maladies.

Mais il peut, par des efforts incessants, se prémunir contre tout ce qui, dans le pays qu'il habite, peut nuire à sa santé, et, suivant ses efforts, il arrive à détruire telle ou telle affection, qui faisait, auparavant, de grands ravages. Ainsi, il fut un temps où les plages de la Hollande et du Hanovre étaient infectées par le scorbut; aujourd'hui, dans cette même région, on s'en souvient à peine.

Voici maintenant quelques règles hygiéniques à suivre, selon le climat que l'on habite. Nous n'allons pas, bien entendu, reprendre un à un tous les pays dont nous venons de parler, il suffira de donner quelques règles générales.

Si on habite un climat froid, il faut suivre un régime tonique et fortifiant, manger des viandes nourrissantes, prendre quelques boissons spiritueuses, mais en petite quantité; mettre des vêtements chauds; habiter des maisons également chaudes et faire beaucoup d'exercice, car il est de toute nécessité que tous les membres travaillent.

Si on habite un climat chaud, il faut prendre une nourriture légère, plutôt végétale qu'animale, absorber des boissons douces et acides, mais surtout des infusions de thé et de café, afin de donner aux organes l'énergie que la chaleur leur enlève, proscrire toute liqueur spiritueuse, car, dans ce climat, les alcools brûlent et tuent.

Si on est dans un climat tempéré, on suit les règles précédentes, suivant qu'il fait chaud ou froid.

Il arrive souvent, pour des raisons que nous n'avons pas à examiner ici, qu'un homme quitte son pays pour aller en habiter un autre, qui diffère essentiellement du sien par sa constitution atmosphérique. Son organisme se trouve ainsi brusquement soumis à des influences auxquelles il n'était pas habitué et qui peuvent être très funestes à sa santé. Que doit-il faire? D'abord, il ne doit pas s'expatrier s'il est faible, trop jeune ou trop vieux. S'il est dans la vigueur de l'âge, il s'arrangera de manière à arriver à l'époque où la température de ce pays se rapproche le plus de celle du sien. Il suivra ensuite, dès le commencement, le régime des habitants ainsi que toutes les règles hygiéniques du pays, et surtout il évitera de faire le moindre excès.

CHAPITRE II

§ 1. — Constitutions médicales.

Il n'y a aucun doute que les agents extérieurs au milieu desquels nous vivons exercent une grande influence sur le développement et la manière d'être des maladies, manière d'être différente aux diverses époques de l'année. Il est, en effet, certain que la plupart des affections aigues qui règnent chaque année reviennent, par suite des influences atmosphériques, les unes en été, les autres en automne, etc., et qu'elles se succèdent en correspondant d'une manière assez exacte à ces mêmes influences.

La constatation de ce fait, qui se produit de nos jours tel qu'il se produisait dès la plus haute antiquité, a donné lieu à la doctrine des *constitutions médicales*, doctrine qui se trouve déjà formulée en une série de préceptes disséminés dans les différents livres du Père de la médecine.

Nous croyons devoir donner ici cette doctrine à peu près *in extenso*, en nous servant de la traduction de Littré :

« Celui qui veut approfondir la médecine doit faire ce qui suit. Il doit considérer tout d'abord les saisons de l'année et l'influence respective que chacune d'elles exerce, car non seulement elles ne se ressemblent pas l'une l'autre, mais encore dans chacune d'elles les vicissitudes apportent de notables différences ; puis il examinera quels sont les vents chauds et froids, mais surtout ceux qui sont communs à tous les pays, ensuite ceux qui sont propres à chaque localité (*Des Airs*). »

« Les maladies sont principalement engendrées par les changements de saisons et, dans les saisons elles-mêmes, par les grandes alternatives de froid et de chaud, et ainsi, du reste, suivant les analogies (*Aphorisme* 1er, 3e section). — Mais les saisons qui procèdent par degré sont les plus saines, comme les gradations offrent plus de sûreté pour la région, le froid, le chaud, etc. (*Des Humeurs*, 15). »

« Certaines maladies et certains âges sont bien ou mal disposés pour telle ou telle saison, tel ou tel lieu, tel ou tel genre de vie (*Aphorisme* 3). »

« Toutes les maladies naissent dans toutes les saisons, mais certaines, en certaines saisons, naissent et s'exaspèrent de préférence (*Aph.* 19). »

« En effet, dans le printemps règnent les affections maniaques, mélancoliques, épileptiques, des hémorragies, des angines, des coryzas, des enrouements, des toux, des lèpres, des lichens, des alphos et beaucoup d'affections ulcéreuses, des furoncles et des affections arthritiques (*Aph.* 20). »

« En été, règnent quelques-unes des maladies précédentes, et, de plus, des fièvres continues, des cancers, beaucoup de fièvres tierces, des vomissements, des diarrhées, des ophtalmies, des douleurs d'oreilles, des ulcérations de la bouche, des pourritures des parties génitales et des sudamina (*Aph.* 21). »

« En automne, beaucoup de maladies de l'été et des fièvres quartes, des fièvres erratiques, des engorgements de la rate, des hydropisies, des phtisies, des stranguries, des lientéries, des dysenteries, des coxalgies, des angines, des asthmes, des ictères, des épilepsies, des affections maniaques et mélancoliques (*Aph.* 22). »

« En hiver, des pleurésies, des péripneumonies, des coryzas, des enrouements, des toux, des douleurs de poitrine, du côté et des lombes; des céphalalgies, des vertiges, des apoplexies (*Aph.* 23). »

« Dans les saisons bien réglées et dans les années amenant opportunément les révolutions opportunes, les maladies sont réglées et de solution très facile ; dans les saisons irrégulières, elles sont irrégulières et de solution difficile (*Epid.* II, 5). »

« C'est dans l'automne que sont les maladies les plus aiguës et, en général, les plus mortelles; c'est le printemps qui est le plus salubre, et où la mortalité est la moindre (*Aph.* 9). »

« L'automne est fâcheux pour les malades attaqués de consomption (*Aph.* 10). »

« Mauvais aussi, le printemps, quand les feuilles du figuier égalent en longueur les pattes de la corneille (*Epid.* VI, 9). »

« Il est des observations à l'aide desquelles on peut juger ce que sera l'année, soit malsaine, soit salubre. Si aucun dérangement ne se montre dans les signes qui accompagnent le lever et le coucher des astres, si des pluies tombent pendant l'automne, si l'hiver est modéré, ni trop doux, ni excessivement froid ; si dans le printemps et l'été les pluies sont conformes à l'ordre de ces deux saisons, naturellement, une telle année sera saine (*Des Airs, des Eaux et des Lieux*, 10). »

« Si, au contraire, l'hiver est sec et boréal et le printemps pluvieux et austral, nécessairement il surviendra pendant l'été des fièvres aiguës, des ophtalmies et des dysenteries, surtout aux femmes et, parmi les hommes, ceux dont la constitution est humide (*Aph.* 11. — Extrait *Des Airs, des Eaux et des Lieux*). »

« Si l'hiver est austral, pluvieux et calme, et le printemps sec et boréal, les femmes, dont le terme des couches est au printemps, font des fausses couches à la moindre occasion, ou accouchent à terme, mettant au monde des enfants débiles et maladifs ; dans le reste de la population surviennent des dysenteries, des ophtalmies sèches, et chez les vieillards des catarrhes qui tuent promptement (*Aph.* 12). »

« Si l'été est sec et boréal et l'automne pluvieux et austral, l'hiver il naît des céphalalgies, des toux, des enrouements, des coryzas, et, chez quelques-uns, la phtisie (*Aph.* 13). »

« Mais si l'été est boréal et sans pluie, il est utile aux constitutions humides et aux femmes ; parmi les autres, il surviendra des ophtalmies sèches, des fièvres aiguës, des coryzas, et quelquefois même des mélancolies (*Aph.* 14). »

« Parmi les constitutions de l'année, les temps secs sont, en général, plus salubres que les temps humides, et la mortalité y est moindre (*Aph.* 15). »

« Dans la sécheresse, il survient des fièvres aiguës, et si la sécheresse règne dans une grande partie de l'année, telle elle aura fait la constitution, telles seront les maladies pour la plupart (*Aph.* 7). »

« Il y a des sécheresses avec le vent du nord et avec celui du midi ; ce sont des différences, et elles ont de l'importance, car telle humeur prédomine dans une saison et un pays, et telle dans d'autres ; l'été engendre la bile, le printemps le sang, et ainsi des autres (*Des Humeurs*, 14). »

« Les maladies qui surviennent dans les temps pluvieux sont, en général, des fièvres de longue durée, des flux de ventre, des pourritures, des épilepsies, des apoplexies, des maux de gorge ; les sécheresses engendrent des phtisies, des ophtalmies, des arthrites, des stranguries et des dysenteries (*Aph.* 16). »

« Quant aux saisons, pendant le printemps et le commencement de l'été, les enfants et ceux qui approchent le plus de cet âge, vont le mieux et jouissent de la meilleure santé ; pendant l'été et une partie de l'automne, les vieillards ; pendant le reste de l'automne et l'hiver, l'âge intermédiaire (*Aph.* 18). »

« Ce que seront dans une saison les maladies et les constitutions, on en jugera ainsi qu'il suit. Si les saisons marchent avec opportunité et régularité, les maladies seront d'une solution facile. Les maladies familières aux saisons ont des caractères manifestes. Suivant les changements qu'éprouvera la saison, les maladies qui y naîtront seront semblables ou dissemblables ; si la saison marche d'une manière égale, elles auront le même caractère ou y tendront ; tel est l'ictère de l'automne, car le froid succède au chaud et le chaud au froid. Si l'été est bilieux et que la bile, accrue, demeure dans le corps, la rate aussi sera affectée. Si le printemps même a cette constitution, les ictères mêmes viennent au printemps, car ce mouvement morbide est le plus conforme à la saison ainsi prédisposée. Quand l'été ressemble au printemps, il se manifeste de la même manière dans les fièvres ;

elles sont sans malignité, sans acuité, et les langues ne s'y sèchent pas. Quand le printemps tient de l'hiver, il semble être un arrière-hiver, les maladies sont hivernales : toux, péripneumonies, angines. L'automne aussi, s'il offre, hors de saison et soudainement, un temps d'hiver, n'engendre pas d'une façon continue des maladies conformes, parce que le commencement n'a pas été régulier et les affections sont anormales. Ainsi, les saisons peuvent, comme les maladies, manquer de crise et de règle quand elles font une irruption prématurée, anticipant sur la solution ou laissant des reliquats ; les saisons, en effet, sont sujettes aussi à des retours et engendrent ainsi des maladies. Donc, il faut considérer en quelles dispositions sont les corps au moment où les saisons les reçoivent, et aussi (*Epid.*, liv. 3e, section 3, 4e constitution) quelle a été la constitution des saisons précédentes (*Des Humeurs*, 13). »

« Il est inutile, dit G. Bernutz[1], d'ajouter de longs commentaires à cet exposé de la doctrine d'Hippocrate, dont la simplicité offre un cachet de grandeur qu'on ne peut s'empêcher d'admirer, mais à la condition, toutefois, de laisser à l'idée hippocratique un caractère de généralisation un peu vague, qui permette de n'en point faire une loi d'une certitude absolue, et à la condition, surtout, de ne pas considérer, à l'exemple des médecins de la Renaissance, et même de Lepecq de la Clôture, tout aphorisme afférent aux constitutions médicales, comme un article de foi.

« Cette doctrine, abstraction faite, bien entendu, de tout ce qui peut être considéré comme des détails, et dont, par conséquent, nous ne devons pas nous occuper, est consacrée à dogmatiser quatre points principaux :

« 1° La corrélation de chacune des saisons et des diverses maladies aiguës qui, en se succédant les unes aux autres, constituent l'année médicale, dont les vicissitudes pathologiques sont aussi intéressantes à étudier pour le médecin que les vicissitudes météorologiques le sont pour l'astronome ;

« 2° L'action que les vicissitudes des influences cosmiques exercent sur la succession pathologique annuelle qui sera tantôt régulière, tantôt irrégulière, soit pour l'époque à laquelle apparaît telle ou telle maladie aiguë, soit pour la prédominance

1. *Nouveau Dictionnaire de Médecine et de Chirurgie.* (Tome IX. — Constitutions médicales.)

qu'une ou plusieurs de ces maladies présenteront dans telle ou telle année ;

« 3° L'action que ces vicissitudes exercent sur les modalités (forme de la réaction) des maladies, qui seront différentes dans les diverses saisons, et même dissemblables dans les mêmes saisons, mais d'années différentes. Ainsi seront, en général, à telle ou telle époque, bénignes, ou, au contraire, malignes ; présenteront, à telle ou telle époque, dans la majorité des cas, la forme soit inflammatoire, soit bilieuse, ou offriront seulement, chez le plus grand nombre des malades, la forme vulgaire commune ;

« 4° L'influence qu'exerce sur le développement ou la manière d'être des maladies populaires, tel ou tel agent cosmique considéré indépendamment des autres, comme la chaleur ou le froid, la sécheresse ou l'humidité, le vent austral ou boréal, influences particulières dont Hippocrate a exagéré (on pourrait presque dire à l'excès) l'action directe, ainsi que le démontre l'analyse du travail si consciencieux d'Huxham, qui a pris soin de noter, pendant vingt ans, les variations thermométriques et barométriques, la quantité de pluie ou d'humidité, enfin la direction des vents, et de signaler, en même temps, quelles étaient les maladies régnantes et leurs modalités dans chacun des mois dont il venait d'indiquer les conditions météorologiques. »

La *doctrine de Sydenham* s'éloigne très notablement de celle d'Hippocrate. Il en est de même de la *doctrine de Stoll*. Nous n'avons pas besoin de les donner ici, nos lecteurs ayant une idée plus que suffisante de ce qu'on entend par *constitution médicale*.

Quand on rattache exclusivement la prédominance des maladies aux influences des intempéries de l'atmosphère, et à celles des saisons, on a ce qu'on appelle les *fièvres saisonnières*. Si on y joint les influences des conjonctions sidérales, des émanations telluriques, donnant lieu à des fièvres spéciales fixes, ou encore les qualités vicieuses de l'air, qualités permanentes, on a les *fièvres stationnaires*. Enfin, les grandes maladies arrivant trop tôt ou trop tard, se mêlant à la constitution antécédente ou à la subséquente, et modifiant ou entravant leur manifestation, on a les *constitutions mixtes*.

Nous ne passerons pas en revue ces constitutions diverses, il suffira, au point de vue pratique, de nous étendre sur l'*hygiène des saisons*.

§ 2. — Constitutions saisonnières. — Hygiène des saisons.

Presque tous les peuples ont admis nos quatre saisons. Mais il est évident que celles-ci diffèrent sur chaque point du globe, puisqu'elles sont dues à l'influence du soleil et au double mouvement de rotation et de translation de la terre. Les astronomes les ont réglées d'une manière mathématique. Les hygiénistes, ne considérant que la température, ont trouvé plus naturel, avec juste raison (puisque c'est surtout la température qui exerce une grande influence sur la santé), de placer l'hiver dans les trois mois les plus froids, c'est-à-dire décembre, janvier et février; le printemps dans les mois de mars, avril et mai; l'été dans ceux de juin, juillet et août; l'automne, dans les mois de septembre, octobre et novembre. Mais il ne faut pas non plus considérer cette division comme mathématique; le froid, par exemple, peut très bien commencer, et commence même souvent, au mois de novembre. Les précautions hygiéniques que nous allons indiquer pour chaque saison, devront donc être prises dès que la température se modifiera, que la saison ait commencé ou non.

I. — Hygiène de l'hiver.

Les premiers froids sont les plus redoutables, parce que, lorsqu'ils arrivent, l'organisme était habitué à la chaleur, et surtout parce qu'on porte encore les vêtements assez légers de l'automne. Alors, pour un rien, on est saisi, et, suivant le degré de refroidissement, on a une fluxion de poitrine, une pleurésie, une bronchite, des rhumatismes, un coryza, un simple rhume. Mais il faut savoir que cette dernière maladie, bénigne en elle-même, peut toujours devenir grave, et que si l'on s'enrhume au commencement de l'hiver, on court le risque de tousser pendant toute la mauvaise saison, de voir son rhume se transformer en bronchite, et celle-ci en phtisie pulmonaire. Tout le monde sait, du reste, ce qu'on entend par un *rhume négligé*.

Mais, faut-il, pendant la froide saison, se couvrir outre mesure, ou bien modérément, ou encore le plus légèrement possible?

Tous les hygiénistes sont d'avis qu'il ne faut pas se couvrir outre mesure, mais presque tous estiment qu'il est nécessaire de prendre des vêtements assez chauds pour éviter les refroidissements plus ou moins graves qu'on est susceptible de contracter, et de se couvrir suivant le tempérament, l'âge et l'état de santé.

Nous disons presque tous, parce que quelques-uns, pas beaucoup, pensent que c'est une très mauvaise habitude de se couvrir d'une manière très raisonnable.

« On peut, dit M. H. de Parville, partager l'humanité en gens qui s'enrhument tous les jours et en réfractaires aux bronchites. Tout dépend de la constitution individuelle, bien entendu, et des précautions que l'on prend pour se défendre contre l'humidité et contre les courants d'air froid. Sous le rapport des précautions, la foule se divise en deux catégories : les partisans des vêtements ouatés, des cache-nez, du cou garanti jusqu'aux oreilles, etc., et les partisans du strict nécessaire, et surtout du cou libre et découvert. Le cou libre, s'il vous plaît! Les arguments se croisent de part et d'autre; le dissentiment est vieux comme le monde. Chacun a raison depuis des siècles; aussi les cache-nez et les cous découverts continuent à circuler dans les rues à peu près en nombre égal. »

Il est clair que lorsqu'on a l'habitude de s'entourer le cou d'un foulard, on est susceptible de s'enrhumer, si on veut s'en passer alors qu'il fait froid. La peau perd l'habitude de réagir et le plus petit saisissement de l'air suffit pour donner un rhume ou une bronchite.

Mais M. de Parville va un peu loin quand il ajoute qu'on ne s'enrhume pas par le visage constamment laissé à l'air; qu'on ne s'enrhume pas par les mains non gantées; que les enfants qui marchent jambes nues ne s'enrhument pas; que les pauvres à peine couverts s'enrhument moins que les riches, etc.

Peut-il réellement affirmer tout cela? Est-il bien sûr qu'on ne s'enrhume jamais quand on a bien froid au visage? Les rhumes de cerveau n'en sont-ils pas très souvent la conséquence? Les douleurs névralgiques, ces douleurs si atroces, ne proviennent-elles pas presque toujours d'un courant d'air froid qui a fouetté pendant trop longtemps la figure? N'en est-il pas de même pour les mains? Les engelures, qui font tant souffrir pendant l'hiver un si grand nombre de personnes ne mettant jamais de gants ou à peu près, ne sont-elles pas très souvent la conséquence seule du froid? Nous ne croyons pas non plus que les pauvres s'enrhument plus que les riches; c'est bien peut-être le contraire qui arrive. Mais en serait-il ainsi, cela prouverait seulement que les pauvres, ayant subi dans leur enfance une sorte de sélection — les enfants trop faibles ne pouvant pas vivre faute de soins suffisants — ont une santé robuste qui leur permet de résister mieux au froid.

Il y a, dans toutes les conditions, des personnes qui jouissent d'une santé parfaite, ce qui fait qu'elles résistent aux nombreuses causes de maladie. Il y en a qui ne prennent pas mal là où d'autres tombent sérieusement malades. Le tempérament et la prédisposition jouent, dans ce cas, un très grand rôle. Prenez quatre personnes, exposez-les toutes quatre au même courant d'air : la première pourra avoir des douleurs névralgiques, la seconde une angine, la troisième une fluxion de poitrine, et la quatrième rien du tout. Pourquoi cette différence? Parce que nous avons presque tous une partie plus faible, plus sensible que les autres ; cette partie peut naturellement moins résister à l'ennemi. Le froid, qui est ici l'ennemi, donne des douleurs au rhumatisant, de l'angine à celui qui a la gorge délicate, une bronchite ou une pneumonie à celui qui a la poitrine faible, et rien du tout à celui qui possède une santé parfaite.

Que faut-il faire pour éviter le mal? Faut-il s'exposer aux courants d'air les plus énergiques mais progressivement, de manière à s'y habituer? Faut-il chercher le rhume en le provoquant, pour qu'il ne vienne plus? C'est le principe *similia similibus curantur*, « on guérit le mal par le mal, » principe à peu près faux ici, et en tout cas fort dangereux. Si l'on a un ivrogne dans la famille, on n'arrivera pas à le guérir rapidement en le faisant boire tant qu'on pourra, en le faisant boire toujours? Certes non. Si on a les poumons très délicats, très sensibles au froid, arrivera-t-on aussi à les rendre forts et insensibles en s'exposant aux refroidissements? Avant qu'ils aient eu le temps de s'y habituer, on aura eu sûrement celui de prendre une fluxion de poitrine qui pourra bien être mortelle.

On dit communément qu'il ne faut pas jouer avec le feu. Eh bien, on joue ici un jeu plus dangereux encore. Nous ne pouvons donc pas le recommander.

Si quelques personnes peuvent employer ce moyen sans trop de danger, ces personnes constituent l'exception, et l'exception confirme la règle.

On dit que, grâce à l'*accoutumance*, on arrive à supporter ce qu'on n'aurait jamais pu avant d'y être habitué. Beaucoup de personnes, en Angleterre et en Allemagne, couchent la fenêtre ouverte, même quand il gèle; elles s'enrhument, paraît-il, tout d'abord pendant plusieurs mois, puis elles ne s'enrhument plus. Vous avouerez qu'il est bien plus simple de ne pas s'enrhumer du tout en fermant sa fenêtre. Du reste, il est sûr qu'en voulant obtenir l'accoutumance, on s'expose à contracter des maladies plus ou moins graves; laissons donc l'accoutumance de côté et prenons, sans les exagérer, toutes les précautions nécessaires pour éviter le mal.

Il y a une chose certaine, c'est qu'il est impossible, au point de vue hygiénique, dans la question qui nous occupe, de poser une règle générale, absolue, puisque les hommes ne se ressemblent pas et que ce que l'un peut faire sans inconvénient, l'autre ne le peut pas. Nous dirons donc à nos lecteurs : Tâchez de vous aguerrir autant que vous le pourrez. Faites votre possible pour fortifier les parties de votre corps qui peuvent être trop faibles, mais pas par le *similia similibus*, car alors vous tomberez de Charybde en Scylla, c'est-à-dire d'un mal dans un pire. Ne vous couvrez pas outre mesure, mais couvrez-vous de manière à ne pas sentir le froid. Si vous avez le cou très sensible, mettez, quand vous sortez, un foulard aussi petit que possible et quittez-le dès que vous entrez dans un appartement. En un mot, soyez prudent, mais gardez-vous d'exagérer en prenant trop de précautions. *In medio stat virtus.*

Tenez les pieds aussi chauds que possible. Faites beaucoup d'exercice. Enfin prenez une nourriture abondante et réparatrice. Vous pourrez ainsi résister aux mauvaises influences du froid et éviter les nombreuses et graves maladies qui en sont la conséquence.

II. — Hygiène du printemps.

Pendant cette saison, le nombre des maladies et des décès ne diminue point, il augmente même, surtout au mois d'avril. Il est donc nécessaire de prendre les plus grandes précautions si on veut se maintenir en bonne santé.

Les maladies les plus fréquentes sont les fluxions de poitrine, les pleurésies, les bronchites, les angines, les catarrhes, les névralgies, les douleurs rhumatismales articulaires et musculaires, et les hémorragies.

Les premières sont dues surtout aux nombreuses et brusques variations de la température. Pendant le jour, le soleil envoie ses rayons vivifiants, mais les soirées sont fraîches et les nuits si froides que, le matin, les champs sont couverts de gelée blanche. Il est évident qu'avec ces changements de température, — changements qui peuvent aussi avoir lieu dans la journée, — les personnes qui ne prennent pas beaucoup de précautions doivent être saisies par le froid, et alors elles se voient obligées de se mettre au lit parce que des frissons intenses et un point de côté sont pour elles les signes précurseurs d'une fluxion de poitrine ou d'une pleurésie; parce qu'un violent mal de gorge indique le commencement d'une angine; parce que des douleurs aiguës annoncent soit des névralgies, soit du rhumatisme articulaire aigu. Quant aux hémorragies, elles sont la conséquence de l'excitation générale que le printemps produit sur nos organes, excitation qui prédispose aux saignements de nez, aux crachements de sang, aux congestions des poumons et du cerveau.

On rencontre encore les embarras gastriques, les maladies bilieuses et le terrible croup.

Enfin, toutes les personnes sujettes aux maladies de la peau voient leur éruption se renouveler et malheureusement augmenter souvent dans cette saison où tout bourgeonne, tout pousse, tout fleurit.

Que faire pour éviter ces maladies si nombreuses et, la plupart du temps, si graves?

Puisque, au printemps, la nature recommence une vie nouvelle; puisque, par suite de toutes les transformations qui se produisent, l'air devient plus pur et plus sain, amenant une excitation très grande de l'organisme, — ce qui le prouve, c'est le plus grand nombre de naissances constatées pendant les mois de janvier, février et mars, — il est avant tout nécessaire, indispensable de modérer cette excitation au moyen d'un régime aussi rafraîchissant que possible. Pendant l'hiver, afin de mieux résister au froid, on s'est soumis à un régime excitant, on a mangé des viandes noires, du gibier; on a bu des vins toniques et reconstituants et on les a fort peu étendus d'eau. Pendant le printemps, c'est le contraire qu'il faut faire. Au lieu d'une nourriture forte, excitante, il est indispensable de ne recourir qu'à une alimentation légère et douce : pas de viandes noires, pas de charcuterie, pas de graisse, pas de vin pur, pas de liqueurs, pas d'épices, pas de plats très relevés, pas de champignons, pas de coquillages, pas de langoustes, de homards, pas de poissons salés ou conservés; mais bien des viandes blanches, des poissons frais et légers, des légumes verts, des fruits, du laitage, du fromage non fermenté et du pain très cuit.

En somme, il faut vivre, surtout pendant la première moitié du printemps, avec la sobriété la plus grande, ce qui démontre l'utilité du jeûne et du carême prescrits par l'Église à cette époque de l'année.

Au régime s'ajoute une autre question, celle des purgations. Autrefois, on allait se faire saigner; aujourd'hui, on pense autrement, on se purge. Et comme le voisin ne manque pas de dire qu'une première purgation « ne fait que remuer la bile », on en prend une seconde et quelquefois une troisième. Eh bien, on a tort de se purger ainsi sans savoir si on en a besoin ou non.

Les purgations sont utiles, nécessaires même, toutes les fois qu'il y a embarras gastrique, dégoût pour toute espèce de nourriture. Ce qui le prouve, c'est que, lorsque des évacuations se produisent *spontanément*, ces évacuations amènent aussitôt la guérison des céphalalgies; elles font disparaître la perte de l'appétit et permettent de digérer plus facilement tout ce qu'on mange. Il faut donc, dans ces cas, imiter la nature, recourir à quelques purgatifs pour obtenir les mêmes effets salutaires, mais dans les cas seulement que nous venons d'indiquer.

On évitera les éruptions à la peau en observant très scrupuleusement le régime hygiénique que nous avons donné. Si ces éruptions se produisent, on recourra aux deux médicaments suivants, l'*arsenic* et le *soufre*, mais on ne les emploiera que d'après l'avis du médecin.

Enfin, on évitera les bronchites, les pleurésies, les angines, etc., en conservant aussi longtemps que possible les vêtements d'hiver. Les proverbes sont généralement les échos de l'expérience. Quand celle-ci dit oui, c'est que c'est bien oui, car elle constate un fait, et devant un fait on n'a qu'à s'incliner. Or, il y a un très vieux proverbe qui dit : *Au mois d'avril, ne t'allège pas d'un fil, au mois de mai, fais comme il te plaît, et encore ne sais.* Eh bien, malgré les beaux jours que l'on peut avoir au commencement d'avril, il est très prudent de s'y conformer, si on tient à ne pas tomber malade.

« On voit souvent, dit le docteur Foissac, à des jours animés par les chauds rayons du soleil, succéder des nuits sereines, pendant lesquelles un rayonnement continuel vers l'espace abaisse subitement la température, tue les fleurs sur les arbres et glace le fruit dans son bourgeon. Mais ce qui tue les fleurs, ce qui glace les fruits, peut aussi glacer et tuer les hommes s'ils ne prennent pas les précautions nécessaires. Du reste, ce ne sont pas seulement les nuits qui sont froides, les journées peuvent l'être aussi, et il n'est pas rare de voir la température baisser fortement après une ou deux semaines de vrai printemps. »

Il est donc incontestable que la température est essentiellement variable pendant le mois d'avril, par conséquent, il peut faire chaud aujourd'hui et froid demain. Or, comme les variations subites de la température sont la cause la plus fréquente des maladies, le plus vulgaire bon sens indique la nécessité de porter des vêtements chauds et de ne pas se découvrir imprudemment.

Nous ne dirons pas cependant que, lorsque la température s'élève trop, on ne peut pas, *momentanément,* s'alléger un peu, quitter, par exemple, le pardessus d'hiver et le remplacer par un pardessus d'été, laisser même celui-ci, ou plutôt le tenir sur son bras pendant les heures les plus chaudes de la journée, mais nous ajouterons qu'il faut le remettre dès que la température baisse. C'est là tout ce que nous pouvons accorder, car nous estimons qu'il y a inconvénient à quitter déjà certains vêtements de dessous. Ainsi, il faut garder en avril les caleçons qu'on a portés pendant l'hiver; il en est de même des gilets de coton ou de laine, si on en a mis. Il ne faut même pas changer sa jaquette ou son veston d'hiver pour une jaquette ou un veston d'été. On a peut-être ainsi un peu chaud à certaines heures de la journée, mais au moins, on ne s'expose pas, quand la température baisse subitement, à prendre un gros rhume, ou bien une bronchite, ou encore une fluxion de poitrine.

III. — Hygiène de l'été.

L'été est, chez nous, la meilleure saison de l'année ; elle est la plus salutaire, la plus bienfaisante, et ce qui le prouve d'une manière irréfragable, c'est que, pendant cette saison, l'on constate très peu de décès. Si on meurt moins, c'est apparemment parce que la saison n'est pas précisément nuisible à la santé.

Et cette action bienfaisante de l'été se fait sentir sur tout le monde, mais principalement sur les enfants et les vieillards. Ces derniers, que le froid éprouve tant, se trouvent à merveille de la chaleur. Il en est de même des enfants, qui ne sont guère sujets à ce moment qu'à une maladie terrible, puisqu'elle les emporte avec la plus grande rapidité : la diarrhée infantile ; mais cette maladie ne frappe guère que les enfants qui sont mal soignés, mal nourris.

Toutes les personnes atteintes de maladies chroniques voient, pendant l'été, celles-ci s'améliorer d'une manière fort notable et quelquefois disparaître complètement. Les poitrinaires eux-mêmes se sentent alors beaucoup mieux ; malheureusement pour eux le bien-être n'est que passager.

Tels sont les avantages de l'été. Mais, comme pour toute chose, à côté des avantages se trouvent les inconvénients. Nous devons les faire connaître avant d'indiquer les moyens de les éviter.

Les chaleurs déterminent des congestions, des attaques d'apoplexie cérébrale. La transpiration abondante finit par irriter la peau et faire paraître de nombreux boutons, des plaques d'eczéma, etc., chez les personnes prédisposées.

Les hémorragies, les fièvres bilieuses, les inflammations intestinales, la diarrhée, les maladies du foie, les embarras gastriques, ont aussi pour cause principale les chaleurs de l'été.

Que faire pour éviter toutes ces maladies qui peuvent devenir assez sérieuses ? Il faut, avant tout, veiller à l'alimentation, se vêtir convenablement et prendre les plus grands soins de propreté.

Au point de vue de l'alimentation, la nature elle-même nous indique ce que nous avons à faire. En effet, pendant la saison la plus chaude de l'année, elle nous comble de ses produits les plus doux, les plus rafraîchissants. Nous devons donc suivre un régime aussi doux, aussi rafraîchissant que possible ; manger de tous les légumes, de tous les fruits qui sont en si grande abondance ; mais n'en manger que d'une manière raisonnable, et surtout quand il s'agit de fruits, ne donner la préférence qu'à ceux qui sont très mûrs et sains.

Il faut par conséquent vivre avec la plus grande sobriété et recourir principalement aux végétaux.

Ce n'est pas cependant une raison pour se priver complètement de viande. Le régime animalisé exclusif serait très mauvais, antihygiénique pendant l'été, mais le régime végétal, exclusif aussi, serait trop affaiblissant.

Nous pensons donc que la base de l'alimentation réside dans les végétaux, mais qu'il faut recourir aussi à la viande, à condition d'en manger avec modération : deux plats de légumes pour un plat de viande. En hiver, on doit faire le contraire.

Nous n'avons pas besoin de citer tous les légumes et tous les fruits que la nature nous donne en abondance. Tous sont bons et excellents ; notre goût fait que nous les recherchons et notre santé les réclame.

Si le régime alimentaire doit être avant tout rafraîchissant, il est facile de comprendre qu'il en est de même pour les boissons. Ainsi, pendant les repas, il ne faut jamais boire de vin pur, mais bien fortement étendu d'eau. Ce n'est que par exception qu'on peut boire un ou deux verres à bordeaux de vin fin pur. Quant aux boissons spiritueuses, elles doivent être absolument proscrites. Tous les hygiénistes sont d'accord sur ce point. L'excitation du début ne tarde pas à être remplacée par une dépression plus ou moins forte, suivant la dose absorbée. La muqueuse gastro-intestinale est brûlée et elle s'enflamme avec la rapidité la plus grande, produisant ainsi de la gastrite et de l'entérite.

En somme le meilleur liquide, pendant les chaleurs de l'été, est l'eau pure. Vers 10 degrés, elle constitue une excellente boisson qui calme vite la soif. Prise à dose modérée, elle active la digestion des aliments. Prise, au contraire, avec excès, elle empêche de digérer, elle occasionne de violentes coliques et la diarrhée.

Ne buvez jamais en dehors des repas. Cet impérieux besoin de la soif n'est plus impérieux quand on a la bonne volonté d'y résister dès le commencement. Mais si vous n'avez pas assez de force de caractère pour ne pas boire, si la soif est beaucoup trop grande pour que vous puissiez y résister, n'absorbez pas des boissons trop froides ou glacées. Elles sont toujours dangereuses en dehors des repas, surtout si on en boit de grandes quantités et lorsqu'on transpire. Pendant les repas, vous pouvez en user, mais avec modération.

Les meilleures boissons sont des tisanes amères, de pensée sauvage, de houblon, de chicorée, de gentiane, de douce-amère, etc., ou du café fortement étendu d'eau. Les tisanes amères doivent l'être très légèrement, car, sans cela, elles finiraient par fatiguer l'estomac. Les boissons acides sont débilitantes et fatiguent vite le tube digestif; il faut en user avec la plus grande sobriété.

La question du vêtement a aussi son importance. Il est préférable de se couvrir d'habits de laine plutôt que d'habits de toile. Ceux-ci sont bien plus frais que les premiers; mais, même pendant l'été, il y a souvent des changements brusques de température et, avec des habits de toile, on risque beaucoup plus de prendre des refroidissements qu'avec des habits de laine.

Comme la chaleur occasionne une transpiration plus ou moins abondante, suivant les personnes, mais presque continuelle, il est absolument nécessaire de débarrasser la peau et de la nettoyer de ses nombreuses excrétions. C'est pourquoi les bains sont de rigueur. Mais ils ont encore d'autres avantages que celui de nettoyer la peau : ils l'assouplissent et la tonifient; ils enlèvent au corps le calorique qu'il a en trop grande abondance; ils calment le système nerveux, favorisent le sommeil et donnent de la vigueur et de l'agilité. « Les anciens, dit Foissac, en faisaient une panacée et l'usage en était journalier. » — Galien regardait les bains froids et frais comme le remède du chagrin et de la colère. Il n'en est pas d'aussi fréquemment employés en médecine ; aucun ne fournit plus de ressources à l'hygiène pour dompter les passions, rendre la paix à l'âme ou éteindre des ardeurs inquiètes. Prenez donc des bains tièdes ou froids autant que possible, et votre santé sera réellement prospère si vous suivez en même temps tous les conseils que nous venons de donner.

IV. — Hygiène de l'automne.

Pendant l'automne le temps devient sombre et triste. Trop souvent le soleil se cache sous d'épais nuages. Les arbres perdent leur riante parure. Tout, en un mot, tend à nous préparer à cette saison froide et désagréable qu'on nomme l'hiver. De plus, la température par trop variable et l'humidité provenant des grandes pluies nous exposent à contracter de nombreuses maladies, si nous ne prenons pas les précautions les plus grandes.

Ce n'est pas le commencement de l'automne qui est mauvais pour la santé. C'est même la période de l'année, avec la fin de l'été, où il y a le moins de décès. Mais dès que les premiers jours de cette saison sont passés, tout change. L'atmosphère est généralement humide, et l'humidité, agent universel d'un très grand nombre de maladies, est très pernicieuse.

Les épidémies de croup et d'angine couenneuse sévissent souvent alors avec violence. Il en est de même de la fièvre puerpérale, du scorbut, de toutes les affections catarrhales et du rhumatisme.

Les causes de toutes ces maladies sont, outre l'humidité, le froid du matin et du soir, contrastant souvent avec les chaleurs de la journée et les brouillards.

Mais ce qui contribue à altérer plus ou moins profondément la santé, ce sont les fruits et les liqueurs nouvellement fabriquées.

Pendant l'automne on a sous la main une quantité prodigieuse des fruits les plus divers. Quand on ne consomme que ceux de première qualité, quand on les mange bien mûrs et en quantité raisonnable, non seulement ils ne sont pas nuisibles à la santé, mais, au contraire, très salutaires. Malheureusement, on n'est pas toujours difficile sur la qualité, et si le fruit plaît, on ne fait pas attention non plus à la quantité : on en mange jusqu'à ce qu'il survienne un dérangement intestinal qui, à la fin, peut devenir très sérieux.

La récolte des pommes et des raisins permet de fabriquer les liqueurs alcooliques que tout le monde connaît. Or, ces liqueurs qu'on boit en trop grande abondance, sans leur laisser le temps de se faire, produisent rapidement, comme les fruits, des diarrhées, des gastrites, des inflammations intestinales, etc.

Que faut-il faire pour éviter toutes les maladies ou indispositions dont nous venons de parler? Il suffit généralement de prendre des précautions bien simples. On se préserve de l'humidité et du froid humide du matin et du soir en se couvrant un peu plus que pendant l'été, en mettant ce qu'on appelle les habits de demi-saison. Si les pièces sont trop humides, on leur fait prendre un air de feu. Enfin on met au pied du lit une nouvelle couverture pour qu'on puisse la ramener le matin lorsqu'on sent le froid.

On mange des fruits avec la plus grande modération, et on a soin de choisir les espèces les meilleures et les plus mûres.

On ne boit pas trop de vin nouveau. On agit de la même manière pour le cidre ou le poiré.

Enfin on évite de se nourrir d'une manière insuffisante.

On a dit que l'automne était très nuisible aux poitrinaires.

Plus pâle que la pâle automne,
Tu t'inclines vers le tombeau.
Ta jeunesse sera flétrie
Avant l'herbe de la prairie,
Avant le pampre des coteaux.

dit le fatal oracle d'Épidaure, d'après Millevoye, à un jeune malade, triste et mourant à son aurore.

Eh bien! non, l'automne n'est pas plus mauvaise pour les poitrinaires que les autres saisons. Ces infortunés malades meurent en tout temps, et si une saison leur est plus pernicieuse, c'est plutôt le printemps, parce que, pendant l'hiver, on les a soignés presque toujours en dépit des plus simples lois de l'hygiène. En effet, on les a calfeutrés dans une chambre hermétiquement fermée; on leur a fait respirer sans cesse, et le jour et la nuit, un air corrompu, souillé par les émanations du malade lui-même, des lampes, des combustibles, etc., etc., alors qu'ils avaient tant besoin d'un air pur et vivifiant, sans lequel il est impossible de se bien porter, sans lequel on ne peut manger et boire. On a donc ainsi fait le contraire de ce qu'il fallait, puisque le point le plus important, chez les phtisiques, c'est de les nourrir le plus possible. La phtisie est surtout produite par la misère de l'organisme. Cette misère est due principalement au défaut de nutrition. Faites disparaître ce défaut, c'est-à-dire faites manger, et manger au point de gagner et au delà ce qui a été perdu; faites respirer un bon air et recommandez l'exercice; ajoutez à cela quelques rares médicaments, et vous obtiendrez sûrement ce résultat que votre malade verra bien plus d'une fois les feuilles des bois à ses yeux jaunir encore.

CHAPITRE III

HYGIÈNE DE L'HABITATION

Construction. — Ventilation. — Chauffage. — Éclairage. — Fosses d'aisance.

Les vêtements dont l'homme se couvre ne le mettent pas suffisamment à l'abri des vicissitudes atmosphériques. Il lui a donc fallu recourir à des moyens plus énergiques et c'est pour cela qu'il a construit l'*habitation*.

Mais, comme l'on passe en moyenne les quatre cinquièmes de son existence dans la maison, il est évident que celle-ci ne doit pas être construite sans règle, au hasard, car, si les conditions hygiéniques sont mauvaises, la santé en éprouve un funeste contre-coup. De fait, les personnes qui habitent des logements insalubres sont sujettes à la scrofule, à la tuberculose pulmonaire, au rhumatisme et à presque toutes les maladies épidémiques, comme le choléra, la fièvre typhoïde, la petite vérole, etc.

Un membre du Parlement anglais prouvait, il y a quelques années, pièces en mains, que si tous les habitants de Londres étaient logés comme dans la classe aisée, on pourrait conserver tous les ans à la Cité, plus de 25,000 individus qui meurent d'anémie, de phtisie pulmonaire, ou entretiennent la vie des nombreux microbes qui engendrent les maladies les plus meurtrières.

Ce qu'un Anglais pouvait dire en parlant de Londres, on peut le dire aussi en parlant de Paris. L'habitation de l'ouvrier et du pauvre est dans les plus mauvaises conditions hygiéniques, aussi voit-on tous les jours des campagnards, venus de leur village, jouissant d'une santé parfaite, mourir au bout de quelques années emportés par la phtisie pulmonaire, après avoir, squelettes vivants, alternativement traîné leur vie, pendant un ou deux ans, de leur misérable grabat au triste lit d'hôpital, et de celui-ci dans un cabinet noir où un logeur veut bien les recevoir et où les malheureux tremblent de faim et de froid jusqu'à ce qu'ils rendent leur dernier soupir.

Construire une maison dans les meilleures conditions hygiéniques n'est pas une chose très facile. L'idéal d'une habitation est, en effet, une construction capable de soustraire l'individu, la famille, ou plusieurs groupes d'individus à l'action des accidents désagréables et souvent nuisibles auxquels les exposent les oscillations incessantes de la température extérieure, et, en même temps, de leur permettre de jouir intégralement des propriétés chimiques et biologiques de l'air. « Toute l'hygiène est là, dit le docteur Arnould : trouver les moyens de satisfaire à cette double exigence, ce sera résoudre le problème. »

Nous allons voir comment on peut y arriver en étudiant successivement : la *construction* proprement dite de la maison, la *ventilation*, le *chauffage*, l'*éclairage* et les *fosses d'aisance*.

§ 1. — Construction.

Emplacement. — Sol supportant l'habitation. — Assèchement. Drainage. Blindage. — Orientation. — Matériaux de construction. — Murs. — Planchers. — Plafonds. — Étages.

On ne peut pas toujours choisir l'*emplacement* de la maison qu'on veut construire. Lorsque la chose est possible, il faut donner la préférence à un endroit un peu élevé, ayant un sol sec et perméable à l'eau. S'il est formé de sable, de gravier ou de calcaire léger, il est excellent, surtout si la nappe d'eau souterraine est à 5 ou 6 mètres d'eau au-dessous. Il faut éviter le terrain argileux qui n'est pas perméable, et les roches dures comme le granit, parce qu'elles s'opposent à la destruction spontanée des immondices, à moins cependant que le terrain ne présente une grande déclivité et qu'il y ait beaucoup d'eau pour tout emporter.

Mais dans certains cas on ne peut réunir toutes ces conditions.

Il est nécessaire alors d'empêcher la pénétration de l'humidité en *asséchant* le sol au moyen d'un épais lit de gravier placé un mètre au-dessous du niveau des caves, ou d'un *drainage* en terre cuite dont la pente aboutit à un cours d'eau, car il est très important d'éviter la stagnation. Lorsque la nappe d'eau est trop abondante, le drainage n'est pas suffisant, il faut alors recourir au *blindage* et revêtir le sol de plaques isolantes, en employant de l'asphalte, du ciment, du bitume ; ou bien on construit sur pilotis.

Quant à l'exposition, ou mieux l'*orientation*, il est préférable qu'une façade soit tournée vers l'est, et l'autre vers l'ouest. Aucune ne se trouve ainsi sacrifiée, comme cela arrive quand l'une est au nord et l'autre au sud.

Puisqu'un des deux buts de l'habitation est de fournir à l'homme un milieu intérieur capable de le mettre complètement à l'abri des vicissitudes atmosphériques, il est évident que les matériaux servant à la construire ne doivent pas être pris au hasard. Il faut qu'ils soient réfractaires à l'humidité, mauvais conducteur de la chaleur, légers, solides, inaltérables. Si ces conditions ne sont pas remplies, les murs qui sont mouillés si souvent par la pluie, les brouillards, la rosée, deviennent très humides, cette humidité pénètre la maison et la rend insalubre. Au moment de la construction, les matériaux sont nécessairement humides, mais, s'ils ont été bien choisis, il suffit de quatre à six mois pour qu'ils soient secs. On ne doit pas employer le grès. Le granit est bien imperméable, mais il ne laisse pas passer l'air, et, pour remplir le second but d'une habitation saine, il faut que les murs soient perméables afin qu'ils puissent contribuer à la purification de l'air intérieur.

Les meilleurs matériaux sont la pierre meulière et la brique. Tollet pense, avec raison, qu'il serait préférable de construire toujours les murs à double paroi. L'extérieur aurait 25 centimètres, l'intérieur 11 centimètres et, entre les deux, on laisserait une couche d'air de 20 centimètres. Cette couche formerait un véritable matelas contre la déperdition du calorique et ne laisserait pas l'humidité traverser. Dans les constructions légères, il suffirait d'une paroi extérieure de 11 centimètres, et d'une intérieure de 5 centimètres, séparées par un espace de 9 centimètres.

On emploie beaucoup le fer aujourd'hui. Il tient peu de place et il est très solide, mais il a l'inconvénient d'être trop bon conducteur de la chaleur. Celle-ci le faisant parfois dilater outre mesure, il peut, par suite de cette dilatation, contribuer à ébranler les murs. Le froid, le faisant rétracter, entraîne les mêmes accidents. Mais on peut atténuer ces inconvénients en laissant un vide à chaque extrémité des tiges de fer employées.

Le bois est lourd, et il a, de plus, l'inconvénient grave de se pourrir; aussi s'en sert-on de moins en moins.

Quand la maison est construite, on la revêt généralement d'enduits hydrofuges, afin d'empêcher l'humidité; car on aurait beau choisir des matériaux réfractaires à l'eau, celle-ci pénétrerait quand même, si ces matériaux étaient trop longtemps ou trop souvent mouillés. A l'extérieur on les crépit; à l'intérieur, on les revêt de stuc, de vernis, de tentures, de papiers peints. Ce sont là de bonnes précautions. Il est toutefois très important de ne pas se servir de peintures préparés avec des sels de plomb ou d'arsenic, ou bien de papiers fabriqués avec ces mêmes poisons. Quand il s'agit de faire mettre des papiers peints dans une pièce, il est bon de préparer la colle de pâte dont on se sert avec de l'eau boriquée à quinze pour cent.

Les *planchers* doivent être eux aussi imperméables. Cette condition est obtenue avec l'asphalte, le ciment, la mosaïque, le bitume, les carrelages sur ciment avec des carreaux de grès, de verre. Mais on n'emploie guère ces matériaux qu'au rez-de-chaussée. Pour les étages on a recours au bois. Or les parquets peuvent devenir dangereux s'ils se laissent imprégner par les substances organiques liquides et s'ils ne sont pas étanches, parce qu'alors la poussière peut s'accumuler dans l'espace qui est situé au-dessous, espace appelé *entrevous*, et comme elle peut contenir toute espèce de microbes pathogènes, elle est susceptible de donner un grand nombre de maladies, quand, pour une cause ou pour une autre, elle est absorbée par les individus. Heureusement, il est facile de rendre le plancher inimprégnable, il suffit de faire pénétrer à sa surface des substances diverses, comme de l'encaustique, de l'huile de lin, du coaltar. Richard conseille de passer avec un pinceau, à raison de un kilogramme par 10 mètres carrés, un mélange de goudron ordinaire de houille avec de l'essence de térébenthine, et il vaut mieux mettre trop peu de goudron que trop. L'opération doit être renouvelée tous les ans. Cependant on n'obtient pas ainsi une étanchéité parfaite, c'est pourquoi il est préférable de combler l'entrevous avec des substances antiseptiques, comme la tourbe et la chaux éteinte, ou bien de le supprimer en le remplissant de ciment.

Pour les *plafonds*, il vaut mieux éviter les anfractuosités, les angles, et n'établir que des intersections courbes afin de pouvoir mieux les nettoyer.

Les maisons ont généralement plusieurs étages. Donnons tout de suite ici quelques indications hygiéniques. Si le rez-de-chaussée est placé sur une cave bien construite et s'il s'élève un peu au-dessus du sol, il n'est pas malsain de l'habiter, mais, dans les villes, il ne reçoit ordinairement pas assez d'air. Nous condamnons complètement le sous-sol comme habitation. Le premier étage et ceux qui suivent sont sains s'ils ont été construits suivant les indications que nous venons de donner.

Une famille, sans enfants, devrait toujours avoir au moins deux pièces, une pour la cuisine et l'autre pour coucher. Malheureusement dans les villes un très grand nombre de familles ne disposent que d'une seule pièce. Or rien n'est plus pernicieux pour la santé. Voici d'après l'annuaire de Berlin, le nombre de décès survenus dans les logements ouvriers, suivant le nombre de pièces qu'ils occupent :

1 pièce.	163,5	pour 1 000 habitants.
2 pièces	22,5	
3 pièces	7,5	
4 pièces	5,4	

Ces chiffres sont significatifs. Nous avons déjà dit (page 181) que la chambre à coucher devait être la plus belle pièce de l'habitation. La cuisine doit être éloignée autant que possible et bien aérée. Enfin l'évier sera muni d'un obturateur hydraulique (nous allons en parler un peu plus loin) afin que les gaz et les odeurs ne reviennent pas dans l'appartement, surtout si le tuyau de chute communique avec l'égout.

§ 2. — Ventilation.

Altération rapide de l'air intérieur. — Cubage d'air ou de place. — Ventilation naturelle sans installation. — Ventilation artificielle, ou avec installation.

L'air qui pénètre dans les habitations s'altère vite. Une des principales causes de cette altération sont les excrétions gazeuses ou volatiles des personnes qui s'y trouvent. On voit que l'air expiré contient quatre pour cent d'acide carbonique, alors que l'air inspiré n'en renferme que quelques traces. Richet et Hanriot ont constaté qu'un adulte rejette 25 litres de ce gaz dans l'atmosphère d'une chambre, lorsqu'il est au repos, car ce chiffre peut atteindre le double et même le triple, s'il se livre à un travail musculaire assez pénible. Cependant, ce n'est pas l'acide carbonique seul qui cause les accidents. D'Arsonville et Brown-Séquard, à la suite de nombreuses recherches, ont cru pouvoir admettre qu'il se produit dans les poumons un poison volatil qui est plus ou moins meurtrier suivant les individus. Mais un grand nombre d'autres expérimentateurs n'ont pas trouvé ce poison. Il n'y a que Wurtz qui pense avoir isolé de l'air expiré le chlorhydrate d'un alcaloïde spécial, peut-être l'*anthropotoxine*. Quoi qu'il en soit il est plus que probable que les excrétions gazeuses cutanées et pulmonaires jouent un grand rôle dans l'altération de l'air confiné.

Celui-ci est encore vicié par le *chauffage*, lorsque les produits de la combustion ne sont pas suffisamment rejetés au dehors, et par l'*éclairage*, l'électricité exceptée. Une lampe à pétrole, donnant un éclairage équivalant à 7 bougies, dégage par heure 61 litres d'acide carbonique. Un bec de gaz, brûlant 158 litres à l'heure, absorbe 234 litres d'oxygène et dégage 128 litres d'acide carbonique, avec de la vapeur d'eau. Or, dès qu'il y a un pour cent de ce gaz dans l'air, celui-ci doit être considéré comme fort suspect, non pas à cause de cette quantité même, mais bien parce que sa présence indique qu'il y a en même temps d'autres produits plus ou moins toxiques. Heureusement il existe dans les pièces une aération à peu près continuelle à cause des portes et des fenêtres, les produits dangereux sont ainsi rejetés en très grande partie au fur et à mesure qu'ils se forment, et les inconvénients se trouvent fort atténués.

Enfin si l'habitation n'est pas tenue très propre, il peut se produire des foyers de fermentations qui constituent une nouvelle cause d'altération de l'air.

Comment arrive-t-on à prévenir les dangers auxquels on s'expose si on reste quelque temps dans une chambre dont l'air a perdu ses propriétés vivifiantes ? On y arrive grâce à une bonne *ventilation*, et en donnant à la pièce les dimensions voulues, afin que l'air soit moins vite altéré. C'est ce qu'on appelle le *cubage d'air* ou de *place*.

Il est basé sur la quantité d'acide carbonique qu'une chambre peut contenir sans qu'il y ait du danger pour la santé. Or une personne placée dans une chambre fermée mesurant 30 mètres cubes de capacité, exhale, au bout de huit heures, assez d'acide carbonique pour que l'air de cette chambre en contienne un peu plus de 0,6 pour cent. Dès lors, l'air est insalubre, il peut être même dangereux ; il est donc nécessaire que toute pièce habitée ait au moins 30 mètres cubes par habitant. Certains auteurs ne réclament que 18 ou 20. Et, de fait, le chiffre peut varier puisque, une chambre étant plus ou moins bien fermée, beaucoup de conditions interviennent pour modifier l'air qu'elle contient. On est d'accord pour réclamer environ 60 mètres cubes dans les ateliers, et 80 dans les hôpitaux, parce que les causes de souillure sont plus nombreuses dans ces endroits.

Mais le meilleur moyen de purifier l'air d'un appartement c'est de recourir à la *ventilation*.

Celle-ci est *naturelle* quand on ouvre les fenêtres de manière à établir des courants d'air. Seulement ce moyen ne peut être employé que de temps en temps et à certains moments, puisque les courants d'air sont dangereux. On l'obtient encore grâce à la perméabilité des parois de l'habitation ; par des vitres à soufflet que l'on ouvre sur leur bord inférieur; par des lames de verre disposées en persiennes; par deux glaces placées à une certaine distance, l'extérieure ne fermant pas complètement en bas, et l'intérieure en haut, ce qui fait que l'air est obligé de passer entre l'étroit espace situé entre les deux verres avant de pénétrer dans l'appartement; par des soupapes ou des briques de ventilation percées de plusieurs conduits et placées dans les murailles, tout près du plafond, mais ayant le désavantage de retenir toutes les poussières et de pouvoir contaminer ainsi l'air qui les traverse ; enfin par des *vitres perforées*.

« MM. Appert, maîtres verriers, sont enfin parvenus, après de nombreux essais, à fabriquer de ces *vitres*. Elles comprennent 5,000 trous par mètre carré, trous ayant une section circulaire de 3 millimètres de diamètre chacun et espacés de 15 millimètres d'axe en axe, sur une épaisseur de verre de $3^{mm},5$; d'autres vitres un peu plus épaisses (5 millimètres d'épaisseur) ont des trous de 4 millimètres de diamètre, espacés de 20 millimètres d'axe en axe. Les trous étant évasés à l'intérieur, les veines fluides de l'air se trouvent épanouies à leur entrée dans la pièce. Placées à une hauteur minima de $2^{m},50$ au-dessus du sol, afin que les veines d'air arrivant n'incommodent pas les occupants, ces vitres perforées permettent d'introduire insensiblement et incessamment de l'air frais dans les nombreuses parties de l'habitation où l'aération est des plus indispensables ; dans les pièces élevées et dans les appartements, elles peuvent aussi être utilisées à la condition qu'on les dispose de façon à pouvoir recouvrir par moments leur surface ouverte ; ce que l'on peut obtenir à l'aide d'un châssis mobile pouvant dégager et fermer à volonté leurs orifices. Il faut aussi noter qu'elles ne sont pas exposées à s'obstruer, car toutes les vitres des fenêtres sont nécessairement lavées et de cette façon l'air qui les traverse ne se charge d'aucune impureté au passage. » (Proust.)

Mais tous ces procédés sont plus ou moins infidèles, aussi doit-on recourir, toutes les fois que c'est possible, à la *ventilation artificielle*. Celle-ci s'obtient au moyen d'appareils spéciaux. Il faut, en effet, établir toujours une entrée pour l'air pur, une sortie pour celui qui est vicié, et une force pour le mettre, vicié ou non, en mouvement. Les deux méthodes que l'on emploie surtout sont : la *ventilation par aspiration*, ou *par appel* et la *ventilation par propulsion*.

Quand on chauffe l'air en un point donné d'une pièce, si ce fluide gazeux trouve une issue supérieure par laquelle il peut s'échapper, il se produit aussitôt un mouvement d'air puisque celui qui a été chauffé et qui sort est remplacé sur-le-champ par du froid. Les cheminées agissent généralement ainsi, et en réalité, dans les maisons ordinaires et les appartements, cette ventilation est presque toujours suffisante si on prend les précautions voulues. Il faut savoir, en effet, que, dans certains cas, l'appel d'air peut être trop fort; si on n'y prend garde, la ventilation devient alors exagérée et elle donne lieu à des courants froids qui peuvent être nuisibles. C'est pourquoi dans les grandes constructions, il est préférable de recourir à la ventilation artificielle qui ne fait courir aucun danger, et déverse à flots dans les pièces un air pur et frais venant remplacer celui qui s'y trouvait et qui avait perdu ses propriétés bienfaisantes.

La vraie *ventilation par aspiration* doit être faite comme elle l'est à l'hôpital Lariboisière, où ce système existe dans un grand nombre de pavillons. Des chambres à air, chauffées par des poêles d'eau chaude et disposées dans les combles, sous une chambre d'appel, communiquent avec les salles à chauffer par des conduits verticaux ménagés dans les murs, et par des bouches d'appel. L'air frais pénètre dans les salles par des conduits horizontaux qui s'ouvrent en dehors au niveau des planchers; il s'échauffe au contact de tuyaux d'eau chaude, et sort par les bouches d'appel pour se rendre dans les chambres à air, d'où les cheminées d'appel le disséminent dans l'atmosphère.

Dans la *ventilation à propulsion*, un appareil analogue à l'hélice d'un navire, mû par la vapeur ou l'air comprimé, insuffle l'air puisé en un point élevé, dans un tube qui, en se ramifiant, le porte dans les pièces à ventiler après qu'il a été échauffé au contact de conduites d'eau chaude.

Malheureusement il y a bien peu d'habitations où l'un de ces deux derniers procédés soit appliqué. On doit donc recourir à la ventilation naturelle et l'employer largement, tout en évitant les courants d'air trop violents qui pourraient occasionner des maladies. On méconnait beaucoup trop la nécessité d'introduire dans les locaux qu'on habite le plus d'air possible venant du dehors.

§ 3. — Chauffage.

Règles générales. — Combustibles : combustibles végétaux, bois, charbon de bois, tannée, tourbe; combustibles minéraux : houille, anthracite, coke, agglomérés, briquettes, charbon de Paris, gaz combustible, pétrole. — Appareils de chauffage : cheminées, poêles, calorifères.

A. — **Règles générales.** — Quand la température extérieure baisse trop, il est nécessaire de faire du feu dans son habitation afin de lutter contre le froid. Il faut donc se chauffer, mais pas à tort et à travers, car il est de la plus haute importance d'obtenir une température moyenne aussi égale que possible et ne présentant par conséquent que fort peu d'écarts.

D'après E. Trélat, on aurait cette température moyenne non pas en chauffant directement les pièces de la maison, ce que l'on obtient en élevant artificiellement et directement la température de l'air qu'elles renferment, mais bien en maintenant à une certaine température les parois. En effet, si on fait abstraction de la ventilation naturelle, les seules causes du refroidissement proviennent de l'enveloppe ; il faut donc donner à celle-ci, aux parquets, et à tout le matériel qui se trouve dans la maison, autant de chaleur que les influences extérieures leur en prennent. On pourra ainsi se chauffer sans enlever à l'air une grande partie de ses qualités normales, et on aura un *intérieur thermique salubre*. C'est là assurément une conception fort ingénieuse et rationnelle du meilleur mode de chauffage, mais il est loin d'être toujours pratique.

Quelle est la température qui convient le mieux à l'organisme? Elle varie suivant les individus. On admet généralement qu'elle ne doit pas s'élever au-dessus de 16 à 18° dans les locaux où l'on séjourne, sans faire de l'exercice, comme le salon, le cabinet de travail, la salle à manger. Dans la chambre à coucher il est bon de ne pas dépasser 12°; et, si on est bien portant, il est préférable de ne pas la chauffer à moins qu'elle ne soit humide, car alors il est utile de faire de temps en temps un peu de feu. Dans les chambres des malades le thermomètre ne doit jamais monter au-dessus de 18°.

Il est très important de répartir la chaleur aussi également que possible et de veiller à ce que l'air ne soit pas trop asséché. Un air sec est mauvais pour l'organisme, et il agit même sur les objets qui se trouvent dans les pièces chauffées.

Le chauffage favorise la ventilation ; s'il est bien compris, il contribue donc à purifier l'air. Mais s'il est mal fait, si on emploie des appareils défectueux, il le contamine, au contraire, en répandant de l'oxyde de carbone, de l'acide carbonique, de l'acide sulfureux, de l'hydrogène sulfuré, de l'ammoniaque. Tous ces gaz sont entraînés au dehors quand l'appareil fonctionne bien. Mais s'il marche mal, s'il y a défaut de tirage, renversement de la direction du courant d'air, ils sont jetés dans l'appartement et donnent lieu à des intoxications plus ou moins graves. Quand on brûle du bois, ou du charbon de terre, on n'a rien à craindre, parce que la fumée prévient à temps du danger. Il n'en est pas de même avec les poêles ; aussi ce sont ces appareils qui occasionnent le plus d'accidents.

Les empoisonnements sont dus surtout à l'oxyde de carbone. Claude Bernard a démontré qu'il se forme, quand ce gaz est absorbé, de la carboxyhémoglobine amenant la perte fonctionnelle du globule rouge qui est dès lors incapable de fixer l'oxygène et de produire l'hématose. Uffelmann, Gruber et Hempel admettent que l'air respirable ne doit pas renfermer plus de 0,2 à 0,5 pour mille d'oxyde de carbone. On peut reconnaître la présence de ce gaz dans l'air avec le grizoumètre de Coquillon.

B. — **Combustibles.** — Les combustibles dont on se sert pour le chauffage sont tirés du *règne végétal* et du *règne minéral.*

a) Les *combustibles végétaux* comprennent le *bois,* le *charbon de bois,* la *tannée* et la *tourbe.*

Le *bois* est le plus sain des combustibles. Il dégage bien de l'acide carbonique et de l'oxyde de carbone, mais pas de composés sulfureux ou ammoniacaux. Il faut employer des bois secs parce qu'ils brûlent mieux et avec une flamme plus vive que les bois humides. Ceux-ci dégagent une fumée noire et épaisse qui irrite la gorge et provoque la toux.

Le *charbon de bois* est le produit de la combustion incomplète du bois opérée artificiellement. Quand on allume ce charbon on a de la braise. Or la braise donne beaucoup de chaleur, mais elle dégage aussi beaucoup d'acide carbonique et d'oxyde de carbone.

C'est à la présence de ce dernier gaz que sont dus les maux de tête, les vertiges, les vomissements, les syncopes survenant chez les personnes qui séjournent dans une pièce où l'on brûle du charbon.

La *tannée* est le résidu formé par les écorces de chêne qui ont servi à la préparation des peaux, au tannage. On comprime ce résidu encore humide, et on confectionne des mottes rondes que l'on fait sécher. Ces mottes brûlent très lentement et conservent longtemps une douce chaleur. Elles ne constituent pas un feu bien aristocratique, mais comme leur prix est peu élevé, elles fournissent un combustible précieux pour le pauvre.

La *tourbe* est un intermédiaire entre le combustible minéral et le végétal. Elle est formée par l'amas de débris végétaux appartenant à des plantes aquatiques, herbacées, mais elle est extraite du sol comme les combustibles minéraux. On distingue la tourbe noire ou d'un brun foncé, renfermant très peu de débris végétaux, et une tourbe d'un brun clair, herbacée, spongieuse, entièrement formée de débris végétaux mêlés à des matières argileuses. La tourbe brûle très mal et chauffe peu. Elle donne, en outre, une fumée épaisse, suffocante et fétide. C'est donc un mauvais combustible sous tous les rapports.

b) Les *combustibles minéraux* renferment la *houille*, le *coke*, les *agglomérés*, le *gaz combustible* et le *pétrole*.

La *houille* ou *charbon de terre*, formée par des arbres carbonisés au sein de la terre, est grasse ou maigre. La première, en brûlant, donne une flamme très vive et une chaleur intense. La deuxième brûle plus difficilement et chauffe moins bien. Toutes les deux dégagent une fumée épaisse contenant de l'acide carbonique, de l'oxyde de carbone, des composés sulfureux et une huile empyreumatique qui la rend très irritante et suffocante. Il est donc nécessaire de ne brûler la houille que dans des appareils tirant bien. — L'*anthracite* que l'on emploie beaucoup aujourd'hui n'est qu'une espèce de charbon de terre.

Le *coke* est le résidu de la distillation et de l'incinération incomplète de la houille. Il provient des usines à gaz. Il brûle très bien, sans flamme, sans fumée, sans odeur et chauffe à merveille. C'est donc un bon combustible, il n'a que l'inconvénient de s'éteindre parfois instantanément à l'air libre.

Agglomérés, briquettes, boulets. Avec les résidus du charbon de terre, de la poussière de houille ou de coke et de l'argile délayée on fait un mélange que l'on *agglomère* avec des matières goudronneuses provenant de la fabrication du gaz d'éclairage.

Cette masse prend le nom de *briquette*, de *boulet*, etc., suivant la forme qu'on lui donne. Elle brûle mieux que la tourbe et constitue un assez bon combustible. — On fait une préparation analogue avec les débris du charbon de bois et on obtient ce qu'on appelle le *charbon de Paris* qui brûle plus lentement que le charbon ordinaire et ne dégage pas d'odeur.

Le *gaz*, comme moyen de chauffage, se répand de plus en plus. En effet, son bon marché, la facilité de sa distribution, la rapidité avec laquelle on peut obtenir une température élevée ou la supprimer instantanément par un tour de robinet, constituent des avantages très appréciables. Sa combustion donne évidemment lieu à un dégagement de gaz dangereux qu'il est important de déverser au dehors. Il faut donc avoir un appareil qui tire bien. Il en est, du reste, de même pour les autres combustibles.

Le *pétrole* doit être employé avec beaucoup de précautions car il est fort dangereux dans son maniement, et, comme le gaz, il expose à des explosions.

C. — **Appareils de chauffage**. — Il est probable que le premier homme, lorsqu'il sentit le froid pour la première fois, se mit en devoir de ramasser du bois sec, y mit le feu et se plaça devant pour se chauffer. Ce moyen est excellent en plein air, et quelle que soit la nature du combustible. On se met du côté opposé où la fumée se dirige, et comme celle-ci emporte les gaz nuisibles, on profite de la chaleur tout en respirant un air pur. Mais c'est tout différent quand il s'agit de se réchauffer dans un espace clos. On doit alors élever la température à un degré fixe, déterminé ; maintenir cette température avec le moins de dépense possible, et sans que l'air de la pièce subisse des modifications capables de le rendre insalubre. La résolution de ce problème est assez difficile.

Il est évident que le *brasero*, dans lequel la combustion se fait sans fumée, mais en produisant beaucoup d'oxyde de carbone et d'acide carbonique, constitue un chauffage primitif très nuisible et qu'il faut proscrire d'une manière absolue comme mode de chauffage dans un appartement. S'il chauffe assez économiquement, il corrompt l'air avec une rapidité très grande.

La *cheminée* offre de très grands avantages. Elle ne dessèche pas l'air, ne le vicie pas et contribue puissamment à la ventilation. Mais elle a l'inconvénient de n'utiliser qu'une faible partie de la chaleur produite, 6 0/0 avec du bois, 12 à 13 0/0 avec du coke ou du charbon de terre. Pour atténuer cet inconvénient autant que possible, on a disposé dans le foyer des tubes creux traversés par l'air qui vient du dehors ; cet air s'échauffe aux dépens des gaz de la combustion et se répand chaud dans la salle, dont il élève la température. Ou bien encore, on fait passer de l'air derrière le fond du foyer muni de nervures, et cet air vient se répandre dans la pièce par deux ouvertures pratiquées de

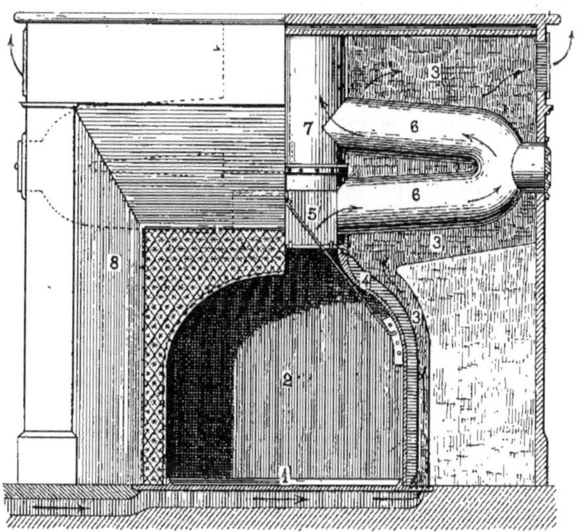

Fig. 27. — CHEMINÉE CH. JOLY. — 1. Atre. — 2. Coquille en fonte. — 3. Chambre de chaleur. — 4. Cadre en fonte. — 5. Trappe. — 6. Tambours ou tuyaux en tôle. — 7. Trappe ou chicane. — 8 Rideau mobile.

chaque côté de la cheminée. Ainsi, dans le foyer Ch. Joly (fig. 27), existent :

1° Une plaque de fonte isolée 1, formant l'âtre ; elle reçoit au-dessus les chenets ou la grille supportant le combustible. Par-dessous et en avant vient déboucher l'air frais extérieur ;

2° Une coquille en fonte 2, formant foyer réflecteur ; cette coquille est plane à l'intérieur. Au contraire, sa partie externe, formant une paroi de la chambre de chaleur 3, non sujette à engorgement, est munie de nervures et d'ondulations nombreuses recourbées en forme de dôme, destinées à réfléchir la chaleur dans la pièce, à augmenter considérablement les surfaces de transmission, enfin, à utiliser la chaleur là où elle est la plus intense, c'est-à-dire en haut du foyer.

3° Un cadre en fonte 4, venant s'emboîter sur la coquille 2, et supportant une trappe 5 à fermeture conique. Dans la feuillure supérieure, viennent se poser les tambours ou tuyaux en tôle 6, destinés à utiliser la fumée : tantôt ces tuyaux vont en croix, si la sortie de la fumée est directe, tantôt le tambour se disposera avec une sortie à droite ou à gauche, suivant la direction des cheminées, qui varie à l'infini. Le ramonage sera direct, soit par des tampons latéraux, soit en soulevant la trappe ou chicane 7, posée sur tasseaux (A. Proust).

Les *poêles* ont sur la cheminée l'avantage d'utiliser une plus grande partie de la chaleur produite, mais ils ont l'inconvénient grave de s'échauffer très vite, de répandre une odeur désagréable, de dessécher l'air et d'exhaler de l'acide carbonique et de l'oxyde de carbone. Les poêles en faïence s'échauffent lentement et conservent la chaleur plus longtemps que les poêles en fonte ; ils fournissent une chaleur plus douce. Les poêles en fonte sont plus dangereux, et l'asphyxie est bien plus à redouter s'ils ont été noircis à la mine de plomb, si on les chauffe au rouge, ou si la pièce est étroite et mal ventilée.

Coulier a donné des règles applicables à ces deux espèces de poêles, nous croyons utile de les reproduire ici :

1° Le cendrier doit avoir une porte pouvant fermer hermétiquement. C'est elle et non la clé placée en aval du foyer, sur le tuyau, qui doit régler le tirage. Son obturation, au lieu d'être un danger, comme l'est à un si haut degré la fermeture du tuyau d'évacuation, est, au contraire, une garantie contre le reflux des produits de combustion dans la pièce ;

2° La clef doit être supprimée ; si on la conserve, le diaphragme doit être échancré de façon à ne pouvoir jamais obturer complètement le tuyau ;

3° La partie supérieure du foyer sera complètement ouverte pour l'introduction du combustible, et elle recevra, lorsque le poêle est allumé, une chaudière en cuivre ou en fer, à fond plat, s'adaptant exactement à l'orifice et pouvant contenir cinq ou six litres d'eau à évaporer. Le foyer n'aura pas de porte latérale ;

4° Le tuyau devra partir de la partie la plus élevée du foyer et présenter à sa sortie une inclinaison de 45 centimètres, de façon à ce qu'il ne puisse être obstrué par les cendres ou les escarbilles.

Les inconvénients des poêles en fonte ou en faïence sont fortement atténués quand on met une *double enveloppe.* L'air s'échauffe en circulant entre les deux enveloppes et ne pénètre dans la pièce qu'après avoir traversé un réservoir d'eau qui l'humecte et le purifie.

Les *poêles mobiles* ou à *combustion lente* visent surtout l'économie. Ils sont dangereux pour plusieurs raisons. Le tuyau de fumée ne peut être raccordé à *joint étanche*, par suite de la mobilité des poêles. Le tablier ne ferme pas hermétiquement, et il y a surtout un jour plus ou moins considérable entre le bas de celui-ci et la pierre d'âtre. Il suffit donc d'une insuffisance de tirage, d'une bourrasque, pour que les gaz toxiques se dégagent dans la pièce en passant par-dessous la trappe, ou par le trou percé dans la trappe même. « Les poêles, dit A. Proust, sont, d'ailleurs, particulièrement à redouter, en raison de la façon dont s'y produit la combustion. Elle se fait, dans ces appareils, à la base d'une masse de charbon, et les gaz produits sont forcés, pour gagner la cheminée, de traverser une couche de combustible porté au rouge ; or, ce sont là les conditions les plus favorables pour produire de l'oxyde de carbone ; la formation de ce gaz est, d'ailleurs, favorisée encore par la combustion lente qu'on s'efforce toujours de réaliser dans ces appareils ; toutefois, la combustion fût-elle très vive, il se produirait encore de l'oxyde de carbone, il s'en formerait une moins grande quantité pour cent volumes de gaz ; mais le volume total d'oxyde de carbone formé serait, dans les limites de la pratique, d'autant plus considérable que la combustion serait elle-même plus active. On comprend ainsi combien le refoulement des gaz de combustion est dangereux, puisque ces gaz contiennent une notable proportion d'oxyde de carbone. Ce gaz peut, d'ailleurs, se dégager dans le local où est placé le poêle, soit par le joint du couvercle qui, en service, n'est que bien exceptionnellement étanche, soit même par des fissures plus ou moins visibles de l'enveloppe. Ce qu'il y a peut-être de plus redoutable dans l'emploi de ces poêles mobiles à combustion lente, c'est qu'ils peuvent causer l'empoisonnement de voisins qui ne s'en servent pas. On a eu de nombreux exemples d'intoxication à grande distance, l'oxyde de carbone se dégageant dans un tuyau commun à plusieurs cheminées (disposition, d'ailleurs, formellement contraire aux règlements de police). En somme, ces appareils sont tous plus ou moins mauvais, et leur emploi devrait être limité au chauffage des escaliers et des corridors. »

Les *calorifères* sont des appareils qui apportent dans les pièces à chauffer la chaleur d'un foyer placé généralement dans les sous-sols. Ils sont à *air chaud*, à *eau chaude* ou à *vapeur*.

Les *calorifères à air chaud* (fig. 28) se composent d'un foyer

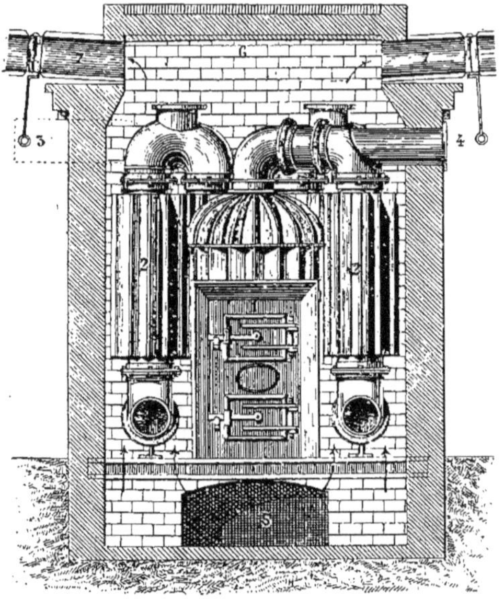

Fig. 28. — Calorifère a air chaud. — 1. Foyer en fonte. — 2. Tuyaux en fonte au contact desquels s'échauffe l'air froid. — 3. Tuyau de la cheminée pour la fumée. — 4. Tampon de ramonage. — 5. Arrivée de l'air froid. — 6. Chambre de chaleur. — 7. Conduite d'air chaud.

placé dans les caves ; de l'air chaud arrive à son contact et des tuyaux le mènent dans la pièce qu'il doit chauffer et dans laquelle il se déverse par des bouches de chaleur. Au plafond se trouvent des ouvertures qui forment tirage et facilitent l'arrivée de l'air chaud en même temps que l'expulsion de l'air vicié. Ils ont de nombreux inconvénients. Les voici résumés, d'après Proust :

1° Nécessité de faire cheminer l'air, depuis l'extérieur jusqu'aux locaux où il doit être utilisé, dans des gaines inaccessibles, qui ne sont jamais nettoyées, et, d'ailleurs, presque jamais nettoyables ;

2° Danger de voir, en cas d'arrêt du tirage, les gaz de la combustion se mêler à l'air chaud destiné au chauffage et à la ventilation. Cet accident est surtout à redouter quand on emploie des calorifères à combustion lente, car alors il se produit de l'oxyde de carbone (appareils ou dalles réfractaires permettant la combustion des poussières de charbon ou de coke) ;

3° Trop grande sécheresse de l'air ;

4° La ventilation est *solidaire* du chauffage, puisque c'est l'air qui sert à la ventilation qui apporte en même temps les calories nécessaires pour maintenir les salles à une température convenable ;

5° L'air très chaud sortant des bouches de chaleur gagne de suite la partie supérieure des salles dont on ne peut alors assurer le chauffage qu'en plaçant à la partie basse les orifices d'extraction de l'air vicié. La ventilation pratiquée dans ces conditions n'est jamais satisfaisante ;

6° Enfin on ne peut guère, avec un calorifère à air chaud, porter la chaleur à distance de plus de 15 mètres (horizontalement comptés). D'où il suit que ces appareils ne peuvent être employés pour une installation importante. Est-il bien utile de rappeler qu'ils exposent aussi à des chances d'incendie ?

Il n'en est plus de même avec les calorifères à eau chaude et à vapeur, dont les dispositions assurent au moins la salubrité du local habité.

Les *calorifères à eau chaude* sont basés sur la propriété qu'a l'eau d'emmagasiner de la chaleur et de la céder ensuite à l'air avec lequel elle se trouve en contact. Ainsi, un kilogramme d'eau descendant de 100° à 20° abandonne 80 calories, qui peuvent élever de 10 degrés 24 mètres cubes d'air.

L'appareil se compose d'une série de tuyaux (fig. 29) à la partie supérieure desquels se trouve un tube s'élevant verticalement et allant déboucher dans un réservoir ouvert par le haut et placé au grenier. De ce vase d'expansion se détachent des tubes qui vont dans les pièces à chauffer, et qui finissent par arriver, après de nombreux circuits, à la partie inférieure de la chaudière, formée par la série des tuyaux représentés par la figure.

Voici maintenant comment fonctionne l'appareil. Lorsqu'il est plein d'eau, celle qui se trouve dans la chaudière devenant moins dense au fur et à mesure qu'elle s'échauffe, s'élève et monte dans le vase d'expansion, d'où elle descend pour aller chauffer les pièces et revenir, après s'être refroidie, dans la chaudière, où elle se réchauffe pour recommencer son ascension. L'eau ne doit jamais s'élever à 100° quand l'appareil est dit à basse pression. Lorsqu'il est à moyenne ou haute pression, le système est fermé hermétiquement et on peut alors porter l'eau à 150 et même 180 degrés. On n'a pas besoin d'autant d'eau, les tuyaux en fer forgé sont plus petits, mais il est indispensable d'avoir une étanchéité plus grande.

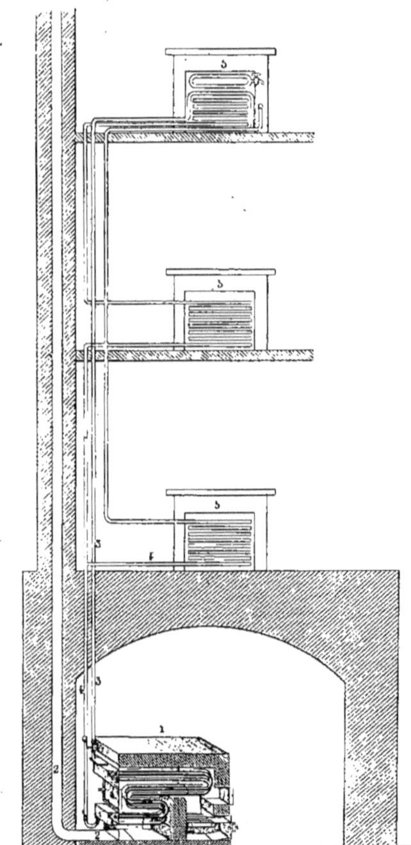

Fig. 29. — CALORIFÈRE A EAU CHAUDE. — 1. Foyer où l'eau s'échauffe. — 2. Cheminée. — 3. Tuyau par lequel monte l'eau chaude. — 4. Tuyau par lequel descend l'eau après avoir perdu sa chaleur. — 5. Condensateur de chaleur.

Ces calorifères fournissent une chaleur douce et agréable. Si elle est lente à se produire, elle se maintient longtemps, qualité précieuse lorsqu'il faut un chauffage continu. Le seul reproche qu'on puisse lui faire, c'est que les tuyaux peuvent se rompre, comme c'est arrivé à l'église Saint-Sulpice de Paris. La canalisation doit donc être aussi parfaite et aussi résistante que possible, ce qui rend l'installation assez coûteuse.

Les *calorifères à vapeur* sont préférables, quand il s'agit de chauffer de vastes locaux, et ils sont tous hygiéniques, si la température des salles est réglée d'une manière automatique (fig. 30). La vapeur d'eau se produit dans une chaudière située au sous-sol et va se répandre dans des appareils *ad hoc* disposés dans les locaux à chauffer. C'est là qu'elle se condense en abandonnant son calorique latent de vaporisation. La vapeur condensée retourne dans la chaudière, où elle redevient vapeur.

Le chauffage par les deux derniers calorifères est le plus hygiénique. Il chauffe surtout les parois des maisons sans enlever

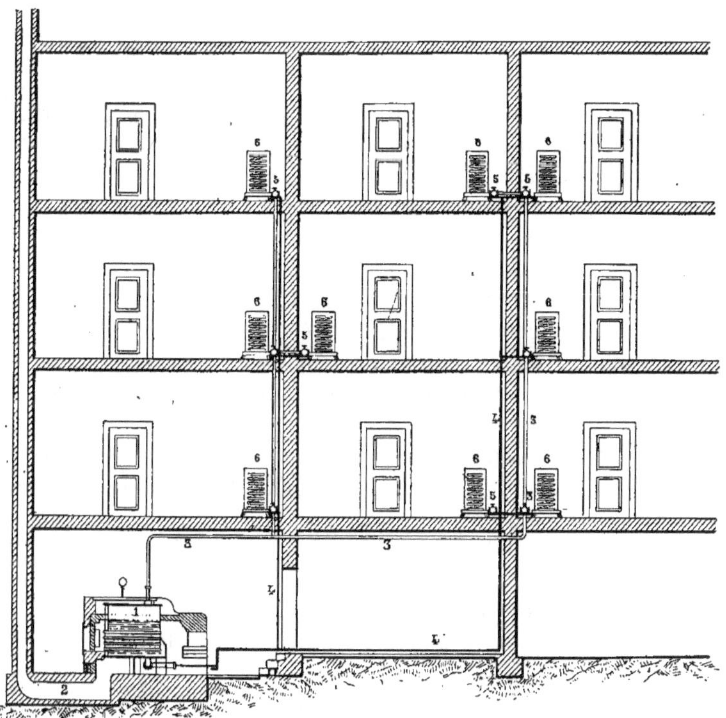

Fig. 30. — Calorifère a vapeur. — 1. Chaudière à vapeur. — 2. Cheminée. — 3. Tuyaux par lesquels se distribue la vapeur. — 4. Tuyaux par lesquels descend l'eau de condensation. — 5. Robinets commandant les appareils du condensateur. — 6. Appareils de condensation.

à l'air des pièces sa pureté. Malheureusement, le jour n'est pas encore venu où l'on pourra, à l'aide d'un calorifère central, distribuer dans toutes les habitations de la chaleur, comme on y distribue aujourd'hui, dans un grand nombre, de l'eau, du gaz ou de l'électricité. Actuellement, ce procédé n'est qu'à la disposition des riches.

§ 4. — Eclairage.

Éclairage naturel. — Éclairage artificiel : bougies ; lampes à huile, à pétrole ; gaz ; électricité ; acétylène.

La lumière est aussi utile que l'air. Elle est *naturelle* quand c'est le soleil qui nous la donne, *artificielle* quand nous l'obtenons au moyen de matières éclairantes que l'on fait brûler.

La lumière fournie par le soleil doit pénétrer largement et directement dans l'habitation. « Là où entrent, dit un proverbe, le soleil et, par conséquent, la lumière, n'entre pas la maladie. » Elle ne doit jamais être réfléchie. En conséquence, les pièces qui ont besoin de réflecteur sont antihygiéniques. Cependant quand on travaille dans une bibliothèque, un cabinet de travail, une école, un atelier d'ouvrage fin, la lumière directe est trop intense, trop vive, et partant, nuisible à la vue : il est nécessaire de rechercher une lumière diffuse, mais toujours abondante ; on l'obtient avec l'orientation nord-est. Quand il s'agit d'une chambre à coucher, la lumière doit venir directement, parce qu'elle a besoin, dans ce cas, de jouer un rôle purificateur et contribuant à la destruction des microbes pathogènes. En tout cas, il faut que les fenêtres soient très hautes et larges. D'après Trélat, les baies d'éclairage doivent avoir un quart environ de la surface totale de la façade et se prolonger jusqu'au plafond. Les persiennes, les stores, les rideaux sont évidemment condamnés par les hygiénistes, puisqu'ils interceptent l'air, la lumière, et qu'ils sont des nids à microbes. Mais, la mode !...

Éclairage artificiel. — Il n'y a jamais trop de lumière artificielle, dit Javal, en parlant des inconvénients qu'il y a pour la vue à être mal éclairé. C'est vrai, mais il faut encore avoir une bonne lumière artificielle. On ne peut s'éclairer qu'à la condition de brûler certaines substances dans un milieu où il y a de l'oxygène. Or, cette combustion dégage forcément des produits de combustion et de chaleur. Et ce sont ces deux facteurs, d'importance si grande en hygiène, qui compliquent la question. En somme, la meilleure lumière artificielle est celle qui fatigue le moins la vue et vicie très peu l'air de l'habitation par la production de l'acide carbonique et d'autres gaz délétères.

Parmi les rayons du spectre solaire, les rouges sont échauffants, les violets possèdent une action chimique et les jaunes une action éclairante. Ce sont donc ces derniers que l'on doit rechercher. On les trouve surtout dans la flamme fournie par la *bougie,* et la *lampe à huile.* De plus ils ne dégagent que de l'acide carbonique. La bougie et la lampe à huile constituent par conséquent un bon moyen d'éclairage. La lampe est toutefois préférable parce que, quoiqu'elle développe plus de chaleur que la bougie, elle donne plus de lumière et celle-ci est moins vacillante.

Les lampes à pétrole éclairent très bien, mais elles développent beaucoup de chaleur, ce qui fait qu'elles procurent souvent des maux de tête. Elles fournissent un éclairage lucratif, seulement elles sont dangereuses à cause des propriétés explosives du liquide employé.

Le *gaz* a tenu longtemps le premier rang. Il lutte encore aujourd'hui avec assez d'avantage contre l'électricité, mais tôt ou tard il sera vaincu. Il a, du reste, beaucoup d'inconvénients, il vicie l'air intérieur, développe une chaleur très grande, fatigue les yeux, donne de la céphalalgie et gêne même la respiration s'il brûle dans un espace trop restreint. On a cherché naturellement à faire disparaître tous ces inconvénients, c'est-à-dire à avoir un éclairage donnant son maximum d'intensité et en même temps son minimum de substances toxiques. On y arrive en apportant beaucoup d'oxygène sur la surface allumée.

« C'est en portant en effet, dit L. Langlois, les particules solides en suspension dans le gaz d'éclairage, à la plus haute température, que l'on obtient le maximum d'intensité lumineuse et en même temps on obtient la réduction totale des gaz combustible, ou leurs produits ultimes : l'eau et l'acide carboniques.

« Le bec papillon, très employé dans l'éclairage public, est défectueux, parce que le gaz n'est que partiellement brûlé, et à une température trop basse, et, qu'en outre, la flamme est toujours vacillante. Les becs annulaires avec cheminée d'appel présentent déjà un grand progrès. La surface du gaz en contact avec l'oxygène de l'air est considérablement accrue et la régularité de l'appel d'air empêche les oscillations de la flamme.

« Les appareils dits récupérateurs dont le premier type est dû à Siemens, mais qui ont été perfectionnés par Wenham, Cromarhe, etc., sont ainsi nommés parce que la chaleur de la flamme est utilisée pour chauffer l'air appelé. Ce résultat est obtenu en disposant deux ou trois chambres cylindriques, telles que l'air appelé est forcé d'arriver au foyer en descendant entre le cylindre extérieur et le cylindre intérieur chaud (fig. 31). Une disposition spéciale permet de faire servir ces lampes à la ventilation de la pièce, en y ajoutant une gaine formant cheminée d'appel.

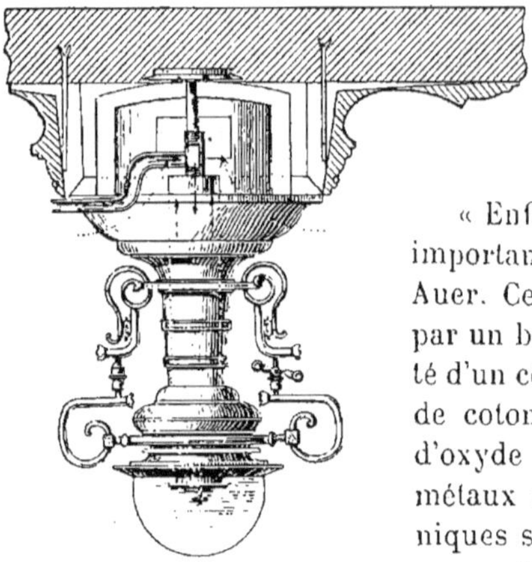

Fig. 31
LAMPE RÉCUPÉRATRICE.

« Enfin un dernier progrès fort important a été réalisé par le bec Auer. Ce dernier bec est constitué par un brûleur cylindrique surmonté d'un cône constitué par une trame de coton trempé dans une solution d'oxyde de zirconium et d'autres métaux rares. Les matières organiques sont réduites et il reste une gaze métallique légère, facile à porter à incandescence. Cette incandescence même assure une intensité remarquable de lumière avec une dépense de gaz très faible ; par suite une diminution proportionnelle de la chaleur rayonnée. Les avantages du bec Auer peuvent être facilement résumés ainsi : combustion complète du gaz, diminution de 25 pour cent de la dépense, chaleur rayonnée réduite, lumière blanche, fine, altérant peu les couleurs. Le seul inconvénient de ce bec est la fragilité du cône de zircone ; mais il est susceptible d'être encore perfectionné, et sa généralisation fait une réelle concurrence à l'électricité. »

Le gaz, même purifié, renferme de l'oxyde de carbone, de l'acide carbonique, de l'hydrogène sulfuré, de l'ammoniaque, de l'acide cyanhydrique, par conséquent ses fuites sont très dangereuses. Il peut empoisonner brusquement ou lentement. Dans le premier cas il y a plutôt asphyxie, mais dans le second, il y a une véritable intoxication. C'est l'oxyde de carbone, qui, comme toujours, joue le rôle le plus important. Quand on soupçonne une fuite, il faut, avant tout examen, fermer le conduit principal et ventiler énergiquement.

La *lumière électrique* n'échauffe ni ne vicie l'air. Les lampes à incandescence permettent d'obtenir une lumière presque parfaite. Celle-ci possède bien un grand nombre de rayons chimiques, mais on peut annihiler leur effet en modifiant la composition des ampoules. L'éclairage à arc voltaïque est trop intense, trop éclatant, on ne peut donc l'utiliser que dans les grands espaces, sur les places publiques, dans les grands ateliers. Enfin l'électricité est moins dangereuse que le gaz, puisque les explosions sont moins à craindre. Elle présente cependant quelques inconvénients, elle peut, dans certains cas, provoquer l'incendie, et les courants de haute tension sont foudroyants.

Les abat-jour sont très utiles parce qu'ils diffusent la lumière d'une manière égale. Il est même bon de mettre un globe aux lampes à pétrole parce qu'il empêche une partie des rayons chauds de passer.

L'*acétylène*. — Depuis deux ans on parle d'un nouveau gaz susceptible de fournir une lumière très belle et économique, le *gaz acétylène*. Ce gaz s'obtient avec une facilité extrême ; il suffit de laisser tomber dans de l'eau des morceaux de carbure de calcium, l'acétylène se dégage aussitôt et il reste un résidu de chaux. Si on approche une allumette de ce gaz, il s'allume instantanément et fournit une très belle flamme dorée [1]. Sa lumière a un pouvoir éclairant quinze fois au moins plus considérable que celle du gaz ordinaire, de plus la flamme est fixe, d'un éclat incomparable et d'un blanc jaune qui ne fatigue pas du tout la vue.

Ce sont là des avantages très précieux, aussi ses applications, s'élargissant de plus en plus, sont-elles déjà très nombreuses. Partout où il est impossible d'établir le gaz ou l'électricité, parce que l'installation en serait trop coûteuse, l'éclairage à l'acétylène est tout indiqué. Il est très facile d'éclairer ainsi largement et économiquement les maisons particulières de ville et de campagne, les châteaux, les communautés, les habitations isolées.

1. Il est facile de faire, *comme expérience*, une lampe brûlant l'acétylène : prendre une bouteille à moitié pleine d'eau ; introduire verticalement par le bouchon un tube en verre que l'on enfonce à deux ou trois centimètres dans l'eau ; coiffer l'extrémité extérieure du tube d'un bec à fente très mince ; déboucher alors, mettre quelques morceaux de carbure de calcium et reboucher. Attendre une minute ou deux pour donner le temps au gaz qui se produit de chasser l'air de la bouteille, afin d'éviter une explosion, approcher alors une allumette et l'acétylène brûlera jusqu'à ce que tout le carbure soit décomposé.

Pour rendre cet éclairage pratique on a construit des lampes portatives, des gazomètres avec canalisation, des réservoirs à acétylène liquéfié. Tous ces appareils n'ont pu atteindre encore la perfection. Il est cependant nécessaire de l'obtenir à cause des dangers d'explosion auxquels expose ce gaz, témoin le terrible accident de Montmartre survenu le 17 octobre 1896. Après avoir bien étudié la question, M. Vieille a soumis au Conseil de salubrité de la Seine un projet d'ordonnance de police, qui vise l'emploi des réservoirs et appareils générateurs d'acétylène d'un débit journalier inférieur à 10 mètres cubes. Voici ce projet que le Conseil de salubrité a approuvé à l'unanimité :

Considérant qu'en l'absence de certaines mesures de précaution, l'emploi des appareils générateurs d'acétylène peut présenter des dangers d'explosion et d'incendie :

Art. 1er. — Toute personne, qui voudra, dans l'immeuble qu'elle occupe, employer un appareil générateur d'acétylène, sera tenue d'adresser préalablement à la préfecture de police une déclaration indiquant :

1° La désignation précise du local affecté à l'appareil;

2° Une description de cet appareil avec plans à l'appui, à l'échelle de 2cm par mètre, et une instruction sur le mode de fonctionnement, certifiée par le constructeur. Cette déclaration signée et datée. Une nouvelle déclaration devra être faite dans le cas où l'instruction passerait entre les mains d'un nouveau locataire.

Art. 2. — Après cette déclaration, l'emploi des générateurs d'acétylène pourra se faire dans les conditions ci-après :

Les appareils ne pourront, en aucun cas, être installés dans des caves ou sous-sols; ils devront être placés soit à l'air libre, soit dans un local bien aéré, éclairé par la lumière du jour, muni d'ouvertures simplement grillagées, communiquant avec l'extérieur à l'exclusion des courettes mal ventilées.

Les bouteilles ou réservoirs d'acétylène liquéfié, placés à l'air libre, seront soustraits à l'action directe du soleil. A cet effet, ils seront entourés d'une enveloppe ou manchon, surmonté d'un couvercle servant d'abri au récipient, tout en assurant la libre circulation de l'air le long de ses parois.

Art. 3. — Les liquides ou matières usées provenant de l'extinction du carbure de calcium ne pourront être déversés à l'égout sans avoir été préalablement dilués dans un excès d'eau ; à cet effet, ces produits seront versés dans une cuve et étendus de dix fois leur volume primitif, avant d'être rejetés à l'égout.

Art. 4. — Les réservoirs de gaz acétylène comprimé ou liquéfié devront satisfaire aux conditions suivantes :

1° Les récipients chargés à une pression inférieure à 10 kilogrammes seront éprouvés par le constructeur et sous sa responsabilité à une pression double de celle qu'ils sont appelés à supporter. Ces récipients seront munis de manomètres.

Dans le cas où les récipients seraient chargés à des pressions supérieures à 15 kilogrammes, ils seront soumis, aux frais du propriétaire de l'appareil, par le service des mines, à une épreuve officielle opérée avec le martelage et constatant qu'ils supportent une pression égale à une fois et demie la pression maxima des gaz qu'ils contiennent.

Les bouteilles ou réservoirs d'acétylène liquéfié sont soumis aux épreuves et vérifications actuellement imposées aux réservoirs renfermant l'acide carbonique et le protoxyde d'azote liquéfiés destinés au transport par voies ferrées, sauf en ce qui concerne les conditions de remplissage des récipients.

Toutes les précautions relatives à la canalisation et à la ventilation des locaux éclairés par le gaz d'éclairage ordinaire sont applicables aux locaux éclairés par le gaz acétylène.

Maintenant les inconvénients de l'acétylène compensent-ils les avantages que présente cette matière éclairante, et doivent-ils en limiter l'usage? Non, disons-nous avec MM. Berthelot et Vieille, puisqu'il est facile de parer à ces risques par des dispositions convenables, telles que, d'une part, l'opérateur évite un écoulement trop brusque du gaz comprimé au travers des détendeurs, et que, d'autre part, il pousse le soin d'absorber à mesure la chaleur produite par les compressions et réactions continues des appareils, de façon à y prévenir toute élévation notable de température. Le vieux gaz, ajoute avec raison H. de Parville, occasionne aussi des accidents ou asphyxie sournoisement. Ne soyons pas trop sévères pour les jeunes, et laissons à l'acétylène la place qu'il mérite dans les nouveaux procédés d'éclairage.

§ 5. — Fosses d'aisance. — Latrines.

Origine et conséquences de la malpropreté domestique; plombs, éviers. — Cabinets d'aisance ou latrines. — Fosses d'aisance. — Vidange : fosses fixes, fosses mobiles; système diviseur; tout à l'égout.

« Le problème de l'habitation, dit A. Proust, ne se résume pas seulement dans les conditions que nous venons d'examiner. Parmi les conditions inhérentes à l'assainissement, il en est une qui domine en quelque sorte une partie des autres, car elle est de tous les instants et exige une surveillance incessante; je veux parler de l'*évacuation prompte et immédiate de toutes les matières usées par la vie journalière*, c'est-à-dire de tout ce qui peut être cause de putréfaction et de fermentation dans l'habitation. Or, ces matières sont surtout produites dans les cabinets d'aisance, dans les cuisines, dans les cabinets de toilette, et ce sont ces parties de la maison qu'il convient d'aménager avec un soin particulier. »

Les eaux ménagères de vaisselle, de lavage et les ordures constituées par les résidus de cuisine, de balayage créent très rapidement des foyers de fermentation et de putréfaction. Et le danger est bien plus grand quand il s'agit des excrétions alvines. Celles-ci constituent un véritable poison, lorsqu'elles proviennent d'un homme sain ; que doivent donc être alors celles d'un malade qui peuvent contenir un nombre incalculable de microbes pathogènes, comme les bacilles du choléra, de la fièvre typhoïde, de la dysenterie, de la diphtérie, etc. ? On doit par conséquent rejeter sans retard toutes les matières usées, livrer les premières au service de voirie et les secondes aux égouts. Quant aux troisièmes, leur éloignement est plus compliqué, puisqu'il comprend les latrines, les fosses d'aisance et la vidange.

A. — **Plombs. — Eviers. — Siphon hydraulique.** — Pour en-

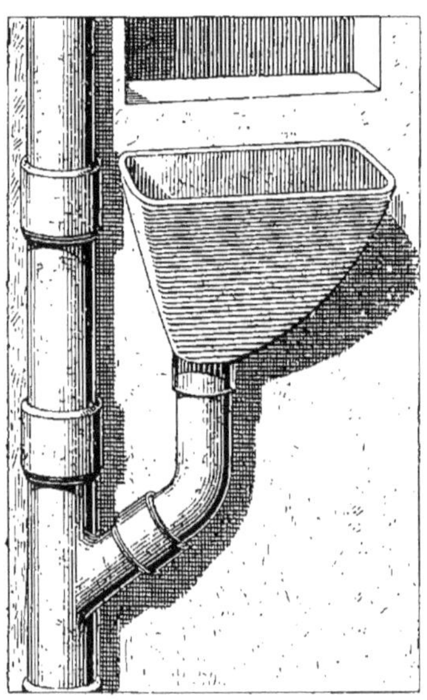

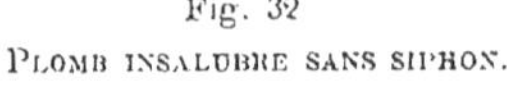

Fig. 32
PLOMB INSALUBRE SANS SIPHON.

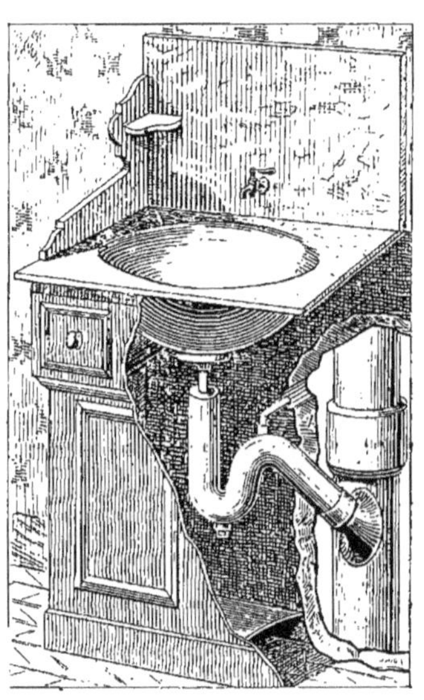

Fig. 33
CUVETTE MUNIE D'UN SIPHON AVEC VENTILATEUR.

voyer les eaux ménagères dans les égouts, on les jette dans les *plombs* ou dans l'*évier*. Il y a beaucoup d'appartements qui n'ont pas d'évier dans la cuisine ; les ménagères sont alors obligées de tout jeter dans cette boîte dégoûtante qu'on appelle *plomb* (fig. 32), de laquelle s'exhalent, surtout pendant l'été, des odeurs repoussantes et fort malsaines, d'autant plus que le plomb est généralement placé à côté d'une fenêtre qui appelle l'air dans l'habitation. Les plombs devront être remplacés partout où on ne peut mettre un évier dans les cuisines par une cuvette-toilette, munie d'un effet d'eau et d'un siphon obturateur ventilé (fig. 33), siphon empêchant toujours les gaz méphitiques d'être refoulés dans l'habitation.

« Le *siphon hydraulique*, dit A. Proust, qui complète aujourd'hui toute installation destinée à l'évacuation des matières usées, affecte généralement la forme de la lettre S couchée ∽, quand la direction de sortie est verticale, et la forme en demi S couchée, lorsque cette sortie est horizontale (fig. 34). Ces formes ont été admises comme étant les plus rationnelles, à la suite de nombreuses expériences ; elles offrent, en effet, le moins de résistance à l'écoulement des liquides et permettent le plus facilement le nettoyage automatique et complet de l'appareil, d'ailleurs exempt d'angles, puisque ces siphons sont de section circulaire dans toute leur longueur. La plus importante des conditions que doivent remplir les siphons hydrauliques, c'est assurément qu'ils forment une fermeture toujours directement infranchissable aux courants des gaz viciés provenant des réservoirs où se déposent les matières évacuées.

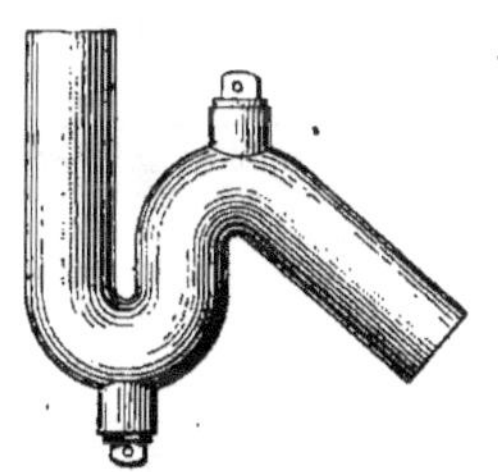

Fig. 34. — Siphon hydraulique — Type-siphon présentant une bonde d'ouverture fermée par un écrou hermétique et permettant le nettoyage, et une seconde tubulure placée sur la courbe saillante pour éviter le désamorçage.

« Il est fréquent que les siphons se siphonnent eux-mêmes, c'est-à-dire que, sous l'action d'une succion produite dans le tuyau principal d'écoulement, la garde d'eau du siphon risque de s'épuiser; alors elle ne forme plus obturation, et les gaz des réservoirs rentrent avec facilité dans les habitations. D'où la nécessité de les ventiler en couronne, c'est-à-dire de greffer une tubulure au sommet du siphon, tubulure en communication avec l'atmosphère extérieure (fig. 35); ainsi l'on empêche toute succion sur la poche d'eau interruptrice des odeurs. On a fait, il est vrai, aux siphons plusieurs reproches. Ils ne fonctionneraient plus lorsqu'on a été un certain temps sans s'en servir, par suite de la lente évaporation de la couche d'eau qu'ils renferment ; ainsi, lorsqu'une personne laisse son appartement pendant les deux ou trois mois d'été, les siphons ont pu se désamorcer peu à peu en son absence.

Mais il est facile de remédier à cet inconvénient, très rare dans la pratique, en remplissant au moment du départ le siphon de glycérine, ou en maintenant un très petit écoulement d'eau pendant le temps où l'appareil n'est pas en service. Il en est de même pour les cas de grands froids, après qu'on a entouré le siphon d'une garniture chaude. »

Les siphons présentent, en outre, le très grand avantage de pouvoir rejeter tous les systèmes plus ou moins compliqués de mécanismes dont on se sert trop souvent pour l'évacuation des immondices. Nos water-closets, nos appareils d'évier, etc. sont munis de clapets, de soupapes d'un maniement très incommode et qui ne présentent à l'égard de l'hygiène que de graves inconvénients. Viennent-ils à être dérangés, ce qui est fréquent, tout au moins pour les appareils à usage commun, il est souvent difficile de les réparer, et pour peu que l'on soit éloigné d'un centre habité, cela devient presque une impossibilité. Il en résulte que, pendant tout ce temps, l'habitant reçoit directement les émanations des réservoirs où sont projetées les matières usées.

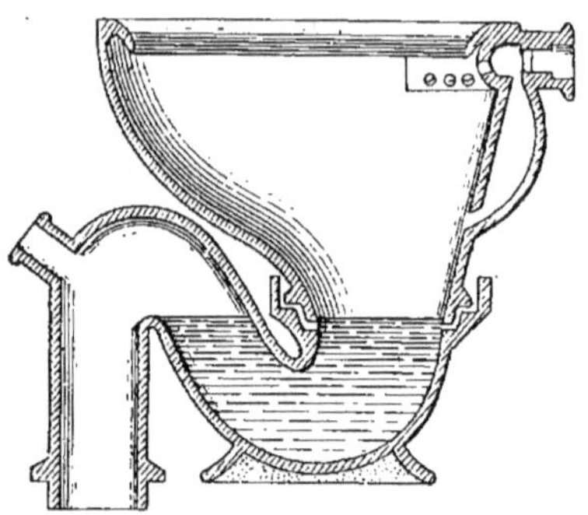

Fig. 35. — CUVETTE de cabinet d'aisance à fermeture hydraulique avec ventilateur.

Tout ce que nous avons dit sur les plombs s'adresse aux éviers sans siphon.

B. — **Latrines ou cabinets d'aisance.** — Un seul cabinet d'aisance, mal aéré, malpropre, peut infecter toute une maison. Il doit avoir une fenêtre assez grande que l'on maintient toujours ouverte quand il n'y a personne. Pas de tenture, pas de rideaux, et surtout pas de tapis, car le sol, les dalles ainsi que le siège doivent être lavés souvent. Dans les cabinets collectifs, les murs seront construits jusqu'à une certaine hauteur avec des matériaux qui n'absorbent pas l'humidité. Enfin, les cuvettes seront en grès vernissé ou en faïence, afin qu'on puisse les nettoyer facilement, et munies d'appareils de chasse permettant de jeter au moins 5 ou 6 litres d'eau d'un seul jet. Pour cela, il suffit de placer à deux mètres au-dessus de la cuvette un réservoir d'une capacité supérieure au débit. Ce réservoir est en communication par un robinet à flotteur avec les conduites d'eau, ce qui fait que celle-ci n'arrive plus dès que le réservoir est plein (fig. 36). Pour le vider, on dispose de plusieurs procédés. Les voici, d'après Langlois :

1° Un système à tirage permet de déclencher le réservoir;

2° Ce déclenchement se produit chaque fois que l'on vide la cuvette;

3° Le déclenchement se produit quand on ferme la porte du cabinet d'aisance;

4° L'appareil se débouche automatiquement à périodes régulières. Ce dernier système (que nous voyons employé dans certaines écoles de Paris) a l'inconvénient de dépenser beaucoup d'eau, ou tuot au moins de n'en pas régler la dépense exactement aux besoins. Il ne doit être applicable que pour les latrines publiques ou collectives.

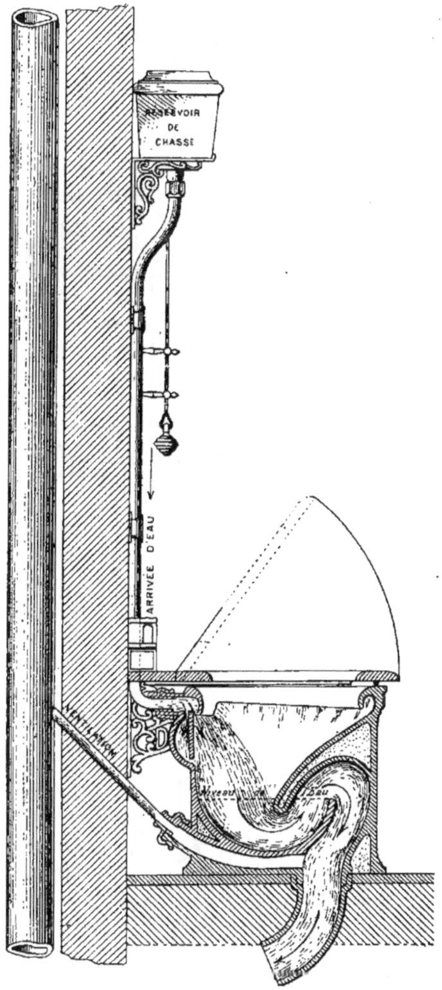

Fig. 36. — Cabinets d'aisance, avec réservoir de chasse et appareils siphonisés et ventilés sans mécanisme. — Appareil fonctionnant.

Les matières, étant ainsi expulsées du water-closet, sont reçues par le *tuyau de chute*. Il vaut mieux que celui-ci soit placé à l'extérieur de la maison, parce qu'il est ainsi plus facile de le contrôler (fig. 37). On doit préférer la fonte ou le plomb à la poterie vernissée à cause des joints qu'on obtient difficilement étanches. Il faut même mettre le plomb en première ligne parce qu'il s'oxyde moins que la fonte et s'infléchit comme l'on veut; 8 ou 10 centimètres de diamètre suffisent. Son extrémité supérieure s'élève au-dessus du toit, et son extrémité inférieure qui s'ouvre dans une fosse ou dans le tout à l'égout, est fermée par un siphon afin que les gaz ne puissent pas remonter.

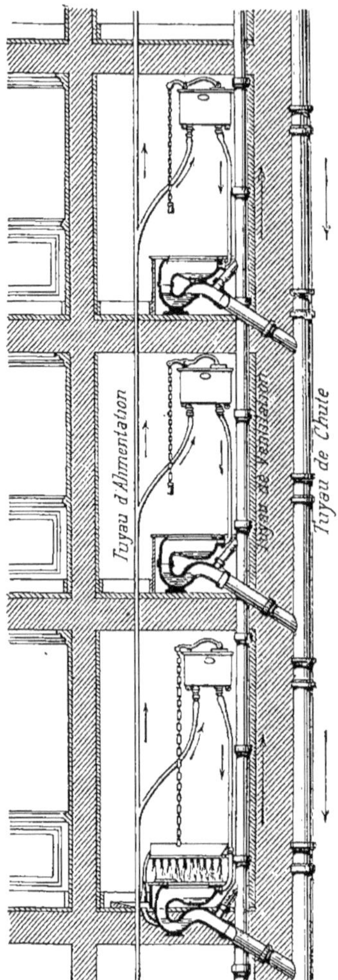

Fig. 37. — Type d'installation de cabinets d'aisance à effet d'eau et fermeture hydraulique pour maison à plusieurs étages.

C. — **Fosses d'aisance. — Vidange.** — Dans les campagnes on voit rarement des cabinets d'aisance. On n'y voit pas le *tout à l'égout*, mais bien le *tout à la rue*. Comme d'ordinaire, l'agglomération est loin d'être exagérée, comme l'air pur de la campagne se répand un peu partout, il n'y a pas de graves inconvénients, à moins qu'une épidémie ne sévisse. Quand un cabinet d'aisance existe, il est généralement situé au-dessus de la fosse à fumier, et l'engrais humain se mêle à l'engrais animal. Il est clair que si le premier engrais contient des germes de diphtérie ou de fièvre typhoïde, ces maladies peuvent être communiquées aux personnes qui l'utilisent. Dans quelques cas rares on construit des puisards, mais il y a à craindre des infiltrations avec les puits. Dans les villes, les choses ne peuvent pas se passer de cette façon. On a recours à plusieurs systèmes : fosses fixes, fosses mobiles, système diviseur, tout à l'égout.

1° *Fosses fixes.* — La fosse fixe (fig. 38) est un récipient en ma-

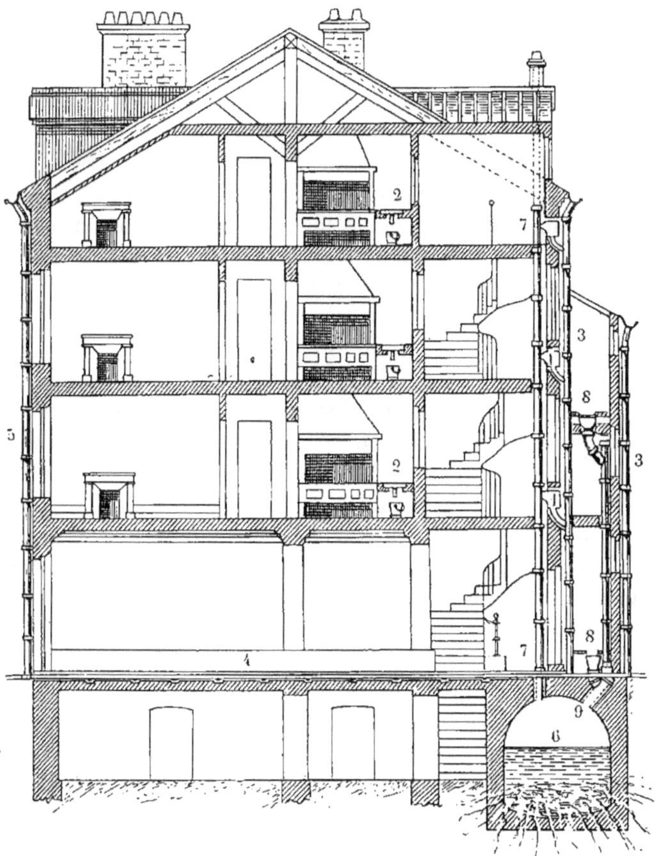

Fig. 38. — Maison desservie par une fosse fixe avec cabinets, plombs et éviers insalubres. — 1. Cuvettes ou plombs, placées dans la cage de l'escalier. — 2. Pierre d'évier recevant les eaux ménagères. 3. Descente des eaux de pluie recevant les eaux ménagères venant des plombs. — 4. Gargouilles en fonte conduisant dans la rue les eaux pluviales et ménagères et les eaux pluviales seules arrivant par la descente 5. — 6. Fosse fixe. — 7. Tuyau d'évent de la fosse. — 8. Cabinets d'aisance communs s'ouvrant sur l'escalier. — 9. Chute des cabinets.

çonnerie placé dans le sous-sol. Il est de toute nécessité qu'elle soit imperméable afin d'éviter les infiltrations et la propagation des maladies épidémiques qui en sont la conséquence. Le fond doit être concave et tous les coins arrondis, parce que les angles entravent le nettoyage.

Les matières qui y arrivent ne tardent pas à fermenter et donnent naissance à de l'acide carbonique, de l'ammoniaque, de l'hydrogène sulfuré, de l'hydrogène carboné, du sulfhydrate d'ammoniaque. Si ces gaz pénètrent d'une façon ou d'une autre dans l'habitation, ils provoquent des vomissements, de la diarrhée et probablement la fièvre typhoïde. Il est donc nécessaire de les faire sortir au fur et à mesure qu'ils se forment. On y arrive plus ou moins au moyen d'un *tuyau d'évent* (fig. 38-7) qui part de la partie supérieure de la fosse et s'élève jusqu'au-dessus du toit; pour que le tirage se fasse mieux, on l'adosse à une cheminée, afin que la chaleur établisse un courant constant de bas en haut. Un bec de gaz allumé dans le tuyau agit de la même façon.

A ce moyen on peut en ajouter un autre et chercher à désinfecter ces matières, quoiqu'il soit à peu près impossible de détruire les micro-organismes. On emploie d'ordinaire une solution de sulfate de fer à 5 pour cent et on en jette 9 litres par mètre cube de la fosse. D'après Vincent, 7 kilogrammes de sulfate de cuivre par mètre cube désinfectent bien. Le sublimé, l'acide phénique, le sulfate de zinc ne peuvent être utilisés à cause de leur prix élevé. L'administration militaire emploie les huiles lourdes de houille, qui agissent antiseptiquement et forment une couche imperméable à l'air.

Vidange. — Les matières, quoique désinfectées, ne doivent pas rester longtemps dans la fosse. Il faut donc les vider aussi souvent que possible, mais jamais avec des seaux à main, les ouvriers courant trop de danger. Les deux meilleurs systèmes sont la *vidange par propulsion* ou *refoulement*, et la *vidange par aspiration*. Dans le premier système, on met un tonneau monté sur roues en communication avec la fosse au moyen d'un tuyau imperméable, et une pompe foulante refoule les matières dans le tonneau. Avec le second système on fait le vide dans le tonneau métallique et les matières y arrivent par le tube aspirateur.

2° *Fosses mobiles.* — La fosse mobile est constituée par un tonneau métallique, imperméable, et qui peut être enlevé facilement. Si l'opération se fait tous les jours, c'est un procédé excellent. Mais si on ne le renouvelle que tous les dix ou quinze jours, la fosse mobile a autant d'inconvénients que la fosse fixe. En Angleterre, dans les maisons qui ont cette fosse, on projette, après chaque station dans le cabinet en question, de la terre ou de la cendre,

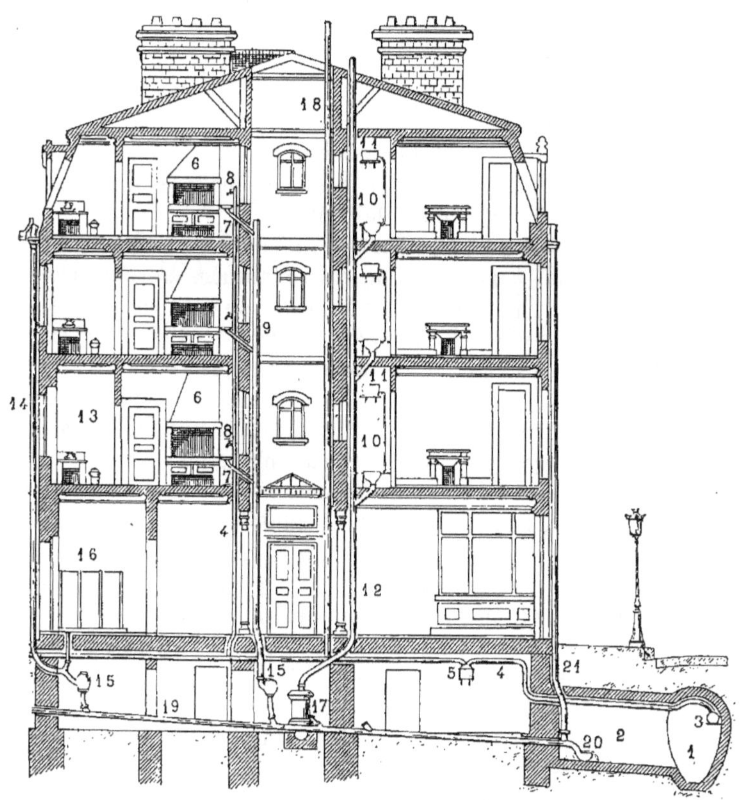

Fig. 39. — Maison desservie par un appareil diviseur. — 1. Égout public. — 2. Branchement particulier. — 3. Prise en charge sur la conduite d'eau. — 4. Distribution d'eau alimentant la cuisine et la fontaine de la cour. — 5. Compteur à eau. — 6. Cuisines. — 7. Pierres d'évier. — 8. Robinet piqué sur la colonne montante. — 9. Descente en fonte recevant les eaux ménagères. — 10. Cabinets d'aisance ayant des cuvettes avec valve à tirage et à effet d'eau, grâce au réservoir 11. — 12. Tuyau de chute en fonte. — 13. Cabinets de toilette avec cuvette, etc., recevant les eaux sales et souvent les urines. — 14. Tuyau de descente pour les eaux pluviales et les eaux ménagères. — 15. Siphons en fonte, récipients dans lesquels les ordures finissent toujours par s'accumuler. — 16. Urinoirs. — 17. Tinette filtre raccordant la chute des cabinets d'aisance en conservant toutes les matières solides. — 18. Ventilateur de la chambre à tinette. — 19. Canalisation en fonte. — 20. Déversoir, dit gueule de cochon, terminant la canalisation à l'entrée du branchement particulier. — 21. Partie de conduite posée sous trottoir et raccordant les descentes avec la canalisation.

ce qui fait que ce cabinet n'est plus un *water-closet*, mais bien un *earth-closet*. On évite ainsi un peu les émanations. En France, certaines personnes jettent des poudres absorbantes; cet usage est à recommander puisque ces poudres enlèvent rapidement les mauvaises odeurs.

La vidange se fait en enlevant le tonneau plein et en le remplaçant par un tonneau vide. L'opération doit être faite aussi rapidement que possible.

3° *Système diviseur*. — Ce système (fig. 39), comme son nom l'indique, consiste à séparer en deux les matières reçues, les liquides d'un côté, les solides de l'autre.

La tinette filtrante (17) tient à la fois de la fosse mobile et du système du tout à l'égout. Elle est constituée, en effet, par un réservoir cylindrique en métal d'un mètre de haut environ, et de 35 millimètres de diamètre, séparé en deux parties inégales par une cloison horizontale ou verticale percée de trous. La tinette est en communication directe et hermétique avec le tuyau de chute (12), les matières arrivent dans le compartiment le plus vaste, les parties liquides traversant le diaphragme passent dans le second compartiment, et de là gagnent, par un tuyau adapté à un orifice inférieur, l'égout de la ville (Langlois).

La vidange se fait comme pour la fosse mobile. Ce système est évidemment un perfectionnement, mais pour qu'on puisse l'installer, il faut que la maison communique avec un égout.

4° *Tout à l'égout*. — Le système du tout à l'égout consiste à faire passer les excréments solides et liquides, ainsi que les eaux ménagères, directement et immédiatement du water-closet, de l'évier, dans un tuyau qui les dirige dans l'égout. La maison se trouve ainsi assainie (fig. 40).

Tous les tuyaux de chute évacuant les eaux des cours, les immondices des éviers, des water-closets et les eaux pluviales ont des diamètres qui, sauf pour les chutes en poterie, ne dépassent pas $0^{m},11$; ils se réunissent dans un drain général en poterie vernissée de $0^{m},15$ de diamètre, prolongé dans l'égout où il débouche directement, au pied d'un mur de séparation isolant le branchement; un siphon à nettoyage automatique empêche le retour des gaz de l'égout. Des regards situés au-dessus de ce siphon sont ventilés chacun par un tuyau aboutissant à une grille verticale munie d'une valve en mica et qui s'ouvre à l'air libre. Le tuyau de chute des eaux pluviales de la façade (13) débouche dans l'un de ces regards. Quant au tuyau de chute des cabinets (7), il est placé contre le mur extérieur de la cuvette et vient rejoindre

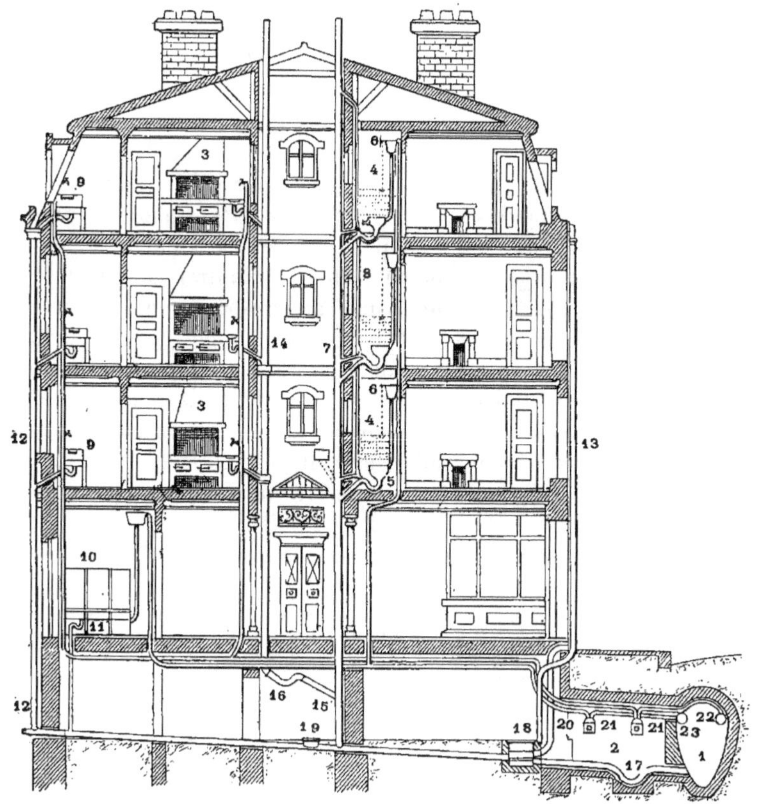

Fig. 40. — MAISON DESSERVIE PAR LE TOUT A L'ÉGOUT. — 1. Égout public. — 2. Branchement particulier. — 3. Cuisines avec robinet d'eau de source au-dessus de la pierre d'évier. — 4. Cabinets d'aisance. — 5. Cuvette en poterie émaillée avec siphon. — 6. Réservoir de chasse fonctionnant à la main pour le lavage de la cuvette. — 7. Tuyade chute des cabinets d'aisance. — 8. Ventilation en plomb pour les siphons sous cuvettes. — 9. Lavabos avec robinets alimentés par l'eau de source. — 10. Urinoirs avec revêtements en lave émaillée, réservoirs de chasse fonctionnant automatiquement. — 11. Siphons en plomb ou en poterie avec boutons de nettoyage. — 12. Tuyau de descente d'eaux pluviales recevant des eaux ménagères. — 13. Tuyau de descente des eaux pluviales. — 14. Tuyau de descente d'eaux ménagères. — 15. Conduites en tuyaux de poterie vernissée. — 16. Siphons en poterie vernissée, interposés entre les chutes ou descentes et la canalisation. — 17. Siphon en poterie vernissée interposé sur la canalisation entre l'égout public et la maison. — 18. Regards de visite. — 19. Prise d'air sur regards de visite. — 20. Prise d'air pour la ventilation du branchement particulier. — 21 Compteurs à eau. — 22. Prise en charge sur la conduite d'eau de source. — 23. Prise en charge sur la conduite d'eau d'Ourcq ou de rivière.

le drain par un coude dont la forme empêche les dépôts de se produire; il débouche à l'air libre, au-dessus du toit, et reçoit les tuyaux de décharge des water-closets, séparés de la cuvette par un siphon hydraulique ventilé et commun. Le tuyau commun de ventilation de ces siphons part de celui des water-closets du rez-de-chaussée, et se branche sur le tuyau de chute, à la distance d'un étage au-dessus du dernier. Il va de soi que tous les cabinets sont pourvus de réservoirs de chasse (6), de manière qu'il n'existe aucune communication directe entre le service d'eau pure et les cuvettes. De même, les éviers et les lavabos comportent des siphons hydrauliques. Enfin, nous avons supposé que le rez-de-chaussée de la maison était occupé par un café, afin de montrer comment doit être disposé l'urinoir situé dans l'arrière-boutique, et qui est d'ordinaire si malpropre; cet urinoir est à auge, avec réservoir de chasse automatique et siphon hydraulique. Comme on le voit, toutes les précautions sont prises dans la maison pour que le même principe de la salubrité soit appliqué aussi strictement que possible à tous les appareils recevant des matières usées, à savoir : circulation, pas de stagnation [1] (Proust).

Telles sont les règles que l'on doit suivre si on veut avoir une habitation saine. Leur importance est évidente. Il est hors de

1. Nous croyons devoir donner ici à titre de renseignement complémentaire le *Règlement* suivant *relatif à l'assainissement de Paris*, fait le 30 décembre 1895.

LE PRÉFET DE LA SEINE :

ARRÊTE :

TITRE PREMIER. — *Cabinets d'aisance :*

Article premier. — Dans toute maison à construire, il devra y avoir un cabinet d'aisance par appartement, par logement ou par série de trois chambres louées séparément. Ce cabinet devra toujours être placé soit dans l'appartement ou logement, soit à proximité du logement ou des chambres desservies, et, dans ce cas, fermer à clef.

Dans les magasins, hôtels, théâtres, usines, ateliers, bureaux, écoles et établissements analogues, le nombre des cabinets d'aisances sera déterminé par l'Administration, dans la permission de construire, en prenant pour base le nombre de personnes appelées à faire usage de ces cabinets.

Dans les immeubles indiqués au paragraphe précédent, le propriétaire ou le principal locataire sera responsable de l'entretien en bon état de propreté des cabinets à l'usage commun.

Art. 2. — Tout cabinet d'aisance devra être muni de réservoir ou d'appareil branché sur la canalisation, permettant de fournir dans ce cabinet une quantité d'eau suffisante pour assurer le lavage complet des appareils d'évacuation et entraîner rapidement les matières jusqu'à l'égout public.

Art. 3. — L'eau ainsi livrée dans les cabinets d'aisance devra arriver dans les cuvettes de manière à former une chasse vigoureuse. Les systèmes d'appa-

doute que la malpropreté d'une maison amène cette misère physiologique qui engendre la phtisie pulmonaire, la scrofule et

reils et leurs dispositions générales seront soumis au Conseil municipal avant que leur emploi par les propriétaires soit autorisé. Ils seront examinés et reçus par le service de l'Assainissement de Paris avant la mise en service.

Art. 4. — Toute cuvette de cabinets d'aisance sera munie d'un appareil formant fermeture hydraulique et permanente.

Néanmoins, l'Administration pourra tolérer le maintien des installations, lorsque celles-ci le permettront, à la condition qu'il soit établi, à la base de chaque tuyau de chute, un réservoir de chasse automatique convenablement alimenté.

TITRE II. — *Eaux ménagères et pluviales :*

Art. 5. — Il sera placé une inflexion siphoïde formant fermeture hydraulique permanente à l'origine supérieure de chacun des tuyaux d'eau ménagère.

Art. 6. — Les tuyaux de descente des eaux pluviales seront munis également d'obturateurs à fermeture hydraulique permanente interceptant toute communication directe avec l'atmosphère de l'égout.

Art. 7. — Les tuyaux devront être aérés d'une manière continue.

TITRE III. — *Tuyaux de chute et conduites d'eaux ménagères et pluviales :*

Art. 8. — Les descentes d'eaux pluviales et ménagères et les tuyaux de chute destinés aux matières de vidanges ne pourront avoir un diamètre inférieur à 8 centimètres ni supérieur à 16 centimètres.

Art. 9. — Les chutes des cabinets d'aisance avec leurs branchements ne pourront être placés sous un angle supérieur à 45° avec la verticale.

A l'origine supérieure de chacune de ces chutes, il devra toujours être placé une inflexion siphoïde formant fermeture hydraulique permanente, sous réserve de la tolérance prévue à l'article 4. Chaque tuyau de chute sera prolongé au-dessus du toit jusqu'au faîtage et librement ouvert à sa partie supérieure.

Art. 10. — La projection de corps solides, débris de cuisine, de vaisselle, etc., dans les conduites d'eaux ménagères et pluviales, ainsi que dans les cuvettes des cabinets d'aisances, est formellement interdite.

Art. 11. — Les descentes des eaux pluviales et ménagères et les tuyaux de chute seront prolongés jusqu'à la conduite générale d'évacuation, au moyen de canalisations secondaires dont le tracé devra être formé de parties rectilignes raccordées par des courbes.

A chaque changement de pente ou de direction, il sera ménagé un regard de visite fermé par un autoclave étanche et facilement accessible.

TITRE IV. — *Evacuation des matières de vidanges, des eaux ménagères et des eaux pluviales :*

Art. 12. — L'évacuation des matières de vidanges sera faite directement à l'égout public avec les eaux pluviales et ménagères dans les voies désignées par arrêtés préfectoraux, après avis conforme du Conseil municipal, au moyen de canalisations parfaitement étanches, ventilées et prolongées dans le branchement particulier jusqu'à l'aplomb de l'égout public.

Art. 13. — Les canalisations auront une pente minima de 3 centimètres par mètre. Dans les cas exceptionnels où cette pente serait impossible ou difficile

toutes les maladies de consomption. De plus, on constate tous les jours que les épidémies font beaucoup plus de victimes dans les

à réaliser, l'Administration aura la faculté d'autoriser des pentes plus faibles avec addition de réservoir de chasse et autres moyens d'expulsion à établir aux frais et pour le compte des propriétaires.

Art. 14. — Leur diamètre sera fixé, sur la proposition des intéressés, en raison de la pente disponible et du cube à évacuer.

Il ne sera, en aucun cas, inférieur à 12 centimètres.

Art. 15. — Chaque tuyau d'évacuation sera muni, avant sa sortie de la maison, d'un siphon dont la plongée ne pourra être inférieure à 7 centimètres, afin d'assurer l'occlusion hermétique et permanente entre la canalisation intérieure et l'égout public.

Chaque siphon sera muni d'une tubulure de visite avec fermeture étanche placée en amont de l'inflexion siphoïde.

Les modèles de ces siphons et appareils seront soumis à l'Administration et acceptés par elle.

Art. 16. — Les tuyaux d'évacuation et les siphons seront en grès vernissé ou autres produits admis par l'Administration. Les joints devront être étanches et exécutés avec le plus grand soin, sans bavure ni saillie intérieure.

La partie inférieure de la canalisation devra résister à une pression d'eau intérieure de 1 kilogramme par centimètre carré.

Art. 17. — Dans toute maison à construire, le branchement particulier d'égout devra être mis en communication avec l'intérieur de l'immeuble, et ce branchement devra être fermé par un mur pignon au droit même de l'égout public.

En ce qui concerne les maisons existantes, les propriétaires pourront, sur leur demande, être autorisés à mettre leur branchement particulier en communication avec l'intérieur de leur immeuble, et à y installer le siphon hydraulique obturateur du conduit d'évacuation, ainsi que le compteur de leur distribution d'eau ou tout autre appareil destiné à l'évacuation, sous réserve de l'établissement, au droit même de l'égout, d'un mur pignon fermant ce branchement.

Evacuation par canalisation spéciale :

Art. 18. — Dans les voies publiques où, par suite de circonstances exceptionnelles, les matières de vidanges et les eaux ménagères ne seraient pas évacuées directement à l'égout public, des arrêtés spéciaux, pris après avis du Conseil municipal, prescriront les dispositions à adopter selon les exigences du système employé.

TITRE V. — *Epoque de l'exécution des travaux :*

Art. 19. — Les dispositions du titre premier, relatives au nombre des cabinets d'aisance, seront immédiatement applicables en ce qui concerne les maisons à construire. Elles pourront devenir exigibles dans les maisons déjà construites, si la salubrité le réclame, en exécution des lois et règlements existants ou à intervenir sur les logements insalubres.

Les autres dispositions du titre premier ne seront appliquées que successivement, dans les voies indiquées par les arrêtés préfectoraux dont il est question aux articles 12 et 18.

Les propriétaires riverains de ces voies auront un délai maximum de trois ans, compté à partir de la publication desdits arrêtés, pour appliquer les dis-

maisons insalubres que dans les maisons construites selon les règles de l'hygiène. Du reste, comme l'a dit M. Rochard, les mala-

positions des articles 2, 3 et 4 du titre premier, installer des occlusions hydrauliques, adapter la canalisation existante à l'évacuation des vidanges dans les conditions indiquées au présent règlement et supprimer les fosses, tinettes et autres systèmes de vidange actuellement en usage.

Art. 20. — Les mêmes prescriptions et le même délai seront applicables aux voies privées qui aboutissent aux voies publiques susmentionnées et dont les propriétaires devront pourvoir en temps utile aux moyens généraux d'évacuation à l'égout public.

Art. 21. — Les projets d'établissement de canalisations de maisons neuves ou de transformation de canalisations de maisons déjà construites seront soumis, avant exécution, au service de l'Assainissement de Paris. Il en sera délivré un récépissé.

Ils comprendront l'indication détaillée, avec plans et coupes, de tous les travaux à exécuter, tant pour la distribution de l'eau alimentaire que pour l'établissement des cabinets d'aisance et l'évacuation des matières de vidanges, eaux ménagères et pluviales.

Vingt jours après le dépôt de ces projets constaté par le récépissé du service de l'Assainissement, le propriétaire pourra commencer les travaux d'après son projet, s'il ne lui a été notifié aucune injonction.

L'entrepreneur restera d'ailleurs soumis à la déclaration préalable prescrite par l'ordonnance du 20 juillet 1838, article premier.

Après approbation de l'Administration et exécution, les ouvrages ne pourront être mis en service qu'après leur réception par les agents du service de l'Assainissement de Paris, assistés de l'architecte-voyer, lesquels vérifieront dans les dix jours de leur achèvement si ces ouvrages sont conformes aux projets approuvés et aux dispositions prescrites par le présent règlement.

Art. 22. — Les fosses, caveaux, etc., rendus inutiles par suite de l'application de l'écoulement direct à l'égout, seront vidangés, désinfectés et comblés.

TITRE VI. — *Redevance :*

Art. 23. — Les propriétaires dont les immeubles seront desservis par l'écoulement direct paieront, pour le curage des égouts publics, la taxe fixée par l'article 3 de la loi du 10 juillet 1894.

Cette taxe sera exigible à partir du 1er janvier, pour les immeubles qui se trouveront pratiquer à cette date l'évacuation directe des vidanges à l'égout. Elle le deviendra successivement pour ceux où ledit système d'évacuation directe sera ultérieurement établi à partir du 1er janvier de l'année qui suivra la mise en service des ouvrages et au plus tard la troisième année après la date des arrêtés préfectoraux mentionnés à l'article 12.

TITRE VII. — *Dispositions transitoires :*

Art. 24. — Dans les rues actuellement pourvues d'égouts, mais où l'écoulement direct n'est pas encore appliqué, il pourra être accordé provisoirement des autorisations pour écoulement des eaux vannes à l'égout par l'intermédiaire des tinettes filtrantes dans les conditions de l'arrêté du 27 novembre 1887.

Art. 25. — Des fosses fixes nouvelles ne pourront être établies, à titre provisoire, que dans les cas à déterminer par l'Administration et lorsque l'absence d'égout, les dispositions de l'égout public et de la canalisation d'eau, ou toute

dies transmissibles sont filles de la saleté et de l'encombrement.

En parlant des égouts, nous traiterons la question de l'éloignement de toutes les *nuisances* hors la ville.

CHAPITRE IV

HYGIÈNE DES VILLES ET DES CAMPAGNES

§ 1. — Villes.

Conditions météorologiques et géologiques : situation, altitude, terrain. — Voies publiques. Pavage. Urinoirs et latrines publics. — Égouts. Bouches d'égouts. Eau des égouts. Valeur des matières de vidange. Épurations diverses. — Dépotoirs. Epandage. Voiries. Immondices. — Abattoirs et tueries. — Lavoirs. — Cimetières. Inhumation. Crémation. — Hôpitaux. Dispensaires. Crèches. Théâtres. — Air des villes.

Toute agglomération qui compte plus de 2000 habitants forme ce qu'on appelle une *ville*. Et il y en a beaucoup en France, puisque la population rurale est à peine le double de la population urbaine. Encore cette proportion va tous les jours en diminuant, car les campagnards émigrent de plus en plus dans les villes. Cependant la mortalité est moins grande chez ces derniers que chez les citadins. Ceux-ci sont plus exposés à contracter les maladies qui sont la conséquence des souillures de l'air, de l'encombrement, de la contagion; ils sont plus ou moins décimés par la fièvre typhoïde, ils deviennent tuberculeux avec une facilité déplorable, en même temps qu'ils sont exposés, comme les campagnards, mais moins tout de même, aux fluxions de poitrine, aux pleurésies, aux rhumatismes, aux fièvres intermittentes, etc. Ce qui rend une ville surtout insalubre ce n'est pas le nombre de ses habitants, mais bien leur entassement.

autre cause, ne permettront pas l'écoulement direct des matières de vidange à l'égout.

Art. 26. — L'installation et la disposition des fosses fixes et mobiles, des tinettes filtrantes existant actuellement, des tuyaux de chute et d'évent, etc., etc., restent soumises aux prescriptions des ordonnances, arrêtés et règlements en vigueur en tout ce à quoi il n'est pas dérogé par le présent règlement.

Art. 27. — Le présent règlement ne pourra être modifié qu'après avis du Conseil municipal.

A. — **Conditions météorologiques et biologiques.** — Les villes sont plus ou moins salubres, suivant leur situation, leur altitude et le terrain sur lequel elles sont construites.

Au point de vue de leur *situation*, on peut considérer, avec Fonssagrives : les villes situées dans une *plaine;* elles sont salubres si le sol est perméable et ne retient pas l'eau. — Les *villes de vallée;* elles sont saines si la vallée est bien ouverte et si le soleil y pénètre suffisamment; dans le cas contraire, elles sont insalubres et favorisent le développement du goitre et du crétinisme. — Les *villes maritimes;* leur air est pur, la température varie peu, mais elles sont humides, exposées au vent, et souvent le flux apporte et laisse sur la plage des matières putrescibles qui ne peuvent qu'exercer une mauvaise influence sur la santé générale, enfin celles qui ont un grand port sont sujettes à l'invasion de maladies exotiques susceptibles d'être importées par les navires. — Les *villes fluviatiles;* elles sont nombreuses et très salubres par suite de l'eau qui est nécessaire à la consommation des habitants, mais à la condition, bien entendu, qu'elle ne soit pas souillée. — Les *villes lacustres;* elles ne sont pas trop salubres en raison de l'humidité que les lacs ou les canaux leur donnent, à moins qu'un vent assez fort ne chasse au loin les vapeurs ou les miasmes qui se forment. — Les *villes palustres;* elles sont absolument insalubres, aussi les fièvres intermittentes y règnent-elles continuellement, produisant la cachexie paludéenne qui ne tarde pas à emporter les malades.

Altitude. — Certaines villes, comme Caen, Bordeaux, Nantes, dépassent à peine le niveau de la mer; elles sont généralement humides et elles favorisent le lymphatisme. Celles qui se trouvent entre 50 et 300 mètres n'éprouvent aucune influence sanitaire au point de vue de l'altitude. Celles qui, comme Chambéry, Pontarlier, Briançon sont entre 800 et 1 300, jouissent d'une grande salubrité quoiqu'il y fasse très froid.

Terrain. — Les villes construites sur un terrain rocheux ou sablonneux sont très saines. Si le terrain est argileux, elles sont insalubres par suite de la stagnation de l'eau. S'il est alluvionnaire, elles sont malsaines aussi, comme les villes palustres et pour les mêmes raisons. Celles que l'on a construites sur pilotis ne sont entretenues que très difficilement dans un état de propreté compatible avec une bonne hygiène.

B. — **Voies publiques.** — **Pavage.** — Autrefois on ne voyait guère dans une ville que des rues étroites, tortueuses. Aujourd'hui, au contraire, elles sont droites et larges. Les villes neuves, comme Philadelphie, New-York, Chicago, Sydney, les quartiers neufs de Turin, de Lille, de Berlin n'ont que de grandes voies parallèles coupées par des rues perpendiculaires, constituant ainsi un véritable damier. Mais cette régularité n'est pas absolument indispensable. Le point le plus important c'est que les voies de communication soient larges afin que l'air y circule librement et que le soleil y pénètre le plus longtemps possible. La hauteur des maisons doit être en rapport avec la largeur des rues. Les passages, impasses, ruelles sont contraires à l'hygiène parce qu'ils sont peu aérés et qu'ils ne reçoivent jamais le soleil. Il faut que toutes les rues aient une certaine pente, 5 millimètres au moins par mètre, afin que les eaux puissent s'écouler. Sur les boulevards il est très utile qu'on plante des arbres et que, d'espace en espace, on établisse des squares dans le but d'assurer la salubrité de la ville et de l'embellir en même temps. Les squares présentent cependant un petit inconvénient. Ils sont, en effet, le rendez-vous des convalescents, des enfants atteints de la coqueluche, ou relevant à peine de la rougeole, de la scarlatine; ils peuvent ainsi donner naissance à des foyers épidémiques. Nous devons ajouter cependant que ces inconvénients disparaîtront au fur et à mesure que les parents se convaincront de la nécessité de la désinfection, ce qui ne tardera pas à arriver par suite de l'instruction hygiénique qu'on leur donne.

La chaussée est bombée au milieu; elle forme donc une inclinaison de chaque côté du trottoir. On la recouvre d'un bon *revêtement* afin de faciliter la traction, la circulation, mais aussi et surtout afin de protéger le sol contre les souillures extérieures, et les habitants contre ses émanations. Un bon revêtement, au point de vue hygiénique, doit, en conséquence, être imperméable, facile à nettoyer, assurer l'écoulement des eaux, ne donner ni boue ni poussière et n'être pas bruyant.

L'*empierrement*, que nous appelons *macadam* en souvenir d'un Écossais, qui l'a découvert en 1840? alors qu'il existe en France depuis 1775, n'est pas très bon parce qu'il donne beaucoup de poussière pendant l'été, et de boue pendant l'hiver.

L'*asphaltage* est un revêtement hygiénique excellent, imperméable, facile à nettoyer, mais il a l'inconvénient d'être glissant pour les chevaux.

Le *pavage* en pierre, grès, porphyre, granit, n'est pas mauvais quand il est établi sur une base solide, imperméable, de béton ou de ciment, mais il a un désavantage, c'est que les voitures font beaucoup de bruit et qu'elles communiquent au sol une trépidation fort désagréable.

Le *pavage en bois*, qui prend tous les jours de l'extension, est

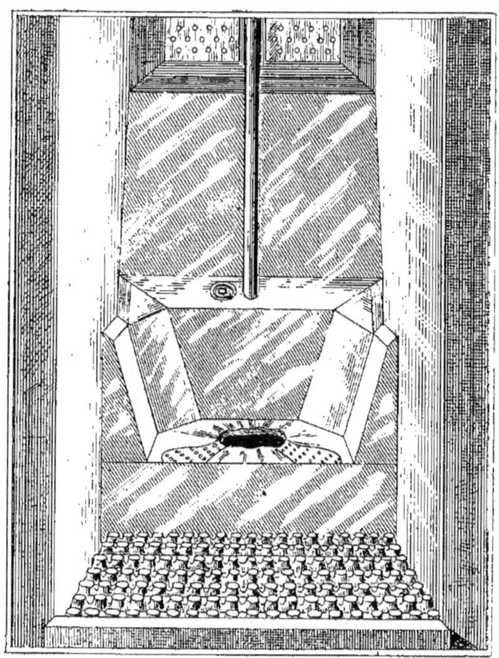

Fig. 41. — Cabinet public salubre à parois et siège de verre, réservoir de chasse et siphon.

excellent. On se sert de pavés faits surtout avec des pins et des sapins. On les imbibe d'une solution conservatrice, on les dispose sur une base de béton et on remplit les interstices avec un mortier de ciment. Cette base assure la durée du pavage et constitue une bonne garantie pour l'hygiène. On laisse de chaque côté de la chaussée un espace vide, assez grand pour éviter que les pavés, en se dilatant sous l'influence de l'humidité, ne fassent boursoufler les trottoirs.

La *propreté des rues* est une des choses les plus indispensables. Toute ville doit donc avoir une grande quantité d'eau, afin qu'on puisse chasser rapidement les impuretés qui se ramassent dans les ruisseaux placés de chaque côté de la chaussée, surtout dans les rues où il n'y a pas d'égouts.

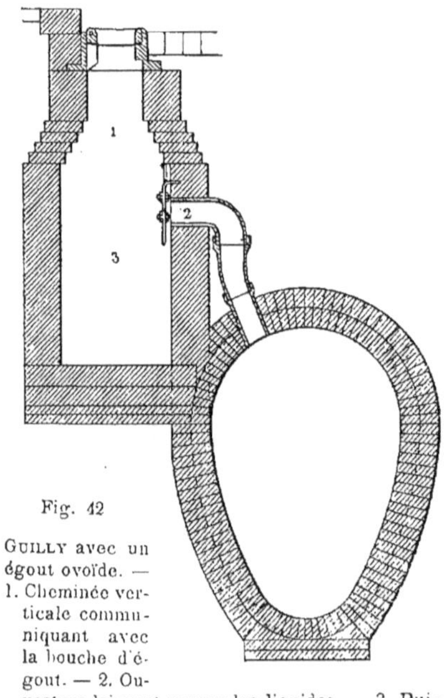

Fig. 42

GUILLY avec un égout ovoïde. — 1. Cheminée verticale communiquant avec la bouche d'égout. — 2. Ouverture laissant passer les liquides. — 3. Puisard retenant le sable et les matières solides.

Les *urinoirs* et les *latrines* publics (fig. 39) doivent être tenus très proprement; il faut qu'ils aient des appareils de chasse et des conduits siphonnés communiquant avec les égouts. — La figure 41 montre comment doit être construit un cabinet public salubre et par conséquent parfait : il est tout revêtu de verre; un réservoir de chasse d'eau automatique y balaye les matières à intervalles réguliers; un autre réservoir de chasse, placé latéralement, fait couler de temps à autre de l'eau dans les rigoles placées en avant du siège; des verres perforés aux fenêtres y déterminent une aération constante et insensible; enfin un siphon ventilé empêche le reflux des mauvaises odeurs.

C. — **Egouts.** — Il n'y a pas bien longtemps qu'on jetait à la rue toutes les ordures ménagères. Les liquides s'écoulaient tant bien que mal, plutôt mal que bien, et les solides étaient enlevées quand on en avait le temps. Dans beaucoup de petites villes, ce système existe encore. Cependant le plus grand nombre a des égouts, et, dans les villes neuves, le système de canalisation ne laisse rien à désirer. Dès le principe on construisait un égout et on le dirigeait vers le fleuve ou le cours d'eau, un peu plus loin on en construisait un autre, et ainsi de suite, de telle sorte que le fleuve recevait toutes les pollutions pendant la traversée de la ville. Avec le tout à l'égout, ce n'est plus possible, les eaux seraient par trop polluées. On construit alors des collecteurs collatéraux, parallèles au fleuve et recevant tous les canaux perpendiculaires. Quand une ville a plusieurs séries de dénivellations, on construit un collecteur pour chaque bassin. Lorsqu'elle est située sur un terrain plat, comme Berlin, on peut placer l'origine de l'égout au centre de la ville et les collecteurs vont en rayonnant, comme des rayons de roue, vers la périphérie et augmentent graduellement de volume, c'est le *type radial*.

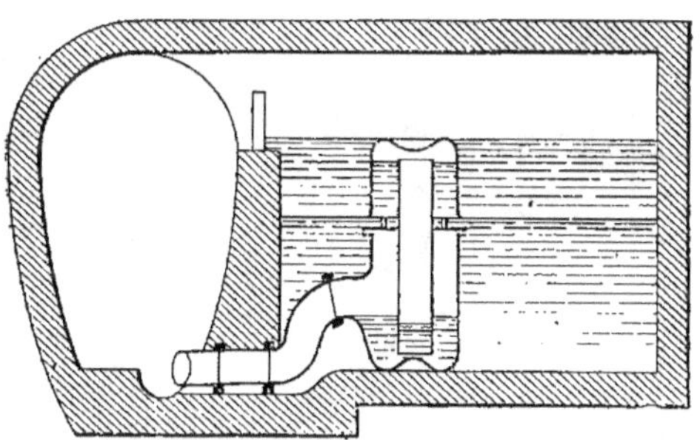

Fig. 43. — Égout avec réservoir de chasse.

Les égouts comprennent les conduites des maisons, les branchements particuliers, les égouts de rue, les galèries principales et les collecteurs. Les parois sont imperméables, lisses à l'intérieur, construites en pierres bien cimentées; on se sert aussi de poteries vernissées ou de tuyaux de fonte émaillée pour les petits branchements. Les égouts en maçonnerie ont la forme d'un œuf debout sur sa petite pointe (fig. 42); cette disposition favorise l'entrainement plus complet des matières par les liquides, surtout si la pente est assez prononcée. Quand elle ne suffit pas, on y remédie par des appareils de chasse (fig. 43), qui permettent de vider brusquement dans l'égout l'eau contenue dans le réservoir.

Bouches d'égout. — Toutes les eaux des rues gagnent l'égout par des bouches placées à peu de distance les unes des autres et creusées sous la bordure du trottoir. Cette disposition présente deux inconvénients. Le premier, c'est que ces bouches laissent passer en même temps que les liquides les matières solides des rues, et ces matières, en s'amoncelant, pourraient boucher l'égout plus ou moins. On y remédie en plaçant sous la bouche d'égout un puisard profond de 2 mètres (gully) et communiquant avec l'égout par un orifice situé au milieu (fig. 42). On met dans le fond un panier métallique qu'on enlève quand il est plein. Ainsi les liquides seuls peuvent passer. Dans beaucoup de rues à Paris, on se contente de placer immédiatement au-dessous de la bouche d'égout le panier métallique qui est percé de nombreux trous (fig. 44). Le panier retient les matières solides et les liquides s'échappent facilement par les ouvertures. Dès qu'il est plein on l'enlève avec facilité par un *regard,* fermé par une plaque en fer et placé au-dessus de la bouche. Le second inconvénient réside dans la libre communication entre l'atmosphère et l'égout. Il est plus grave, parce qu'il est difficile d'y remédier, même avec un siphon hydraulique qu'on ne peut guère maintenir propre. Cependant si la pente est suffisante et surtout si le nettoyage est bien fait, l'inconvénient est moins grand.

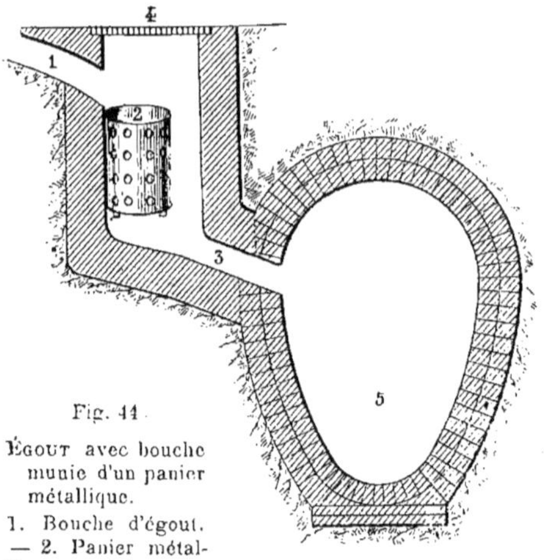

Fig. 44

ÉGOUT avec bouche munie d'un panier métallique.
1. Bouche d'égout. — 2. Panier métallique percé de trous. — 3. Ouverture communiquant avec l'égout. — 4. Regard. — 5. Égout.

L'air des égouts contient plus d'azote et d'acide carbonique que l'air atmosphérique; il renferme, en outre, de l'hydrogène carboné, quelquefois des traces d'hydrogène sulfuré et du sulfhydrate d'ammoniaque, enfin des gaz qui proviennent des matières décomposées, et une petite quantité de microorganismes. Cette atmosphère n'est pas précisément dangereuse, mais elle le devient si les immondices s'accumulent et si les chasses d'eau ne sont pas assez fortes; dans ce cas les égouttiers peuvent être asphyxiés. Une ventilation aussi énergique que possible est donc absolument nécessaire. « Quant au nettoyage, dit Arnould, il se fait de lui-même lorsque les parois sont lisses, la pente suffisante, qu'il y a de l'eau en quantité, des gullies pour arrêter les sables et des appareils de chasse. »

Eaux des égouts. Valeur des matières de vidange. — Les égouts reçoivent toujours les eaux pluviales, les eaux ménagères et les eaux industrielles; très souvent, l'urine, et quelquefois, les excréments solides, lorsqu'il y a le tout à l'égout. Ces eaux sont impures, même lorsqu'elles ne renferment pas les dernières matières. Outre de l'azote, de l'hydrogène carboné et sulfuré, de l'oxyde de carbone et de l'acide carbonique, elles contiennent une petite quantité de matières putrescibles ainsi qu'un nombre incalculable de microorganismes. Elles sont alors noires, fétides et naturellement impropres à tout usage ; *on ne doit donc jamais les déverser dans un fleuve*, parce que, quoique nous ayons vu que les eaux s'assainissent spontanément dans leur cours, on n'est pas sûr qu'il ne reste pas toujours quelque bactérie plus ou moins redoutable. La *projection à la mer* a aussi des inconvénients, parce que le flux ramène les immondices sur la côte et y crée des foyers d'infection.

Mais si ces eaux sont très impures, si elles peuvent devenir très nuisibles à la santé générale, elles renferment une assez grande quantité de matières que l'agriculture peut utiliser et qu'il est bon de ne pas perdre. En effet, M. Alphand évaluait à 20 000 000 de francs leur richesse annuelle en azote. En 1892, Grandeau, tablant sur des données plus récentes, estimait à 17 000 000 de kilogrammes l'azote entrant à Paris. « Les déchets, disait-il, suffiraient à fertiliser 170 000 hectares ou à fournir l'azote contenu dans 85 000 quintaux de blé. » La valeur totale de tout cet azote atteindrait, d'après lui, 28 000 000 de francs. « Ces chiffres, ajoute P. Langlois, suffisent pour démontrer l'utilité considérable, dans les pays surtout où la culture intensive s'impose, des matières excrémentitielles. »

On a recours à trois procédés pour les *épurer* et les *utiliser*.

1° Le premier est simplement *mécanique*. Il consiste à séparer les parties liquides et les parties solides au moyen de la *décantation* ou de la *filtration*, ce qui permet de n'envoyer les eaux dans un fleuve ou à la mer qu'après une certaine épuration, et d'utiliser une partie des principes en suspens dans les eaux vannes. Mais la décantation n'épure pas les eaux d'égout d'une manière suffisante, et la partie liquide envoyée dans un fleuve ne peut que le souiller. Quant à la filtration, on ne peut l'appliquer qu'à de petites quantités, de plus, les filtres s'encrassent rapidement et les matières putrescibles les traversent.

2° L'*épuration chimique* est préférable, mais elle n'est pas parfaite. La chaux, l'alun, les sels de fer forment la base de toutes les méthodes, malheureusement, on obtient plutôt une clarification qu'une purification. Le sulfate de fer donne cependant d'assez bons résultats. Les réactions chimiques qui se produisent tuent les bactéries ou les entraînent avec le précipité qui se forme. Le dépôt boueux qui va au fond renferme 38 pour cent de matières grasses et 18 pour cent de matières organiques. Mais l'épuration est incomplète, puisque l'eau contient encore près des deux tiers de l'azote qui se trouve dans l'eau d'égout.

3° L'*épuration par le sol* consiste à irriguer avec les eaux d'égout un terrain poreux, en pente légère, drainé, dans lequel on cultive des plantes appropriées ; dans le sol, les matières organiques s'oxydent, l'eau est épuisée et utilisée sur place. L'expérience faite à Gennevilliers a montré que, quand l'eau est distribuée régulièrement, sans s'accumuler dans le sol, on n'a pas plus à redouter les fièvres intermittentes ou les maladies spécifiques qu'ailleurs, les microbes de l'eau disparaissant vite dans le sol (Proust). Aussi cette plaine a-t-elle gagné sous tous les rapports, comme prix du terrain, valeur locative, récolte et population.

Ce système comprend donc l'irrigation et la filtration. Il est le meilleur au point de vue hygiénique, et il permet l'application complète du *Tout à l'égout*. Mais il faut évidemment que le terrain soit meuble, bien perméable à l'air, et que la nappe souterraine soit assez profonde. Il faut enfin faire des travaux de drainage qui permettent l'écoulement des eaux qui se sont épurées en traversant le sol.

On lui a fait cependant plusieurs objections. Nous allons les résumer d'après Langlois.

1° L'épuration par le sol est-elle suffisante pour assurer l'innocuité de l'eau des drains déversée ensuite dans les fleuves? Oui, surtout si les terrains sont sableux. Cornil et Chantemesse ont trouvé, en 1888, 300 000 microbes dans l'eau d'égout ; 860, dans l'eau des drains, et 1 840 dans l'eau des puits.

2° Si l'eau des drains est pure, les bactéries restent à la surface ou à une faible profondeur dans les terres irriguées, et alors ne peuvent-elles pas constituer un foyer d'infection local ? — Certains microbes pathogènes, comme l'a montré Pasteur, peuvent résister assez longtemps dans la terre (spores charbonneuses). Mais si le sol est humide, et il l'est par l'irrigation, ces bactéries restent adhérentes au sol et finissent par disparaître. En outre, l'expérience est faite en grand depuis plusieurs années, et la mortalité n'est pas plus forte dans les pays où l'on pratique l'irrigation.

3° Les germes pathogènes répandus sur un sol en culture, en pénétrant dans la pulpe des fruits ou des légumes, ne peuvent-ils en rendre la consommation dangereuse pour la santé publique? — Grancher a réfuté cette objection par l'expérience suivante : Dans un châssis de bois, plein de terreau préparé pour la culture, et divisé en compartiments complètement isolés, nous avons ensemencé, le 9 avril, des graines de radis, de salades et de carottes. Ces graines ont été arrosées séance tenante dans un des compartiments avec de l'eau stérilisée chargée de bacilles typhiques, et du 9 mai au 10 juin, cet arrosage a été répété dans les mêmes conditions. Dans le compartiment voisin, les mêmes légumes, ensemencés le même jour, ont été arrosés avec de l'eau ordinaire; les deux ordres de culture ont été d'ailleurs traités de la même façon. Les graines ont également bien poussé dans les deux compartiments. La recherche des bacilles typhiques dans la pulpe des radis et dans la côte des salades a été faite le 21, le 22 mai et le 6 juin; huit plaques ont été préparées : aucune d'elles ne contenait le bacille d'Eberth. D'autre part, la recherche des microbes communs faite sur des radis et carottes du jardin de l'hôpital des Enfants-Malades, sur des radis, des carottes, des asperges provenant du jardin de la Ville à Gennevilliers, a été également négative.

4° L'irrigation ne peut se faire en hiver? — Mais si. Quand l'eau d'égout arrive dans les champs qui doivent être irrigués, elle a toujours, même quand il fait bien froid, au moins trois degrés. Elle a par conséquent l'avantage de maintenir la terre à une température supérieure à celle de l'atmosphère. Ce n'est donc pas là une objection sérieuse.

D. — **Dépotoirs.** — **Epandage.** — **Voiries.** — Mais tous les excréments solides ne peuvent pas partout aller dans les égouts. Dans ce cas on les vidange et on les collecte en un seul point, soit au moyen d'une combinaison spéciale (systèmes Berlier, Ziermer), soit en les transportant avec un véhicule approprié (système Richer, tinette mobile, voiture pneumatique). Ce point collecteur c'est le *dépotoir*. C'est là que restent ces matières solides jusqu'à ce qu'on vienne les prendre pour les utiliser en agriculture. Dans ce cas, on les répand directement sur les terres que l'on cultive, on pratique l'*épandage*. Celui-ci constituerait une pratique antihygiénique s'il était employé trop en grand. Cependant on y a recours tout autour de Lille, et il ne paraît pas y avoir provoqué d'épidémies. Comme les campagnes qui entourent cette ville répandent une odeur repoussante, on ne peut pas admettre l'innocuité de l'épandage.

Mais le plus souvent l'engrais passe dans une *voirie*, où il est réduit en poudrette, ou bien on en extrait la plus grande partie de l'ammoniaque sous forme de sels ammoniacaux. Ce procédé est aussi mauvais que l'épandage, car les usines infectent l'air, et l'eau qui en sort va souvent empoisonner la rivière voisine.

E. — **Immondices** : *enlèvement, destruction, utilisation agricole.* — Outre les matières emportées par les eaux d'égout, il y a encore à considérer tous les nombreux détritus organiques constituant les ordures ménagères. Ces détritus représentent, à Paris, une masse journalière de 2 500 tonnes, et atteignent, d'après Grandeau, une valeur économique de 9 millions par an.

« Les ordures ménagères, dit P. Langlois, sont déposées le matin ou le soir devant chaque maison, soit simplement en tas sur le trottoir, soit dans des boites métalliques qui évitent leur éparpillement. Dans certaines villes de peu d'importance, l'enlèvement de ces ordures se fait deux ou trois fois par semaine seulement, mais le plus souvent il a lieu le matin, par un service spécial. On estime à 0 kilog. 35 par jour et par habitant le rendement quotidien des ordures ménagères. C'est donc un chiffre de 35 tonnes pour une ville de 100 000 habitants. Quant aux ordures de la rue, elles sont variables suivant la saison : l'asphalte, le pavage en bois, le pavé de pierre donnent beaucoup moins que le macadam. Souvent les déchets de la rue sont déversés directement aux égouts, une partie des éléments solides étant retenue par des gullies (v. p. 483 et 485) ou sorte de tamis que l'on peut ensuite vider et réunir aux ordures ménagères. Quoi qu'il en soit, l'ensemble de tous ces détritus qu'il s'agit d'enlever de la rue constituent les *gadoues*. »

L'enlèvement de la rue se fait le matin de bonne heure, au moyen de voitures spéciales. Il est préférable de se servir de voitures à couvercle, parce qu'elles ne laissent pas tomber les matières en cours de route. Les gadoues sont ainsi transportées en dehors de la ville, mais comme tous les jours on en apporte des quantités nouvelles, il faut s'en débarrasser sans retard. Seulement il est impossible de songer à les enfouir ou à les immerger, on ne peut donc que recourir à l'incinération ou à l'utilisation agricole.

La destruction par le feu a un grand avantage, elle détruit tous les germes pathogènes, tous les agents de fermentation qui peuvent se trouver dans les gadoues; enfin elle ne demande qu'un petit espace pour la réception quotidienne des déchets. Mais, d'un autre côté, elle a le grave inconvénient de détruire des matières riches en principes azotés et qui pourraient être transformées par l'industrie agricole.

Les gadoues, en effet, renfermant 5 kil. 550 d'azote par mètre cube, constituent un excellent fumier. Il faut donc, toutes les fois que c'est possible de les utiliser à proximité des villes, recourir à ce système, puisqu'on peut arriver à fertiliser des régions entières. Nous disons à proximité des villes, parce que le transport par chemin de fer coûte beaucoup trop cher, ce qui fait que souvent les municipalités préfèrent l'incinération.

F. — **Abattoirs et tueries.** — Dans les petites villes, il n'y a que des tueries particulières. Elles offrent de grands inconvénients, puisqu'on peut y tuer des animaux malades, comme, par exemple, des vaches phtisiques, des porcs ladres, etc. Mais dans les grandes villes, il en est autrement. Là, en effet, sont construits des abattoirs municipaux, où un contrôle sévère empêche de vendre toute viande de mauvaise qualité ou provenant d'un animal malade. Cependant, tout abattoir, selon Villain et Bascou, doit être rejeté hors de l'enceinte de la ville ou de la commune, cette condition présentant d'immenses avantages.

1° Au point de vue de la salubrité. Le travail de la boucherie nécessite une série d'opérations telles que la fonte des suifs, la cuisson des tripes, etc., qui donnent des odeurs très désagréables; de plus, les fermentations des matières animales peuvent se produire, en donnant naissance à des gaz toxiques, qui ne sont pas sans danger pour la santé des habitants du voisinage;

2° Au point de vue de la sécurité, car il faut éviter les accidents qu'entraîne forcément le passage des animaux dans les rues.

Les plantations d'arbres sont très utiles, parce qu'ils absorbent les liquides imprégnés de matières animales qui, malgré les lavages, s'infiltrent quand même dans le sol, à travers les interstices des pavés.

G. — **Lavoirs.** — Les lavoirs publics sont indispensables dans les villes; mais il faut qu'il y ait un isolement complet entre le lavoir, les couleries, etc., et les maisons voisines; un intervalle de 45 à 50 centimètres suffit; que le revêtement des murs soit en briques et chaux hydraulique ; que le dallage et le bitumage du sol soient faits de manière qu'il y ait une pente convenable pour l'écoulement des eaux, qui doivent arriver à l'égout par un conduit souterrain. S'il n'y a pas d'égout, il ne faut jamais les laisser couler dans la rue ou dans un cours d'eau, à moins qu'elles ne soient en petites quantités et que le cours d'eau soit rapide, mais il est préférable de les épuiser chimiquement. Quand on les envoie dans les égouts, elles sont utiles au point de vue hygiénique, parce qu'elles forment des chasses énergiques. Il est bon que chaque blanchisseuse ait un réservoir d'eau avec robinet ou conduite d'eau chaude spéciale, ce qui permet d'envoyer directement à l'égout son eau savonneuse et son eau d'essangeage. La ventilation doit être, naturellement, très énergique. Enfin, il serait plus que prudent de ne pas y laver les linges provenant des malades, surtout s'ils sont atteints de maladies contagieuses ou épidémiques.

Mais il y a aussi des *bateaux-lavoirs*. Il est évident que, si on ne doit pas envoyer dans le fleuve l'eau provenant d'un lavoir terrestre, on ne devrait pas tolérer les bateaux-lavoirs sur un cours d'eau, et, de fait, le Conseil d'hygiène a toujours été d'avis qu'il faudrait les supprimer dans l'intérêt de l'hygiène et de la salubrité publiques. Cependant, ces bateaux existent toujours.

H. — **Cimetières. — Inhumation. — Crémation.** — La question des cimetières est assez complexe. S'ils sont mal entretenus ou bien s'ils sont placés dans de mauvaises conditions, ils deviennent facilement un véritable danger pour les habitants qui se trouvent à proximité. Il faut donc les éloigner autant que possible de toute demeure, 1000 à 1500 mètres suffisent. Nous devons cependant faire remarquer que les gaz qui se trouvent dans l'air des cimetières (acide carbonique, ammoniaque, traces d'hydrogène sulfuré et d'hydrogène phosphoré), ne sont pas toxiques, parce que ces gaz sont en très petite quantité et parce qu'ils se trouvent trop dilués dans l'atmosphère. En outre, nous savons que le sol est assez purificateur pour empêcher les microbes d'arriver à la surface. Miquel a constaté que l'air du cimetière Montparnasse n'est pas plus riche en bactéries que l'air du parc Montsouris, ce qui le conduit à cette opinion que les cimetières intra-urbains, plantés d'arbres, sont un moyen d'assainissement des villes. C'est peut-être aller un peu loin. En tout cas, il est certain qu'il faut, dans les cimetières, beaucoup d'arbres, puisque ceux-ci assainissent le sol.

La nature de celui-ci joue un rôle très important. Il doit être léger, poreux, calcaire ou sablonneux, afin que la décomposition puisse s'opérer rapidement. L'eau s'évapore avec facilité et les oxydations réduisent vite les matières organiques, en même temps que les leucomaïnes et les ptomaïnes disparaissent. Plus le terrain est humide et compact, plus la destruction est lente. Il ne doit jamais être argileux, parce qu'alors les parties molles ne se détruisent qu'avec la plus grande difficulté. Les *fosses* ont de 1^{m},50 à 2 mètres de profondeur, et 80 centimètres de largeur; elles sont distantes les unes des autres de 30 à 40 centimètres.

La loi, en France, permet leur renouvellement tous les cinq ans. C'est peu, puisque, suivant Gosselin, la destruction complète d'un corps n'est bien effectuée que 30 ans après ; suivant Franck, 25 ans, et suivant Pyles, 14. Nous devons ajouter qu'Orfila pensait que 18 mois étaient suffisants. Cette variation si grande peut s'expliquer par la nature du sol dans lequel on pratique l'inhumation.

Tous les hygiénistes condamnent les *caveaux funéraires* ; en effet, ils enrayent non seulement la décomposition, mais encore et surtout ils retiennent et conservent les gaz qui en proviennent et qui, dans certains cas, peuvent causer des accidents.

Crémation. — Ce n'est qu'en 1887 que la loi a autorisé la crémation en France. On invoque contre elle la question religieuse, la question sentimentale et l'impossibilité de recourir aux expertises médico-légales. « Je n'ai aucun parti pris contre la crémation, dit Bouchardat ; que ceux qui veulent être incinérés manifestent leur volonté à cet égard par un acte authentique, je n'y vois aucun inconvénient ; mais je craindrais, en instituant la crémation comme règle, de désarmer la société contre les empoisonneurs. » Mais, d'un autre côté, les avantages sont incontestables, surtout pendant les épidémies, et quand il y a des maladies contagieuses. On a préconisé un grand nombre de systèmes. Le four régénératif Siemens a été un des premiers employés. Au four crématoire que la ville de Paris a fait construire au cimetière du Père-Lachaise, on a utilisé les appareils Gorini et Toisoul.

1. — Hôpitaux. — Dispensaires. — Crèches. — Théâtres. — Les *hôpitaux* sont destinés à recevoir les personnes atteintes de maladies qu'on peut guérir, tandis que les *hospices* reçoivent les incurables, les vieillards, les infirmes, les enfants assistés. Tous les hôpitaux devraient être construits sur un terrain sec, élevé, déclive, exposé à des courants atmosphériques et éloigné des villes. Cependant, il faut qu'il y en ait dans les grandes villes, d'abord pour permettre aux familles de voir plus facilement leurs malades, et, en outre, parce que certains de ceux-ci, en raison de leur maladie même, ne peuvent pas être transportés un peu loin.

Comme l'air se vicie encore plus dans un hôpital qu'ailleurs, par les excrétions naturelles des corps, la fétidité et l'abondance des déjections, les plaies, l'odeur des tisanes, les émanations des latrines, etc., il faut prendre beaucoup de précautions pour le maintenir aussi pur que possible. Il est donc nécessaire d'établir une ventilation parfaite et d'éviter l'encombrement, car si celui-ci cause de fâcheux effets sur l'homme sain, à plus forte raison sur l'homme malade. D'après J. Rochard, dans une salle ayant une longueur de 30 mètres, une largeur de 9 mètres et une hauteur de 5 mètres, soit 1350 mètres cubes, il ne faudrait mettre que 20 lits, ce qui donne 67 mètres cubes par lit ; 30 lits dans cette salle est un maximum qu'on ne doit pas dépasser. Le chiffre de 50 mètres cubes par malade est donc un chiffre moyen qui peut être adopté.

Au lieu de construire d'immenses hôpitaux, comme l'Hôtel-Dieu, par exemple, qui a coûté 60 millions, ce qui fait que chaque lit de malade revient à 100000 francs, il vaut mieux élever des petits pavillons isolés, sans étages, ou avec un étage au plus, disposés en une seule ligne ou en lignes parallèles, et espacés de 80 à 100 mètres chacun. L'air circule ainsi facilement et la lumière pénètre partout. Chaque hôpital doit être pourvu d'une étuve à vapeur, afin de pouvoir désinfecter les objets contaminés, et d'un four pour détruire les objets de pansement et tout ce qui n'a pas besoin d'être conservé.

Il faudrait, enfin, que chaque ville eût des *hôpitaux d'isolement* pour les malades atteints d'affections contagieuses. Dans les petites villes, on se contente souvent d'annexer à l'édifice principal un bâtiment particulier. Il n'y a pas trop d'inconvénients si le personnel est tout à fait distinct et si on ne laisse pénétrer les visiteurs qu'en leur faisant prendre les mesures de désinfection nécessaires.

Il serait même utile d'avoir un autre petit bâtiment dans lequel se trouveraient des box grillagés, séparés les uns des autres, et où l'on mettrait les malades suspects, dans le cas où il n'est pas possible de se prononcer immédiatement sur la nature de la maladie.

Dispensaires. — « Le but des dispensaires, dit Dubrisay, est de venir gratuitement en aide aux enfants malades non alités, quels que soient leur âge, les maladies dont ils sont atteints, leur domicile, leur nationalité, par des pansements, des applications d'appareils et par l'administration de médicaments et d'aliments au local même du dispensaire ; de leur assurer, de la sorte, un traitement régulier et efficace en dépensant le moins d'argent possible et en leur conservant les avantages de la vie de famille. »

C'est le docteur Gibert qui a créé le premier dispensaire, au Havre, en 1875.

Crèches. — Les crèches sont des établissements charitables dans lesquels on reçoit toute la journée des enfants en bas âge, de quinze jours à trois ans, que la position de la mère empêche de garder à la maison. Les crèches ne doivent pas recevoir plus de quinze à vingt enfants ; ceux-ci, alors, se portent mieux, et leur mortalité diminue.

Théâtres. — Nous n'avons rien de bien particulier à dire des théâtres. Il est évident qu'ils doivent être construits de manière à ce qu'on puisse pratiquer une ventilation énergique. Il faut, en outre, que les spectateurs circulent facilement et qu'il y ait un assez grand nombre d'issues pour permettre une sortie rapide et sans danger, au moment d'une panique.

J. — **Air des villes.** — L'air des villes est nécessairement moins sain que celui des campagnes. Il contient beaucoup plus d'acide carbonique et moins d'oxygène. Il est, de plus, souillé par les égouts, les cimetières, les hôpitaux, les établissements industriels, dont nous parlerons dans le chapitre suivant. Il est vicié encore par des gaz, des vapeurs, des poussières minérales et organiques. C'est cette impureté de l'air qui fait que les habitants des villes résistent beaucoup moins à l'invasion des maladies spécifiques ou dues à la misère physiologique, comme la phtisie pulmonaire. Nous savons qu'on le purifie autant que possible en établissant des squares, en faisant des avenues larges, des grands boulevards et en plantant un très grand nombre d'arbres.

§ 2. — Hygiène des campagnes.

Habitation. Modèle d'une habitation rurale. — Étables et écuries. — Alimentation. Boissons. — Travail rural, son influence sur la santé.

Il est incontestable que la mortalité dans les campagnes est moins élevée que dans les villes; la proportion est 26,1 pour 1000 habitants et par an dans les villes, tandis qu'elle n'est que de 21,5 dans les campagnes. Cela est dû à l'air vif, pur, oxygéné et ozoné que l'on y respire, et à la faible quantité de microbes qu'il contient.

A. — **Habitations.** — Le campagnard a généralement peu souci de la salubrité de sa demeure, car il y accumule, sans le faire cependant exprès, toutes les causes qui peuvent altérer sa santé : humidité continuelle, défaut de renouvellement de l'air respirable, encombrement, exhalaisons malsaines. Voici, d'après Layet[1], la description d'une habitation de paysan dans la Haute-Marne.

« La maison, soigneusement enfouie, se compose de deux pièces basses avec une cheminée dans la première; le sol de cette salle est de terre battue ou de roche naturelle. Une fenêtre avec quatre petites vitres crasseuses qu'on n'ouvre jamais et que ne peuvent percer les rayons du soleil, fenêtre dont souvent le châssis est cloué, surmonte un évier chargé de seaux, de vaisselle grasse et de légumes, car c'est l'étal de la maison; en avant et sur le sol détrempé, sont les vases contenant le petit lait, les eaux ménagères les plus épaisses, des débris de légumes et la pâtée pour les animaux domestiques. C'est surtout du sol et des fentes du rocher que s'exhale une odeur aigre et nauséabonde.

« Une porte intérieure mal jointe fait directement communi-

1. *Hygiène et maladies des paysans*, par Alexandre Layet. Paris, G. Masson, éditeur, boulevard Saint-Germain.

quer cette salle avec l'écurie ou avec la grange. Les murs sont encombrés de meubles en chêne, bistrés comme le reste de la pièce, et flanqués de deux alcôves ou armoires en bois garnies de rideaux séculaires qui les ferment hermétiquement. On y couche deux à deux, sur de mauvais lits de plume humide et grasse reposant sur de la paille de froment renouvelée une fois l'an.

« Ces lits sont élevés à ce point que le praticien le plus favorisé sous le rapport de la taille est obligé de se hisser sur une chaise, s'il veut ausculter un malade occupant cette espèce d'armoire.

« Au fond de l'alcôve, est une planchette pour le vase en terre cuite qui contient le sédiment de plusieurs générations ; les parois servent de crachoir. Au-dessous sont les pommes de terre et au-dessus les chaussures de la famille.

« Une table grasse supporte le pain recouvert d'une toile plus ou moins propre. Au plafond, sont appendus le chanvre, les quartiers de lard, les fromages, les viandes non salées.

« Joignez à cela un poêle en fonte toujours rouge pendant l'hiver, avec sa marmite ; le berceau, les chiens, chats et poules ; et sur la cendre chaude de la cheminée, des vases qui contiennent le lait destiné à faire le beurre ; souvent, vis-à-vis, un grand pot de terre plein d'urine putréfiée pour la teinture de la laine et des étoffes. Tel est le tableau de la pièce d'honneur.

« La chambre de derrière, appelée poêle, d'un mètre plus basse que le sol qui l'entoure, est échauffée par la plaque de la cheminée de la première pièce : cette salle n'a pas toujours l'avantage d'être éclairée par un carreau de papier huilé ; les murs suintent à chaque variation de l'atmosphère. Là se trouvent pêle-mêle, des grabats, des tas de légumes (pommes de terre, choux, navets, haricots secs, etc. , le saloir, un tonneau de piquette de fruits sauvages et des perches qui supportent la lessive, le linge sale et les linges d'enfant. Là sont relégués, pendant la nuit, les grands enfants et les vieux parents.

« Au premier étage, quand il y en a, se trouve un grenier à foin ou deux pièces destinées à contenir la graine battue, les fruits secs, le chanvre qu'on doit teiller pendant les longues soirées d'hiver, etc.

« Enfin la maison est recouverte de larges pierres plates qui laissent souvent passer la bise et la pluie.

« L'habitation de la famille est flanquée d'une grange, d'un poulailler, d'une loge à lapins, d'un toit à porcs et d'une étable plus ou moins basse, cent fois plus sale que la maison. »

Et dire que cette description, à quelques différences près, suivant les pays, convient à toutes les habitations rurales non seulement en France, mais encore dans tous les pays d'Europe. Et cela parce que le paysan ignore les principes même les plus simples de l'hygiène. Heureusement l'instruction et la civilisation entrent déjà dans certains villages et bientôt on les verra tous plus ou moins transformés.

Les campagnards peuvent éviter l'humidité de leur demeure en choisissant bien le sol, les matériaux de construction ; en établissant des plafonds autant que possible, en laissant de côté les toits de chaume qui sont une cause assez fréquente d'incendie et qui produisent des émanations malsaines quand la paille se pourrit.

Pour éviter les mauvais effets de l'encombrement, ils feront la pièce commune du rez-de-chaussée très spacieuse, et, comme ils redoutent l'impôt des portes et fenêtres, il les feront non pas nombreuses, ce qui vaudrait mieux tout de même, mais plus grandes et les placeront ni trop près du plancher ni trop près du plafond; ils pourront ainsi renouveler l'air plus facilement. Ils laveront très souvent le sol, soit avec de l'eau pure, soit avec de l'eau dans laquelle ils ajouteront un centième d'eau de lessive ou d'eau de Javelle. Enfin ils ne suspendront pas aux solives du plafond, le lard, etc.

Modèle d'une habitation rurale. — Voici la description de l'habitation modèle, conseillée par M. Bouchard-Huzard dans son *Traité des constructions rurales*, du petit agriculteur :

« Les dimensions extérieures sont de 13 et 7 mètres. Le pavage est élevé de $0^{m},50$ au-dessus du sol de la cour. Un petit carré ou vestibule auquel on arrive par un palier surmontant trois marches est destiné à assurer la propreté de la pièce principale ; il donne accès d'un côté à cette pièce, et de l'autre à un escalier conduisant au grenier. La pièce principale, de 6 mètres en tous sens, renferme deux lits. Dans la cheminée s'ouvre un four sur lequel est une étuve ou un séchoir. A côté de la pièce principale, se trouve une petite pièce de $2^{m},80$ sur $3^{m},50$, contenant un ou même deux lits pour les enfants et pouvant servir en cas de maladie.

« A droite du four est une laverie de 2 mètres sur 1 mètre avec pierre d'évier. Rien de plus nécessaire que ce petit réduit ; là se concentrent une partie des travaux de la cuisine ; là se rangent les ustensiles qu'elle réclame, là se font tous les lavages qui rendent si souvent la chambre d'habitation humide avec la disposition trop fréquemment vicieuse des maisons de nos campagnards.

« De l'autre côté du four est une pièce servant, soit de cabinet pour la garde des provisions, soit de laiterie ; elle est en contre-bas de 50 centimètres, ce qui exige trois marches pour descendre ; deux petites fenêtres, une au nord, l'autre à l'est, servent suffisamment à la rafraîchir pendant l'été. Elle est voûtée.

« L'escalier du grenier est composé de deux échelles de meunier avec un palier au milieu. Le grenier auquel il conduit est divisé en trois parties : la première est un grenier à blé ; s'il en était besoin, cet emplacement pourrait servir de chambre supplémentaire ; il est éclairé par une fenêtre en pignon. La deuxième partie est le grenier proprement dit. Enfin, la troisième partie, située au-dessus du four et de la laiterie, peut servir à placer les objets qui demandent un emplacement très sec et même une certaine chaleur pour leur conservation. »

Étables et écuries. — Lorsque les étables et les écuries sont mal entretenues, non seulement la santé des animaux est compromise, mais encore celle de l'homme. Il faut donc prévenir l'insalubrité intérieure par l'établissement d'un pavage en pente afin que les liquides excrémentitiels puissent s'écouler et aller s'accumuler dans des puisards construits pour les recevoir ; le sol ne peut plus ainsi s'imprégner des produits fermentescibles et infectieux. Les puisards doivent être placés en dehors de l'écurie afin qu'on puisse y transporter les excréments solides, ce qui permet d'obtenir sans danger une matière très fertilisante. Il faut encore établir une bonne ventilation. Enfin il est très utile, pour obtenir un assainissement presque parfait, et améliorer en même temps l'engrais, de mélanger du plâtre avec le fumier et les excréments. La poudre de plâtre absorbe les produits gazeux ammoniacaux qui nuisent à la santé des animaux, irritent les yeux, altèrent la laine et gâtent les harnais.

Alentours de la demeure. — Villages. — Si la demeure du paysan est généralement très insalubre, tout ce qui l'entoure ne l'est pas moins. « Ici, à deux pas de sa porte, dit A. Layet, gisent des débris de toute espèce ; dépôts d'immondices que le pied qui les foule fait jaillir en éclaboussures ; là, c'est une mare verdâtre, des ruisseaux infects qu'alimente le purin qui sort des étables ; plus loin des tas de fumier que les volailles fouillent avec leurs pattes ou que des porcs retournent avec leur groin.

« Mais c'est surtout dans les villages que la malpropreté dépasse parfois toute limite. Chaque villageois ajoute la sienne à celle de son voisin ; les ordures s'amoncellent le long des maisons, au fond des ruisseaux. Elles encombrent les impasses si nombreuses, véritables latrines publiques, voirie de matières fécales où chacun vient satisfaire ses besoins naturels en l'absence complète de lieux privés.

« Devant la maison s'étalent toutes sortes de substances destinées à faire de l'engrais ; débris des engrangements et du logis, pailles, feuilles sèches, marc de raisin, etc., que l'on n'enlève que lorsque, après avoir été broyées par les pieds des hommes et des animaux, elles se trouvent putréfiées et tout à fait décomposées.

« De chaque côté des rues s'échappent, des étables et des écuries, des liquides excrémentitiels qui, se mélangeant aux eaux pluviales, entretiennent l'humidité du sol et favorisent la fermentation des matières animales ou végétales qui jonchent la voie publique. Que de misérables villages où le cultivateur, ne pouvant sortir de chez lui sans enfoncer dans cette boue jusqu'aux chevilles, est obligé d'élever le long de sa maison une chaussée avec des pierres ou du bois pour se frayer un passage ! Dans l'impossibilité où les eaux sont de s'écouler complètement, elles s'amassent dans les fosses voisines du village, dans les trous si nombreux des fumiers qu'on a enlevés, dans ceux qui contenaient de la chaux qu'on a employée après l'avoir éteinte. De là ces flaques, ces excavations servant quelquefois de lavoirs publics, et qui, remplies d'une eau vaseuse et putride, deviennent, pendant les chaleurs de l'été, de véritables foyers d'infection miasmatique.

« Une telle incurie de la part des paysans et des villageois est blâmable à tous les points de vue. La santé de tous ne peut que souffrir d'un aussi grand abandon des lois de l'hygiène ; et bien des épidémies locales ne reconnaissent pas d'autre origine que l'influence de la décomposition de tant de matières animales et végétales, véritable foyer d'infection entretenu avec soin par ceux-là mêmes qui en sont victimes. »

Que faire pour combattre toutes ces causes d'insalubrité? Il faut d'abord convaincre le paysan que la propreté est la sœur de la santé, et que, sans elle, il est absolument impossible de se bien porter. Il enlèvera le fumier le plus tôt possible, après avoir pris les dispositions nécessaires pour l'écoulement des liquides, et après avoir désinfecté les parties solides, comme nous venons de le dire, avec du plâtre. Ensuite toute commune établira des fosses dans lesquelles les habitants iront déverser leurs matières excrémentitielles; elle les fera mélanger intimement avec de la terre *(Earth-closet)*, et elle y trouvera profit en les vendant comme engrais.

Les *mares* sont aussi une cause d'insalubrité pour les paysans, nous en avons déjà parlé. Quant aux *cimetières*, on doit les placer autant que possible au nord ou à l'est, et, s'ils se trouvent dans une plaine, il est très utile de mettre un rideau d'arbres entre eux et les habitations.

B. — **Alimentation.** — L'alimentation des paysans laisse beaucoup à désirer. En général elle n'est pas assez riche en principes azotés. Le pain est mal fait. Bien souvent, pour ne pas dire toujours, ils veulent utiliser pour leur usage personnel des céréales altérées, et alors ils s'exposent à contracter de nombreuses maladies. Si l'*ivraie* est mêlée aux céréales, elle provoque le *témulentisme:* coliques, étourdissements, envies de vomir, courbature, somnolence; c'est l'empoisonnement aigu; l'empoisonnement chronique occasionne un tremblement continuel et de la paralysie. Les graines de *mélampyre*, vulgairement *rougelle*, donnent un goût amer au pain, une odeur repoussante et elles déterminent des vertiges, des troubles nerveux graves. La *nielle des blés* occasionne, dans certains cas, la paralysie des mouvements et de la sensibilité. L'emploi des *gesses* (pois carré, pois breton, gesse chiche) provoque les accidents connus sous le nom de *lathyrisme*, dont les symptômes principaux sont des mouvements convulsifs, de la faiblesse et quelquefois la paralysie des jambes. Le *seigle ergoté* produit l'*ergotisme;* le maïs altéré, la *pellagre;* certaines lentilles, l'*ervilisme* qui ressemble au *lathyrisme* (voir page 177).

La viande est trop rare et par conséquent insuffisante pour l'alimentation des paysans; cependant son usage se développe de plus en plus. Le porc rend les plus grands services; sa chair améliore la soupe, sert d'assaisonnement aux légumes; mais on l'emploie surtout salée et cette préparation la rend très difficile à digérer. Heureusement on en met très peu, relativement à la grande quantité de féculents ou de légumes, et l'air pur, l'exercice, facilitent la digestion du tout. Nous avons déjà vu que la viande du porc malade donne le ténia, la trichinose (voir pages 102 et 103).

C. — **Boissons.** — Dans le chapitre II, nous avons indiqué les propriétés des eaux de *mare,* de *puits*, de *citerne*, nous n'avons pas à y revenir ici.

Dans les régions méridionales de l'Europe les paysans boivent du *vin;* nous savons que c'est là une boisson fortifiante qui convient parfaitement aux habitants du Midi, mais à la condition, bien entendu, que le vin soit pur et bien fait.

En Normandie, en Bretagne, en Picardie et dans d'autres pays on boit du *cidre.* C'est une bonne boisson, pourvu qu'elle ne soit pas altérée, car, dans ce cas, elle donne la *colique du cidre.*

La *bière* convient aussi aux campagnards parce qu'elle contient beaucoup de principes nutritifs. Mais il faut éviter les bières aigres et les bières sucrées qui moisissent très vite.

Enfin les paysans boivent aussi de l'*eau-de-vie*, et comme celle-ci est mal faite, grossière, elle constitue un véritable poison.

D. — **Travail rural. Son influence sur la santé.** — Les rudes travaux de la campagne exercent une grande influence sur la santé du paysan. Celui-ci doit faire une dépense énorme de mouvements musculaires. Cet effort contribue, avec les rhumatismes que l'on observe souvent chez lui, à l'apparition des *maladies du cœur*, des *hernies*. Ces dernières, surtout les hernies crurales, sont très fréquentes chez les femmes parce qu'elles ne prennent pas assez de précautions après l'accouchement. Les *varices* et les *ulcères des jambes* sont encore la conséquence des travaux prolongés. Ceux-ci s'exécutent, en effet, pendant les jours les plus longs, et le travailleur qui se lève avec l'aube ne se couche qu'à la nuit. Aussi ne pourrait-il y suffire s'il ne se reposait pas pendant l'hiver.

CHAPITRE V

HYGIÈNE PROFESSIONNELLE

Étiologie et prophylaxie générales des maladies provenant des industries : air, éclairage, contact des substances maniées, accidents, répétition des mêmes mouvements, âge, sexe, constitution, loi sur le travail des enfants, des filles mineures et des femmes dans les établissements industriels. — Influence de l'industrie sur le voisinage : air, fumée, résidus solides, résidus liquides. — Établissements classés. — Maladies professionnelles en particulier. — Intoxications professionnelles, poisons industriels. — Mineurs, mécaniciens. — Professions intellectuelles. Musiciens, chanteurs, orateurs. — Mortalité et morbidité professionnelles.

Presque toutes les professions exercent une action, favorable ou non, sur la santé. Parmi celles dont l'action est défavorable, il en est qui déterminent des maladies spéciales qui sont la conséquence de la profession elle-même. Il est donc nécessaire de connaître ces maladies, d'étudier les causes qui les engendrent et de rechercher ce qu'il y a d'antihygiénique dans telle profession afin d'éviter toutes les maladies qu'elle peut faire naître. Voyons d'abord les causes générales des maladies industrielles et nous dirons en même temps un mot sur leur prophylaxie.

§ 1. — Étiologie et prophylaxie générale des maladies industrielles.

A. — L'*air* que respirent les ouvriers peut agir sur leur santé de plusieurs manières.

Dans certains cas il agit par *pression*. Celle-ci est trop *forte* chez ceux qui travaillent dans l'eau; elle est trop *faible* chez ceux qui travaillent sur les hauts plateaux. Nous connaissons les effets produits et ce qu'il y a à faire pour les éviter, puisque nous avons traité déjà ce sujet en parlant de l'*air comprimé* et de l'*air raréfié* (v. p. 58 et suivantes).

L'air agit encore par sa *température*, surtout lorsqu'elle est excessive, comme cela arrive dans les mines, dans les établissements de forges, de hauts fourneaux, ou lorsqu'elle est sujette à de brusques variations, comme dans les verreries; par l'*humidité* qui exerce une action plus ou moins énergique sur la peau et tout l'organisme; enfin par les *émanations*, les *poussières*, les *gaz* et les *vapeurs* qui le vicient.

Pour assainir cet air autant que possible, il faut bien ventiler et plutôt par appel que par propulsion; éloigner les substances qui peuvent se putréfier et faire de grands lavages avec de l'eau antiseptisée ou non, suivant les cas; aspirer les poussières au dehors (fig. 45), ou les faire tomber sur le sol en employant la pulvérisation de l'eau; condenser les gaz nuisibles en les refroidissant, ou mieux les détruire en les faisant revenir au foyer de la chaudière pour les brûler, et, s'ils ne sont pas dangereux, les rejeter au dehors; protéger les ouvriers en leur mettant des masques qui ne laissent passer l'air qu'après l'avoir filtré. Un des masques les plus employés est celui qui

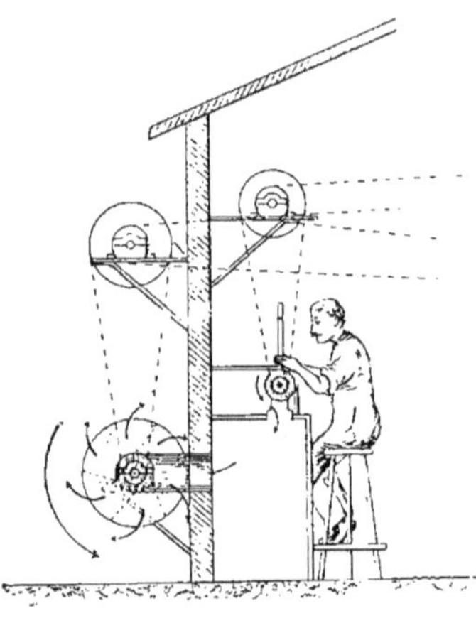

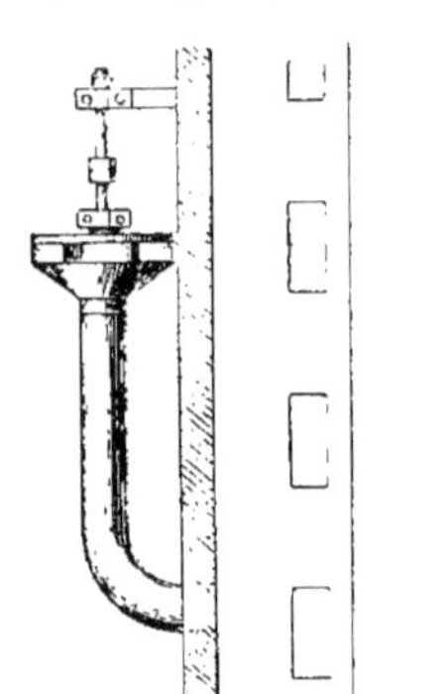

Fig. 45. — Aspirateur de poussières industrielles.

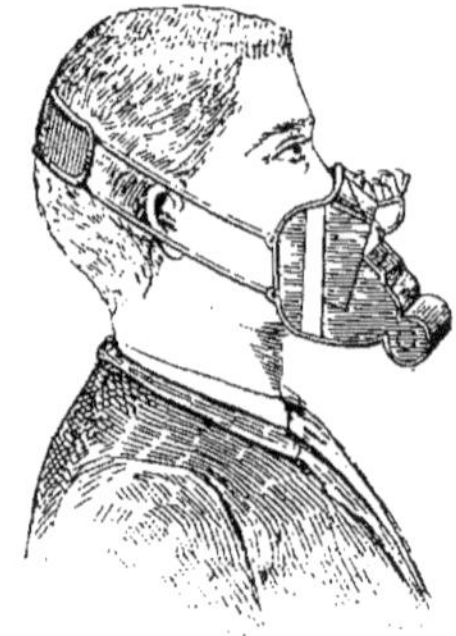

Fig. 46 Masque de Poirel.

est connu sous le nom d'*absorbant hydraulique de Poirel*, caractérisé par la présence d'un petit réservoir d'eau dans lequel l'air est obligé de se laver avant d'arriver à la bouche (fig. 46).

Toutes ces industries devraient avoir enfin des *lavabos* afin qu'on puisse obliger tous les ouvriers à se bien laver avant de quitter l'atelier. Une *salle de bain* ne serait pas superflue.

B. — L'*éclairage* fatigue beaucoup la vue lorsqu'il est trop intense, comme cela a lieu dans les établissements métallurgiques et verriers. Lorsqu'il est trop faible, il affaiblit la vue. L'*obscurité* ne paraît pas exercer une action bien manifeste, si on donne à l'ouvrier un éclairage artificiel et suffisant.

C. — Le *contact des substances maniées* peut agir très énergiquement suivant les substances. Les unes donnent lieu à des éruptions, d'autres à des empoisonnements proprement dits. Il est possible d'éviter en grande partie ces accidents en se tenant très propre, en lavant les mains et la figure plusieurs fois par jour et en quittant les vêtements de travail avant d'aller manger. Mais la meilleure prophylaxie est assurément de substituer aux produits dangereux des produits non toxiques toutes les fois que la chose est possible.

D. — Les *accidents de l'industrie*. Depuis quelques années les machines-outils pénètrent partout et remplacent la main de l'homme; en outre la force motrice prenant une très grande importance, on groupe les ouvriers dans de grandes usines et les simples accidents peuvent alors se transformer en de véritables catastrophes. Les accidents les plus fréquents sont : le broiement dans les engrenages, les plaies par scies mécaniques, les explosions des chaudières, des matières fulminantes, les chutes, les incendies, le grisou. 60 pour cent des accidents sont dus aux dérogations aux règlements, à la maladresse ou à l'imprudence.

Afin d'éviter autant que possible les accidents par les engrenages, l'article 14 de la loi du 9 novembre 1892 ordonne que : « Dans tout établissement contenant des appareils mécaniques, les *engrenages soient séparés des ouvriers, de telle manière que l'approche n'en soit possible que pour les besoins du service.* Pour prévenir les accidents dus aux courroies, lanières, cordes ou chaînes qui peuvent entraîner l'ouvrier par les vêtements et le mutiler, on engaine toutes les parties accessibles. » Les accidents occasionnés par l'explosion des chaudières seront moins terribles si on les isole dans un bâtiment particulier dont l'entrée sera interdite à toute personne étrangère. Les chauffeurs se préserveront eux-mêmes en veillant à ce que la chaudière, qui sera toujours munie d'une *soupape de sûreté,* ne s'incruste pas, en surveillant son alimentation, le niveau d'eau et en ne poussant pas la pression au delà du nombre de kilogrammes autorisés. Les explosions consécutives au maniement des matières fulminantes peuvent être évitées assez facilement parce qu'elles sont à peu près toujours dues à l'imprudence. Il en est de même pour les chutes, les incendies. Quant au *grisou*, il est tout aussi facile d'éviter les catastrophes qu'il produit et qui effraient tant, quoiqu'il y ait plus d'ouvriers tués par les incendies, les éboulements que par le grisou — 1000 contre 200. Il suffit d'établir une ventilation énergique, d'éviter le feu, de n'employer que les lampes de sûreté, la lampe de Combes, ou celle de Dubrulle qui s'éteint lorsqu'on l'ouvre, et employer le grisoumètre de Coquillon perfectionné par Gréhant.

E. — La *répétition des mêmes mouvements* est susceptible de produire des attitudes vicieuses, comme la déformation du tronc, des membres; elle peut occasionner des synovites tendineuses, etc. Comme on emploie beaucoup aujourd'hui les machines pour ces sortes de travaux, on constate moins de déformations professionnelles. Il est possible de les diminuer encore en évitant le surmenage.

F. — La santé de l'ouvrier est enfin influencée par l'*âge*, le *sexe*, la *constitution*. L'État a compris qu'il devait intervenir dans la réglementation des conditions sanitaires où se trouvent tous ceux qui travaillent dans une industrie. Voici la loi du 2 novembre 1895 sur le travail des enfants, des filles mineures et des femmes dans les établissements industriels.

« Les enfants ne peuvent être employés par les patrons ni être admis dans les établissements industriels avant l'âge de treize ans révolus.

« Toutefois, les enfants munis du certificat d'études primaires, institué par la loi du 28 mars 1882, peuvent être employés à partir de douze ans sur un certificat d'aptitude physique.

« Les enfants de l'un et de l'autre sexe âgés de moins de seize ans ne peuvent être employés à un travail effectif de plus de dix heures par jour.

« Les jeunes ouvriers ou ouvrières, de seize à dix-huit ans, ne peuvent être employés à un travail effectif de plus de soixante heures par semaine, sans que le travail journalier puisse excéder onze heures.

« Les filles au-dessus de dix-huit ans et les femmes ne peuvent être employées à un travail effectif de plus de onze heures par jour.

« Les heures de travail ci-dessus indiquées seront coupées par un ou plusieurs repos, dont la durée totale ne pourra pas être inférieure à une heure et pendant lesquels le travail sera interdit.

« Tout travail entre neuf heures du soir et cinq heures du matin est considéré comme travail de nuit : toutefois, ce travail sera autorisé de quatre heures du matin à dix heures du soir quand il sera réparti entre deux postes d'ouvriers, ne travaillant pas plus de neuf heures chacun.

« Le travail de chaque équipe sera coupé par un repos d'une heure au moins.

« Un jour de repos par semaine est obligatoire. Quelques dispositions spéciales permettent toutefois d'amender ces dispositifs, trop rigoureux pour certaines industries où le travail ne peut être interrompu.

« Les filles et les femmes ne peuvent être admises dans les travaux souterrains des mines, minières et carrières.

« Des règlements d'administration publique détermineront les conditions spéciales du travail des enfants de treize à dix-huit ans, du sexe masculin, dans les travaux souterrains ci-dessus visés.

« Les femmes, filles et enfants ne pourront être employés dans des établissements insalubres ou dangereux, où l'ouvrier est exposé à des manipulations préjudiciables à sa santé, que sous les conditions spéciales déterminées par des règlements d'administration publique pour chacune de ces catégories de travailleurs.

« Ces établissements sont classés en trois catégories d'après le décret du 13 mai 1893. Dans la première (tableau A), l'interdiction s'étend à tous les individus protégés : enfants au-dessous de dix-huit ans et femmes. Ce sont les industries insalubres au premier chef, telles que celles utilisant le phosphore, les fabriques d'acides, etc. Dans la seconde (tableau B), l'interdiction s'étend seulement aux enfants. Ce sont les industries qui exigent une grande prudence, une attention soutenue : explosifs, celluloïd. Enfin dans la troisième (tableau C), l'emploi des femmes et des enfants n'est interdit que dans certaines parties de l'usine ou pour des travaux spéciaux. Ainsi : les enfants au-dessous de seize ans ne peuvent travailler aux scies circulaires ou aux scies à ruban; — les enfants au-dessous de seize ans ne peuvent être employés au travail des cisailles et autres lames tranchantes mécaniques; les enfants au-dessous de treize ans ne peuvent, dans les verreries, être employés à cueillir et à souffler le verre; — au-dessus de treize ans jusqu'à seize, ils ne peuvent cueillir un poids de verre supérieur à 1 000 grammes. Dans les fabriques de bouteilles et de verre à vitre, le soufflage par la bouche est interdit aux enfants au-dessous de seize ans; — dans les verreries où le soufflage se fait à la bouche, un embout personnel sera mis à la disposition de chaque enfant âgé de moins de dix-huit ans; il est interdit de préposer des enfants au-dessous de seize ans au service des robinets à vapeur.

« Les jeunes ouvriers et ouvrières au-dessous de dix-huit ans employés dans l'industrie ne peuvent porter, tant à l'intérieur qu'à l'extérieur des manufactures, usines, ateliers et chantiers, des fardeaux d'un poids supérieur aux suivants :

Garçons au-dessous de 14 ans . .	10 kilog.
Garçons de 14 à 18 ans	15 —
Ouvrières au-dessous de 16 ans .	5 —
Ouvrières de 16 à 18 ans.	10 —

« Il est interdit de faire traîner ou pousser par les dits jeunes ouvriers ou ouvrières, tant à l'intérieur des établissements industriels que sur la voie publique, des charges correspondant à des efforts plus grands que ceux indiqués.

« Le décret du 31 juillet 1894 a établi la limite maxima des poids pour fardeaux roulés :

1° Wagonnets circulant sur voie ferrée :

Garçons au-dessous de 14 ans. . .	300 kilog.
Garçons de 14 à 18 ans	500 —
Ouvrières au-dessous de 16 ans. .	150 —
Ouvrières de 16 à 18 ans.	300 —

2° Brouettes :

Garçons de 14 à 18 ans	40 kilog.

3° Voitures à 3 ou 4 roues :

Garçons au-dessous de 14 ans . .	35 kilog.
Ouvrières au-dessous de 16 ans. .	35 —
Garçons de 14 à 18 ans	60 —
Ouvrières de 16 à 18 ans.	50 —

4° Charrettes à bras :

Garçons de 14 à 18 ans. . . . . . 130 kilog.

L'ouvrier doit chercher à atténuer les inconvénients inhérents à sa profession en choisissant un logement, hors de l'atelier, aussi salubre que possible, en s'alimentant aussi bien que ses moyens le lui permettront et en se privant complètement de liqueurs alcooliques.

§ 2. — Influence de l'industrie sur le voisinage.

Les industries peuvent souiller : le *sol*, par les matières fermentescibles qu'elles répandent; l'*air*, par la fumée, les gaz et les vapeurs qui sont irritantes ou toxiques; l'*eau*, par les résidus qu'elles y écoulent.

Le sol est facilement assaini au moyen de larges et fréquents lavages. Quant à la fumée qui, dans certaines villes industrielles, constitue une véritable calamité, on peut en éviter les nombreux inconvénients en demandant aux industriels d'adopter pour leur foyer des systèmes de *fumivorité*.

Mais ce sont les *résidus* qui, d'ordinaire, sont les plus dangereux pour le voisinage. Toute industrie donne toujours naissance, à côté du produit que l'on cherche, à des matières sans valeur, à des déchets, des résidus dont il faut se débarrasser. Généralement on *amoncelle*, on *met en dépôt*, on *enfouit* les *résidus solides*. Mais le meilleur procédé est de les *user*, de manière à pouvoir en tirer profit. Ceux dont on ne connaît pas encore l'*utilisation* doivent être *neutralisés* ou *dénaturés*, puisqu'on diminue ainsi leur nocuité.

Les *résidus liquides* sont la plupart du temps envoyés à la rivière, ou bien on les laisse couler librement au dehors le long d'une pente, ou encore on les dirige dans un *puisard perdu* consistant en une fosse non murée. Ce sont là des procédés antihygiéniques qui doivent être défendus. Les fosses étanches, connues aussi sous le nom de *puisards*, ne peuvent être tolérées qu'à la condition d'être construites selon la figure 47. Les parties solides s'accumulent dans la fosse proprement dite, les liquides traversent le tuyau de dispersion, étanche aussi, et arrivent au-dessous de la couche imperméable, de telle sorte qu'ils ne peuvent plus contaminer la couche souterraine. Les parties solides sont vidangées quand la fosse est pleine et mises en dépôt sur les champs.

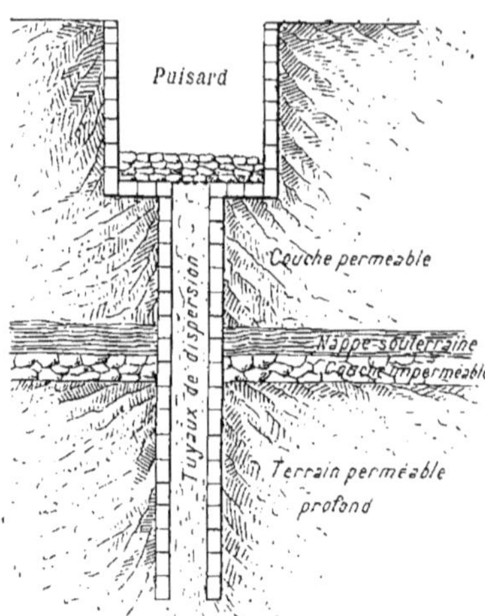

Fig. 47. — Puisard.

On a prôné la *décantation* et la *filtration*, mais ces procédés sont insuffisants.

L'*évaporation en chaudière suivie de l'incinération* des résidus solides est meilleure.

L'*irrigation* peut être aussi employée quand les résidus liquides sont très chargés de matières organiques, à la condition qu'on prenne les précautions indiquées page 487.

On a recours encore à la *neutralisation* des liquides acides par les bases, et des alcalins par les acides; à la *dénaturation*, qui a pour but de transformer chimiquement un produit nuisible en un autre moins mauvais; à l'*utilisation*, qui permet de rendre les détritus propres à un usage quelconque. C'est vers ce dernier procédé que doivent tendre tous les efforts, puisqu'on pourrait ainsi éviter l'encombrement, sauvegarder la salubrité publique et profiter de la valeur qu'on leur aura donnée.

§ 3. — Établissements classés.

Les établissements industriels créent donc de nombreux dangers et inconvénients intéressant la salubrité publique et l'hygiène des ouvriers. Pour les atténuer autant que possible, l'Etat a dû établir un classement officiel divisant les industries en trois classes. Dans la première se trouvent celles qui doivent toujours être éloignées des habitations ; dans la seconde, celles qui peuvent être tolérées auprès des habitations si on a pris les précautions nécessaires pour les rendre presque inoffensives ; dans la troisième, celles qu'on peut laisser près des maisons, pourvu toutefois qu'elles soient soumises à la surveillance administrative.

Nous devons faire remarquer que ce classement n'est pas en

rapport avec la nocuité des industries, parce que l'administration ne s'est occupée que de ce qui pouvait nuire aux voisins ou menacer la santé publique, sans tenir compte des dangers courus par les ouvriers. C'est pour cette raison qu'on trouve dans la troisième classe des industries où l'on emploie des substances très toxiques. Il était nécessaire d'avertir le lecteur afin qu'il ne soit pas surpris, dans l'énumération suivante, de voir qu'il faut prendre souvent autant de précautions dans les industries réputées non nuisibles que dans celles qualifiées très insalubres.

Nomenclature des établissements insalubres dangereux ou incommodes.

DÉSIGNATION DES INDUSTRIES	INCONVÉNIENTS ET CLASSES
Abattoir public[1]	Odeur et altération des eaux. (1re cl.)
Acide arsénique (Fabrication de l') au moyen de l'acide arsénieux et de l'acide azotique :	
1° Quand les produits nitreux ne sont pas absorbés	Vapeurs nuisibles. (1re cl.)
2° Quand ils sont absorbés	*Idem.* (2e cl.)
Acide chlorhydrique ou muriatique (Production de l') par décomposition des chlorures de magnésium, d'aluminium et autres :	
1° Quand l'acide n'est pas condensé	Émanations nuisibles. (1re cl.)
2° Quand l'acide est condensé	Émanations accidentelles (2e cl.)
Acide lactique (Fabrique d')	Odeur. (2e cl.)
Acide nitrique	Émanations nuisibles. (3e cl.)
Acide oxalique (Fabrication de l') :	
1° Par l'acide nitrique :	
a. Sans destruction des gaz nuisibles	Fumée. (1re cl.)
b. Avec destruction des gaz nuisibles	Fumée accidentelle. (3e cl.)
2° Par la sciure de bois et la potasse	Fumée. (2e cl.)
Acide picrique :	
1° Quand les gaz nuisibles ne sont pas brûlés	Vapeurs nuisibles. (1re cl.)

1. La création d'un abattoir public entraîne la suppression des tueries particulières établies dans les localités que dessert cet abattoir. (*Ordonnance royale* du 15 avril 1838, art. 2.)

Le décret du 1er août 1861 a conféré aux préfets le droit de statuer sur les demandes de création d'abattoirs publics : ce droit de décision avait été réservé à l'Administration supérieure par l'instruction du ministre de l'intérieur du 22 juin 1853.

DÉSIGNATION DES INDUSTRIES	INCONVÉNIENTS ET CLASSES
2° Avec destruction des gaz nuisibles. . .	Vapeurs nuisibles. (3e cl.)
Acide pyroligneux (Fabrication de l') :	
1° Quand les produits gazeux ne sont pas brûlés	Fumée et odeur. (2e cl.)
2° Quand les produits gazeux sont brûlés.	*Idem.* (3e cl.)
Acide pyroligneux (Purification de l').	Odeur. (2e cl.)
Acide salicylique (Fabrication de l') au moyen de l'acide phénique.	*Idem.*
Acide stéarique (Fabrication de l') :	
1° Par distillation	Odeur, danger d'incendie (1re cl.)
2° Par saponification.	*Idem.* (2e cl.)
Acide sulfurique (Fabrication de l') par combustion du soufre et des pyrites.	Émanations nuisibles. (1re cl.)
Acide urique. (Voy. *Murexide*.)	
Acier (Fabrication de l').	Fumée. (3e cl.)
Affinage de l'or et de l'argent par les acides.	Émanations nuisibles. (1re cl.)
Affinage des métaux au fourneau. (Voy. *Grillage des minerais*.	
Albumine (Fabrication de l') au moyen du sérum frais du sang.	Odeur. (3e cl.)
Alcools autres que de vin, sans travail de rectification.	Altération des eaux. (3e cl.)
Alcools (Distillerie agricole)	*Idem.* (3e cl.)
Alcool (Rectification de l')	Danger d'incendie. (2e cl.)
Agglomérés ou briquettes de houille (Fabrication des) :	
1° Au brai gras	Odeur, danger d'incendie. (2e cl.)
2° Au brai sec.	Odeur. (3e cl.)
Aldéhyde (Fabrication de l')	Danger d'incendie. (1re cl.)
Allumettes chimiques (Dépôt d') :	
1° En quantités au-dessus de 25 mètres cubes	Danger d'incendie. (2e cl.)
2° De 5 à 25 mètres cubes	*Idem.* (3e cl.)
Allumettes chimiques (Fabrication des). . . .	Danger d'explosion et d'incendie. (1re cl.)
Alun. (Voy. *Sulfate d'alumine*.)	
Amidonneries :	
1° Par fermentation	Odeur, émanations nuisibles et altération des eaux. (1re cl.)
2° Par séparation du gluten et sans fermentation.	Altération des eaux. (2e cl.)
Ammoniaque ou alcali volatil (Fabrication en grand de l') par la décomposition des sels ammoniacaux	Odeur. (3e cl.)
Amorces fulminantes (Fabrication des). . . .	Danger d'explosion. (1re cl.)
Amorces fulminantes (Fabrication des) pour pistolets d'enfants.	*Idem* (2e cl.)

DÉSIGNATION DES INDUSTRIES	INCONVÉNIENTS ET CLASSES
Appareils de réfrigération :	
1° A ammoniaque	Odeur. (3e cl.)
2° A éther ou autres liquides volatils et combustibles	Danger d'explosion et d'incendie. (3e cl.)
Argenture des glaces avec application de vernis aux hydrocarbures	Odeur, danger d'incendie (2e cl.)
Arséniate de potasse (Fabrication de l') au moyen du salpêtre :	
1° Quand les vapeurs ne sont pas absorbées	Émanations nuisibles. (1re cl.)
2° Quand les vapeurs sont absorbées	Émanations accidentelles (2e cl.)
Artifices (Fabrication des pièces d')	Danger d'incendie et d'explosion. (1re cl.)
Asphaltes, bitumes, brais et matières bitumineuses solides (Dépôts d')	Odeur, danger d'incendie. (3e cl.)
Asphaltes, bitumes (Travail des) à feu nu	*Idem.* (2e cl.)
Bâches imperméables (Fabrication des) :	
1° Avec cuisson des huiles	Danger d'incendie. (1re cl.)
2° Sans cuisson des huiles	*Idem.* (2e cl.)
Baryte (Décoloration du sulfate de) au moyen de l'acide chlorhydrique à vases ouverts	Émanations nuisibles. (2e cl.)
Battage, cardage et épuration des laines, crins et plumes de literie	Odeur et poussière. (3e cl.)
Battage des cuirs (Marteaux pour le)	Bruit et ébranlement. (3e cl.)
Battage et lavage (Ateliers spéciaux pour les) des fils de laine, bourres et déchets de filature de laine et de soie dans les villes	Bruit et poussière. (3e cl.)
Battage des tapis en grand	*Idem.* (2e cl.)
Batteurs d'or et d'argent	Bruit. (3e cl.)
Battoirs à écorces dans les villes	Bruit et poussière. (3e cl.)
Benzine (Fabrication et dépôts de). (Voy. *Huile de pétrole, de schiste,* etc.)	
Blanc de plomb. (Voy. *Céruse.*)	
Blanc de zinc (Fabrication de) par la combustion du métal	Fumées métalliques. (3e cl.)
Blanchiment :	
1° Des fils, des toiles et de la pâte à papier par le chlore	Odeur, émanations nuisibles. (2e cl.)
2° Des fils et tissus de lin, de chanvre et de coton, par les chlorures (hypochlorites) alcalins	Odeur, altération des eaux. (3e cl.)
3° Des fils et tissus de laine et de soie par l'acide sulfureux	Émanations accidentelles (2e cl.)

DÉSIGNATION DES INDUSTRIES	INCONVÉNIENTS ET CLASSES
Bleu de Prusse (Fabrication de). (Voy. *Cyanure de potassium.*)	
Boues et immondices (Dépôts de) et voiries. .	Odeur. (1re cl.)
Bougies de paraffine et autres d'origine minérale (Moulage des).	Odeur, danger d'incendie. (3e cl.)
Bougies et autres objets en cire et en acide stéarique	Danger d'incendie. (3e cl.)
Bouillon de bière (Distillation de). (Voy. *Distilleries.*)	
Boules en glucose caramélisé pour usage culinaire (Fabrication des).	Odeur. (3e cl.)
Bourre. (Voy. *Battage.*)	
Boutonniers et autres emboutisseurs de métaux par moyens mécaniques.	Bruit. (3e cl.)
Boyauderies. (Travail des boyaux frais pour tous usages.)	Odeur, émanations nuisibles. (1re cl.)
Boyaux et pieds d'animaux abattus (Dépôts de). (Voy. *Chairs* et *débris.*)	
Boyaux salés destinés au commerce de la charcuterie (Dépôts de)	Odeur. (2e cl.)
Brasseries.	Odeur. (3e cl.)
Briqueteries avec fours non fumivores. . . .	Fumée. (3e cl.)
Brocards à minerais ou à crasses.	Bruit. (3e cl.)
Buanderies	Altération des eaux. (3e cl.)
Café (Torréfaction en grand du).	Odeur et fumée. (3e cl.)
Caillettes et caillons pour la confection des fromages. (Voy. *Chairs* et *débris,* etc.)	
Cailloux (Fours pour la calcination des) . . .	Fumée. (3e cl.)
Carbonisation du bois :	
1° A l'air libre dans des établissements permanents et autre part qu'en forêt. .	Odeur et fumée. (2e cl.)
2° En vases clos { avec dégagement dans l'air des produits gazeux de la distillation.	*Idem.* (2e cl.)
2° En vases clos { avec combustion des produits gazeux de la distillation	*Idem.* (3e cl.)
Carbonisation des matières animales en général	Odeur. (1re cl.)
Caoutchouc (Travail du) avec emploi d'huiles essentielles ou de sulfure de carbone. . . .	Odeur, danger d'incendie (2e cl.)
Caoutchouc (Application des enduits du). . .	Danger d'incendie. (2e cl.)
Cartonniers	Odeur. (3e cl.)

DÉSIGNATION DES INDUSTRIES	INCONVÉNIENTS ET CLASSES
Celluloïd et produits nitrés analogues. (Fabrication du). . .	Vapeurs nuisibles, dangers d'incendie. (1re cl.)
Celluloïd et produits nitrés analogues. (Ateliers de façonnage du)	Danger d'incendie. (2e cl.)
Cendres d'orfèvre (Traitement des) par le plomb.	Fumées métalliques. (3e cl.)
Cendres gravelées :	
1° Avec dégagement de la fumée au dehors	Fumée et odeur. (1re cl.)
2° Avec combustion ou condensation des fumées.	*Idem.* (2e cl.)
Céruse ou blanc de plomb (Fabrication de la).	Émanations nuisibles. (3e cl.)
Chairs, débris et issues (Dépôts de) provenant de l'abatage des animaux.	Odeur. (1re cl.)
Chamoiseries.	*Idem.* (2e cl.)
Chandelles (Fabrication des).	Odeur, danger d'incendie (3e cl.)
Chantiers de bois à brûler dans les villes. . .	Émanations nuisibles, danger d'incendie. (3e cl.)
Chanvre imperméable. (Voy. *Feutre goudronné.*)	
Chapeaux de feutre (Fabrication de).	Odeur et poussière. (3e cl.)
Chapeaux de soie ou autres préparés au moyen d'un vernis (Fabrication de)	Danger d'incendie. (2e cl.)
Charbon animal (Fabrication ou revification du). (Voy. *Carbonisation des matières animales.*)	
Charbon de bois dans les villes (Dépôts ou magasins de)	*Idem.* (3e cl.)
Chaudronnerie et serrurerie (Ateliers de), employant des marteaux à la main, dans les villes et centres de population de 2,000 âmes et au-dessus.	
1° Ayant de 4 à 10 étaux ou enclumes de 8 à 20 ouvriers.	Bruit. (3e cl.)
2° Ayant plus de 10 étaux ou enclumes et plus de 20 ouvriers.	*Idem.* (2e cl.)
Chaux (Fours à) :	
1° Permanents.	Fumée, poussière. (2e cl.)
2° Ne travaillant pas plus d'un mois par an	*Idem.* (3e cl.)
Chiens (Infirmeries de).	Odeur et bruit. (1re cl.)
Chiffons (Dépôts de).	Odeur. (3e cl.)
Chiffons (Traitement des) par les vapeurs de l'acide chlorhydrique.	
1° Quand l'acide n'est pas condensé. . .	Émanations nuisibles. (1re cl.)
2° Quand l'acide est condensé.	Émanations accidentelles (3e cl.)

DÉSIGNATION DES INDUSTRIES	INCONVÉNIENTS ET CLASSES
Chlore (Fabrication du)	Odeur. (2e cl.)
Chlorure de chaux (Fabrication du) :	
1° En grand	*Idem.* (2e cl.)
2° Dans les ateliers fabriquant au plus 300 kilogrammes par jour	*Idem.* (3e cl.)
Chlorures alcalins, eau de Javelle (Fabrication des)	*Idem.* (2e cl.)
Chlorures de soufre (Fabrication des)	Vapeurs nuisibles. (1re cl.)
Chromate de potasse (Fabrication du)	Odeur. (3e cl.)
Chrysalides (Ateliers pour l'extraction des parties soyeuses des)	*Idem.* (1re cl.)
Ciment (Fours à) :	
1° Permanents	Fumée, poussière. (2e cl.)
2° Ne travaillant pas plus d'un mois par an	*Idem.* (3e cl.)
Cire à cacheter (Fabrication de la)	Danger d'incendie. (3e cl.)
Cochenille ammoniacale (Fabrication de la)	Odeur. (3e cl.)
Cocons :	
1° Traitement des frisons de cocons	Altération des eaux. (2e cl.)
2° Filature de cocons. (Voy. *Filature.*)	
Coke (Fabrication du) :	
1° En plein air ou en fours non fumivores	Fumée et poussière. (1re cl.)
2° En fours fumivores	Poussière. (2e cl.)
Colle forte (Fabrication de la)	Odeur, altération des eaux. (1re cl.)
Collodion (Fabrique de)	Danger d'explosion ou d'incendie. (1re cl.)
Combustion des plantes marines dans les établissements permanents	Odeur et fumée. (1re cl.)
Constructions (Ateliers de). (Voy. *Machines et wagons.*)	
Cordes à instruments en boyaux (Fabrication de). (Voy. *Boyauderies.*)	
Corroieries	Odeur. (2e cl.)
Coton et coton gras (Blanchisseries des déchets de)	Altération des eaux. (3e cl.)
Cretons (Fabrication de)	Odeur et danger d'incendie. (1re cl.)
Crins et soies de porc (Préparation des) sans fermentation. (Voy. aussi *Soies de porc par fermentation.*)	Odeur et poussière. (2e cl.)
Cristaux (Fabrication de). (Voy. *Verreries*, etc.)	
Cuirs vernis (Fabrication de)	Odeur, danger d'incendie (1re cl.)
Cuirs verts et peaux fraîches (Dépôts de)	Odeur. (2e cl.)

DÉSIGNATION DES INDUSTRIES	INCONVÉNIENTS ET CLASSES
Cuivre (Dérochage du) par les acides.	Odeur, émanations nuisibles. (3e cl.)
Cyanure de potassium et bleu de Prusse (Fabrication de) :	
1° Par la calcination directe des matières animales avec la potasse.	Odeur. (1re cl.)
2° Par l'emploi de matières préalablement carbonisées en vases clos.	*Idem.* (2e cl.)
Cyanure rouge de potassium ou prussiate rouge de potasse.	Émanations nuisibles. (3e cl.)
Déchets des filatures de lin, de chanvre et de jute (Lavage et séchage en grand des). . .	Odeur, altération des eaux. (2e cl.)
Déchets de matières filamenteuses (Dépôts de) en grand dans les villes.	Danger d'incendie. (3e cl.)
Dégras ou huile épaisse à l'usage des chamoiseurs et corroyeurs (Fabrication de)	Odeur, danger d'incendie (1re cl.)
Dépôts de pulpes de betteraves humides destinées à la vente	Odeurs, émanations. (3e cl.)
Distilleries en général, eau-de-vie, genièvre, kirsch, absinthe et autres liqueurs alcooliques.	Danger d'incendie. (3e cl.)
Dorure et argenture sur métaux.	Émanations nuisibles. (3e cl.)
Eau de Javelle (Fabrication d'). (Voy. *Chlorures alcalins.*)	
Eau forte. (Voy. *Acide nitrique.*)	
Eaux grasses (Extraction, pour la fabrication du savon et autres usages, des huiles contenues dans les) :	
1° En vases ouverts.	Odeur, danger d'incendie (1re cl.)
2° En vases clos.	*Idem.* (2e cl.)
Eaux savonneuses des fabriques. (Voy. *Huiles extraites des débris d'animaux.*)	
Échaudoirs :	
1° Pour la préparation industrielle des débris d'animaux	Odeur. (1re cl.)
2° Pour la préparation des parties d'animaux propres à l'alimentation. . . .	*Idem.* (3e cl.)
Email (Application de l') sur les métaux. . .	Fumée. (3e cl.)
Emaux (Fabrication d') avec fours non fumivores	*Idem.* (3e cl.)
Encre d'imprimerie (Fabriques d').	Odeur, danger d'incendie (1re cl.)
Engrais (Fabrication des) au moyen des matières animales.	Odeur. (1re cl.)

DÉSIGNATION DES INDUSTRIES	INCONVÉNIENTS ET CLASSES
Engrais (Dépôts d') au moyen de matières provenant de vidanges ou de débris d'animaux :	
1° Non préparés ou en magasin non couvert	Odeur. (1re cl.)
2° Desséchés ou désinfectés et en magasin couvert, quand la quantité excède 25 000 kilogrammes.	*Idem.* (2e cl.)
3° Les mêmes, quand la quantité est inférieure à 25 000 kilogrammes.	*Idem.* (3e cl.)
Engraissement des volailles dans les villes (Établissement pour l').	*Idem.* (3e cl.)
Eponges (Lavage et séchage des).	Odeur et altération des eaux. (3e cl.)
Equarrissage des animaux.	Odeur, émanations nuisibles. (1re cl.)
Etamage des glaces	Émanations nuisibles. (3e cl.)
Ether (Fabrication et dépôts d').	Danger d'incendie et d'explosion. (1re cl.)
Si la quantité en dépôt est supérieure à 100 litres, mais n'atteint pas 1000 litres.	Danger d'explosion et d'incendie. (2e cl.)
Etoupilles (Fabrication d') avec matières explosives	Danger d'explosion et d'incendie. (1re cl.)
Faïence (Fabrique de) :	
1° Avec fours non fumivores.	Fumée. (2e cl.)
2° Avec fours fumivores.	Fumée accidentelle. (3e cl.)
Fanons de baleine (Travail des).	Émanations incommodes (3e cl.)
Féculeries.	Odeur, altération des eaux (3e cl.)
Fer (Dérochage du)	Vapeurs nuisibles. (3e cl.)
Fer (Galvanisation du).	*Idem.* (3e cl.)
Fer-blanc (Fabrication du).	Fumée. (3e cl.)
Feutres et visières vernis (Fabrication de). . .	Odeur, danger d'incendie (1re cl.)
Feutre goudronné (Fabrication du).	*Idem.* (2e cl.)
Filature des cocons (Ateliers dans lesquels la) s'opère en grand, c'est-à-dire en employant au moins six tours.	Odeur, altération des eaux (3e cl.)
Fonderie de cuivre, laiton et bronze.	Fumées métalliques. (3e cl.)
Fonderie en deuxième fusion	Fumée. (3e cl.)
Fonte et laminage du plomb, du zinc et du cuivre.	Bruit, fumée. (3e cl.)
Forges et chaudronneries de grosses œuvres employant des marteaux mécaniques. . . .	Fumée, bruit. (2e cl.)
Fourneaux à charbon de bois (Voy. *Carbonisation du bois.*)	
Fourneaux (Hauts).	Fumée et poussière. (2e cl.)
Fours pour la calcination des cailloux. (Voy. *Cailloux.*)	

DÉSIGNATION DES INDUSTRIES	INCONVÉNIENTS ET CLASSES
Fours à plâtre et fours à chaux. (Voy. *Plâtre, Chaux.*)	
Fromages (Dépôts de) dans les villes.	Odeur. (3e cl.)
Fulminate de mercure (Fabrication du). . . .	Danger d'explosion et d'incendie. (1re cl.)
Galipots ou résines de pin. (Voy. *Résines.*)	
Galons et tissus d'or et d'argent (Brûleries en grand des) dans les villes.	Odeur. (2e cl.)
Gaz d'éclairage et de chauffage (Fabrication du) :	
1° Pour l'usage public.	Odeur, danger d'incendie. (2e cl.)
2° Pour l'usage particulier.	*Idem.* (3e cl.)
Gazomètres pour l'usage particulier, non attenant aux usines de fabrication.	*Idem.* (3e cl.)
Gélatine alimentaire et gélatines provenant de peaux blanches et de peaux fraîches non tannées (Fabrication de la).	Odeur. (3e cl.)
Générateurs à vapeur. (Régime spécial.)	
Glace. (Voy. *Appareils de réfrigération.*)	
Goudrons (Usines spéciales pour l'élaboration des) d'origines diverses.	Odeur, danger d'incendie (1re cl.)
Goudrons (Traitement des) dans les usines à gaz où ils se produisent.	*Idem.* (2e cl.)
Goudrons et matières bitumineuses fluides (Dépôts de).	*Idem.* (2e cl.)
Goudrons et brais végétaux d'origines diverses (Élaboration des)	*Idem.* (1re cl.)
Graisses à feu nu (Fonte des)	*Idem.* (1re cl.)
Graisses de cuisine (Traitement des).	Odeur. (1re cl.)
Graisses et suifs (Refonte des).	*Idem.* (3e cl.)
Graisses pour voitures (Fabrication des). . .	Odeur, danger d'incendie (1re cl.)
Grillage des minerais sulfureux.	Fumée, émanations nuisibles. (1re cl.)
Guano (Dépôts de) :	
1° Quand l'approvisionnement excède 25 000 kilogrammes.	Odeur. (1re cl.)
2° Pour la vente au détail.	*Idem.* (3e cl.)
Harengs (Saurage des)	*Idem.* (3e cl.)
Hongroieries.	*Idem.* (3e cl.)
Huiles de Bergues (Fabriques d'). (Voy. *Dégras.*)	
Huiles de pétrole, de schiste et de goudron, essences et autres hydrocarbures employés pour l'éclairage, le chauffage, la fabrication des couleurs et vernis, le dégraissage des étoffes et autres usages :	

DÉSIGNATION DES INDUSTRIES	INCONVÉNIENTS ET CLASSES
1° Fabrication, distillation et travail en grand	Odeur, danger d'incendie (1re cl.)
2° Dépôts.	
a. Substance très inflammable, c'est-à-dire émettant des vapeurs susceptibles de prendre feu à une température de moins de 35 degrés, au contact d'une allumette enflammée :	
1° Si la quantité emmagasinée est, même temporairement, de 3 000 litres ou plus	Odeur, danger d'incendie (1re cl.)
2° Si la quantité supérieure à 1 500 litres n'atteint pas 3 000 litres	*Idem.* (2e cl.)
3° Si la quantité supérieure à 300 litres n'atteint pas 1 500	*Idem.* (3e cl.)
b. Substances moins inflammables, c'est-à-dire n'émettant de vapeurs susceptibles de prendre feu qu'à une température de 35 degrés et au-dessus, au contact d'une allumette enflammée :	
1° Si la quantité emmagasinée est, même temporairement, de 10 500 litres ou plus	Odeur, danger d'incendie (1re cl.)
2° Si la quantité emmagasinée, supérieure à 1 050 litres, n'atteint pas 10 500 litres	Odeur, danger d'incendie (2e cl.)
Huiles de pieds de bœuf (Fabrication d') :	
1° Avec emploi de matières en putréfaction	Odeur. (1re cl.)
2° Quand les matières employées ne sont pas putréfiées	*Idem.* (2e cl.)
Huiles de poisson (Fabrique d')	Odeur, danger d'incendie (1re cl.)
Huile épaisse ou dégras. (Voy. *Dégras.*)	
Huiles de résine (Fabrication des)	*Idem.* (1re cl.)
Huileries ou moulins à huile	*Idem.* (3e cl.)
Huiles (Épuration des)	*Idem.* (3e cl.)
Huiles essentielles ou essences de térébenthine, d'aspic et autres. (Voy. *Huiles de pétrole, de schiste*, etc.)	
Huiles et autres corps gras extraits des débris des matières animales (Extraction des)	*Idem.* (1re cl.)
Huiles (Mélange à chaud ou cuisson des) :	
1° En vases ouverts	*Idem.* (1re cl.)
2° En vases clos	*Idem.* (2e cl.)

DÉSIGNATION DES INDUSTRIES	INCONVÉNIENTS ET CLASSES
Huiles de ressence	Odeur, altération des eaux (2e cl.)
Huiles lourdes créosotées (Injection des bois à l'aide des). Ateliers opérant en grand et d'une manière permanente	Odeur, danger d'incendie (2e cl.)
Huiles rousses (Fabrication des) par extraction des cretons et débris de graisse à haute température	*Idem.* (1re cl.)
Impressions sur étoffes. (Voy. *Toiles peintes.*)	
Jute (Teillage du). (Voy. *Teillage.*)	
Laiteries en grand dans les villes	Odeur. (2e cl.)
Lard (Ateliers à enfumer le)	Odeur et fumée. (3e cl.)
Lavoirs à houilles	Altération des eaux. (3e cl.)
Lavoirs à laine	*Idem.* (3e cl.)
Lavoirs à minerais en communication avec des cours d'eau	*Idem.* (2e cl.)
Lessives alcalines des papeteries (Incinération des)	Fumée, odeur et émanations nuisibles. (2e cl.)
Lies de vin (Incinération des) :	
1° Avec dégagement de la fumée au dehors	Odeur. (1re cl.)
2° Avec combustion ou condensation des fumées	*Idem.* (2e cl.)
Lies de vin (Séchage des)	*Idem.* (2e cl.)
Lignites (Incinération des)	Fumée, émanations nuisibles. (1re cl.)
Lin (Teillage en grand du). (Voy. *Teillage.*)	
Lin (Rouissage du). (Voy. *Rouissage.*)	
Liquides pour l'éclairage (Dépôts de) au moyen de l'alcool et des huiles essentielles	Danger d'incendie et d'explosion. (2e cl.)
Litharge (Fabrication de)	Poussière nuisible. (3e cl.)
Machines et wagons (Ateliers de construction de)	Bruit, fumée. (2e cl.)
Machines à vapeurs. (Voy. *Générateurs.*)	
Maroquineries	Odeur. (3e cl.)
Massicot (Fabrication du)	Émanations nuisibles. (3e cl.)
Matières colorantes (Fabrication des) au moyen de l'aniline et de la nitro-benzine	Odeur, émanations nuisibles. (3e cl.)
Mégisseries	Odeur. (3e cl.)
Ménageries	Danger des animaux. (1re cl.)

DÉSIGNATION DES INDUSTRIES	INCONVÉNIENTS ET CLASSES
—	—
Minium (Fabrication du).	Émanations nuisibles. (3e cl.)
Morues (Sécheries des).	Odeur. (2e cl.)
Moulins à broyer le plâtre, la chaux, les cailloux et les pouzzolanes.	Poussière. (3e cl.)
Murexide (Fabrication de la) en vase clos, par la réaction de l'acide azotique et de l'acide urique du guano.	Émanations nuisibles. (2e cl.)
Nitrate de fer (Fabrication du) :	
1° Lorsque les vapeurs nuisibles ne sont pas absorbées ou décomposées . . .	*Idem.* (1re cl.)
2° Dans le cas contraire.	*Idem.* (3e cl.)
Nitrate de méthyle (Fabrique du)	Danger d'explosion. (1re cl.)
Nitro-benzine, aniline et matières dérivant de la benzine (Fabrication de la).	Odeur, émanations nuisibles et danger d'incendie. (2e cl.)
Noir des raffineries et des sucreries (Revivification du).	Émanations nuisibles, odeur. (2e cl.)
Noir de fumée (Fabrication du) par la distillation de la houille, des goudrons, bitumes, etc.	Fumée, odeur. (2e cl.)
Noir d'ivoire et noir animal (Distillation des os ou fabrication du) :	
1° Lorsqu'on n'y brûle pas le gaz	Odeur. (1re cl.)
2° Lorsque les gaz sont brûlés.	*Idem.* (2e cl.)
Noir minéral (Fabrication du) par le broyage des résidus de la distillation des schistes bitumineux	Odeur et poussière. (3e cl.)
Oignons (Dessiccation des) dans les villes. . .	Odeur. (2e cl.)
Olives (Confiserie des).	Altération des eaux. (3e cl.)
Olives (Tourteaux d'). (Voy. *Tourteaux.*)	
Orseille (Fabrication de l') :	
1° En vases ouverts.	Odeur. (1re cl.)
2° A vases clos, et employant de l'ammoniaque à l'exclusion de l'urine. . . .	*Idem.* (3e cl.)
Os (Torréfaction des) pour engrais :	
1° Lorsque les gaz ne sont pas brûlés. .	Odeur, danger d'incendie. (1re cl.)
2° Lorsque les gaz sont brûlés.	*Idem.* (2e cl.)
Os d'animaux (Calcination des). (Voy. *Carbonisation des matières animales.*)	
Os frais (Dépôts d') en grand.	Odeur, émanations nuisibles. (1re cl.)
Os secs (Dépôt d') en grand.	Odeur. (3e cl.)

DÉSIGNATION DES INDUSTRIES	INCONVÉNIENTS ET CLASSES
Ouates (Fabrication des)	Poussière et danger d'incendie. (3e cl.)
Papiers (Fabrication de)	Danger d'incendie. (3e cl.)
Pâte à papier (Préparation de la) au moyen de la paille et autres matières combustibles.	Altération des eaux. (3e cl.)
Parchemineries	Odeur. (2e cl.)
Peaux, étoffes et déchets de laine (Dégraissage par les huiles de pétrole et autres hydrocarbures)	Odeur, danger d'incendie (1re cl.)
Peaux (Lustrage et apprêtage des)	Odeur et poussière. (3e cl.)
Peaux (Pelanage et séchage des)	Odeur. (2e cl.)
Peaux de lièvre et de lapin. (Voy. *Secrétage*.)	
Peaux de mouton (Séchage des)	*Idem*. (3e cl.)
Peaux fraîches. (Voy. *Cuirs verts*.)	
Perchlorure de fer par dissolution du peroxyde de fer (Fabrication de)	Émanations nuisibles. (3e cl)
Pétrole. (Voy. *Huiles de Pétrole*.)	
Phosphate de chaux (Ateliers pour l'extraction et le lavage du)	Altération des eaux. (3e cl.)
Phosphore (Fabrication de)	Danger d'incendie. (1re cl.)
Pileries mécaniques des drogues	Bruit et poussière. (3e cl.)
Pipes à fumer (Fabrication des) :	
1° Avec fours non fumivores	Fumée. (2e cl.)
2° Avec fours fumivores	Fumée accidentelle. (3e cl.)
Plantes marines. (Voy. *Combustion des plantes marines*.)	
Plâtre (Fours à) :	
1° Permanents	Fumée et poussière. (2e cl.)
2° Ne travaillant pas plus d'un mois	*Idem*. (3e cl.)
Plomb (Fonte et laminage du). (Voy. *Fonte, etc.*)	
Poêliers fournalistes, poêles et fourneaux en faïence et terre cuite. (Voy. *Faïence*.)	
Poils de lièvre et de lapin. (Voy. *Secrétage*.)	
Poissons salés (Dépôts de)	Odeur incommode. (2e cl.)
Porcelaine (Fabrication de) :	
1° Avec fours non fumivores	Fumée. (2e cl.)
2° Avec fours fumivores	Fumée accidentelle. (3e cl.)
Porcheries	Odeur, bruit. (1re cl.)
Potasse (Fabrication de) par calcination des résidus de mélasse	Fumée et odeur. (2e cl.)
Potasse. (Voy. *Chromate de potasse*.)	
Poteries de terre (Fabrication de) avec fours non fumivores	Fumée. (3e cl.)
Poudres et matières fulminantes (Fabrication de). (Voy. aussi *Fulminate de mercure*.)	Danger d'explosion et d'incendie. (1re cl.)

DÉSIGNATION DES INDUSTRIES	INCONVÉNIENTS ET CLASSES
—	—
Poudrette (Fabrication de) et autres engrais au moyen de matières animales.	Odeur et altération des eaux. (1re cl.)
Poudrette (Dépôts de). (Voy. *Engrais.*)	
Pouzzolane artificielle (Fours à).	Fumée. (3e cl.)
Protochlorure d'étain ou sel d'étain (Fabrication du).	Émanations nuisibles. (2e cl.)
Prussiate de potasse. (Voy. *Cyanure de potassium.*)	
Pulpes de pommes de terre. (Voy. *Féculeries.*)	
Raffineries et fabriques de sucre.	Fumée, odeur. (2e cl.)
Réfrigération (Appareils de) par l'acide sulfureux.	Émanations nuisibles. (2e cl.)
Résines, galipots et arcansons (Travail en grand pour la fonte et l'épuration des). . .	Odeur, danger d'incendie (1re cl.)
Rogues (Dépôts de salaisons liquides connues sous le nom de).	Odeur. (2e cl.)
Rouge de Prusse et d'Angleterre.	Émanations nuisibles. (1re cl.)
Rouissage en grand du chanvre et du lin. . .	Émanations nuisibles et altération des eaux. (1re cl.)
Rouissage en grand du chanvre et du lin par l'action des acides, de l'eau chaude et de la vapeur	*Idem.* (2e cl.)
Sabots (Ateliers à enfumer les) par la combustion de la corne ou d'autres matières animales, dans les villes.	Odeur et fumée. (1re cl.)
Salaison et préparation des viandes.	Odeur. (3e cl.)
Salaisons (Ateliers pour les) et le saurage des poissons.	*Idem.* (2e cl.)
Salaisons (Dépôts de) dans les villes.	Odeur. (3e cl.)
Sang :	
1° Ateliers pour la séparation de la fibrine, de l'albumine, etc.	*Idem.* (1re cl.)
2° (Dépôts de) pour la fabrication du bleu de Prusse et autres industries	*Idem.* (1re cl.)
3° (Fabriques de poudre de) pour la clarification des vins	*Idem.* (1re cl.)
Sardines (Fabriques de conserves de), dans les villes	*Idem.* (2e cl.)
Saucissons (Fabrication en grand de).	*Idem.* (2e cl.)
Saurage des harengs. (Voy. *Harengs.*)	
Savonneries.	*Idem.* (3e cl.)
Scieries mécaniques et établissements où l'on travaille le bois à l'aide de machines à vapeur ou à feu.	Danger d'incendie. (3e cl.)

DÉSIGNATION DES INDUSTRIES —	INCONVÉNIENTS ET CLASSES —
Sécheries des morues. (Voy. *Morues.*)	
Secrétage des peaux ou poils de lièvre et de lapin	Odeur. (2e cl.)
Sel ammoniac et sulfate d'ammoniaque (Fabrication du) par l'emploi de matières animales :	
1° Comme établissement principal. . . .	Odeur, émanations nuisibles. (1re cl.)
2° Comme annexe d'un dépôt d'engrais provenant de vidanges ou de débris d'animaux, précédemment autorisé. .	*Idem.* (2e cl.)
Sel de soude (Fabrication du) avec le sulfate de soude.	Fumée, émanations nuisibles. (3e cl.)
Sel d'étain. (Voy. *Protochlorure d'étain.*)	
Serrurerie (Atelier de). (Voy. *Chaudronnerie.*)	
Sinapismes (Fabrication des) à l'aide d'hydrocarbures :	
1° Sans distillation.	Odeur. (2e cl.)
2° Avec distillation	Odeur, danger d'incendie (1re cl.)
Sirops de fécule et glucose (Fabrication de). .	Odeur. (3e cl.)
Soie. (Voy. *Filature.*)	
Soies de porc (Préparation des) :	
1° Par fermentation.	*Idem.* (1re cl.)
2° Sans fermentation. (Voy. *Crins et soies de porc.*)	
Soude. (Voy. *Sulfate de soude.*)	
Soudes brutes (Dépôts de résidus provenant du lessivage des)	Odeur, émanations nuisibles. (1re cl.)
Soudes brutes de varech (Fabrication des) dans les établissements permanents	Odeur et fumée. (1re cl.)
Soufre (Fusion ou distillation du)	Émanations nuisibles, danger d'incendie (2e cl.)
Soufre (Pulvérisation et blutage du)	Poussière, danger d'incendie. (3e cl.)
Sucre. (Voy. *Raffineries et fabriques de sucre.*)	
Suif brun (Fabrication du).	Odeur, danger d'incendie (1re cl.)
Suif en branches (Fonderies de) :	
1° A feu nu.	*Idem.* (1re cl.)
2° Au bain-marie ou à la vapeur.	Odeur. (2e cl.)
Suif d'os (Fabrication du).	Odeur, altération des eaux, danger d'incendie. (1re cl.)
Sulfate d'ammoniaque (Fabrication du) par le moyen de la distillation des matières animales	Odeur. (1re cl.)

DÉSIGNATION DES INDUSTRIES	INCONVÉNIENTS ET CLASSES
Sulfate de baryte. (Voy. *Baryte*.)	
Sulfate de cuivre (Fabrication du) au moyen du grillage des pyrites.	Émanations nuisibles et fumée. (1re cl.)
Sulfate de mercure (Fabrication du) :	
1° Quand les vapeurs ne sont pas absorbées	Émanations nuisibles. (1re cl.)
2° Quand les vapeurs sont absorbées. . .	Émanations moindres. (2e cl.)
Sulfate de peroxyde de fer (Fabrication du) par le sulfate de protoxyde de fer et l'acide nitrique (nitro-sulfate de fer).	Émanations nuisibles. (2e cl.)
Sulfate de protoxyde de fer ou couperose verte par l'action de l'acide sulfurique sur la ferraille (Fabrication en grand du)	Fumée, émanations nuisibles. (3e cl.)
Sulfate de soude (Fabrication du) :	
1° Par la décomposition du sel marin, par l'acide sulfurique, sans condensation de l'acide chlorhydrique.	Émanations nuisibles. (1re cl.)
2° Avec condensation complète de l'acide chlorhydrique.	*Idem.* (2e cl.)
Sulfate de fer, d'alumine et alun (Fabrication par le lavage des terres pyriteuses et alumineuses grillées du).	Fumée et altération des eaux. (3e cl.)
Sulfure d'arsenic (Fabrication du) à la condition que les vapeurs seront condensées. . .	Odeur, émanations nuisibles. (1re cl.
Sulfure de carbone (Fabrication du).	Odeur, danger d'incendie (1re cl.)
Sulfure de carbone (Manufacture dans lesquelles on emploie en grand le)	Danger d'incendie. (1re cl.)
Sulfure de carbone (Dépôts de). (Suivent le régime des huiles de pétrole.)	
Sulfure de sodium (Fabrication du).	Odeur. (2e cl.).
Sulfures métalliques. (Voy. *Grillage des minerais sulfureux*.)	
Superphosphate de chaux et de potasse (Fabrication du)	Émanations nuisibles. (2e cl.)
Tabacs (Manufacture de).	Odeur et poussière. (2e cl.)
Tabac (Incinération des côtes de).	Odeur et fumée. (1re cl.)
Tabatières en carton (Fabrication des). . . .	Odeur, danger d'incendie (3e cl.)
Taffetas et toiles vernis ou cirés (Fabrication de)	*Idem.* (1re cl.)
Tan (Moulins à).	Bruit et poussière. (3e cl.)
Tannée humide (Incinération de la).	Fumée, odeur. (2e cl.)

DÉSIGNATION DES INDUSTRIES	INCONVÉNIENTS ET CLASSES
Tanneries	Odeur. (2e cl.)
Teintureries	Odeur et altération des eaux. (3e cl.)
Teintureries de peaux	Odeur. (3e cl.)
Terres émaillées (Fabrication de) :	
1° Avec fours non fumivores	Fumée. (2e cl.)
2° Avec fours fumivores	Fumée accidentelle. (3e cl.)
Terres pyriteuses et alumineuses (Grillage des)	Fumée, émanations nuisibles. (1re cl.)
Teillage du lin, du chanvre et du jute en grand	Poussière et bruit. (2e cl.)
Térébenthine (Distillation et travail en grand de la). (Voy. *Huiles de pétrole, de schiste*, etc.)	
Tissus d'or et d'argent (Brûleries en grand des). (Voy. *Galons.*)	
Toiles cirées. (Voy. *Taffetas et toiles vernis.*)	
Toiles (Blanchiment des). (Voy. *Blanchiment.*)	
Toiles grasses pour emballage, tissus, cordes goudronnées, papiers goudronnés, cartons et tuyaux bitumés (Fabrique de) :	
1° Travail à chaud	Odeur, danger d'incendie. (2e cl.)
2° Travail à froid	*Idem.* (3e cl.)
Toiles peintes (Fabrique de)	Odeur. (3e cl.)
Toiles vernies (Fabrique de). (Voy. *Taffetas et toiles vernis.*)	
Tôles et métaux vernis	Odeur, danger d'incendie (3e cl.)
Tonnellerie en grand opérant sur des fûts imprégnés de matières grasses et putrescibles.	Bruit, odeur et fumée. (2e cl.)
Torches résineuses (Fabrication de)	Odeur et danger du feu. (2e cl.)
Tourbe (Carbonisation de la) :	
1° A vases ouverts	Odeur et fumée (1re cl.)
2° A vases clos	Odeur. (2e cl.)
Tourteaux d'olives (Traitements des) par le sulfure de carbone	Danger d'incendie. (1re cl.)
Tréfileries	Bruit et fumée. (3e cl.)
Triperies annexes des abattoirs	Odeur et altération des eaux. (1re cl.)
Tueries d'animaux (Voy. *Abattoirs publics.*)	Danger des animaux et odeur. (2e cl.)
Tuileries avec fours non fumivores	Fumée. (3e cl.)
Tuiles métalliques (Trempage au goudron des).	Émanations nuisibles, danger d'incendie. (2e cl.)
Tuyaux de drainage (Fabrique de)	Fumée. (3e cl.)
Urate (Fabrique d'). (Voy. *Engrais préparés.*)	

DÉSIGNATION DES INDUSTRIES	INCONVÉNIENTS ET CLASSES
—	—
Vacheries dans les villes de plus de 5 000 habitants	Odeur et écoulement des urines. (3e cl.)
Varech. (Voy. *Soude de varech.*)	
Vernis gras (Fabrique de).	Odeur, danger d'incendie (1re cl.)
Vernis à l'esprit-de-vin (Fabrique de).	*Idem.* (2e cl.)
Vernis (Ateliers où l'on applique le) sur les cuirs, feutres, taffetas, toiles, chapeaux. (Voy. ces mots.)	
Verreries, cristalleries et manufactures de glaces :	
1o Avec fours non fumivores.	Fumée et danger d'incendie. (2e cl.)
2o Avec fours fumivores.	Danger d'incendie. (3e cl.)
Vessies nettoyées et débarrassées de toute substance membraneuse (Ateliers pour le gonflement et le séchage des).	Odeur. (2e cl.)
Viandes (Salaisons des). (Voy. *Salaisons.*)	
Visières et feutres vernis (Fabrique de). (Voy. *Feutres et visières.*)	
Voiries. (Voy. *Boues et immondices.*)	
Wagons et machines (Construction de). (Voy. *Machines*, etc.)	

§ 4. — Maladies professionnelles en particulier.

Nous allons suivre la description et la classification de Proust.

I. — *Professions provoquant des éruptions de cause externe et des altérations de la peau.* — L'humidité engendre, chez les *déchargeurs de bateaux,* les *ravageurs* et *débardeurs,* une affection connue sous le nom de *grenouille.* Elle est caractérisée par un ramollissement du derme, par des gerçures, des crevasses situées surtout entre les orteils et sous les talons, et déterminant une chaleur vive lorsque les parties atteintes, étant hors de l'eau, commencent à sécher.

Les *tanneurs* et les *mégissiers* sont sujets au *choléra des doigts,* ecchymose qui peut s'ulcérer à la partie interne des doigts et déterminer des douleurs atroces. Ils sont sujets aussi au *rossignol,* petit trou qui se forme à l'extrémité de la pulpe des doigts par suite de la corrodation de la peau par la chaux. Des gants huilés préserveraient les ouvriers de ces deux maladies.

La *gale des épiciers* est une éruption squammeuse provoquée par le contact répété de substances malpropres ou irritantes.

Les *cuisiniers* et les *cuisinières*, les *forgerons* et les *verriers* sont très sujets à une espèce d'*eczéma* siégeant à la face, aux avant-bras et aux mains. Les *boulangers* ont, eux, du *psoriasis* produit aussi par une chaleur intense et le contact des mains avec la pâte fermentée.

Le *mal de vers* ou *mal de bassine* que l'on rencontre chez les *dévideuses de cocons* consiste en de simples crevasses des doigts produites par l'eau chaude contenue dans une bassine, ou dans une éruption vésiculo-purulente des doigts, due au contact du ver décomposé à l'intérieur du cocon.

Le *maniement des verts arsenicaux* amène de l'érythème, puis des vésicules qui peuvent s'ulcérer.

II. — *Professions provoquant des éruptions de cause interne par absorption.* — La poussière blanche qui couvre certains roseaux provoque une *dermatose* chez les *vanniers cannissiers*. La face devient rouge, des ulcérations se produisent et le malade est oppressé, tousse, vomit, etc. Les ouvriers qui manient les *solanées* et les *euphorbes* présentent les mêmes accidents.

Ceux qui sont employés à la *fabrication du sulfate de quinine* ou de *cinchonine* ont souvent de l'eczéma aux avant-bras et à la face interne des cuisses autant par suite de l'absorption que de l'irritation externe, ces accidents peuvent paraître à la suite de l'administration du médicament à l'intérieur.

III. — *Déformations et attitudes vicieuses professionnelles.* — Certaines altérations caractérisent une profession. Ainsi les *tourneurs*, les *cordonniers*, les *tailleurs*, les *cloutiers*, les *cantonniers*, les *tonneliers*, présentent des callosités des mains, des déformations des doigts, des bourses séreuses sur les points habituellement comprimés, des déformations et des déviations du tronc.

IV. — *Troubles professionnels des muscles, aponévroses, gaines tendineuses, articulations, os.* — On observe l'*aï douloureux* au niveau des extenseurs dans tous les travaux manuels ; la *rétraction de l'aponévrose palmaire* chez les *cochers*, les *maîtres d'armes*, les *brunisseurs* ; la *rupture de tendons* ou de *muscles* chez les *danseurs de corde ;* la *crampe des écrivains* chez les *écrivains,* les *pianistes,* les *télégraphistes,* les *compositeurs d'imprimerie,* les *graveurs,* etc.

V. — *Troubles professionnels de l'appareil respiratoire par inhalation de poussières.* — *a) Poussières végétales.* — La poussière de charbon produit l'*anthracosis* chez les *mineurs,* les *houilleurs,* les *charbonniers* et les *mouleurs en cuivre et en fonte.* Les symptômes de la maladie se rapprochent de ceux de la phtisie pulmonaire, *phtisie charbonneuse* ou des *mineurs.*

La *poussière de tabac* provoque souvent une espèce de catarrhe pulmonaire et une pneumonie chronique, appelée *tabacosis.*

La *poussière de coton* irrite la gorge et donne lieu parfois au *byssinosis,* maladie analogue à l'anthracosis.

Les *particules de bois* irritent les voies respiratoires chez les *scieurs de bois,* les *menuisiers,* les *ébénistes,* les *tourneurs,* les *tonneliers,* les *charpentiers ;* les *particules de graminées* et de *farine,* chez les *batteurs en grange,* les *vanneurs,* les *meuniers* et les *boulangers.*

b) Poussières animales. — La *laine* donne peu de poussière parce qu'on l'imbibe d'huile avant de la passer dans les métiers. La *soie* détermine souvent le *mal de vers.* La *poussière des cheveux* et des *poils* irrite les yeux, chez les *brossiers,* les *coiffeurs,* les *chapeliers,* etc., et provoque une bronchite chronique qui peut dégénérer en phtisie. La *poussière des plumes* et *duvets,* de la *nacre* de perle présente les mêmes inconvénients.

c) *Poussières minérales.* — La *poudre de fer* peut être aspirée pure comme cela arrive aux ouvriers qui manient l'oxyde de fer ou *rouge anglais,* ou bien mélangée à d'autres poussières comme cela a lieu pour les *forgerons,* les *serruriers,* les *cloutiers,* et elle produit quelquefois la maladie qu'on a appelée *sidérosis* et qui ressemble à l'anthracosis.

La *poussière de silice* détermine chez les *carriers,* les *tailleurs de pierre,* les *cantonniers,* une phtisie spéciale nommée *chalicosis.* — Cette même poussière mélangée à la poussière de fer produit chez les *aiguiseurs,* les *aiguilleurs,* les *fabricants d'armes blanches,* les *couteliers,* etc., une pneumonie particulière qui aboutit à la *phtisie des aiguiseurs.*

Les *tailleurs de cristal* et les *polisseurs de glace* sont sujets à une phtisie analogue.

Les *souffleurs de verre* deviennent emphysémateux, et peuvent facilement contracter la syphilis par le tube dans lequel ils soufflent tour à tour, ce qu'on peut éviter en donnant un embout à chacun.

Les *poussières de cuivre et de plomb* n'engendrent pas seulement le *saturnisme* mais encore une pneumonie métallique.

Les *chiffons* contiennent toute espèce de poussières ; elles exposent à l'inflammation des poumons et aux maladies contagieuses.

VI. — *Troubles professionnels de l'appareil respiratoire par inhalation de vapeurs ou de gaz irritants.* — Les *vapeurs sulfureuses* respirées par les *fabricants de chapeaux de paille,* les *blanchisseurs de soies, de laines et de plumes,* les *fabricants d'allumettes ;* les *vapeurs nitreuses* absorbées par les *joailliers,* les *orfèvres,* les *fabricants de nitro-benzine,* les *doreurs en mercure ;* l'*ammoniaque,* le *chlore* respirés par les *blanchisseurs de coton,* exposent, suivant la proportion qui se trouve dans l'air inspiré, au rhume de cerveau, à l'irritation des muqueuses, à la laryngite, à la bronchite, à la dyspnée, à la pneumonie.

VII. — *Troubles professionnels du côté de l'organe de la vision.* — Les professions qui obligent à regarder très près, produisent la *myopie.* Les mineurs ont souvent le *nystagmus,* oscillation involontaire du globe autour de son axe horizontal. La *cataracte* est très fréquente chez les *forgerons,* les *verriers.* L'*héméralopie,* caractérisée par la dilatation de la pupille et l'abolition plus ou moins complète de la vision au moment du crépuscule, frappe surtout les *maçons,* les *peintres en bâtiments,* les *voyageurs,* les *soldats,* les *marins.*

§ 5. — Intoxications professionnelles. — Poisons industriels.

Les principaux empoisonnements occasionnés par certaines industries sont dus : aux émanations carboniques, à l'hydrogène sulfuré, au sulfure de carbone, au mercure, à l'arsenic, au plomb, au phosphore, au cuivre, à l'aniline, à la fuchsine et à la rosaniline.

a) Émanations carboniques. — L'*acide carbonique* n'a pas d'action toxique, mais comme l'air qui en contient une trop grande quantité est irrespirable, les *brasseurs*, les *vignerons*, les *distillateurs*, les *raffineurs* peuvent éprouver quelques accidents : la face devient rouge, la respiration se précipite, le sang noircit. L'*oxyde de carbone* provoque, lui, des accidents plus redoutables, puisqu'il peut amener la mort rapidement. Les *cuisiniers*, les *chauffeurs*, ceux qui travaillent aux *hauts fourneaux*, dans les fabriques de *gaz d'éclairage*, sont surtout exposés à en respirer ; aussi présentent-ils fréquemment de la céphalalgie, des vertiges, des bourdonnements d'oreilles, etc., quand ils n'en absorbent qu'une très faible quantité.

b) *Émanations de sulfhydrate d'ammoniaque et d'hydrogène sulfuré.* — Ces émanations produisent souvent l'asphyxie des *vidangeurs*. Les *égoutiers* éprouvent aussi quelquefois des douleurs à l'estomac, un resserrement à la gorge, de la céphalalgie, des nausées et même des vomissements.

c) *Sulfure de carbone.* — Les ouvriers qui respirent ses vapeurs ou travaillent dans l'industrie du caoutchouc, dans celle des apprêts d'étoffes, dans les filatures de laine, les huileries, et surtout ceux qui fabriquent le sulfure de carbone, ont du dégout pour le manger, des nausées, des vomissements, de l'hébétude, de la perte de la mémoire ou une grande mobilité intellectuelle, des vertiges, des crampes, une excitabilité très prononcée de tout l'organisme, excitabilité qui ne tarde pas à disparaître pour faire place à la paralysie. Une ventilation artificielle énergique met les ouvriers à l'abri de ces accidents.

d) *Émanations mercurielles.* — Un très grand nombre d'ouvriers sont exposés aux accidents produits par l'absorption du mercure. Ce sont d'abord ceux qui extraient ce métal des mines, et ensuite ceux qui le manient, comme les *étameurs de glaces*, les *doreurs*, les *photographes*, les *chapeliers*, les *fleuristes*, ceux qui fabriquent le papier peint. La maladie la plus fréquente est la *stomatite mercurielle*, caractérisée par une salivation très abondante ; vient ensuite le *tremblement mercuriel* et quelquefois la *cachexie*. Les ateliers doivent être ventilés aussi énergiquement que possible.

e) *Émanations arsenicales.* — L'*arsenic* est la substance toxique qui est employée dans le plus grand nombre d'industries. Ce sont surtout les ouvriers qui extraient le minerai, ceux qui manient les préparations arsenicales, comme les ouvriers en *papiers peints*, les *feuillagistes*, les *teinturiers*, les *apprêteurs d'étoffes*, les *peintres*, les *fabricants de couleurs*, ceux qui travaillent dans certaines filatures, etc., qui sont exposés à l'*arsénicisme aigu*, mais le plus souvent à l'*arsénicisme chronique*. Ils présentent de l'anorexie, des vomissements, de la diarrhée, des plaques de rougeurs se transformant souvent en plaques d'eczéma, des maux de tête, des vertiges, de l'amaigrissement, des conjonctivites, des blépharites, et enfin de la cachexie. Les meilleurs moyens de remédier aux graves dangers des préparations arsenicales employées dans l'industrie, c'est de les remplacer, toutes les fois que c'est possible, par des substances inoffensives.

f) *Émanations saturnines.* — Le plomb intoxique les ouvriers qui travaillent dans les mines contenant ce métal, chez tous ceux qui fabriquent les préparations de plomb (céruse, minium, litharge, massicot, chromate de plomb), chez ceux qui les emploient, comme les *étameurs*, les *fondeurs en caractères*, les *imprimeurs*, les *potiers*, les *verriers*, les *peintres en bâtiment*, les *fabricants de papiers peints*, etc. Le premier effet de l'intoxication aiguë est la *colique de plomb*; dans l'intoxication chronique, les symptômes suivants apparaissent : liséré bleu foncé des gencives, amaigrissement, teint jaunâtre de la peau, haleine forte, tremblement des membres, cachexie. Pour éviter autant que possible les accidents, il faut n'employer dans la fabrication des oxydes de plomb que les procédés par voie humide. De plus, les ouvriers doivent bien se laver en quittant l'atelier, prendre de temps en temps 1 gramme d'iodure de potassium, un bain sulfureux par semaine, éviter les mets acidulés ou salés, enfin, abandonner la profession si les accidents récidivent. Les peintres devraient toujours remplacer le blanc de plomb par le blanc de zinc, qui est inoffensif.

g) *Phosphore.* — Les vapeurs phosphorées amènent très souvent l'intoxication chronique chez les ouvriers qui travaillent à la fabrication des allumettes, et qui se traduit par de la faiblesse dans la marche, un tremblement des jambes, des bras et des mains, des coliques, et enfin de la nécrose des maxillaires. La seule chose à faire est de remplacer le phosphore blanc par le phosphore rouge. Cazeneuve pense que le perfectionnement des appareils et une ventilation suffisante dans les ateliers mettent à l'abri des accidents.

h) *Cuivre.* — Les émanations cuivreuses frappent surtout les *fondeurs*, les *lessiveurs*, les *bronzeurs*, les *chaudronniers*, les *poêliers*, les *horlogers*. On sait aujourd'hui que le cuivre est moins redoutable qu'on le croyait autrefois. Cependant, son absorption trop considérable pendant un temps plus ou moins long produit un liséré sur les gencives, de la sécheresse de la bouche, une constriction à la gorge, des crampes, et quelque fois même la *colique de cuivre*, qui serait douteuse, d'après A. Gautier.

i) *Aniline*, *rosaniline*, *fuchsine*. — Quand on fabrique de l'aniline, il se produit des gaz qui irritent les bronches et donnent des vertiges. Quand on la transforme en rosaniline et en fuchsine au moyen de l'acide arsénique, les ouvriers souffrent à cause des vapeurs d'aniline, et ils sont en même temps exposés à l'intoxication arsénicale.

§ 6. — Mineurs. — Mécaniciens.

Les ouvriers qui travaillent dans les mines de charbon ne se porteraient pas plus mal que ceux des villes, si le travail était bien réglé, l'alimentation suffisante, l'aération bien faite, l'excès d'humidité bien enlevé. Mais c'est l'exception ; presque toujours, il y a tellement d'humidité que les mineurs sont mouillés, et trop souvent la chaleur est intolérable. Ces mauvaises conditions de travail font que ces ouvriers se développent mal, que leur taille est au-dessous de la moyenne, qu'ils boitent fréquemment, et qu'ils présentent une courbure très prononcée de l'épine dorsale. Ils sont, en outre, exposés à contracter des maladies du cœur, des fluxions de poitrine, des pleurésies, des bronchites, des rhumatismes articulaires aigus. Si l'air est altéré par des gaz, ils ont de l'anorexie, des nausées, des vomissements. Enfin, ils sont atteints, presque toujours, par des *maladies caractéristiques*, une *anémie* et des *affections pulmonaires spéciales*. Les bronchites s'accompagnent de dyspnée et d'emphysème. A quarante ans, tous les houilleurs sont asthmatiques. Mais ce qui les anémie le plus, c'est la bronchite particulière désignée sous le nom de *crachement noir* ou *anthracosis*. La consomption, qui finit par se déclarer, les conduit fréquemment à la phtisie noire. On sait qu'ils sont encore exposés à de nombreux accidents dus aux éboulements, aux blessures, et au grisou.

Les *mécaniciens* et les *chauffeurs de locomotives* présentent souvent une diminution de l'ouïe à cause du bruit de la machine ; il en est de même de la vue. Certains auteurs ont pensé qu'ils étaient sujets à contracter une maladie spéciale de la moelle épinière, nommée *maladie des mécaniciens*. Cette assertion ne repose sur aucun fait dûment vérifié.

§ 7. — **Professions intellectuelles. — Musiciens. — Chanteurs. Orateurs.**

Les professions intellectuelles condamnent l'homme à l'inertie. Or, quand on travaille intellectuellement, on s'expose à un grand nombre de maladies graves, si on ne se livre pas en même temps à un exercice corporel, et surtout si on prend une nourriture trop substantielle. S'il faut fortifier l'intelligence par l'étude, il faut aussi fortifier le corps par l'exercice quotidien en plein air ; on ne verra pas ainsi arriver le cancer de l'estomac, certaines formes d'aliénation mentale, l'anémie, etc. On évitera, en même temps, la constipation, qui donne lieu aux hémorroïdes.

Les musiciens, et principalement les compositeurs de musique, présentent communément des troubles nerveux, et quelquefois des troubles cérébraux. Les pianistes sont sujets aux crampes des mains. Certains instruments à vent peuvent prédisposer à la tuberculose pulmonaire, tandis que d'autres, au contraire, constituent une bonne gymnastique respiratoire.

Les chanteurs et les orateurs sont très sujets aux pharyngites et aux laryngites granuleuses. Ils doivent s'abstenir complètement de fumer et de tout ce qui peut irriter leur arrière-gorge et le larynx ; en conséquence, ils doivent laisser de côté toutes les liqueurs alcooliques. Ils ne sont pas plus exposés que d'autres personnes à la phtisie laryngée.

§ 8. — **Mortalité et morbidité professionnelles.**

Il est très difficile d'établir d'une manière rigoureuse la mortalité et la morbidité des individus exerçant telle ou telle profession : Bertillon, qui a approfondi cette question, signale les difficultés suivantes :

1° Le même individu peut exercer, soit simultanément, soit successivement, des métiers différents ;

2° Deux métiers portant le même nom dans les nomenclatures, les recensements, présentent des conditions hygiéniques différentes. Exemple : Le chapelier peut vendre des chapeaux, et ne présenter que les conditions ordinaires des commerçants, alors que l'ouvrier apprêteur est exposé aux émanations mercurielles ;

3° La mortalité par profession ne peut être calculée qu'en tenant compte de l'âge ;

4° Un certain nombre de professions exigent que ceux qui les exercent soient vigoureux ; la mortalité y sera faible, alors qu'elle s'élèvera dans celles qui constituent le refuge des malingres, des infirmes : les tailleurs, les cordonniers.

Ces difficultés sont encore plus grandes pour les femmes ; aussi a-t-on renoncé à établir des tables comparatives pour le sexe féminin.

Quoi qu'il en soit, voici la conclusion du mémoire de Bertillon :

1° *Professions exposant l'homme aux intempéries, tout en le contraignant au repos :* les cochers, les médecins de campagne. Ce sont les plus malsaines de toutes ;

2° *Professions exposant l'homme aux intempéries, sans le contraindre au repos :* agriculteurs, forestiers ; professions salubres ;

3° *Professions exposant l'homme à respirer des poussières dures, mais à l'air libre :* tailleurs de pierre, carriers ; mortalité très élevée ;

4° *Professions exposant l'homme à respirer des poussières dans l'air confiné :* machines, serruriers, fabricants d'aiguilles, d'une part. Brossiers, peaussiers, coiffeurs, d'autre part. Mortalité élevée pour les poussières dures, plus faible pour les poussières molles : meuniers, boulangers, filateurs ;

5° *Professions exposant l'homme à une chaleur exagérée, à la fumée :* forgerons, chauffeurs. Mortalité moyenne, sauf pour les verriers ;

6° *Professions exposant à absorber des substances nuisibles :* industries du plomb, du mercure, du phosphore. Mortalité considérable ;

7° *Professions exposant à la tentation de l'alcool :* marchands de vins, hôteliers. Mortalité très élevée;

8° *Professions exposant à de nombreux accidents :* mineurs, pêcheurs sur mer. La mortalité dans ces deux groupes serait très faible pour cause de maladie, si les coups de grisou, les naufrages n'ajoutaient à la léthalité ;

9° *Professions sédentaires :* mortalité très variable et dépendant d'une série de conditions;

10° *Professions libérales :* mortalité faible, sauf pour les médecins.

CHAPITRE VI

HYGIÈNE MILITAIRE. — HYGIÈNE NAVALE

§ 1. — Hygiène militaire.

Habitations du soldat : Casernes. Casernement Tollet. Casemates. Baraquement. Bivouac. Cantonnement. — Alimentation. — Exercices. — Mortalité. Morbidité et Maladies.

Le jeune homme qui est obligé de quitter son village, qui est arraché à la vie de famille, parce qu'il faut qu'il soit soldat, se trouve tout à coup dans des conditions tout à fait exceptionnelles et très favorables pour contracter un grand nombre de maladies. En effet, il est dépaysé, jeune encore, il doit vivre dans un milieu tout nouveau pour lui, subir la promiscuité de nombreux camarades, se plier à une discipline très rigoureuse, et tout cela, joint à la nostalgie qui ne tarde pas à paraître, amène chez lui une dépression morale préparant le terrain à recevoir sans résistance tous les germes qui donnent naissance aux maladies contagieuses et épidémiques. Les hygiénistes réclament le *recrutement régional*, et ils ont raison, si on ne considère que la santé du soldat.

Habitation. — L'habitation varie beaucoup. En temps de paix, c'est la caserne ou le baraquement ; en temps de guerre, c'est la tente ou le cantonnement.

Caserne. — Les anciennes casernes laissaient beaucoup à désirer, surtout au point de vue de la ventilation et du mode d'évacuation des excréments. De plus, les hommes y étaient entassés, ils n'avaient pas toujours une bonne eau potable, ce qui amenait la fièvre typhoïde, les fièvres éruptives, la phtisie. Au système de Vauban, caractérisé par de petites chambres, on a substitué, depuis 1889, un casernement basé sur les idées les plus saines de l'hygiène. Dans les casernes d'infanterie, chaque bataillon a un pavillon à deux étages, et chaque compagnie habite une section tout à fait indépendante. Les fenêtres des vastes chambres s'ouvrent sur les deux faces opposées, afin de faciliter l'aération, et chaque chambre peut recevoir 28 hommes avec 17 mètres cubes d'air pour chacun. Si la caserne doit recevoir trois bataillons, il y a naturellement trois bâtiments disposés à angle droit, un à droite et un à gauche de celui faisant face. Dans les casernes de cavalerie, chaque pavillon ne loge que deux escadrons et on ne met que 24 hommes dans les chambres. L'aménagement intérieur est établi selon toutes les règles ; il est donc facile de maintenir la caserne dans de bonnes conditions hygiéniques, surtout si elle est pourvue abondamment d'eau potable et d'eau pour les ablutions et les douches.

Casernement Tollet. — On loge quelquefois les soldats dans des pavillons sans étage, ou avec un étage si l'espace fait défaut, Ces pavillons, construits en briques, selon le système Tollet, avec des parois doubles, par conséquent avec un matelas d'air isolant (v. p. 443), ont 6 mètres de hauteur sur 40 de longueur et 6m,30 de largeur. Ils contiennent 50 hommes ou 100 s'ils ont un étage, ce qui fait 18 mètres cubes pour chaque homme. Ce casernement est assurément très sain.

Casemates. — Ce sont des habitations souterraines qu'on n'habite généralement pas en temps de paix. Elles sont insalubres. Les inconvénients qu'elles présentent sont toutefois atténués si les murs sont bien étanches, la ventilation énergique et les soldats peu nombreux.

Baraquement. — C'est surtout dans les camps que l'on a recours au baraquement. Quand on a observé les règles de l'hygiène, cette habitation n'est pas nuisible. Le point le plus important est de veiller à l'évacuation complète et aussi loin que possible des immondices et excrétions alvines.

Tente. — Le campement sous la tente est salubre. On a pu arrêter des épidémies de fièvre typhoïde en envoyant les soldats camper en plein air.

Bivouac. — Le bivouac est l'endroit où les troupes s'arrêtent pendant peu de temps, sous un abri improvisé ou même en plein air. Le bivouac n'est pas sain et donne de la courbature.

Cantonnement. — C'est le logement chez l'habitant. Le soldat, dans ce cas, n'est pas mal. On n'a qu'à veiller à une chose, c'est de ne pas l'envoyer dans une maison où il y aurait une maladie contagieuse.

Alimentation. — Il y a peu de temps encore qu'on avait beaucoup à dire sur l'alimentation, non pas précisément à cause de sa composition même, mais parce que les aliments étaient mal préparés et surtout pas assez variés. La variété du régime est indispensable pour que le soldat mange bien, digère bien et se porte à merveille. On est loin aujourd'hui de la soupe quotidienne préparée avec du bœuf et des deux *rata* par semaine, faits toujours avec des pommes de terre ou des haricots. Les progrès accomplis sont grands et les hommes ont une nourriture suffisamment substantielle et variée.

Exercices. — Ils jouent un très grand rôle dans l'armée et ils sont indispensables. Mais les chefs doivent toujours veiller à ne pas les pousser jusqu'à l'excès. Il faut entraîner le soldat et non le surmener, car alors il s'anémie et devient apte à contracter toutes sortes d'affections.

Mortalité. Morbidité. Maladies. — La *mortalité* militaire est plus élevée que la mortalité générale des hommes de 20 à 30 ans, alors qu'elle devrait l'être moins, puisque les soldats sont choisis parmi les bien portants. Elle varie de 9 à 10 pour 1000; cette proportion l'emporte de 2 à 3 sur celle de la population civile. En Allemagne, elle n'est que de 3 à 4 pour 1000. Cela vient en grande partie de ce que les Allemands sont plus difficiles au conseil de revision qu'on ne l'est en France. Que de fois nous avons vu des jeunes gens, manifestement tuberculeux, être cependant déclarés propres au service ! C'est surtout la fièvre typhoïde qui décime l'armée ; un tiers des décès est imputable à cette maladie qui, cependant, devient de plus en plus rare, depuis qu'on suit mieux les prescriptions de l'hygiène. La tuberculose vient après.

La *morbidité* oscille entre 550 et 600 pour mille.

Outre les deux *maladies* que nous venons de nommer, celles qui sévissent le plus fréquemment sont : la bronchite, la pleurésie, la pneumonie, l'angine, l'embarras gastrique, la diarrhée. En campagne : les insolations, les congélations, le catarrhe, les fièvres, le scorbut, la dysenterie. Dans les colonies : le choléra, la fièvre jaune, la variole, la dysenterie, le typhus.

§ 2. — Hygiène navale.

Acclimatement. — Habitation. — Alimentation. — Mortalité.

Acclimatement. — Il est généralement facile, parce que les marins se recrutent presque toujours parmi la population maritime. Ils se trouvent par là même habitués aux intempéries et aux accidents de la mer. Mais les matelots qui sont forcés de le devenir, parce que leur numéro de tirage au sort les y force, s'acclimatent avec beaucoup de difficulté.

Habitation. — L'habitation du marin est le navire. Or, souvent l'air intérieur est insuffisant, humide, très chaud et insalubre, à cause des exhalaisons du chargement et de la cale où séjournent quelquefois, dans les navires de commerce, des eaux stagnantes et corrompues. Ce méphitisme peut produire des fièvres à forme paludéenne. Il y a donc là un vrai *marais nautique* qu'il est nécessaire de désinfecter, en évacuant, au moyen de pompes, l'eau de mer qui pénètre dans la cale et en la lavant avec de l'eau dans laquelle on a fait dissoudre du sulfate de cuivre. Ces émanations insalubres ne se produisent pas dans la marine de l'Etat et les grands paquebots.

La place du couchage étant réduite à sa plus simple expression, l'air contient bien vite une trop grande quantité d'acide carbonique, d'où nécessité d'une forte ventilation.

Alimentation. — L'alimentation n'est pas toujours très bonne. On doit, en effet, trop souvent remplacer les viandes fraîches par des conserves de bœuf, les légumes frais par des légumes secs, et cette nourriture prédispose au scorbut ainsi qu'à beaucoup d'autres maladies.

Mortalité. — Elle est très élevée : 14 pour 1000. Cela vient de ce que les marins sont trop exposés à toutes les intempéries, et qu'ils contractent souvent, dans le cours de leurs voyages, des maladies exotiques, comme la fièvre jaune, le choléra, la peste, les fièvres, etc.

CHAPITRE VII

HYGIÈNE SCOLAIRE

Bâtiments scolaires. — Éclairage. Myopie. — Mobilier scolaire. Méthodes d'écriture. Déviation de la colonne vertébrale. — Surmenage. — Internat. — Maladies contagieuses.

Bâtiments scolaires. — Un établissement scolaire doit être construit sur un sol sec et dans un endroit bien aéré. Il doit avoir un gymnase, des cours assez vastes et un préau.

Il faut que les salles soient élevées, qu'elles aient de 3m,50 à 4 mètres de haut et qu'elles ne reçoivent pas plus de quarante élèves, en donnant 1 mètre carré pour chaque élève. Les enfants, par leurs exhalaisons, vicient très vite l'atmosphère; il est, par conséquent, nécessaire d'établir une bonne ventilation, et de renouveler l'air très souvent. Ce dernier point est facile à obtenir puisqu'il suffit de faire sortir les élèves et d'ouvrir toutes grandes les portes et les fenêtres. Il faut encore balayer les salles tous les jours, laver surtout les parquets et les vitres, lessiver les murs à l'intérieur et les repeindre ou les blanchir à la chaux tous les ans. Si le blanchiment à la chaux n'est pas de toute beauté, il a l'avantage d'être très hygiénique et de ne pas coûter cher, ce qui permet de le renouveler plus souvent. Enfin on doit installer un nombre suffisant de lavabos pour que les enfants puissent se bien laver toutes les fois que c'est nécessaire.

Éclairage. Myopie. — La vie de l'école prédispose les enfants à deux affections qu'il faut tâcher de prévenir : ce sont la *myopie* et les *déviations de la colonne vertébrale.*

La *myopie* devient de plus en plus fréquente, et il n'est pas douteux que les études scolaires en soient la cause principale.

De nombreuses recherches l'ont démontré pour l'Allemagne, la Suisse et la France. M. Motais, d'Angers, a examiné plus de 5 000 élèves dans les collèges et écoles du centre-ouest de la France, et il est arrivé aux conclusions suivantes : la moyenne *générale* de la myopie dans les collèges, pour la classe de rhétorique ou de philosophie, est de 35 %. Si on ôte de cette moyenne le Prytanée militaire de La Flèche qui, pour des raisons spéciales, n'a qu'une proportion de myopes de 26 %, on arrive, dans nos lycées et collèges ordinaires, à 46 % en philosophie. Cette moyenne est encore plus élevée en Allemagne, 57 % d'après Cohn, et en Suisse, 50 % d'après Emmerth.

L'origine scolaire de la myopie est rendue plus évidente encore par les chiffres suivants tirés de la moyenne générale. Dans les classes inférieures on ne rencontre pas de myopie ; en troisième, 17 %, et en philosophie, 35 %. La progression est trop démonstrative pour qu'il soit nécessaire d'insister.

L'influence des études scolaires est modifiée par plusieurs autres facteurs, notamment l'hérédité. Un père myope transmet généralement la prédisposition myopique à sa fille, la mère à son fils. Mais la scolarité crée de toutes pièces des myopies acquises qui se transmettent à leur tour par l'hérédité.

C'est surtout par un bon éclairage qu'on peut combattre la myopie. On doit disposer les élèves de telle sorte que la lumière ne vienne jamais de face parce qu'elle fatiguerait leurs yeux. Il ne faut pas non plus qu'elle vienne par derrière ni du côté droit seulement, parce que l'ombre du corps dans le premier cas, ou de la main dans le second, l'atténue trop. Il est donc nécessaire qu'elle arrive du côté gauche, ou des deux côtés. Voilà pour l'éclairage naturel ou diurne. L'éclairage artificiel ou nocturne ne peut valoir le précédent, c'est pourquoi il faut réduire chez les enfants le travail de nuit autant que possible. On se sert généralement du gaz et quelquefois de l'électricité. Ce dernier éclairage est en tous points préférable. Javal demande un bec de gaz avec verre pour 6 élèves. Cohn est moins exigeant, il se contente d'un pour 16 ; ce n'est pas assez. Enfin les livres de classe doivent être bien imprimés, avec des caractères neufs et sur du papier jaunâtre.

Mobilier scolaire. Méthodes d'écriture. Déviations de la colonne vertébrale. — Si c'est surtout par l'éclairage qu'on peut prévenir la myopie, c'est par le mobilier et les méthodes d'écriture qu'on empêche les déviations de la colonne vertébrale. Le mobilier scolaire doit convenir aux différentes tailles des enfants, varier par conséquent suivant l'âge ; il doit, de plus, les obliger à conserver la partie supérieure du corps droite et la colonne vertébrale rectiligne. Pour y arriver, il faut : 1° que le *banc* soit large, creusé légèrement dans la partie postérieure, muni d'un dossier qui ne dépasse pas le milieu du dos et qui soit presque perpendiculaire au banc, enfin qu'il ait à peu près la hauteur de la moitié inférieure de la jambe, c'est-à-dire du sol au bord inférieur de la rotule ; — 2° que la *table* ou *pupitre* soit inclinée de 30 à 40 degrés, que la hauteur de son bord arrive au creux de l'estomac lorsque l'enfant est assis, et que ce même bord soit à une distance de 15 centimètres du bord antérieur du banc ; cette distance variera cependant puisqu'il faut que la hauteur du banc et celle de la table soient en rapport avec celle de l'élève afin que celui-ci ne soit pas obligé de relever l'épaule droite, d'abaisser la gauche et de faire subir ainsi à sa colonne vertébrale une torsion plus ou moins grande ; — 3° que le bord du pupitre soit sur le même plan vertical que le bord du banc, afin que l'enfant n'ait pas besoin de se pencher trop en avant, position qui comprime son estomac, en même temps qu'elle le pousse à trop rapprocher la tête de son cahier.

Les méthodes d'écriture contribuent beaucoup aussi à produire les déviations de la colonne vertébrale ; c'est pourquoi la Société d'Hygiène publique et d'Hygiène professionnelle, la Commission d'Hygiène de la vue, et le Congrès international d'Hygiène (1882) ont, à l'unanimité, émis le vœu qu'on devrait supprimer l'écriture dite à l'anglaise et la remplacer par l'écriture droite. « Avec l'*écriture anglaise*, dit le Dr E. Dally, qui ajoute que le Dr Javal y a insisté plus que lui, on penche nécessairement la tête et l'on tourne la face pour mettre la ligne binoculaire en parallélisme avec les lignes et perpendiculairement aux pleins des tracés, que le papier soit droit ou qu'il soit incliné. S'il est droit, le corps s'incline à gauche et se porte sur le coude gauche ; s'il est incliné, il se porte à droite et se porte sur le coude droit. Dans le premier cas, il se produit une grande courbure de la colonne vertébrale à convexité gauche unique ; le bras droit s'applique dans le flanc droit et le creuse de sa pression. Dans le second cas, le corps, d'abord appuyé sur la fesse gauche, se fléchit ensuite vers la droite et s'arrête sur le coude de ce côté; la colonne vertébrale, inclinée à gauche à sa base, s'incline en se tordant à droite dans la portion supérieure, et ce que l'on appelle la scoliose (courbure en *s*) se dessine dans le squelette. Dans les deux cas, on constate au niveau de l'omoplate droite une voussure des côtes plus ou moins prononcée, et l'épaule droite en masse est plus saillante; parfois l'omoplate droite se détache et bascule sur des côtes inégalement voûtées; parfois c'est la gauche qui offre cette particularité, et, dans ce cas, l'épaule tout entière est entraînée en haut.

« Peu de jeunes personnes, parmi celles qui ont écrit de bonne heure et beaucoup, échappent à l'une ou l'autre de ces déformations qui les atteignent selon la résistance de leurs articulations vertébrales à des degrés très variés. Je ne prétends pas que ce mécanisme soit le seul; mais il est, à mon avis, de beaucoup le plus fréquent.

« L'inclinaison de la tête pour placer la ligne des yeux en parallélisme avec les lignes tracées est moins grave que l'inclinaison du tronc, et cela parce que le poids de la tête est léger pour les vertèbres cervicales relativement au poids de la tête et du tronc que supportent les vertèbres lombaires. Néanmoins, M. Javal pense que c'est par la tête que commence le mécanisme des courbures et torsions compensatrices de la colonne vertébrale, et cela peut arriver, en effet, dans certains cas. Aussi se préoccupe-t-il surtout de la position du papier qu'il veut droit même avec l'écriture penchée, afin que la tête reste droite. Je pense au contraire qu'avec l'écriture penchée, il faut incliner en bas l'angle inférieur gauche du papier proportionnellement à l'inclinaison de l'écriture, sous peine d'incliner tout le tronc vers la gauche, ce qui se produit dans les méthodes actuelles. On a vu que la Commission de la Société de médecine publique et d'hygiène avait adopté ma manière de voir : *écriture droite, papier droit, le commencement des lignes au milieu du corps, lignes courtes;* écriture inclinée, dite *anglaise, papier incliné* de façon à tracer des lignes perpendiculaires à l'arête de la table. Dans les deux cas (à moins qu'il n'existe déjà une déformation), les deux coudes doivent être appuyés sur les accoudoirs du pupitre, la région antérieure de l'estomac à deux centimètres de l'arête de la table, les deux pieds également posés sur le sol, le dos offrant, de la nuque à la base, une légère courbure à convexité postérieure sans aucun creux, les deux épaules placées sur la même ligne.

« En résumé, ce qu'il faut éviter, c'est ce que pratiquent toutes les écolières sous l'influence des détestables méthodes enseignées. Il ne faut s'asseoir ni d'un côté ni de l'autre, ni se pencher ou s'appuyer à droite ou à gauche, ni se creuser les reins. A cet égard même, il vaut mieux avoir une très légère courbure postérieure de la base du tronc qu'une concavité, car, je le répète, il n'est pas de déformation plus fâcheuse au point de vue de la santé, ni plus désagréable à l'œil que la cambrure des reins creux, qui est propre aux écoles inférieures.

« Mais cela ne suffit pas encore : il faut éviter une trop grande rigidité dans la tenue et surtout une trop grande durée de la classe. Cinquante minutes, c'est un maximum pour la jeunesse. Il faut ensuite cinq ou dix minutes de déplacement, de mouvement et de changement d'air. La pédagogie, si routinière en France, n'a pu encore adopter cette réforme nécessaire. »

Surmenage. — Les programmes sont tellement chargés que les jeunes gens qui veulent arriver de bonne heure sont réellement obligés de se surmener. Et depuis qu'on cherche à faire la femme l'égale de l'homme, en lui donnant à peu près la même instruction, on voit aussi beaucoup de jeunes filles s'épuiser intellectuellement et physiquement. Javal, dans son rapport sur l'Hygiène des écoles primaires, demande pour les élèves de l'enseignement secondaire et des écoles normales, l'application de la règle des trois 8, et les 8 heures de travail sont pour lui un chiffre maximum qui ne doit pas être atteint dans les classes élémentaires. Le règlement général défend, pour les enfants de sept ans, de dépasser 3 heures de classe par jour, et plus d'un quart d'heure de travail suivi [1].

1. Nous croyons devoir transcrire ici les quelques lignes suivantes, que le professeur Fonssagrives a écrites dans ses *Entretiens familiers sur l'hygiène* et que nous approuvons complètement : « Le problème (il s'agit de l'étude et de la santé chez les enfants) était délicat autrefois, il est bien autrement compliqué aujourd'hui, par le fait de l'élargissement des programmes d'études et de la rapidité comme vertigineuse avec laquelle on conduit les enfants du berceau au baccalauréat. En cela, comme en bien d'autres choses, on travaille à supprimer le temps, ce facteur dont nos pères comprenaient si bien la nécessité ; et l'éducation, joli coche prudent, mais sûr, qui arrivait lentement, mais qui arrivait, a pris la vitesse fantastique d'une locomotive. Je me rappelle encore, dans mon enfance, de grands et beaux jeunes gens de vingt ans, à la

Internat. — L'internat est une nécessité, il faut donc chercher à en atténuer les inconvénients. Le maître, qui s'occupera avant tout de ses élèves au point de vue moral, devra veiller à ce que la toilette du matin soit bien faite et que chaque enfant prenne tous les soins voulus de la bouche. Les dortoirs seront bien aérés et les lits resteront ouverts pendant toute la journée, comme cela se pratique en Angleterre; on changera les draps tous les quinze jours. Enfin tous les élèves prendront un bain deux fois par mois.

Maladies contagieuses. — L'enfant est très sujet à certaines maladies contagieuses : il suffit de citer la rougeole, la scarlatine, la varioloïde, l'angine diphtéritique, la coqueluche, etc. Dès qu'il est atteint de l'une d'entre elles, il doit être rendu à ses parents, si la chose est possible, et ne rentrer à l'école qu'au bout d'un temps fixé par l'Académie de médecine.

1° Les élèves atteints de la varicelle, de la variole, de la scarlatine, de la rougeole, des oreillons ou de la diphtérie seront strictement isolés de leurs camarades;

2° La durée de l'isolement devra être de 40 jours pour la variole, la rougeole, la scarlatine et la diphtérie, de 25 jours pour la varicelle et les oreillons;

3° L'isolement ne cessera que lorsque le convalescent aura été baigné;

4° Les vêtements que l'élève portait au moment où il est tombé malade devront être passés dans une étuve à plus de 99 degrés ou soumis à des fumigations sulfureuses, puis bien nettoyés;

5° Les objets de literie, les rideaux de lit et de la chambre d'isolement, les meubles et les parois même de la chambre devront être largement désinfectés, lavés, puis aérés;

physionomie placide, au teint frais, au visage honnête, à la santé prospère, qui achevaient sans impatience leurs humanités. Ils sont remplacés aujourd'hui par des enfants, que dis-je? par des hommes de seize ans, maigres, nerveux, pâlis, pressés d'aborder la vie commune, qui souvent n'a plus beaucoup de secrets pour eux, et entraînés par l'ambition, la nécessité ou l'émulation dans l'ardente compétition des carrières : les uns s'arrêtent en route; un petit nombre, grâce à leur vigueur native, résistent à ces épreuves insensées, la majorité arrive exténuée, le corps brisé par des efforts anticipés et l'intelligence incapable de rien produire de fécond. » Et un peu plus loin : « L'enfant travaille trop tôt; il travaille trop; il travaille mal, et il travaille souvent dans de mauvaises conditions hygiéniques. »

6° L'élève qui aura été atteint, au dehors d'un établissement d'instruction publique, de l'une des maladies énumérées dans ce rapport, ne pourra être réintégré que muni d'un certificat de médecin attestant qu'il a satisfait aux prescriptions ci-dessus énumérées.

A ces maladies il faut ajouter la gale, qui est assez fréquente dans les familles pauvres, peu propres, et la teigne qui est beaucoup plus désagréable parce qu'elle est très longue à guérir[1].

CHAPITRE VIII

HYGIÈNE DES MALADIES CONTAGIEUSES OU TRANSMISSIBLES

L'hygiène a surtout pour but de prévenir les maladies. Or elle peut facilement l'atteindre, et d'une manière très efficace, quand il s'agit de se préserver des *maladies contagieuses* ou *transmissibles*, car ce sont celles qu'on peut éviter en prenant les mesures hygiéniques dont nous allons parler.

L'évolution des maladies contagieuses prend une forme spéciale. Naissant souvent dans un tout petit foyer, elles s'étendent

1. Voici les prescriptions hygiéniques que, suivant un arrêté du préfet de la Seine du 27 août 1894, l'on doit prendre dans les écoles primaires publiques de la Ville de Paris, pour prévenir et combattre les épidémies.

CHAPITRE Ier. — *Mesures générales à prendre pour éviter l'éclosion des maladies contagieuses.*

Art. 1er. — Les écoles doivent être fournies d'eau de source, et celle-ci doit être exclusivement mise à la disposition des élèves à tous les robinets auxquels ils ont accès.

Lorsque l'école ne peut être momentanément alimentée en eau pure, l'eau destinée à la consommation devra être filtrée, ou mieux bouillie, toutes les fois qu'il sera possible de recourir à ce dernier procédé.

Art. 2. — Les cabinets d'aisance des écoles doivent être installés dans les conditions prévues par les règlements spéciaux, soit que l'évacuation des matières usées se fasse par écoulement direct à l'égout, par appareils diviseurs ou appareils similaires, soit que, par exception, on soit obligé de recevoir les matières dans des fosses fixes.

Les cabinets d'aisance ne doivent pas communiquer directement avec les classes; leur sol et leurs parois doivent être lisses et imperméables; l'écoule-

quelquefois avec une rapidité très grande et frappent toute une contrée, tout un continent; puis elles s'éteignent pour reparaître quelques mois, quelques années après, lorsque les conditions seront favorables à une nouvelle éclosion.

Les anciens, surpris de leur allure étrange, effrayés par les ravages que certaines d'entre elles exerçaient, les regardaient avec terreur et les considéraient comme des fléaux des dieux parce qu'ils ne connaissaient pas les causes qui les engendraient. Aujourd'hui, grâce à Pasteur, tout s'explique simplement. Il y a dans l'air qui nous environne et que nous respirons, une infinité de germes qui se multiplient à l'infini; ces germes déterminent

ment des eaux de lavage doit être facile; les closets doivent être à effet d'eau et siphon hydraulique ventilé.

La plus grande propreté est de rigueur dans les cabinets d'aisance.

Les caveaux où sont installés les appareils de vidange doivent avoir, comme les fosses communes, leurs parois étanches.

Art. 3. — Pendant la durée des récréations et le soir, au moins pendant une heure après le départ des élèves, les classes doivent être aérées par l'ouverture de toutes les fenêtres, des portes et des impostes des cloisons latérales.

Art. 4. — Le nettoyage du sol doit se faire exclusivement à l'aide de sciure imprégnée d'un liquide antiseptique. Les résidus de balayage doivent être reçus dans un récipient métallique, dont le contenu sera brûlé ou porté dans le tombereau du service de nettoiement de la voie publique.

Le balayage de l'école ne doit jamais se faire pendant la durée des classes.

Art. 5. — Chaque année, pendant les grandes vacances, l'école sera désinfectée par le service municipal de la désinfection publique, et chaque fois qu'une épidémie s'y est déclarée.

Art. 6. — Les enfants doivent se présenter à l'école dans un état de propreté convenable. La visite de propreté sera faite par l'instituteur avant l'entrée en classe.

Les élèves qui ne se présenteraient pas en état de propreté pourront être renvoyés à leurs familles. Avis en sera donné à celles-ci par le directeur ou la directrice.

Chaque enfant doit se laver les mains avant la rentrée en classe après chaque récréation.

Un bain de propreté (bain ordinaire, bain-douche ou bain en eau courante) est, autant que possible, pris hebdomadairement par chaque enfant, sauf avis contraire du médecin-inspecteur.

Chapitre II. — *Mesures à prendre en présence d'une maladie contagieuse.*

Art. 7. — Le licenciement de l'école ne doit être prononcé que dans les cas spécifiés à l'article 14.

Auparavant, on doit recourir aux évictions successives et employer les mesures de désinfection prescrites ci-après.

Art. 8. — Tout enfant indisposé doit être immédiatement éloigné de l'école ou renvoyé à l'infirmerie dans le cas d'un internat.

Art. 9. — En cas de maladie contagieuse confirmée, avis en est immédiate-

dans certains cas des phénomènes de fermentation et de putréfaction, et ils engendrent alors ces épidémies terribles qui ont affligé l'humanité, comme la peste d'Athènes, les grandes épidémies décrites dans la Bible, la peste noire, la lèpre au moyen âge, et, de nos jours, le choléra.

Or, l'hygiène peut prévenir l'éclosion de presque toutes les

ment donné au médecin-inspecteur. Celui-ci peut proposer l'éloignement de l'école pour les frères et sœurs dudit enfant et même pour tous les enfants habitant la même maison.

Les directeurs des écoles qu'ils fréquentent en seront prévenus.

Art. 10. — En cas de maladie contagieuse confirmée, la classe de l'enfant doit être désinfectée aussitôt que possible et en l'absence des élèves, par le service de la désinfection publique, et le médecin-inspecteur sera prévenu du jour et de l'heure de l'opération.

Art. 11. — Il est adressé à la famille de chaque enfant atteint d'une affection contagieuse une instruction sur les précautions à prendre contre les contagions possibles et sur la nécessité de ne renvoyer l'enfant qu'après qu'il aura été baigné ou lavé plusieurs fois au savon et que tous ses habits, ses livres, cahiers, jouets ou autres objets à son usage, auront été désinfectés par le service public de désinfection.

Art. 12. — Les enfants qui ont été malades ne rentreront à l'école qu'après un certificat du médecin-inspecteur, et qu'après qu'il se sera écoulé, depuis la cessation de tous symptômes de la maladie, une période d'au moins huit jours.

Art. 13. — Dans le cas où le licenciement est reconnu nécessaire, il est envoyé à chaque famille, au moment du licenciement, un exemplaire de l'instruction relative à la maladie épidémique qui l'aurait nécessité.

CHAPITRE III. — *Mesures particulières à prendre pour chaque maladie contagieuse.*

Art. 14. — Les mesures particulières à prendre pour chaque maladie contagieuse seront spécifiées par le médecin-inspecteur suivant les bases ci-après :

L'éviction des enfants malades jusqu'à ce qu'il se soit écoulé au moins huit jours après la cessation de tous les symptômes.

La désinfection de tout ou partie de l'école sera faite si plusieurs cas se produisent en quelques jours, malgré toute précaution.

La destruction par le feu des livres, cahiers, jouets et objets similaires restant à l'école et qui ont pu être contaminés jusqu'au jour où le malade a été renvoyé chez lui, sera toujours opérée en cas de diphtérie et exceptionnellement en cas de rougeole, d'oreillons, de coqueluche, de variole.

Pour la teigne et la pelade, les enfants seront éloignés de l'école et n'y reviendront qu'après traitement et avec pansement méthodique.

Le licenciement de l'école n'aura jamais lieu qu'à titre exceptionnel.

Art. 15. — Lorsqu'un des habitants de l'école (directeur, directrice, concierges, personnes de leur famille, etc.) ou l'un de leurs enfants, sera atteint de l'une des maladies ci-dessus désignées, le malade ne pourra y rester qu'autant que le médecin-inspecteur l'aura autorisé et que l'isolement du malade et les autres mesures de prophylaxie seront rigoureusement assurés.

En aucun cas, les concierges ne pourront conserver un malade dans leur loge.

maladies épidémiques, et elle en arrête les progrès dès qu'elles se sont déclarées si on prend toutes les mesures nécessaires. Déjà, grâce à elle, plusieurs ont quitté l'Europe, comme la peste, la suette anglaise. On est arrivé à supprimer presque complètement la variole dans certains pays. Enfin la fièvre typhoïde est devenue non seulement très rare, mais encore relativement bénigne quand elle a paru.

La *contagion*, ou mieux la *transmission*, car toutes les maladies transmissibles ne le sont pas par *contact*, est la conséquence du transport d'un parasite, microbe ou non, de l'individu malade à l'individu sain. Ce parasite pénètre dans l'organisme de celui-ci soit par l'appareil digestif, soit par l'appareil respiratoire, soit à la suite d'une inoculation accidentelle. La contagion se fait donc par les aliments, par l'air, ou par inoculation sur la peau ou une muqueuse.

Les mesures aptes à réduire toutes ces maladies, et dans leur fréquence et dans leur intensité, sont générales ou particulières à chaque maladie. Nous allons voir d'abord l'étiologie et la prophylaxie des maladies infectieuses et contagieuses en général, nous étudierons ensuite l'étiologie et la prophylaxie de ces mêmes maladies en particulier.

§ 1. — Étiologie et prophylaxie des maladies infectieuses et contagieuses en général.

Déclaration des maladies transmissibles à l'autorité. — Immunité. Inoculation. Vaccination. — Isolement : individuel et collectif. — Désinfection : désinfection du linge, des vêtements, des selles, des crachats; désinfection par la chaleur; étuves à vapeur; désinfection des locaux; vapeurs sulfureuses; vapeurs d'aldéhyde formique.

A. **Déclaration des maladies transmissibles à l'autorité qui doit prendre les mesures nécessaires.** — La déclaration des maladies transmissibles est une mesure très importante. Il est évident que si l'autorité sait sans le moindre retard que, dans tel endroit, dans telle maison, il y a un cas de maladie contagieuse, elle enverra aussitôt des agents pour faire tout ce qui sera indispensable au point de vue sanitaire, et elle pourra ainsi empêcher la contagion de s'étendre. La loi du 30 novembre 1892 a donc raison d'obliger tout docteur, officier de santé, sage-femme, à faire à l'autorité publique, son diagnostic établi, la déclaration des maladies épidémiques tombées sous son observation. Ces maladies sont au nombre de 15 : la *fièvre typhoïde*, le *typhus exanthématique*, la *variole* et la *varioloïde*, la *scarlatine*, la *diphtérie* (*croup* et *angine couenneuse*), la *suette miliaire*, le *choléra* et les *maladies cholériformes*, la *peste*, la *fièvre jaune*, la *dysenterie*, les *infections puerpérales*, lorsque le secret au sujet de la grossesse n'aura pas été réclamé, et l'*ophtalmie des nouveau-nés*.

B. **Immunité. Inoculation. Vaccination.** — Certaines personnes, on ne sait trop pourquoi, se trouvent dans des conditions toutes particulières qui les rendent aptes à contracter toutes les maladies qui passent. D'autres, au contraire, leur offrent une résistance complète. Cette aptitude à ne pas contracter telle ou telle maladie contagieuse constitue l'*immunité*.

L'immunité peut être *naturelle*, mais le plus souvent elle est *acquise*, soit par une première atteinte de la maladie, — il est très rare, en effet, d'avoir plusieurs fois la variole, la fièvre typhoïde, la scarlatine, etc., — soit par des inoculations ou des vaccinations.

L'inoculation consiste à introduire dans l'organisme un virus atténué. Ce virus donne bien la maladie, mais elle est très bénigne, et cependant elle immunise l'individu, c'est-à-dire qu'elle le rend inapte à la contracter naturellement. Ainsi on empêche l'enfant d'avoir la petite vérole en le vaccinant; on lui fait venir de trois à six boutons qui le rendent à peine malade et qui, cependant, le mettent pendant des années à l'abri de cette maladie terrible. Nous disons pendant quelques années, parce que l'immunité se perd généralement au bout de dix ans; il est donc prudent de se faire revacciner au bout de cette période (voir page 561).

C. **Isolement.** — L'isolement est un excellent moyen pour empêcher la propagation des maladies contagieuses.

Il est *individuel* quand le malade est maintenu seul dans une pièce spéciale. Mais cela ne suffit pas, il faut encore que les personnes seules, qui doivent lui donner des soins, pénètrent dans cette pièce et qu'elles prennent en outre les précautions suivantes : ne manger ni boire dans la chambre du malade, et, avant de le faire dans une autre pièce, se laver les mains et la figure avec de l'eau antiseptisée, se rincer la bouche avec une solution désinfectante, enfin porter une robe de chambre que l'on quitte pour sortir. Quant à la chambre occupée par le malade on l'aérera, autant que possible, plusieurs fois par jour, après avoir eu soin d'enlever, dès le début, toutes les tentures, rideaux, meubles, vêtements ou objets de laine inutiles. On n'en sortira aucun linge sans l'avoir désinfecté (voir plus loin les désinfectants p. 553).

La durée de l'isolement varie suivant la maladie; 40 jours pour la diphtérie, la variole, la scarlatine et la rougeole; 25 jours pour la varioloïde, les oreillons. Au bout de ce temps, on doit faire prendre au malade un bain savonneux et lui donner des vêtements propres. S'il est obligé de mettre ceux qu'il avait au début de la maladie, on les fera désinfecter.

L'isolement est *collectif* dans les hôpitaux, parce que là il est impossible d'avoir le précédent. On obtient cet isolement en réunissant tous les malades atteints de la même maladie contagieuse dans un pavillon affecté à cette maladie. L'isolement collectif est encore meilleur quand les malades sont placés dans un hôpital spécial où l'on ne soigne qu'une seule maladie contagieuse. On a accusé ces hôpitaux de créer un foyer qui permettait à l'épidémie de s'étendre autour d'eux. Quoique le fait ne soit pas bien prouvé, il est cependant bon de laisser entre eux et les maisons avoisinantes un espace le plus grand possible. Les personnes qui soignent les malades dans ces hôpitaux doivent être choisies de préférence parmi celles qui ont eu déjà une première atteinte de la maladie.

D. **Désinfection.** — La désinfection, sur laquelle repose toute la prophylaxie contre les maladies contagieuses, a pour but d'empêcher la contagion de celles-ci, ou mieux leur extension, en détruisant les germes et en les neutralisant, c'est-à-dire en les rendant inoffensifs. On les détruit avec les *désinfectants*, on empêche leur production avec les *antiseptiques;* mais la plupart des procédés employés sont désinfectants et antiseptiques à la fois. Pour obtenir de bons résultats, il est nécessaire de désinfecter les linges, les vêtements, les selles, les crachats et le local au moyen d'antiseptiques divers et des étuves à vapeur.

1. *Désinfection des linges, vêtements, selles et crachats.* — Dans les grandes villes seulement, on se sert de grands appa-

reils à désinfection pour le linge et les vêtements ; mais c'est là l'exception. Il faut donc recourir à d'autres procédés plus simples que nous allons résumer, suivant Langlois.

Pour le linge, le procédé le plus pratique, le moins coûteux, est certainement la lessive. Behring a montré qu'à 85° les spores du charbon ne résistent pas à l'action de la lessive ordinaire. Or, quand cette solution saline bout, sa température atteint 102 et même 103 degrés. Les petites lessiveuses de ménage conviennent parfaitement pour cette opération qui, malheureusement, ne peut s'appliquer qu'aux linges proprement dits, les étoffes de laine et de soie supportant difficilement le lessivage.

Les solutions mercuriques : sublimé corrosif, biiodure, ont été souvent employées. L'action antiseptique des sels de mercure est hors de conteste, mais son emploi offre quelques inconvénients. Son efficacité même peut être illusoire, en ce sens que les sels de mercure sont souvent précipités ou fixés par les autres métaux et que, par suite, le taux de la solution est abaissé, ou bien encore les albuminoïdes coagulées forment une coque protectrice aux germes qu'elles englobent.

On obvie un peu à cet inconvénient en ajoutant de l'acide tartrique ou du sel marin, 1 à 7 gr. par litre de la solution.

Le sublimé ne peut être utilisé, ni pour la désinfection des crachats avec lesquels il forme une masse coagulée compacte, mais non stérile, ni pour la désinfection des selles ; les composés sulfureux, toujours présents dans les selles, transforment le bichlorure en sulfure de mercure inactif.

L'*acide phénique* jouit encore d'une réputation qu'il doit surtout à son odeur pénétrante et à son emploi au début de l'antisepsie chirurgicale. Les premiers résultats obtenus avec les pansements phéniqués ont fait accorder à cet agent une puissance qu'il n'a certes pas.

En 1880, Miquel demandait que l'on stérilisât les solutions fortes d'eau phéniquée à 1 pour 20 et 1 pour 40, attendu qu'elles renfermeraient des germes vivants !

A l'état de vapeur comme à l'état de solution, l'acide phénique est incapable d'assurer une désinfection réelle, il peut simplement gêner le développement de certains organismes, mais en favorisant le développement d'autres espèces. Il nous suffira de rappeler que c'est en utilisant des bouillons phéniqués que l'on a pu étudier le bacille d'Eberth.

L'*acide thymique* est encore moins actif, quoique plus caustique pour les tissus.

Les *crésols*, série de phénols supérieurs, possèdent des pouvoirs bactéricides plus énergiques, mais il faut les traiter par l'acide sulfurique pour les rendre solubles dans l'eau.

Le *crésyl* ou *créoline* est constitué par des crésols en solution neutre, mais maintenus en suspension par un savon résineux, avec des carbures d'hydrogène.

Les *solvéols* sont des mélanges de crésols avec des salicylates.

Les *solutols*, des mélanges de crésols et de crésylate de soude.

Le *lysol*, une solution de crésol dans le savon.

Le *saprol*, une solution de crésol dans une huile minérale.

Tous ces produits, qui diffèrent peu les uns des autres, possèdent des propriétés analogues ; leur puissance bactéricide dépend, évidemment, de leur richesse en différents crésols. Il est regrettable qu'une réclame éhontée entraîne le public à croire à l'efficacité certaine de ces substances employées sans méthode.

L'*eau de Javel,* ou hypochlorite de chaux, trop souvent employée par les blanchisseuses dans un but nullement hygiénique, constitue pour le linge un très bon désinfectant, même à faible dose, c'est-à-dire à la dose où il est à peu près inoffensif pour les tissus.

La désinfection des crachats et des selles est possible par le sulfate de cuivre (7 grammes par litre) et le crésyl. Ce sont les agents qui ont donné les meilleurs résultats à Vincent. Pour les crachats, on peut encore soumettre les crachoirs à l'ébullition en milieu alcalin, c'est-à-dire à 104°.

La stérilisation bactériologique absolue des matières fécales et liquides des fosses d'aisance, principalement lorsqu'elles sont putréfiées ou mélangées à la terre, est pratiquement irréalisable, à moins d'élever à un taux considérable et, par conséquent, fort coûteux, la proportion des désinfectants.

A des doses moyennes et acceptables de ces derniers, il persiste toujours, dans les selles, un certain nombre de bactéries, la plupart appartenant au genre bacillaire et pourvues de spores, qui fécondent invariablement les milieux de culture. La nature de ces microbes si résistants étant, d'ailleurs, inoffensive, on peut les négliger dans la pratique, et l'on est forcé de rechercher seulement une désinfection relative qui, tout en se rapprochant le plus possible de la désinfection totale, amènera, du moins, sûrement la mort : 1° des microbes pathogènes ; 2° du bacillus coli communis ; 3° des bactéries de la putréfaction.

Le meilleur agent de la désinfection des matières fécales et du contenu des fosses d'aisance est le *sulfate de cuivre*. En 24 heures on obtient une désinfection suffisante avec 7 grammes à 8 gr. 50 de sulfate de cuivre pour 1000 centimètres cubes de matières, soit 7 kil. à 8 kil. 500 pour 1 mètre cube.

La désinfection des selles typhoïdiques au bout du même temps, s'obtient avec 6 grammes de sulfate de cuivre pour 1000 centimètres cubes de déjections. Celle des déjections cholériques réclame 4 grammes de sel. Le bacille virgule a disparu après douze heures d'action.

Le sulfate de cuivre a donc de grands avantages ; il coûte très peu ; on le rencontre partout dans les campagnes, enfin il n'est pas dangereux.

Une bonne solution désinfectante pour les selles liquides est encore le *lait de chaux* égal en volume à 2 pour 100. Voici la meilleure façon d'en avoir toujours un bien actif à sa disposition :

On prend de la chaux de bonne qualité, on la fait se déliter en l'arrosant petit à petit avec la moitié de son poids d'eau. Quand la délitescence est effectuée, on met la poudre dans un récipient soigneusement bouché et placé en un endroit sec. Comme 1 kilog. de chaux, qui a absorbé 500 grammes d'eau pour se déliter, a acquis un volume de 2 litres 200, il suffit de le délayer dans le double de son volume d'eau, soit 4 litres 400, pour avoir un lait de chaux qui soit environ à 20 pour 100. Ce lait de chaux doit autant que possible être fraîchement préparé ; on peut le conserver pendant quelques jours, à la condition de le maintenir dans un vase bien bouché. — Lorsqu'on n'est pas sûr de la qualité du lait de chaux qu'on a à sa disposition, on peut l'essayer en l'ajoutant aux matières à désinfecter jusqu'à ce que le mélange bleuisse rapidement le papier de tournesol. (Proust.)

2. *Désinfection par la chaleur*. — La désinfection par la chaleur est des plus efficaces. On a commencé par employer les étuves à air chaud, mais on a dû y renoncer : parce que Miquel a démontré que les spores de plusieurs bacilles résistaient plus de 2 heures à la température de 145° ; parce que, à partir de 120°, les linges de toile ou de laine sont détériorés ; enfin, parce que, s'il s'agit, par exemple, d'un matelas, la température ne monte dans son intérieur qu'à 60°, comme le prouve un thermomètre maxima,

tandis que celui qui est dans l'étuve marque 130°, donc aucun germe se trouvant dans l'intérieur du matelas n'est détruit.

Les étuves à air chaud devant être mises de côté, on a recours aux étuves à vapeur sans pression ou sous pression. Les premières donnent de bons résultats, mais elles n'offrent pas la même sécurité que les secondes. Citons cependant l'*étuve de Flugge* (fig. 47) qui est constituée par une chaudière (1) de 80 litres chauffée au gaz, au-dessus de laquelle se trouve un cylindre (2) en tôle, portant un chapiteau conique (3); le tout est fermé hermétiquement par des obturateurs hydrauliques. On place en 2, pendant une heure et demie au plus, les objets à désinfecter.

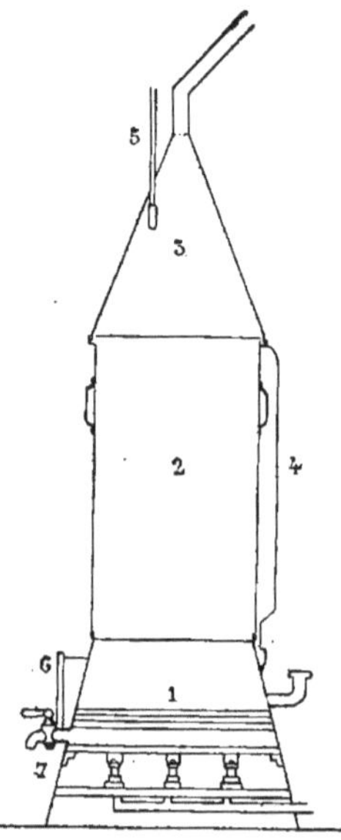

Fig. 47. — ÉTUVE DE DÉSINFECTION DE FLUGGE. — 1. Chaudière en cuivre. — 2. Cylindre en tôle surmonté d'un chapeau conique 3. — 4. Enveloppe isolante. — 5. Thermomètre indiquant la température, à côté de lui on voit le tuyau par où s'échappe la vapeur. — 6. Indicateur du niveau. — 7. Appareil à gaz.

L'*étuve Thursfield* repose sur les mêmes principes avec cette différence, qu'elle est montée sur un chariot permettant de la transporter d'un endroit dans un autre (fig. 48). Le foyer se trouve en 1 ; la vapeur se forme dans le générateur 2, passe par les tuyaux 3, 3, 3 dans la chambre de désinfection 4 et s'échappe en 5 (fig. 49).

Les étuves à vapeur sous pression (fig. 50) permettent d'obtenir en un quart d'heure dans tous les points, sans exception, de l'objet à désinfecter la température de 110° centigrade. A cette température tous les microbes spécifiques des maladies contagieuses sont détruits, l'opération se fait rapidement sous une pression assez faible et tous les objets sont réellement désinfectés sans être détériorés.

« Le grand modèle, dit Langlois, de l'étuve Geneste et Herscher cube 3 mètres et coûte 4600 francs sans la chaudière et 5980 francs avec la chaudière et tous les accessoires. Le petit modèle qui cube 2 mètres coûte 3300 francs et 1100 francs de plus avec une chaudière. L'étuve locomobile tout agencée coûte 6700 francs.

« Les dépenses journalières du fonctionnement sont pour le grand modèle : le salaire du chauffeur 5 fr. et 100 kilog. de char-

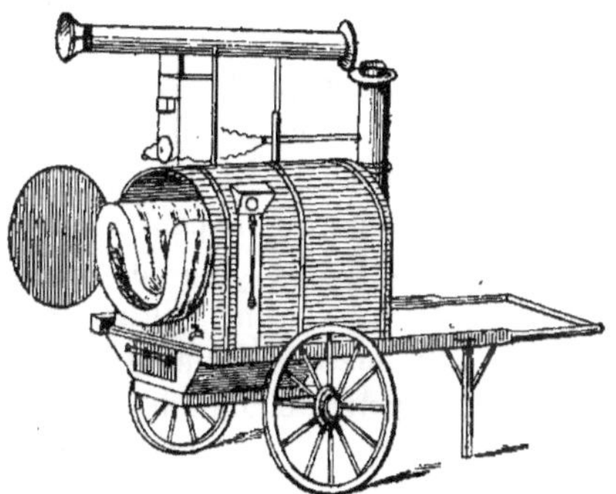

Fig. 48. — Étuve Thursfield.

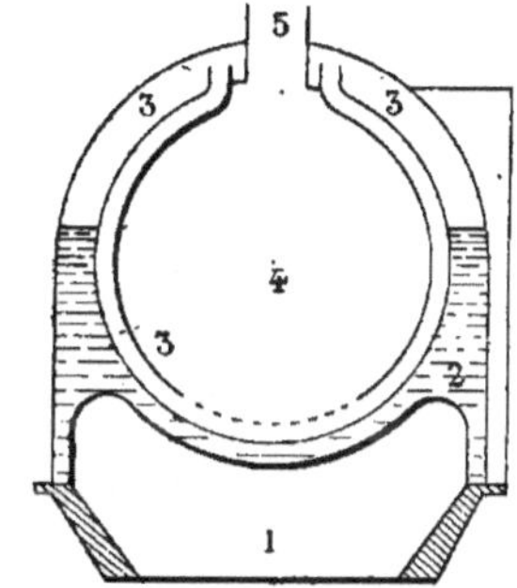

Fig. 49. — Coupe transversale de l'étuve Thursfield. — 1. Foyer. — 2. Générateur de la vapeur. — 3, 3, 3. Tuyaux par où passe la vapeur avant d'entrer dans la chambre de désinfection 4. Chambre de désinfection. — 5. Tuyau permettant à la vapeur de s'échapper.

bon 2 fr. 50 ce qui donne 7 fr. 50. Pour ce prix on peut désinfecter 60 matelas par journée de dix heures, ce qui revient à 0 fr. 15 par matelas. On peut, dans le même espace de temps, désinfecter 2000 kilog. de vêtements, linge, couvertures, etc., ce qui revient à un peu plus

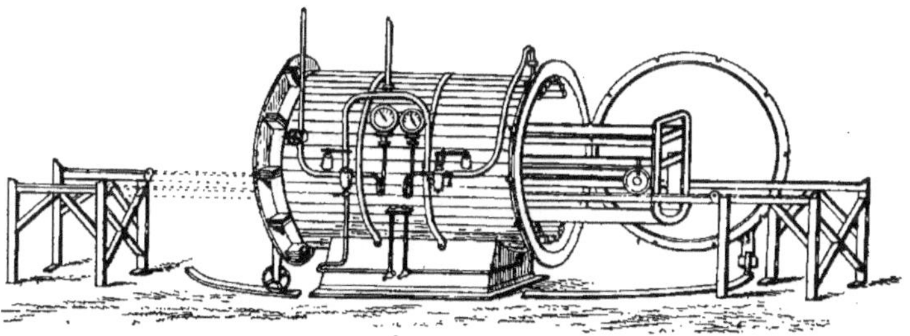

Fig. 50. — Étuve fixe a vapeur sous pression.

de un demi-centime par kilog. Avec l'étuve locomobile, les frais sont les mêmes, avec les étuves à vapeur humide sous pression, la dépense de combustible est trois fois moindre qu'avec celles à courant de vapeur, sans compter que la désinfection est d'une efficacité bien plus absolue avec les premières. Cette diminution dans les frais courants compense largement la différence dans le prix d'achat. »

3. *Désinfection des locaux.* — La désinfection du sol se fait très bien, qu'il s'agisse d'un carrelage ou d'un parquet, avec la lessive bouillante (c'est là un excellent antiseptique qu'on peut facilement employer à la campagne) ; avec une solution de sublimé corrosif à 1 gramme pour 2000, additionnée de sel marin ou d'acide tartrique ; avec une solution d'acide phénique de 3 à 5 pour 100 ; de crésyl à 2 pour 100 ; de sulfate de cuivre à 5 pour 100.

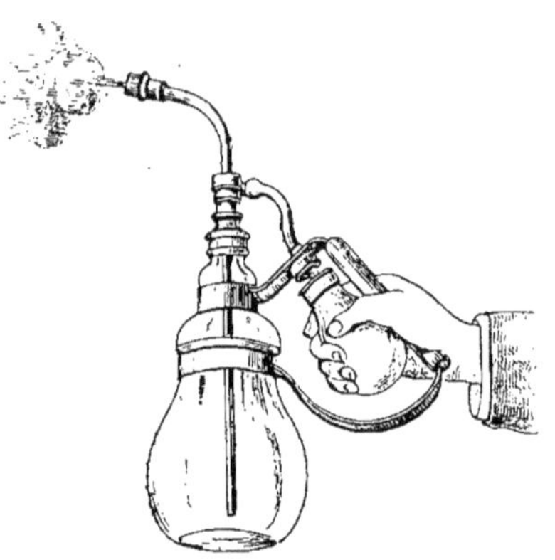

Fig. 51. — Projecteur Loriot.

La désinfection des murs et celle des meubles qu'on ne peut passer à l'étuve est plus difficile. On peut recourir aux solutions précédentes qu'on pulvérise à l'aide du projecteur Loriot (fig. 51), ou du pulvérisateur Geneste et Herscher (fig. 52).

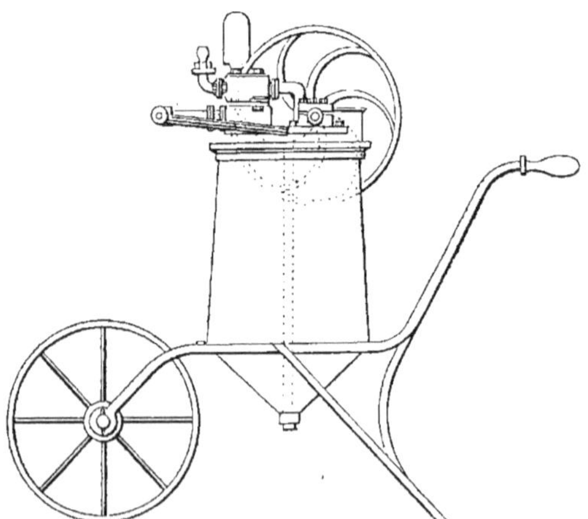

Fig. 52. — Pulvérisateur Geneste et Herscher.

Vapeurs sulfureuses. — Les fumigations gazeuses permettent aussi d'obtenir de bons résultats, et quand il n'est pas possible de recourir à un autre mode de désinfection, il faut employer les vapeurs sulfureuses ; en effet, on trouve le soufre partout et l'opération est facile. Voici la manière de procéder : on prend de 20 à 30 grammes de soufre par mètre cube de l'espace à désinfecter ; on le met dans des vases en fer ou en terre que l'on place dans un autre grand vase ou un baquet contenant une couche d'eau de 5 centimètres, et, après avoir fermé hermétiquement portes et fenêtres, défait le lit, ouvert les armoires, suspendu le linge, on enflamme le soufre en allumant un peu de coton imbibé d'alcool et mis sur le soufre, on sort aussitôt et on ferme la porte, sur les joints de laquelle on colle des bandes de papier. La chambre n'est ouverte qu'au moins 12 heures après.

Vapeurs d'aldéhyde formique. — M. Miquel vient de faire des recherches sur l'aldéhyde formique. Les résultats qu'il a obtenus sont des plus encourageants, d'après Langlois, et tout permet de penser que l'application de ces vapeurs pourra se faire dans la médecine rurale. En effet les vapeurs d'aldéhyde formique en solution à 1 pour 100 ont une action bactéricide très énergique, très rapide, et réussissent là où l'acide sulfureux et la pulvérisation de sublimé à 1 pour 1000 ont échoué. Et cela parce que, outre leur pouvoir microbicide, elles possèdent la propriété d'être très pénétrantes et d'aller détruire tous les microbes dans les coins les plus reculés.

Il est très facile d'opérer, il suffit : 1° d'asperger et arroser les planchers avec une solution à 1 pour 100 ; 2° d'exposer les solutions d'aldéhyde (1 à 5 pour 100) dans des cuvettes de bois, de porcelaine ou de grès ; 3° de comburer lentement l'alcool méthylique dans des lampes spéciales, entourées d'une toile de platine. Ce désinfectant réalise aujourd'hui les desiderata de l'hygiéniste, il est efficace, peu coûteux, facile à manier et non toxique. Il n'a que le défaut de laisser une odeur persistante après la désinfection.

Le chlore, le gaz acide chlorhydrique, l'hypochlorite de soude, c'est-à-dire l'eau de Javel ordinaire peuvent aussi être employés à désinfecter les locaux qui n'ont ni meubles ni tentures.

§ 2. — Étiologie et prophylaxie des maladies infectieuses et contagieuses en particulier.

Maladies indigènes : fièvre typhoïde ; typhus exanthématique ; variole ; rougeole ; scarlatine ; diphtérie ; tuberculose ; malaria. — Maladies exotiques : choléra asiatique ; peste ; fièvre jaune. — Maladies transmises par les animaux ou zoonoses : rage ; morve et farcin ; charbon. — Maladies parasitaires cutanées : teigne faveuse, teigne tonsurante, pelade ; gale.

A. — *MALADIES INDIGÈNES*

1. *Fièvre typhoïde.* — Que la fièvre typhoïde soit fabriquée de toutes pièces par le malade à la suite de la rétention des déchets dus au surmenage ; qu'elle naisse spontanément, mais pour devenir aussitôt spécifique et contagieuse, ou enfin qu'elle soit la fonction d'un micro-organisme spécial, le bacille d'Eberth, sa contagion n'en est pas moins manifeste, par l'eau surtout que contaminent les déjections des malades, ensuite par l'atmosphère et les contacts directs.

La prophylaxie comprend l'*isolement des typhiques*, la *désinfection des bassins, cabinets* et des *fosses d'aisance* qui reçoivent les selles des malades, au moyen d'une solution de sulfate de cuivre ou de fer (50 grammes par litre), la *désinfection des linges* et des *effets de literie* au moyen de l'étuve à vapeur, la *désinfection des locaux* avec les pulvérisations de sublimé ou d'acide phénique, enfin la *surveillance* de l'*eau de boisson ;* il faut toujours la faire bouillir avant de la consommer.

2. *Typhus exanthématique.* — Cette maladie se communique très facilement par le contact direct, le linge, les vêtements, surtout quand il y a encombrement et misère. Mais des mesures hygiéniques la font disparaître sans trop de difficulté, il suffit d'isoler le malade et de tenir les locaux très propres après les avoir désinfectés.

3. *Variole.* — La variole ou petite vérole se propage par l'air, les objets, les murs que les produits émanant d'un varioleux ont contaminés. Elle est provoquée par un microcoque qui se trouve dans les pustules et qui est facilement transporté un peu partout par la poussière des croûtes qui le renferment. — Sa prophylaxie réside dans la *vaccination* et la *revaccination.*

Avant la découverte de la vaccine par Jenner, en 1796, il y a juste un siècle, la terreur inspirée par chaque épidémie de variole faisait que les parents achetaient à prix d'argent l'avantage d'exposer à la contagion leurs enfants qui n'avaient pas encore eu la variole. Et cependant, les inconvénients pouvaient être très graves, puisque, au lieu d'une affection bénigne qu'on désirait, on contractait quelquefois une variole mortelle.

L'*inoculation*, importée en Europe par lady Montague, constitua un grand progrès. Elle consistait à faire pénétrer artificiellement un peu de pus dans un organisme non préparé à l'évolution de la maladie, et, si on avait eu soin de prendre le virus sur un sujet atteint d'une variole bénigne, on obtenait chez l'inoculé une maladie très atténuée. L'inoculation, qui se pratiquait depuis un temps immémorial en Chine, en Géorgie et dans l'Orient, fut donc un véritable bienfait pour l'humanité.

Cependant la *vaccine* l'a détrônée et avec raison. Celle-ci est la maladie développée chez l'homme par l'inoculation du cow-pox de la vache. Depuis que Jenner l'a découverte, elle a prouvé ce dont elle est capable. En effet, dans tous les pays où on applique rigoureusement la *vaccination* et la *revaccination*, la variole a diminué dans des proportions énormes et a même disparu. En Allemagne, où elle est obligatoire, il n'y a eu que 40 décès pour tout l'empire en 1891. En Angleterre, la mortalité est encore plus faible, mais elle tend à augmenter, parce que, depuis 1890, certains districts ont suspendu l'application de la loi sur la vaccination.

Il faut se faire revacciner tous les dix ans, et, quand, au bout d'une de ces périodes, l'opération ne réussit pas, il est prudent de recommencer tous les ans jusqu'à ce qu'on obtienne le résultat désiré. Pour éviter d'inoculer à la personne à vacciner une maladie existant chez le sujet vaccinifère, il faut renoncer à la vaccination de bras à bras et n'employer que le vaccin de génisse. Cet animal n'étant presque jamais tuberculeux à l'âge où on l'utilise, il n'y a pas à craindre l'inoculation de la tuberculose. Il est aujourd'hui très facile à tout médecin, même dans les plus petites campagnes, de se procurer du bon vaccin de génisse.

4. *Rougeole*. — Beaucoup de personnes pensent que c'est une maladie nécessaire et bénigne. Eh bien, non, ce n'est pas une maladie que tout enfant doit nécessairement avoir, et elle est loin d'être toujours sans danger. Quand une affection emporte en moyenne, toutes les semaines, à Paris, de 30 à 40 enfants, on ne peut pas la trouver peu grave. Il faut donc tout faire pour l'éviter.

— Sa contagion est extrême ; elle se transmet par les produits furfuracés qui se détachent de la peau, par les sécrétions oculaires, nasales, bronchiques, par le linge, les vêtements, les ustensiles. L'isolement est fort utile. La rougeole n'est par sur la liste des maladies à déclarer. Il serait préférable qu'il en fût autrement, car on pourrait souvent atténuer et peut-être enrayer des épidémies. Pour les mesures à prendre à l'école, voir p. 546.

5. *Scarlatine.* — Elle est moins fréquente que la rougeole. Tantôt bénigne, tantôt grave, sa transmission se fait surtout au moment de la desquamation. En effet, l'agent contagieux, contenu dans les lamelles épidermiques, va partout, sur le lit, les meubles, les vêtements, etc., et communique la maladie à tous ceux qui sont susceptibles de la prendre. L'isolement doit être absolu et le malade ne peut sortir que lorsque toutes les squames desséchées sont tombées complètement, un bain savonneux est à ce moment indispensable. La désinfection de tous les objets contaminés, est, bien entendu, de toute nécessité (voir p. 552).

6. *Diphtérie.* — La découverte du bacille de la diphtérie par Klebs et Lœffler a permis de bien étudier la pathogénie de cette maladie terrible. La contagion par l'air est rare; elle se fait surtout par le linge, les objets souillés, par le contact des fausses membranes avec les muqueuses ou la peau dénudée.

Voici, résumées, les principales mesures prophylactiques pour enrayer la diphtérie, proposées au Congrès de Buda-Pest en 1894 : Examiner bactériologiquement toutes les angines à fausses membranes. Cet examen se fait dans un assez grand nombre de laboratoires municipaux ; le médecin n'a qu'à envoyer au laboratoire de sa région une parcelle de fausse membrane, enveloppée à sec dans un peu de taffetas gommé et placée dans un tube ou une boîte; s'il a un ou deux tubes, il les ensemence avec une spatule stérilisée et qu'il a promenée sur les parties suspectes de la gorge. Toutes les pharmacies ont aujourd'hui de ces tubes. Aussitôt le diagnostic établi, avant même, si le cas est très grave, on isole le malade soit chez lui, soit à l'hôpital où il est transporté dans une voiture spéciale qu'on désinfecte après, et on lui fait des injections avec le sérum antidiphtérique. Après la guérison on prend naturellement toutes les mesures de désinfection nécessaires que nous avons indiquées un peu plus haut.

7. *Tuberculose.* — La contagion de cette maladie si redoutable a été démontrée en 1865 par Villemin, mais ce n'est que dix-

huit ans plus tard que Koch en a découvert le bacille, qui se trouve surtout dans les crachats, ce qui fait que c'est principalement dans ceux-ci que réside le danger de la contagion. Le phtisique expectore continuellement, les crachats se dessèchent, tombent en poussière que le vent emporte partout. Comme, en outre, le bacille résiste plus de dix mois à une température de 25°, la contagion se fait facilement. Heureusement, l'ébullition le tue en cinq minutes. La meilleure prophylaxie consiste à veiller à l'alimentation, l'éclairage, la ventilation; mais ce n'est pas suffisant, il faut aussi chercher à désinfecter le plancher, les parois des chambres, les tentures, les linges, les vêtements, et surtout détruire les crachats, en les jetant au feu ou en les plongeant dans un liquide microbicide. La création de sanatoria pour les tuberculeux doit être recommandée, car il n'y en aura jamais un nombre suffisant.

8. *Malaria. Fièvre des marais.* — Nous avons vu (p. 22) que les maladies palustres ou des marais étaient dues à des miasmes dits paludéens, que, pour Klebs et Crudelli, l'agent d'infection était le *bacillus malariæ*, et pour Laveran, un *hématozoaire*. La contagion se fait principalement par l'eau. La prophylaxie est simple : il suffit de dessécher les marais en drainant le sol et en le couvrant de plantations, surtout de pieds d'eucalyptus globulus. Si le dessèchement est impossible, il faut inonder complètement le marais afin d'éviter la sécheresse.

B. — *MALADIES EXOTIQUES*

1. *Choléra asiatique.* — L'agent infectieux du choléra est le *bacille virgule* découvert par Koch. Endémique dans l'Inde, cette maladie redoutable a fait trois grandes apparitions en Europe, deux par voie de terre, en 1830 et 1846, une par voie de mer, en 1865. Sa contagion se fait, comme pour la fièvre typhoïde, par les selles et l'eau de boisson.

La prophylaxie du choléra consiste, suivant Proust :

Dans l'Inde, à restreindre les pèlerinages, désinfecter les matières, nettoyer les villes, surveiller le transport des malades et éviter l'encombrement des locaux ;

A placer des *postes sanitaires* dans les régions limitrophes de l'Inde, d'un côté; de l'Asie et de l'Europe de l'autre, pour limiter le foyer près de son point de départ par terre : quand l'Europe est envahie, les cordons sanitaires sont très difficiles à appliquer et peu efficaces;

A faire surveiller la *route de mer* par des médecins échelonnés sur certains points du Levant, à assainir et à désinfecter le navire au départ et pendant la traversée;

A établir des *quarantaines*, seulement à défaut des mesures précédentes;

A *isoler* les malades, et *désinfecter* leurs matières, linges, etc.

On a cherché à obtenir l'immunisation. En Espagne, on a appliqué en grand la méthode du docteur Ferran, et les résultats ont été bons. Hafkin a préconisé deux virus successifs, le premier faible, le second fort. Enfin les vaccinations faites dans l'Inde sont en faveur de la méthode.

2. *Peste*. — Cette maladie n'existe plus en Europe, grâce aux progrès de l'hygiène. On la rencontre encore dans les pays où l'on ne prend aucune précaution, comme dans la Turquie d'Asie, la Perse, etc. La contagion se fait par l'air, les vêtements, les étoffes, les marchandises, les lettres. Elle a ravagé Hong-Kong en 1894. Yersin et Kitasoto affirment avoir trouvé un bacille spécifique dans le pus des bubons et du sang. Les causes qui y prédisposent sont la malpropreté, la misère et la famine. On doit isoler les pestiférés et les mettre dans un lieu aéré, élevé.

3. *Fièvre jaune*. — La fièvre jaune ou *vomito negro* est endémique sur les côtes du golfe du Mexique et la côte occidentale de l'Afrique. Le poison est transporté par l'air. Il suffit de gagner les hautes terres pour échapper au fléau. Comme cette maladie peut être importée par les navires, sa prophylaxie consiste dans une *quarantaine* prolongée du navire suspect, l'*observation* rigoureuse de tous les passagers, et la *désinfection* de tout le navire avant le débarquement.

C. — *MALADIES TRANSMISES PAR LES ANIMAUX OU ZOONOSES*

1. *Rage*. — La rage se transmet par une véritable inoculation due surtout à la morsure d'un animal enragé, chien, chat, loup, cheval, âne. Mais la morsure n'est pas nécessaire, il suffit que la bave soit appliquée sur une plaie ou une simple érosion de la peau. Le traitement de la rage institué par Pasteur est curatif. On pourra peut-être bientôt tenter la vaccination préventive des chiens. En attendant, la meilleure prophylaxie consiste à bien

surveiller les animaux, à leur appliquer la muselière et à abattre impitoyablement tout chien errant. Voici quelques-unes des mesures sanitaires prises par l'autorité à l'égard de la rage et qu'il est bon de connaître :

« La rage, *lorsqu'elle est constatée* chez les animaux, de quelque espèce qu'ils soient, entraîne l'abatage, qui ne peut être différé sous aucun prétexte.

« Les chiens et les chats *suspects de rage* doivent être immédiatement abattus.

« Le propriétaire de l'animal suspect est tenu, même en l'absence de l'ordre des agents de l'administration, de pourvoir à l'accomplissement de cette prescription. » (Loi du 21 juillet 1881.)

« Tout chien circulant sur la voie publique en liberté, ou tenu en laisse, doit être muni d'un collier portant gravés sur une plaque de métal les noms et demeure de son propriétaire.

« Les chiens trouvés sur la voie publique sans collier et les chiens errants, même munis du collier, sont saisis et mis en fourrière. Ceux qui n'ont pas de collier et dont le propriétaire est inconnu dans la localité sont abattus sans délai. » (Règlement d'administration publique de 1882.)

« L'autorité administrative pourra, lorsqu'elle croira cette mesure utile, particulièrement dans les villes, ordonner par arrêté, que tous les chiens circulant sur la voie publique soient muselés ou tenus en laisse.

« Lorsqu'un cas de rage a été constaté dans une commune, le maire prend un arrêté pour interdire, pendant six semaines au moins, la circulation des chiens, à moins qu'ils ne soient tenus en laisse.

« La même mesure est prise pour les communes qui ont été parcourues par un chien enragé. »

Si toutes ces sages prescriptions étaient rigoureusement appliquées, on ne verrait plus un seul cas de rage, comme cela est arrivé en Prusse et en Bavière.

2. *Morve et farcin.* — Ces deux maladies constituent une seule et même affection sous deux espèces différentes ; elles attaquent surtout le cheval et quelquefois l'âne. Fort contagieuses, elles se transmettent à l'homme qui approche tout animal malade, et il en meurt toujours. Tout cheval morveux doit être déclaré et abattu sans le moindre délai ; tout cheval suspect sera soumis à

l'épreuve de la malléine ; enfin il faudra désinfecter complètement.

3. *Charbon.* — Le charbon ou *sang de rate* s'observe surtout dans l'espèce bovine et ovine. Il est transmissible à l'homme par inoculation. Les ouvriers qui manipulent les peaux fraîches et les laines y sont particulièrement exposés. — La prophylaxie consiste à vacciner le bétail et à désinfecter les peaux.

D. — *MALADIES PARASITAIRES CUTANÉES*

Ce sont les *teignes :* teigne faveuse, teigne tonsurante et pelade, et la *gale.*

1. *Teignes.* — Les teignes constituent les maladies les plus dangereuses du cuir chevelu. Qu'on soit en présence de la teigne faveuse, de la teigne tonsurante ou de la pelade, on a toujours affaire à une maladie éminemment contagieuse ; la pelade l'est cependant beaucoup moins que la teigne faveuse, et celle-ci moins que la tonsurante. Le parasite de la pelade n'est pas connu; mais on a trouvé celui des deux teignes ; c'est un *champignon*, une moisissure qui attaque le cheveu et se loge dans l'excavation d'où naît celui-ci. En passant de la tête du malade sur celle d'un individu sain, il donne la maladie à ce dernier. La contagion se fait si facilement qu'il suffit d'appuyer la tête nue sur l'étoffe, par exemple, d'un wagon, où un malade a appuyé la sienne auparavant, pour prendre cette affection. Il est donc très prudent de mettre toujours une calotte sur la tête, quand on voyage en chemin de fer. Elle se fait encore par les coiffures, l'usage commun des peignes et des brosses ; ce qui le prouve, c'est que les teignes sont plus fréquentes chez les garçons qui sont plus turbulents que les filles, qui échangent souvent leur coiffure et qui sont moins soigneux.

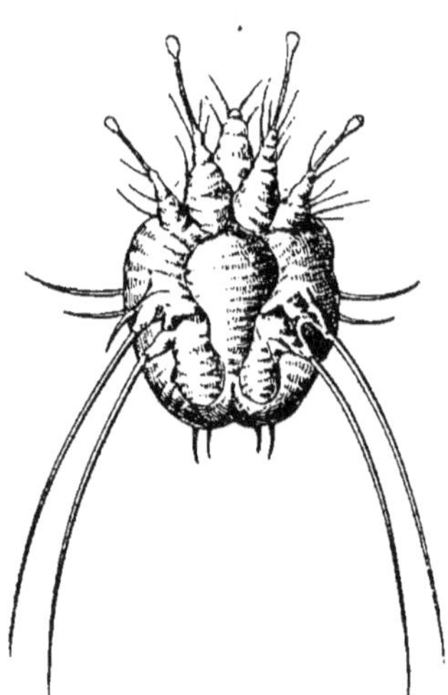

Fig. 53. — Acare ou sarcopte de la Gale.

Lailler recommande les précautions suivantes : « Tenir les cheveux courts chez les garçons, tout le temps de leurs études, et même chez les filles jusqu'à l'âge de sept ou huit ans ;

« En faire fréquemment l'inspection ;

« Dans les écoles où il y a des internes, chacun doit avoir sa brosse, son peigne et sa brosse à peigne, qui doit toujours être très propre ;

« Tout enfant infecté de teigne doit aussitôt être soumis à l'examen du médecin ;

« Le teigneux est écarté de l'école jusqu'à guérison complète, et ne doit être réadmis que sur un certificat du médecin attestant cette parfaite guérison. »

2. *Gale.* — La gale est due à la présence d'un parasite animal, un *acare* (fig. 53). Elle commence par les mains et envahit souvent tout le corps, occupant spécialement les jointures. Il suffit de quelques soins de propreté et de bains sulfureux pour la guérir. Il est utile de faire désinfecter les vêtements.

CHAPITRE IX

LÉGISLATION ET ORGANISATION SANITAIRES EN FRANCE. — HYGIÈNE INTERNATIONALE

§ 1. — Législation sanitaire.

La législation sanitaire comprend l'ensemble des dispositions légales et administratives qui ont pour but de préserver et de maintenir la santé publique. Ces dispositions sont de deux ordres, les unes comportent les mesures à prendre, les autres instituent les agents chargés de faire exécuter ou d'appliquer celles-ci. (A.-J. Martin.)

C'est au pouvoir municipal que la loi du 14 décembre 1789 a confié la salubrité publique. Depuis lors, il en est toujours ainsi. La dernière loi sur ce sujet (5 avril 1884) déclare que la police municipale a pour objet d'assurer le bon ordre, la sûreté et la salubrité publiques. Elle comprend un paragraphe 6 très important dans lequel il est dit que l'autorité municipale doit prévenir par des précautions convenables, et faire cesser, par la distribution de secours nécessaires, les accidents et les fléaux calamiteux, tels que les incendies, les inondations, les maladies épidémiques ou contagieuses, en provoquant, s'il y a lieu, l'intervention de l'administration supérieure. Malheureusement on ne laisse pas toujours aux maires assez de liberté pour prescrire l'emploi des moyens qu'ils jugent nécessaires pour prévenir ou arrêter les épidémies.

Nous avons parlé des lois régissant les industries, et de celle concernant la déclaration des maladies contagieuses. Il ne nous reste plus qu'à dire quelques mots sur le commerce des aliments et des boissons, et sur la protection des enfants en bas-âge.

Commerce des aliments et des boissons. — La loi défend, sous peine d'amende, de falsifier ou de vendre des denrées alimentaires falsifiées, corrompues, avariées ou impropres de quelque autre manière à l'alimentation. Le tribunal peut ordonner la destruction de ces denrées devant la boutique du délinquant et faire afficher le jugement à sa porte. C'est toujours l'autorité municipale qui doit surveiller et réprimer la vente des substances alimentaires avariées ou falsifiées. La création des *Laboratoires municipaux* a permis de poursuivre, avec beaucoup de justice, toute falsification des aliments et des boissons ; il serait donc à désirer que toutes les villes importantes prissent les mesures pour pouvoir en créer un.

Protection des enfants en bas-âge. — Les enfants sont protégés par la loi Roussel (23 décembre 1874). D'après cette loi, dès qu'un enfant de moins de 2 ans est placé, moyennant salaire, hors du domicile de ses parents, il devient, par ce fait même, l'objet de la surveillance de l'autorité publique. Le préfet, assisté d'un comité de surveillance et de médecins-inspecteurs, est chargé de l'exécution de la loi. Toute personne qui place son enfant en nourrice doit donc en faire la déclaration à sa mairie, et la personne qui le reçoit agit de même. Quand une nourrice va se placer sur lieu, elle fait auparavant constater que son enfant a au moins sept mois, ou, s'il ne les a pas, qu'il est allaité par une autre femme.

§ 2. — Organisation sanitaire.

L'organisation sanitaire en France comprend :

A. *Le Comité consultatif d'hygiène publique.* — Ce comité, institué près le Ministère de l'Intérieur, est chargé de l'examen des questions afférentes aux quarantaines, à la prophylaxie des épidémies, à la propagation de la vaccine, à la police médicale et pharmaceutique, à la salubrité des logements et des ateliers, et au régime de l'eau au point de vue de la salubrité.

B. *Le Comité d'hygiène publique et de salubrité* d'arrondissement et de département. — Dans le premier, on ne s'occupe que des questions relatives à l'hygiène publique de l'arrondissement ; dans le second, on s'intéresse aux questions communes à plusieurs arrondissements ou à tout le département. A Paris, le Comité d'hygiène publique et de salubrité est rattaché à la préfecture de police ; dans les départements, à la préfecture.

C. *Les Commissions d'hygiène publique.* — Elles peuvent être instituées dans tous les chefs-lieux de canton, et il serait fort à désirer qu'il en fut ainsi partout, ces commissions pouvant faire le plus grand bien au point de vue de l'assainissement et de la salubrité. A Paris, il y a une commission d'hygiène dans chaque arrondissement. Dès qu'une maladie épidémique ou contagieuse s'est produite dans un immeuble, un membre de cette commission est chargé d'aller le visiter et d'examiner avec le plus grand soin s'il y a une cause d'insalubrité permanente ou momentanée. Dans son rapport il indique en outre les mesures à prendre. Si on agissait ainsi dans toutes les communes de France, on pourrait sûrement étouffer *ab ovo* des épidémies qui souvent font de grands ravages.

D. *Les Médecins des épidémies.* — Ceux-ci adressent un rapport annuel sur les épidémies locales à l'administration qui les transmet à l'Académie de médecine.

E. *Les Inspecteurs du travail des enfants dans les manufactures.*

F. *Le Comité supérieur de protection du premier âge.* — Ce comité est au ministère de l'Intérieur. Il est secondé par des comités locaux dans les départements et par des inspecteurs des enfants du premier âge.

G. *Les Commissions des logements insalubres.* — Les membres de ces commissions doivent rechercher les causes d'insalubrité de telle ou telle maison et indiquer les mesures nécessaires pour les assainir. Ils ont très souvent leur tâche facilitée par les membres des commissions d'hygiène.

H. *Les Bureaux d'hygiène.* — Ces bureaux institués dans plusieurs villes de France, aux frais et par les soins des municipalités, renseignent celles-ci sur les maladies contagieuses et épidémiques, surveillent le service des vaccinations, les logements insalubres et le fonctionnement d'un laboratoire où l'on peut analyser toutes les denrées alimentaires.

§ 3. — Hygiène internationale.

L'hygiène internationale a pour but de préserver les différents pays des maladies exotiques dont nous avons parlé : le choléra, la fièvre jaune et la peste. Or, leur transmission peut se faire d'autant plus facilement des pays où elles règnent à l'état endémique aux Etats européens, que les moyens de communication sont plus grands et plus rapides.

Voici les mesures auxquelles on avait recours jusqu'à ces dernières années :

A. *Cordons sanitaires.* — Ces cordons étaient formés par des lignes de troupes ou d'agents placés autour d'une ville ou sur les confins d'une contrée, afin de ne laisser passer aucun individu, ou transporter aucun objet susceptible de pouvoir communiquer une maladie contagieuse. Ces cordons ne peuvent rendre des services que dans des pays peu habités. Chez nous, ils ne sont pas seulement inefficaces, ils sont encore dangereux, car les troupes, non acclimatées, peuvent devenir des foyers de dissémination de la maladie.

B. *Lazarets.* — Ce sont de petits édifices placés dans les ports de mer, où on isole et désinfecte les hommes et les objets venant d'un pays contaminé. On appelle *quarantaine* le temps du séjour qu'on y passe, quelle que soit sa durée. Les lazarets anciens (le premier fut créé à Venise en 1348), trop petits, étaient plus dangereux qu'utiles. Les lazarets dans lesquels on doit passer une quarantaine *de rigueur* doivent toujours être éloignés de tout centre d'habitation. Les lazarets *d'observation* peuvent être établis dans les ports.

C. *Quarantaine*. — On appelle quarantaine, nous venons de le dire, le séjour que les voyageurs arrivant d'un pays contaminé doivent faire dans un lazaret, ou à bord des vaisseaux, avant de communiquer avec les habitants. La *quarantaine de rigueur* s'applique aux navires qui ont eu des malades à bord; elle comprend, en outre de l'isolement des passagers, la désinfection du navire, du linge, des vêtements, des marchandises. La *quarantaine d'observation* s'applique aux vaisseaux qui ont patente nette, mais dont l'état à bord n'est pas satisfaisant; elle comprend l'isolement et la surveillance des passagers sans la désinfection.

La durée du séjour à bord ou dans un lazaret n'est jamais de quarante jours. Pour la peste, c'est cinq à dix jours pour une quarantaine d'observation ; dix à quinze jours pour une quarantaine de rigueur. Pour la fièvre jaune, trois à cinq jours s'il n'y a pas de malades à bord ; sept à dix, dans le cas contraire. Pour le choléra, trois à sept jours, et sept à dix pour une quarantaine de rigueur.

D. *Patente de santé*. — C'est le passeport indiquant l'état sanitaire du lieu de départ et des points de relâche du navire. La patente est *brute* si la peste, la fièvre jaune et le choléra règnent dans ces endroits ; elle est *nette* s'il n'y a aucune de ces maladies dans les ports.

E. *Reconnaissance* et *Arraisonnement*. — La *reconnaissance* consiste dans la constatation simple de la provenance du navire et des conditions dans lesquelles il se trouve. L'*arraisonnement*, qui n'est applicable qu'aux bâtiments devant avoir une patente de santé, consiste dans la déclaration du capitaine indiquant tout ce qui s'est passé pendant le voyage intéressant la santé, et dans l'examen de l'état sanitaire du navire.

La plupart de ces mesures sont aujourd'hui abandonnées, les conférences internationales de Venise, en 1892, de Dresde, en 1893, et de Paris, en 1894, les ont modifiées dans un sens plus libéral et surtout plus efficace. Voici leurs conclusions, que nous trouvons dans Langlois :

Conférence de Venise (1892). — Cette convention a eu pour

but d'organiser une surveillance sanitaire du canal de Suez. Les navires suspects de choléra (décès antérieurs de sept jours à leur arrivée à Suez) peuvent passer le canal en quarantaine, s'ils ont un médecin et une étuve à désinfection à bord; les autres sont retenus à la station de désinfection jusqu'à la fin de cette opération.

Les navires infectés (décès depuis moins de sept jours) sont désinfectés et subissent une observation de cinq jours.

Une station complète de désinfection, avec trois étuves, dont une sur ponton, est installée aux sources de Moïse; elle comprend, en outre, un hôpital d'isolement pour les cholériques.

Enfin, le conseil sanitaire maritime et quarantenaire était complètement réorganisé; sur les quatorze membres, dix désormais appartenaient aux États européens, et quatre seulement à l'Egypte. Cette convention est exécutoire depuis novembre 1893.

La *Conférence de Dresde*, 1893, a eu pour effet de poser les règles à observer dans les relations entre les Etats d'Europe, dans le cas où l'un d'eux est atteint par le choléra.

Proust a résumé très nettement les résultats de cette conférence :

« Il importe d'abord qu'un pays soit renseigné sur les cas de choléra qui peuvent se déclarer chez lui; la déclaration des maladies contagieuses est donc nécessaire. D'un autre côté, l'Etat contaminé doit prendre les mesures indispensables pour éteindre le choléra sur son territoire et s'opposer à sa dissémination. En outre, il doit agir en bon voisin : il avertira donc les autres Etats afin qu'ils puissent prendre des mesures de prophylaxie. Au point de vue purement idéal, cette conduite parait des plus simples. Mais lorsque le choléra se montre dans un pays, la pression de l'intérêt commercial fait qu'on hésite à déclarer la maladie, parce que l'on craint des mesures trop rigoureuses contre le pays contaminé. Si donc on veut obtenir des modifications sincères, un adoucissement des mesures préventives est indispensable. Il faut, en un mot, le minimum de gêne pour le commerce, avec le maximum de protection pour la santé publique. Les mesures prescrites ne seront applicables qu'à la circonscription territoriale contaminée et non au pays tout entier. Or, il est nécessaire de distinguer la *surveillance* de l'observation; jusqu'ici, tous les navires en patente brute, c'est-à-dire venant d'un pays contaminé, étaient soumis à une observation d'une durée variable. Il y avait toujours un isolement soit à bord, soit dans un lazaret, avant la libre pratique. La *surveillance sanitaire* admise par la conférence de Dresde ne prescrit pas l'isolement obligatoire. Le passager, arrivé d'un pays contaminé depuis moins de cinq à sept jours, subit la visite médicale, il indique la ville dans laquelle il se rend, et là il est soumis à une surveillance médicale d'une durée variable, complétant les cinq jours d'incubation possible. Si le choléra se déclare, le malade peut être immédiatement isolé; on évite ainsi la formation des foyers. Les décisions de la conférence de Dresde constituent un adoucissement considérable aux mesures vexatoires prescrites jusqu'ici. Cet allègement est justifié. Aujourd'hui que nous possédons un outillage sanitaire plus proportionné, des connaissances plus précises sur les agents de contagion, on peut se contenter d'un minimum de mesures restrictives, surtout si la notification de l'existence des foyers cholériques est faite d'une façon sincère. »

La *Conférence de Paris*, 1894, avait pour objet de compléter la conférence de Venise en déterminant les mesures à prendre à l'égard du pèlerinage de la Mecque (pèlerinage qui constitue une menace incessante pour l'Europe) et la protection du golfe Persique.

Nous résumerons brièvement les conclusions adoptées : Inspection sanitaire des pèlerins avant leur embarquement; justification, par eux, des moyens strictement nécessaires pour accomplir le pèlerinage à l'aller et au retour.

Application, aux navires transportant les pèlerins, d'un règlement spécial : Tout navire transportant plus de cent pèlerins doit avoir : un médecin commissionné, une étuve à désinfection, un appareil distillatoire fournissant cinq litres au moins par passager; un carré de 2 mètres avec une hauteur de 1^{m},80 est attribué, dans l'entrepont, à chaque passager; un hôpital d'isolement pour les sujets atteints d'accidents cholériformes.

Dans la mer Rouge, tous les navires à pèlerins doivent subir l'inspection sanitaire à Comoran ; les navires infectes débarqueront leurs passagers et seront désinfectés. Les stations sanitaires de Comoran et de Djebel-Thor sont complètement réorganisées dans ce but.

La Conférence n'a pu qu'émettre le vœu que des mesures analogues soient prises pour les caravanes venant de terre :

malheureusement, toutes ces mesures exigent l'intervention d gouvernement ottoman, et malgré les taxes sanitaires perçues par lui, il y a beaucoup à craindre l'existence de « fissures chaque fois que les fonctionnaires de la Sublime Porte seront chargés de l'exécution de ce règlement.

Les mesures prises contre l'importation de la fièvre jaune, endémique dans les ports de l'Amérique, sont analogues à celles recommandées pour le choléra. Elles n'ont pas fait l'objet de délibérations nouvelles. Elles sont implicitement comprises dans les décisions de la Conférence de Dresde.

FIN DU DEUXIÈME VOLUME

TABLE DES MATIÈRES

DEUXIÈME PARTIE. — **Modificateurs simples intrinsèques.**

TABLE ALPHABÉTIQUE

D

E

F

G

H

I

N

O

P

Q

R

S

T

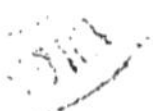

U

V

Z

Paris. — E. KAPP, imprimeur, 83, rue du Bac.

Paris. — E. KAPP, imprimeur, 83, rue du Bac.

www.ingramcontent.com/pod-product-compliance
Lightning Source LLC
LaVergne TN
LVHW010118230826
846091LV00001BA/80

* 9 7 8 2 0 1 9 6 6 5 4 6 3 *